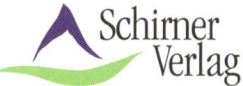

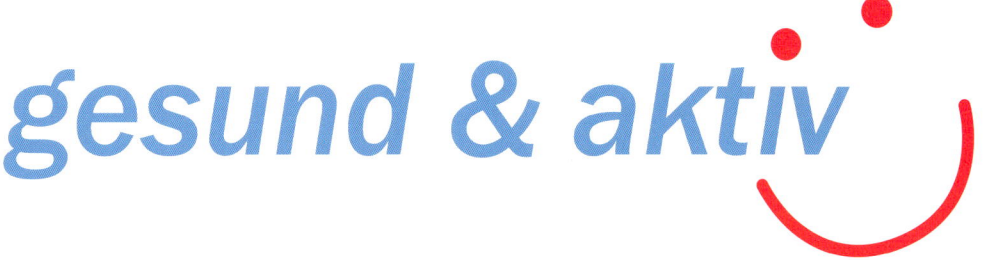

Das Stoffwechselprogramm

Endlich gesund abnehmen, mit Nahrungsmitteln, die optimal auf Ihren persönlichen Stoffwechsel abgestimmt sind.

- individuelle Stoffwechselanalyse
- gesunde Ernährung und leckere Rezepte
- aktiver Lebensstil und Alltagsbewegung

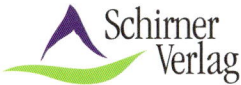

Impressum

Hinweis

Die hier zur Verfügung gestellten Informationen, Anregungen, Ideen und Übungen sollen Ihnen als Unterstützung dienen, damit Sie – zusammen mit Ihrem Heilpraktiker oder Arzt – eigenverantwortlich Entscheidungen in Gesundheitsfragen treffen können. Weder Autor noch Verlag übernehmen für eventuelle Nachteile oder Schäden, die aus den im Buch gegebenen praktischen Hinweisen resultieren, eine Haftung.

gesund & aktiv, das Stoffwechselprogramm
ISBN 978-3-89767-364-9
© Schirner Verlag, Darmstadt
1. Auflage 2008

Alle Rechte vorbehalten. Vollständige oder auszugsweise Reproduktion, gleich welcher Form (Fotokopie, Mikrofilm, elektronische Datenverarbeitung oder durch andere Verfahren), Vervielfältigung, Weitergabe von Vervielfältigungen nur mit schriftlicher Genehmigung des Verlags.

Umschlag & Titel:	Lothar Ursinus – gesund & aktiv (Hamburg) – www.gesund-aktiv.com
Projekt- & Redaktionsleitung:	Carmen Golz – PRÄVALANCE (Hamburg) – www.praevalance.com
Fotografie allgemein:	admaco – Regina Gunkel (Seevetal) – www.admaco.de Foto Studio Hirch (Darmstadt) – www.Foto-Studio-Hirch.de Kreativ Küche Hamburg – www.kreativ-kueche.de agentur stilEcht GmbH (Seeheim-Jugenheim) – www.agentur-stilecht.de
Sonstige Fotografien:	CMA – Bestes vom Bauern, Deutsche See, Fotolia (G. Abu-Dayeh, Alihahd, bilderbox, K. Brand, E. Brozek, Dave, dinostock, evgenyb, ExQuisine, fotek, GTF, S. Hoppe, hvoya, inapf, indi, S. Jackal, T. Jesenicnik, A. Kaljikovic, kameel, S. Kaulitzki, kmit, ktsdesign, La grande Cécile, L. Nyshko, le-parfait, Lucky Dragon, manu, Maria.P., F. Marinoni, G. Moisa, Monika 3 Steps Ahead, Monkey Business, moodboard, moonrun, B. Nowak, nsphotography, U. Petrovic, F. Pfluegl, pinoquio_9, A. Raths, rebvt, J. Rovagnati, G. Semenjuk, Spectral-Design, J. Steidl, SyB, P. Szczesny, A. Taranczuk, Teamarbeit, UK, ulga, C. Wheatley, S. Worba, Xenia1972, D. Zidar), Ökolandbau.de, Silit Werke GmbH, thomasha Photographie
Layout & Grafik:	admaco – Regina Gunkel – www.admaco.de
Illustration:	Jürgen Hellge, Hamburg
Rezeptentwicklung:	Erich Häusler, Kreativ Küche Hamburg – www.kreativ-kueche.de
Lektorat:	Heike Wietelmann, Maike Lübbers
Herstellung & Druck:	Reyhani Druck & Verlag, Darmstadt

www.schirner.com

Inhaltsverzeichnis

EINLEITUNG
Interview mit dem Begründer Lothar Ursinus 010

STOFFWECHSEL & ERNÄHRUNG
Du bist, was du isst 016
Kohlenhydrate – Bestandteile unserer Nahrung 018
Kohlenhydrate – wichtige Energieversorger 019
Insulin – Auswirkungen auf den Stoffwechsel 020
Insulin – Auswirkungen auf den Hormonhaushalt 021
Ursache und Wirkung unseres Ernährungsverhaltens 022
Fette – Energielieferanten mit schlechtem Ruf 024
Proteine – Bausteine des Lebens 026
Eiweiß – unsere Fitmacher 027
Sauer durch zu viel Eiweiß? 027
Hoch lebe das Frühstücksei 027
Milch, kein Getränk für zwischendurch! 028
Vegetarische Ernährung 029
Gesundheitspyramide 030

INDIVIDUELLER STOFFWECHSEL
Jeder is(s)t anders 032
Hormone beeinflussen den Stoffwechsel 034
Beispiel eins – Der träge Stoffwechsel 036
Beispiel zwei – Der schnelle Stoffwechsel 037
Beispiel drei – Ausgewogene Ernährung 038
Grüner Bereich einer Vital- und Stoffwechselanalyse 039
Unsere Gene steuern auch den Stoffwechsel 040
Verträglichkeit – Jeder Organismus reagiert anders auf Nahrungsmittel 042
Nahrungsmittelunverträglichkeiten 042
Nahrungsmittelallergien 042
Immunreaktion auf Nahrungsmittel 043
Histamin-Intoleranz 044
Laktose-Intoleranz 045
Bachwerk & Co. – Stoffwechsel kontra Getreideprodukte 046

DIÄTEN
So funktionieren Diäten 048
Das Phänomen Jo-Jo-Effekt 049

gesund & aktiv
DAS STOFFWECHSELPROGRAMM FÜR JEDERMANN
Für wen ist das gesund & aktiv Stoffwechselprogramm geeignet 050
Die berüchtigten Rettungsringe 051
Zellstoffwechselstörungen 052
Die Leber – unser Chemielabor 054
gesund & aktiv – Das Stoffwechselprogramm 056
Die Stoffwechselanalyse 058
Das Ernährungsprogramm 062
Ernährungsbeispiele 064

Inhaltsverzeichnis

GESUND KOCHEN
- 070 .... **Einführung von Küchenmeister Erich Häusler, Kreativ Küche Hamburg**
- 072 .... Küchenpraxis: Mengen und Gewichte leicht gemacht
- 073 .... Küchenpraxis: Schneidetechnik leicht gemacht
- 074 .... **Garmethoden – jedem Nahrungsmittel seine optimale Zubereitungsart**
- 076 .... **gesund trinken – die Auswahl der richtigen Getränke**

FRÜHSTÜCK
- 082 .... **Einführung: Morgenstund hat Leckeres im Mund**
- 084 .... Gratinierte Melonenvielfalt
- 085 .... Obstsalat mit frischen Erdbeeren, Kiwi und Walnüssen
- 086 .... Ziegenkäse auf Apfel- und Birnenspalten
- 087 .... Schafskäse mit frischen Pflaumen und Melisse
- 088 .... Naturomelett mit Äpfeln
- 089 .... Omelett mit frischen Pilzen
- 090 .... Frischkornbrei mit frischem Löwenzahn
- 091 .... Hirsesalat deftig – mit Apfel und Radicchio
- 092 .... Brokkolisalat mit Paprika, Käse und Pinienkernen
- 093 .... Hirsesalat süß – mit Papaya und Zitronenmelisse
- 094 .... Chicorée gedünstet – mit Kräutertofu auf Karotten-Apfelgemüse
- 095 .... Warmer Ziegenkäse mit frischen Feigen, Bitterorangen und Birnenspalten
- 096 .... Eiersalat mit Radicchio und grünem Spargel
- 097 .... Putenbrustsalat mit Fenchel und Staudensellerie
- 098 .... Leckeres für drunter: Knäckebrot und Nussbrot für Feinschmecker
- 100 .... Leckeres oben drauf: von süß bis würzig – für jeden Geschmack
- 102 .... **Wissenswertes über „Getreide"**

SUPPEN & EINTÖPFE
- 106 .... **Einführung: energiereiche Fitmacher**
- 108 .... Klare Fischsuppe mit Gemüse und Safran
- 109 .... Lauchcremesuppe mit Räucherlachseinlage
- 110 .... Rote-Betesuppe mit Joghurt
- 111 .... Kalte Gurkensuppe mit Joghurt und Kräutern
- 112 .... Geflügeleintopf mit Gemüse und frischen Kräutern
- 113 .... Rindfleischsuppe mit bunter Gemüseeinlage
- 114 .... Erbspürreesuppe aus frischen Erbsen mit Sellerie und Joghurt
- 115 .... Klare Pilzsuppe mit Gemüse und Eierstich
- 116 .... **Wissenswertes über „Kräuter & Gewürze"**

VEGETARISCHE GENÜSSE
- 124 .... **Einführung: Genuss ohne Fleisch & Co.**
- 126 .... Gemüsepfanne mediterran mit gebratenem Tofu und Pilzen
- 127 .... Pilzpfanne vegetarisch mit buntem Gemüse
- 128 .... Tofu gebraten mit Nusskruste auf Spinat-Karotten-Gemüse
- 129 .... Rote Linsen auf marinierter Salatauswahl

Inhaltsverzeichnis

VEGETARISCHE GENÜSSE

Gemüsekuchen mit Süßkartoffeln und Kräuterquarksauce 130
Zucchiniauflauf mit Süßkartoffeln 131
Steckrübengemüse mit gebratenem Tofu und Austernpilzen 132
Bohnenragout mit dreierlei Bohnen und Staudensellerie 133
Kohlrabisalat mit Ananas, Apfel und Walnusskernen 134
Grünkernsalat mit Zucchini und Karotten an Joghurtdressing 135
Soja-Spaghettis mit frischem Spinat 136
Soja-Spätzle mit Spargel-Möhren-Birnen-Gemüse 137
Wissenswertes über „Fette & Öle" 138

FLEISCH GERICHTE

Einführung: Tierische Genüsse lecker angerichtet 144
Klappsteak mit Gemüsefüllung und Süßkartoffeln 146
Geschnetzeltes vom Rind mit Zucchini-Paprika-Gemüse 147
Roastbeef mit Brokkoli und Kohlrabi 148
Rumpsteak, gebraten mit Zucchini-Paprika-Lauchgemüse 149
Rinderhacksteak mit Curry-Apfel-Gemüse 150
Kalbsleber mit Süßkartoffelmus und Möhren-Sellerie-Gemüse 151
Kalbsteak mit Sellerie-Möhren-Porree-Gemüse 152
Asia-Kalbsteak mit Fenchel-Paprikagemüse und Glasnudeln 153
Kalbsspieß auf Grillgemüse mit Süßkartoffeln und Salbei 154
Kalbsteak mit Mangold auf zweierlei Paprikapüreesauce 155
Lammrippchen mit Staudensellerie und Apfel 156
Lammrückenfilet auf Pilzgemüse 157
Kaninchenragout mit Süßkartoffeln und Gemüse 158
Kaninchenrücken mit Rote-Bete-Möhrengemüse 159
Truthahnoberkeule mit Grapefruit-Rotkohl 160
Truthahnwürfel mit Apfelgrünkohl 161
Truthahnbrust mit Putenfleischfüllung im Kohlmantel und Kohlrabigemüse 162
Truthahnragout mit Dörrpflaumen und Kohlgemüse 163
Poulardengalantine auf Blattsalaten mit Möhren und Ziegenjoghurt 164
Poulardenbrust mit Shiitake und Brokkoli-Kürbis-Gemüse 165
Geschnetzeltes von der Pute mit gedünstetem Rosenkohl 166
Poulardenbrust mit Pflaumen und Frühlingszwiebeln 167
Hähnchenfilet mit Mangold und Bitterorangen 168
Putenbrustfilet mit Curry, Ananas und roten Zwiebeln 169
Wissenswertes über „Fleisch" 170

FISCHGERICHTE

Einführung: Frischer Fisch kommt auf den Tisch 174
Mariniertes Flusskrebsfleisch auf gebratenem Spargelsalat 176
Gegrillte Riesengarnelen auf buntem Gemüse 177
Matjessalat mit Sojajoghurt und frischen Kräutern 178
Gebratene Jakobsmuscheln auf mariniertem Spinatsalat und Feigen 179
Gebratenes Lachssteak auf Mangold-Fenchel-Gemüse 180

Inhaltsverzeichnis

FISCHGERICHTE
- 181 .... Forellenfilet im Eimantel mit Zitronenbutter
- 182 .... Räucherfischteller mit frischen Salaten, Sprossen und Joghurtsauce
- 183 .... Räucherforelle auf Apfel-Fenchel-Gemüse
- 184 .... Zanderfilet auf der Hautseite gebraten mit Porree-Zwiebel-Gemüse
- 185 .... Fischfilet mit Brokkoli-Paprika-Gemüse
- 186 .... Dorsch gedünstet auf Möhren-Lauchgemüse mit Kräuterschaumsauce
- 187 .... Rotbarschfilet mit Rote-Bete-Gemüse und Pinienkernen
- 188 .... Doradenfilet auf gemischtem Gemüse mit Dill
- 189 .... Thunfischsteak mit Fenchel-Grapefruit-Gemüse
- 190 .... Zanderfilet auf Kürbis-Fenchel-Gemüse
- 191 .... Schollenroulade mit Lachsfüllung auf Mangoldgemüse
- 192 .... **Wissenswertes über „Fisch & Meeresfrüchte"**

gesund & aktiv – Das große Bewegungs-Abenteuer
- 198 .... **Ein gesundes & aktives Leben**
- 199 .... Der Anker
- 200 .... Der erste Schritt
- 201 .... Der Geist ist willig
- 202 .... Fitnesstermine – Der persönliche Bewegungskalender
- 204 .... Aufwachtraining – erste Bewegung am Morgen

- 205 .... **Morgenroutine**
- 205 .... Elf einfache Übungen – Auch für Morgenmuffel munter machbar

- 210 .... **Trainingsideen**
- 210 .... Neun innovative und effektive Bauchmuskelübungen

Bellicon-Swing – Das hochelastische Minitrampolin
- 216 .... Dynamik ist hier das Thema
- 217 .... Dem Kreislauf auf die Sprünge helfen
- 218 .... Gelenke – Dreh- und Angelpunkt des Körpers
- 219 .... Gleichgewicht – verbesserte Koordination mit dem Minitrampolin

Schritt für Schritt so richtig fit
- 220 .... Fettverbrennungszone und Schrittzähler
- 221 .... Der Renner unter den Fitnesseinsteigern: Walken vs. Joggen
- 222 .... Messbare Erfolge – Einmal wöchentlich reicht vollkommen aus
- 223 .... Die BIA-Messung – regelmäßige Stoffwechselmessung bringt Gewissheit
- 224 .... Bewegung: Wann immer – wo immer

Inhaltsverzeichnis

Fitness ruck-zuck – Körperliche Aktivität im Handumdrehen
Keine Zeit und Trotzdem fit 226
Minutenübungen im Alltag, Beruf und unterwegs 226
Führen Sie permanent einen Check & Double-Check durch 226
Fitness zwischendurch und unterwegs 227
Gleichgewicht halten / Koordination verbessern 228

Zu guter Letzt
Fit mit dem „inneren Schweinehund" 229
Fünf Phasen zur Überwindung des inneren Schweinehundes 229

Schlusswort
Interview mit Lothar Ursinus 230

Anhang

gesund & aktiv Therapeuten-Netzwerk 234

Linktipps und Bezugsquellen-Nachweis 235

Literaturhinweise 236

Danksagung 238

Teamspieler 239

Stichwortverzeichnis 240

Wissensindex – Lebensmittel 244

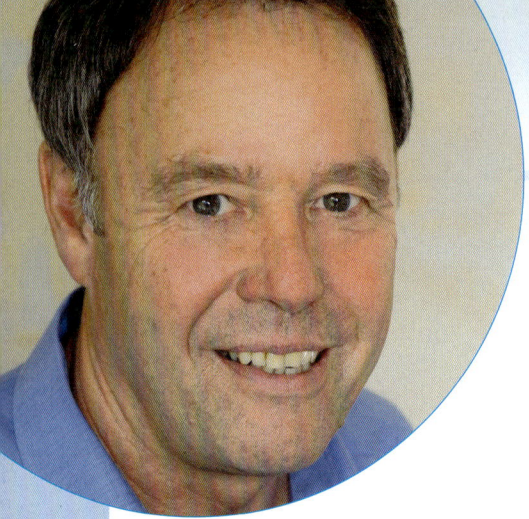

Einleitung

Interview mit dem Begründer Lothar Ursinus

Gibt es eine Philosophie oder einen Grundsatz, auf der das gesund & aktiv Stoffwechselprogramm beruht?

Ja, den gibt es. „Deine Nahrungsmittel sollen Deine Heilmittel sein". Bei genauerer Betrachtung hat **Hippokrates** mit diesem Satz die individuelle Ernährung gemeint. Er hat nicht geschrieben „eure Nahrungsmittel sollen eure Heilmittel sein", sondern „deine" Nahrungsmittel sollen „deine" Heilmittel sein.

Ernährungsphysiologische Fragen haben ja auch immer mit viel Erfahrung zu tun. Wie lange beschäftigen Sie sich schon mit dem Thema Ernährung und was veranlasste Sie, das gesund & aktiv Stoffwechselprogramm zu entwickeln?

In meiner mehr als 20-jährigen Arbeit als Heilpraktiker durfte ich viele Menschen kennenlernen, die mit ihren körperlichen und seelischen Problemen zu mir kamen. Dabei spielten Ernährung, Lebensweise und Bewegung immer eine zentrale Rolle. Mir war lange Zeit die Aussage von Hippokrates über die **individuelle Ernährung** nicht bewusst. In meiner Praxis habe ich die unterschiedlichsten Ernährungskonzepte ausprobiert. Teilweise hat die Ernährungsumstellung bei den Patienten funktioniert. Leider nicht bei allen und vor allen Dingen auch nicht auf Dauer. Mit Einführung der Blutgruppendiät (Nahrungsmittel nach Blutgruppen sortiert) hatten wir den ersten Ansatzpunkt für eine Ernährung, die von den allgemeinen Empfehlungen abwich und auf bestimmte Gruppierungen von Menschen zugeschnitten war. Über einige Jahre konnte ich durch zahlreiche Laboruntersuchungen feststellen, dass wir mit diesem Ansatz auf dem richtigen Weg waren. Aber nur der Weg war richtig. Was fehlte, war die tiefgreifende Wirkung der Nahrungsmittel auf den Stoffwechsel.

Was ist das zentrale Element von gesund & aktiv und worauf baut es auf?

Die genaue Analyse des Stoffwechsels durch das Labor ist in meiner Praxis der wichtigste Baustein. Ich kann damit nicht nur eine gute und abgesicherte Diagnose stellen, sondern auch die Wirksamkeit der von uns durchgeführten Therapien kontrollieren. Somit ist es mir auch möglich, die Auswirkungen von Nahrungsmitteln auf den Stoffwechsel zu dokumentieren. Für die Beurteilung des Stoffwechsels haben wir die wichtigsten **40 Laborwerte** zusammengestellt. Sie sind für eine genaue Ermittlung der Nahrungsmittel notwendig, die den Stoffwechsel wieder ins harmonische Gleichgewicht bringen.

Was leistet gesund & aktiv, was zum Beispiel Diäten oder andere Ernährungskonzepte nicht leisten?

Auf der Suche nach den mir fehlenden Bausteinen, die Ernährung noch besser auf den Stoffwechsel des Patienten abzustimmen, habe ich einige Programme genau studiert, die sich mit Ernährung und Stoffwechsel beschäftigten. Aber alle diese (bisherigen) Systeme konnten in der Praxis nicht die Wirkung erbringen, die ich durch meine kontrollierten Analysen erwartet hatte:

„Nahrungsmittel als Heilmittel für den individuellen Stoffwechsel."

Hippokrates
Hippokrates von Kos, geb. 460 vor Christus, gilt als einer der berühmtesten Ärzte des Altertums. Noch heute ist der „Eid des Hippokrates" das erste sittliche Grundgesetz des Arztberufes.

Individuelle Ernährung
Die Wissenschaft ist sich darüber einig, dass die Ernährung individuell sein sollte. Den Schlüssel dazu finden Sie bei gesund & aktiv.

Laborwerte
Das Blut wird im Labor untersucht. Das Ergebnis wird von erfahrenen Therapeuten nach klinischen, naturheilkundlichen und ganzheitlichen Gesichtspunkten analysiert.

Einleitung

Interview mit dem Begründer Lothar Ursinus

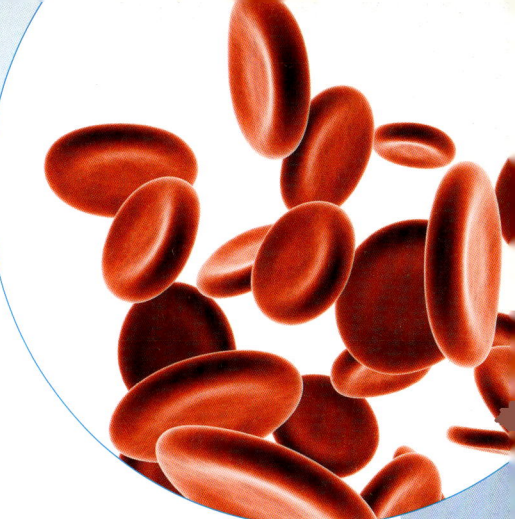

Was macht Sie so sicher, dass die Menschen unterschiedliche Nahrungsmittel benötigen und Sie diese mit gesund & aktiv finden?
„Das Essen des einen ist das Gift für den anderen" oder „Was gut für den Schmied, zerreißt den Schneider". Wir alle kennen diese Aussagen. Jeder Mensch ist einzigartig, so wie seine Gene oder sein Fingerabdruck. Die Einzigartigkeit zeigt sich durch die Hautfarbe, die Augen, die Art sich zu bewegen, die Körperstatur, im Verhalten, in der Reaktionsweise und natürlich auch durch den Stoffwechsel. Jeder Mensch hat seinen eigenen, ganz individuellen Stoffwechsel. Aus den **Stoffwechselanalysen** ist zu ersehen, dass es Menschen mit einem langsamen und Menschen mit einem schnellen Stoffwechsel gibt. Es wurde mir klar, dass es hier sowohl in den Nahrungsmitteln als auch in der Nahrungszusammensetzung Unterschiede geben muss. Jedenfalls hatte ich einen weiteren Baustein in der individuellen Ernährung gefunden. Dieser eröffnete mir weitere Wege zur genauen Ermittlung, welche Nahrungsmittel optimal zum Stoffwechsel jedes einzelnen Patienten passen.

Gibt es noch andere Faktoren, die neben der Verdauung und dem Zellstoffwechsel durch die individuell optimierte Ernährung zu beeinflussen sind?
Die 40 Laborwerte einer Vital- und Stoffwechselanalyse zeigen mir auch die Wirkungsweise des Hormonsystems, unseren Drüsenstoffwechsel. Dieser steht in einer Wechselwirkung mit der allgemeinen Stoffwechselaktivität. Es ist also naheliegend, auch diese **Drüsentätigkeit** mit in die Stoffwechseloptimierung und damit in die Heilung über Nahrungsmittel einzubeziehen.

Hat die Ernährung auch einen Einfluss auf das Nervensystem und die Psyche?
Ja, auf jeden Fall. Neuere Forschungen stellen den Zusammenhang zwischen Erkrankungen und Ernährung fest. Führend sind hier die Wissenschaftler der University of Sheffield (England). So wurde herausgefunden, dass Milch (Casein), Weizen und Roggen (Gluten) auf den Körper eine ähnlich betäubende Wirkung haben wie Opium. Das zeigt sich im Stoffwechsel durch eine Trägheit und in der Psyche durch eine Antriebsschwäche bis hin zur ständigen Müdigkeit.
Nahrungsmittel haben auch einen Einfluss auf das autonome Nervensystem. Mit seinen Anteilen des Sympathikus und des Parasympathikus steuert es unbewusst unseren Blutdruck, die Verdauung, den Herzschlag, das Immunsystem, den Stoffwechsel und vieles mehr.

Stoffwechselanalysen
Der von gesund & aktiv geschulte Therapeut erkennt aus der Vital- und Stoffwechselanalyse die Aktivität des Stoffwechsels und des Drüsensystems.

Drüsentätigkeit
Die Aktivität des Hormonsystems wird auch als Drüsentätigkeit bezeichnet. Für den Stoffwechsel relevant sind insbesondere die Schilddrüse und die Bauchspeicheldrüse.

Sympathikus und Parasympathikus
Beide sind Komponenten des vegetativen Nervensystems. Der Parasympathikus, unser „Ruhenerv", ist im Stoffwechsel für die Regeneration und den Aufbau körpereigener Reserven zuständig. Sein Gegenspieler ist der Sympathikus, er sorgt für eine Leistungssteigerung und Aktivität des Körpers.

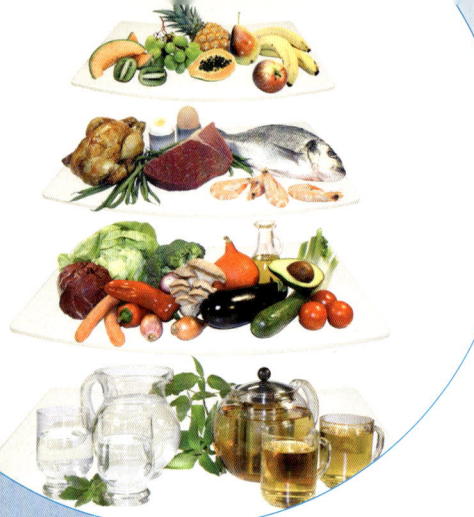

Einleitung
Interview mit dem Begründer Lothar Ursinus

Erstellen Sie den Ernährungsplan nur aus den Ergebnissen der Vital- und Stoffwechselanalyse?

Nein. Im Laufe der Zeit wurde mir deutlich, dass ich auch Faktoren in die individuelle Ernährung mit einbeziehen muss, die ich nicht unbedingt aus den Laborwerten ablesen kann. Dazu gehören Körpergewicht, Nahrungsmittelunverträglichkeiten, der Blutdruck und das persönliche Essverhalten.

Auf welchen Grundlagen basiert das gesund & aktiv Stoffwechselprogramm?

Für den Stoffwechsel ist das Insulin, das von der **Bauchspeicheldrüse** produziert wird, das wichtigste Hormon für die Zellernährung. Kohlenhydrate in Form von Süßigkeiten, Nudeln, Brot, Obst und Gemüse sind die Auslöser für die Insulinproduktion. Wird der Motor ständig angeheizt, kommt es zu einem dauerhaft hohen **Insulinspiegel**. Die Folge: vermehrter Fetteinbau, verminderter Fettabbau. Patienten, die abnehmen wollen oder bestrebt sind, ihr Gewicht zu halten, brauchen eine Grundernährung, die im Ansatz einen niedrigen Insulinbedarf hat. Bei der Suche nach dieser stoffwechselorientierten Ernährung wurde ich auf die Arbeiten von Prof. David Ludwig von der Harvard Universität aufmerksam. Er hat als erster Wissenschaftler die Nahrungsmittel nach ihrem Insulinbedarf, der glykämischen Last, eingeteilt. Damit wurde die bis dahin gültige und von vielen auch heute noch propagierte Ernährungspyramide der Deutschen Gesellschaft für Ernährung (DGE) fast auf den Kopf gestellt. Aus Sicht des Stoffwechsels macht eine insulinbezogene Ernährung Sinn. Je höher der Kohlenhydratanteil in der Nahrung, desto höher der Insulinanteil im Stoffwechsel. Die Folge: Blockierung des Hormonsystems und die Einlagerung von Fett.

Für eine Gewichtsabnahme, Regulation des Stoffwechsels und des Hormonhaushalts ist es wichtig, diese Grundsätze aus den Forschungen zu berücksichtigen. In Deutschland wurden diese Erkenntnisse durch die **LOGI Methode** bekannt. Zu den individuellen Aspekten, wie Stoffwechselverbrennungstyp, Werte aus der Vital- und Stoffwechselanalyse, Blutgruppenzugehörigkeit und Drüsenaktivität, passen meine eigenen Erkenntnisse in den Rahmen der neuesten wissenschaftlichen Ernährungsforschung. Damit sind die Grundpfeiler für ein individuelles Ernährungsprogramm zur Gewichtsabnahme, Stoffwechseloptimierung und für ein gesundheitliches Wohlbefinden gelegt.

Als Heilpraktiker wollen Sie Menschen helfen. Ist Ihnen das mit gesund & aktiv gelungen?

Meine Absicht war es, für meine eigenen Patienten ein gut funktionierendes, umsetzbares und individuell auf den Stoffwechsel abgestimmtes Ernährungsprogramm zu entwickeln. Das Ergebnis ist das gesund & aktiv Stoffwechselprogramm. Die Umsetzung des Programms gibt mir recht. Die Patienten fühlen sich nach der Umstellung der Ernährung vitaler, wohler und leistungsfähiger. Die Labordaten verbessern sich. Daher wurde das Stoffwechselprogramm zur Basistherapie in meiner Praxis.

Bauchspeicheldrüse

Die „Pankreas", unsere Bauchspeicheldrüse, liegt quer im Oberbauch. Sie gilt als Doppelorgan, da sie zwei unterschiedliche Aufgaben erfüllt. Sie ist zuständig für die Bereitstellung von Verdauungsenzymen zur Aufnahme von Kohlenhydraten, Eiweißen und Fetten. Ihre zweite Aufgabe bezieht sich auf die Herstellung von Insulin und Glucagon zur Regulation des Blutzuckerspiegels.

Insulin

Insulin ist ein Hormon zur Regulation des Blutzuckerspiegels, und es wird in den „Langerhansschen Inselzellen" der Bauchspeicheldrüse produziert.

LOGI-Methode

Eine durch Dr. Nicolei Worm in Deutschland bekannt gewordene Ernährungsform mit reduziertem Kohlenhydratanteil – auch als **„Low Glycemic Index"** bekannt.

Einleitung

Interview mit dem Begründer Lothar Ursinus

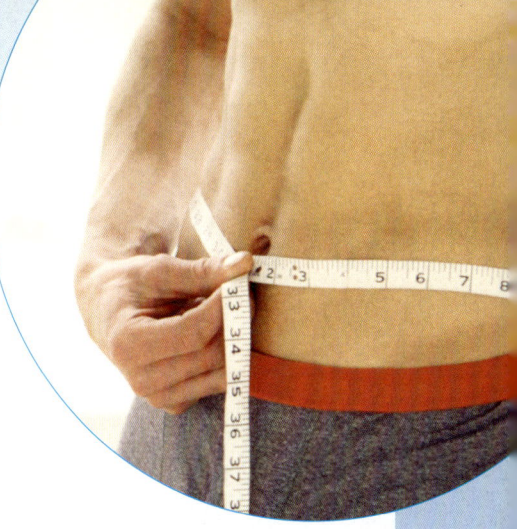

Wie sieht es in Ihrer Praxis aus? Schaffen die Patienten die erforderliche Umstellung oder ist das Scheitern durch äußere Umstände vorprogrammiert?
Das gesund & aktiv Stoffwechselprogramm besteht aus den Schwerpunkten „Gesundheit für Körper und Seele" sowie „Aktivität und Bewegung". Anfangs machten wir die Erfahrung, dass einige Patienten sich mit gleichzeitiger Umstellung von Ernährung und Bewegung überfordert fühlten. Konnte der Part der Bewegung nicht erfüllt werden (Bewegungsmuffel), wurde auch das Ernährungsprogramm nicht mehr beachtet. Mir erschien nach den Erfahrungen in der Praxis die Hürde von kompletter Umstellung zu groß. Also entschieden wir uns dafür, im ersten Schritt den Ernährungsplan zu erklären und im zweiten Schritt auf die Empfehlungen zur Bewegung einzugehen. Was ich nicht vorhersehen konnte: der Einfall war genial. Nach wiedergewonnener Leichtigkeit fingen die Patienten ganz von alleine an, Spaß an der Bewegung zu entwickeln. Heute empfehlen wir ausschließlich, vermehrt **Alltagsbewegung** zu nutzen. Anstatt Rolltreppe oder Fahrstuhl lieber die Treppe zu benutzen, Einkäufe wieder zu Fuß oder mit dem Fahrrad durchzuführen, sich morgens zu Recken und zu Strecken (so wie es uns die Katzen vormachen), kurze Wege zu Fuß zu erledigen und vieles mehr. Grundsätzlich empfehle ich natürlich jedem, sein Bewegungsprogramm entsprechend seiner Veranlagung zu intensivieren.

Wie lange dauert es, bis der Stoffwechsel sich spürbar verändert hat, das Wunschgewicht erreicht ist?
Diese Frage wird sehr häufig an uns herangetragen. Die Dauer der Stoffwechselumstellung ist, genau wie der Stoffwechsel selbst, sehr individuell. Nach unserer Erfahrung dauert eine Stoffwechselumstellung mindestens acht Wochen. Wurden schon viele Diäten durchgeführt, kann sich dieser Zeitraum auch über zwölf Wochen erstrecken. Wer extrem übergewichtig ist (mehr als 20 kg), der darf für die Stoffwechselumstellung auch mit einem Zeitraum von sechs bis zwölf Monaten rechnen.

Nutzen auch andere Therapeuten Ihr Stoffwechselprogramm oder kann man dass nur in Ihrer Praxis in Hamburg durchführen lassen?
Was für meine Praxis und für meine Patienten gut ist, kann auch für andere Praxen und Patienten gut sein. Getreu diesem Glauben schule ich seit einigen Jahren Therapeuten in ganz Deutschland, sodass wir mittlerweile ein großes **Netzwerk** von Therapeuten bilden, die eine kompetente Ernährungs- und Stoffwechselberatung nach dem gesund & aktiv Stoffwechselprogramm durchführen.

Alltagsbewegung
Bewegung ist für den Stoffwechsel sehr wichtig. Mehr dazu erfahren Sie im letzten Teil des Buches.

gesund & aktiv Netzwerk
Einen Therapeuten in Ihrer Nähe finden Sie unter:

www.gesund-aktiv.com

Von Lothar Ursinus, Begründer von gesund & aktiv, Heilpraktiker und Stoffwechselexperte aus Hamburg.

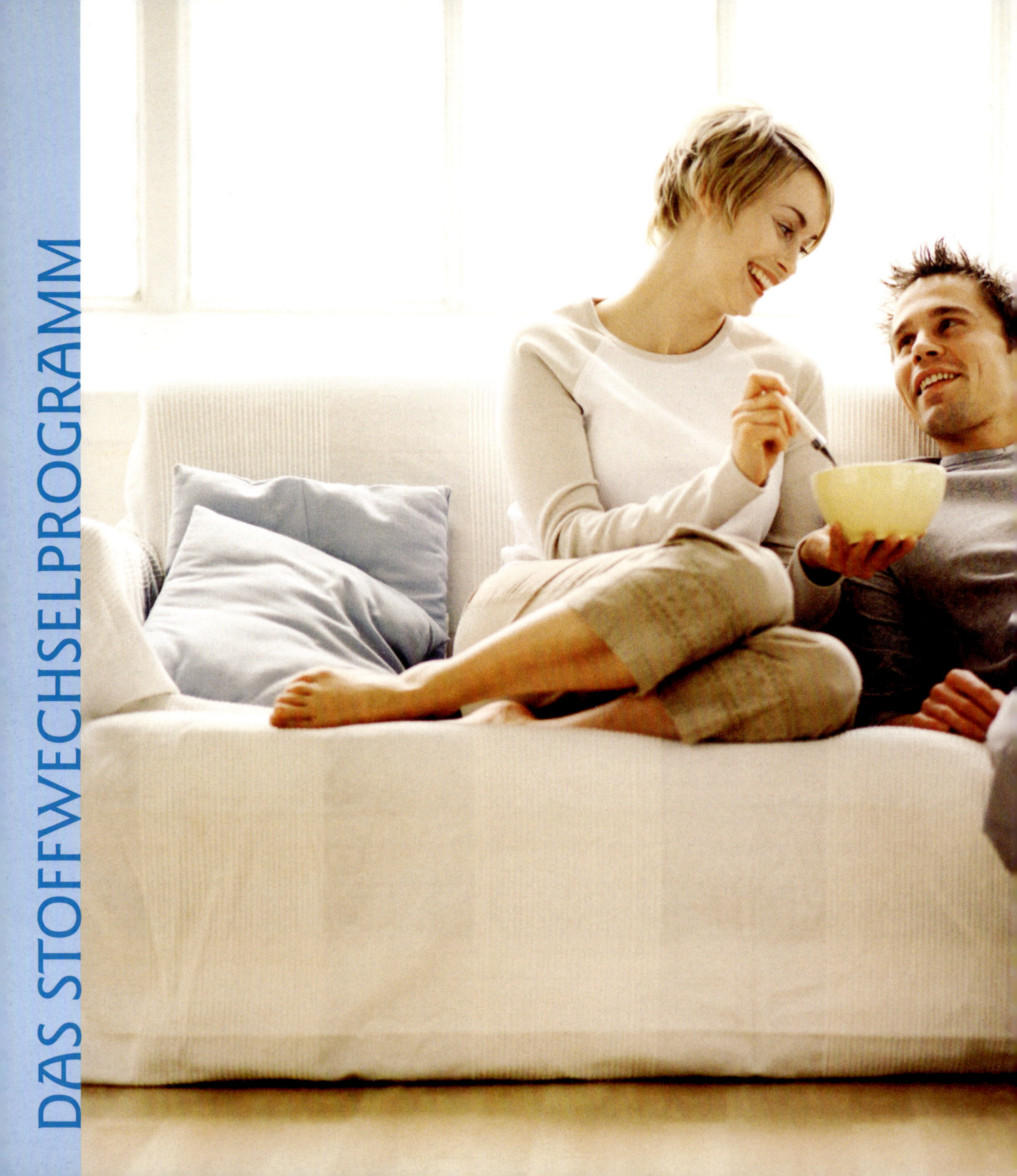

DAS STOFFWECHSELPROGRAMM

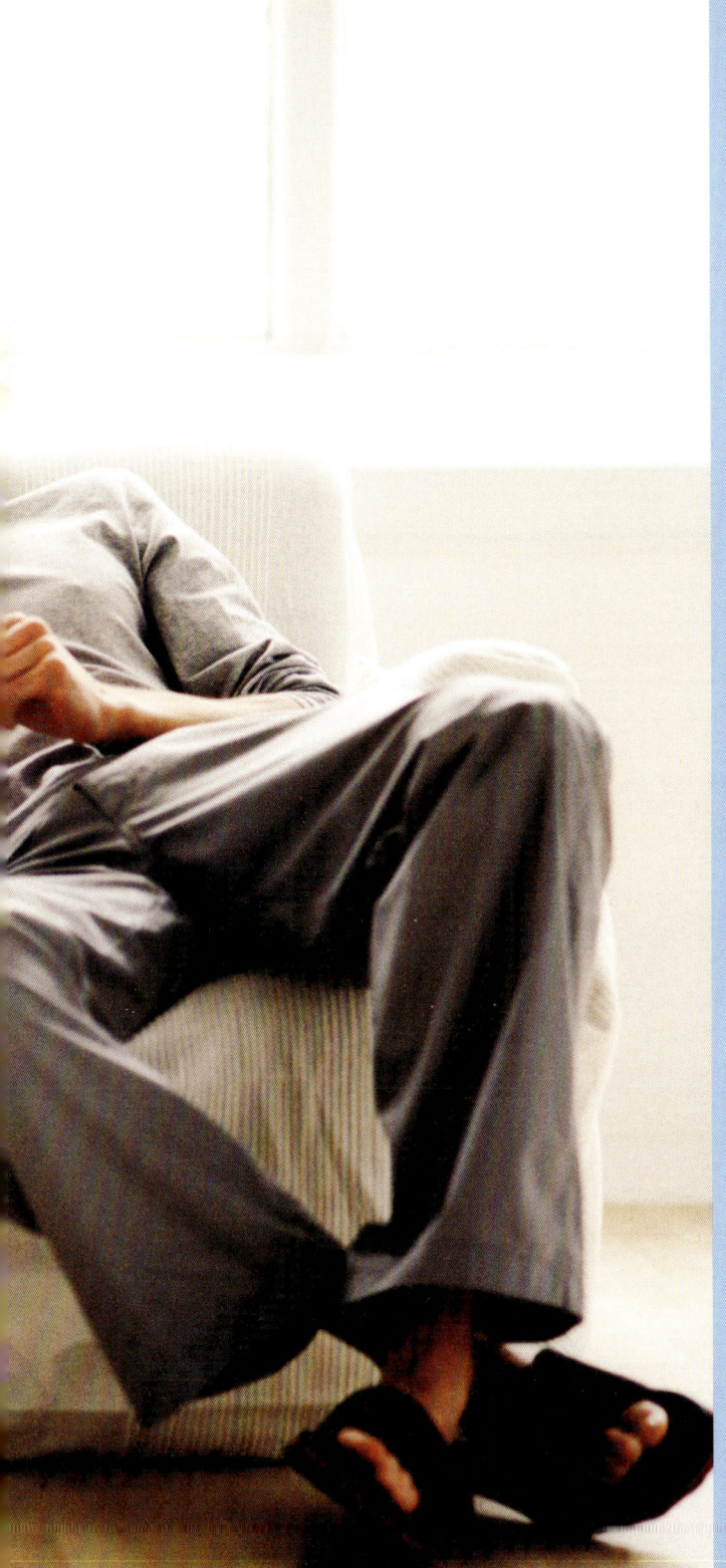

Deine Nahrungsmittel sollen Deine Heilmittel sein.

Hippokrates

DAS STOFFWECHSELPROGRAMM

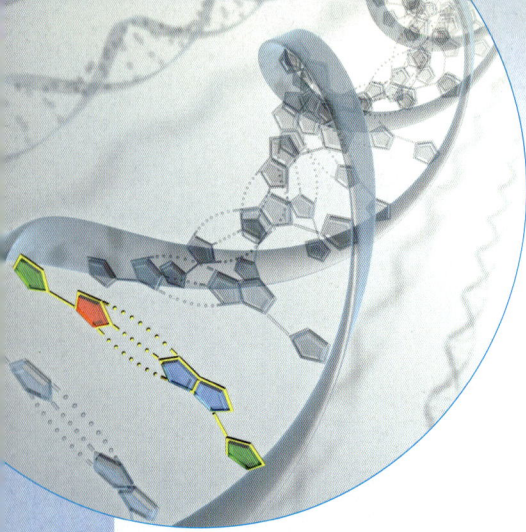

Stoffwechsel

Du bist, was du isst

Stoffwechsel und Ernährung

„Du bist, was du isst", eine Aussage, die fast jeder von uns kennt. Mit den Nahrungsmitteln, die wir unserem Organismus zuführen, versorgen wir den Körper mit den Substanzen, die er braucht, um leben zu können. Das Betriebssystem benötigt „Futter". Außerdem enthalten die Nahrungsmittel wichtige Bausteine, aus denen neue Körperzellen gebildet werden.

So, wie wir für das Auto den richtigen Treibstoff benötigen, so ist es für unseren Körper wichtig, die richtigen Nahrungsmittel zu erhalten. Unser Auto würden wir, trotz gestiegener Benzinpreise, auch nicht mit dem billigeren Zwei-Takt-Gemisch befüllen.

Körperzellen

Eine Körperzelle kann kein Steak, keinen Salat und keine Pommes frites essen. Sie benötigt zum Leben **Aminosäuren**, **Fettsäuren**, Vitamine und Mineralstoffe. Die Umwandlung der Nahrungsmittel in diese kleinsten Bausteine, die unsere Körperzelle ernähren, nennen wir Stoffwechsel.

Welcher Treibstoff ist für den Stoffwechsel der richtige?

Beim Kauf eines Autos erhalten wir die Auskunft, was wir tanken sollen, was der Motor benötigt. Mit dem eigenen Stoffwechsel tun sich die meisten Menschen aber sehr schwer.

Es gibt kaum ein Thema, zu dem es so unterschiedliche Meinungen gibt, wie zum Thema Ernährung. Die Experten sind sich darüber einig, dass „richtige Ernährung" für die Gesundheit wichtig ist. Welche Kost die richtige ist, darüber herrscht allerdings keine Einigkeit.

Sollen wir viel Getreide essen, wenig Fleisch oder umgekehrt? Sind rohe Nahrungsmittel besser als gekochte? Ist eine rein vegetarische Ernährung sinnvoll? Bei so viel Unklarheit ist es sinnvoll, dem Thema Ernährung einen Rahmen zu geben. Da wäre zunächst der biologische Hintergrund der Menschheit mit seiner evolutionären Entwicklung.

Aminosäuren

Aminosäuren sind die Bausteine der Proteine.

Fettsäuren

In tierischen Fetten finden wir größtenteils gesättigte Fettsäuren. Diese liefern viel Energie. Zu den bekanntesten zählen Omega-6- und Omega-3-Fettsäuren. Sie sollten in einem ausgewogenen Verhältnis im Körper vorhanden sein.

Pflanzliche Öle und Fette bestehen überwiegend aus ungesättigten Fettsäuren.

Stoffwechsel
Du bist, was du isst

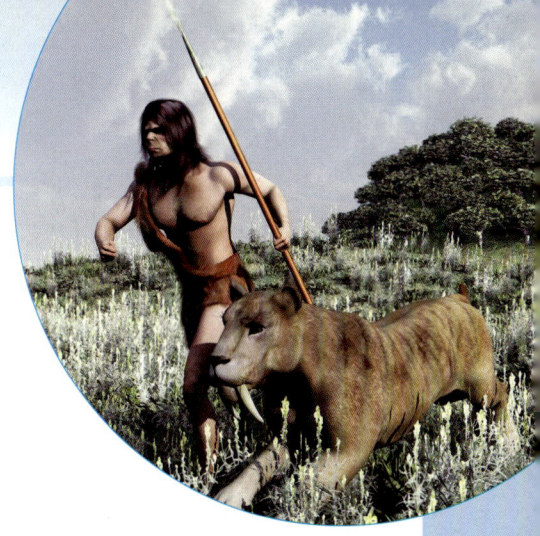

Prof. Loren Cordain
Der Biologe Prof. Loren Cordain von der Universität in Colorado (USA) ist der Vater der Steinzeitdiät, einer Kostform, an die wir genetisch angepasst sind. Über Jahrtausende musste der Mensch seine Nahrung erjagen und ersammeln. Er hat sich überwiegend von Beeren, Pflanzen, Fleisch und Fisch ernährt. Erst vor etwa 10 000 Jahren, mit dem Beginn von Ackerbau und Viehzucht, wurde Getreide zu einer regulären Ernährung.

Die Stoffwechselprozesse und Körperfunktionen laufen allerdings immer noch so ab wie zu Zeiten der Jäger und Sammler. Die Evolution verläuft nur langsam. Unser Stoffwechsel hat sich bis heute nicht an die moderne, schnelle Lebensweise angepasst.

Insbesondere Fast-Food, Fertigprodukte und lange haltbar gemachte Nahrungsmittel dominieren die heutige Ernährung. Diese überbetont kohlenhydratreiche Kost führt bei gleichzeitiger Bewegungsarmut zu Übergewicht, Arteriosklerose, Diabetes mellitus (Zuckerkrankheit), Herz-Kreislauf-Erkrankungen und degenerativen, körperlichen Verfallserscheinungen.

Fast alle Bücher zum Thema Ernährung beschäftigen sich mit den Nahrungsmitteln und nicht mit dem Menschen! Wenn wir das Thema Ernährung ernst nehmen wollen, dann sollten wir den menschlichen Körper – ganz individuell – in den Vordergrund stellen.

Eine ausgewogene Ernährung besteht aus Fetten, Eiweiß und Kohlenhydraten. Schauen wir uns an, wie der Stoffwechsel auf diese Nahrungsbestandteile reagiert.

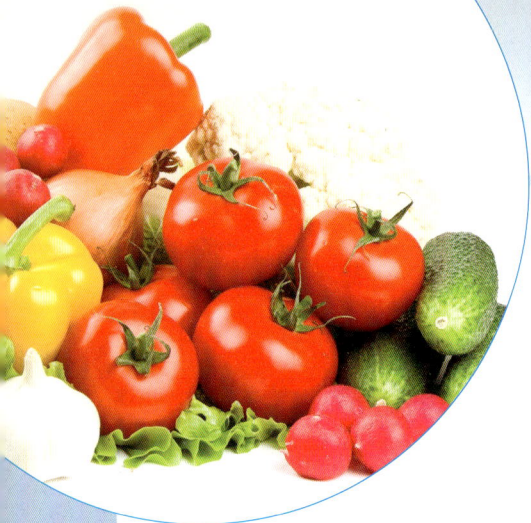

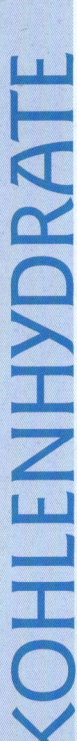

Kohlenhydrate
Bestandteile unserer Nahrung

Kohlenhydrate – wichtige Energieversorger?
Eiweiße und Fette sind essenzielle Nahrungsbestandteile unseres Lebens. Der Körper kann sie nicht selbst herstellen, sie müssen von außen zugeführt werden. Kohlenhydrate hingegen sind nicht essenziell, der Körper ist in der Lage, sie selbst zu produzieren. Entwicklungsgeschichtlich dienen die Kohlenhydrate dazu, im Notfall (Flucht oder Kampf) die nötigen Kraftreserven bereitzuhalten. Unser Gehirn und die roten Blutkörperchen sind die einzigen Kohlenhydratkonsumenten. Das Gehirn kann sich bei Bedarf auch auf andere Energieträger einstellen, und so bleiben nur die roten Blutkörperchen übrig, die auf reine Kohlenhydrate angewiesen sind. Können sie nicht von außen zur Verfügung gestellt werden, so kann der Körper den Zucker aus anderen Nahrungsbestandteilen selbst herstellen. Aus Sicht des Stoffwechsels sind große Mengen Kohlenhydrate aber nicht notwendig. Das ist auch schon daran zu erkennen, dass es keine essenziellen Kohlenhydrate gibt. Diesen Status haben nur Fette, Eiweiß, Vitamine und Mineralstoffe.

Kohlenhydrate, die wir zu uns nehmen, kommen aus unterschiedlichen Quellen. Früchte, Gemüse, Brot, Kartoffeln, Nudeln und Zucker sind die bekanntesten Kohlenhydratlieferanten. Je nachdem, wie ihr molekularer Aufbau ist, reagiert der Körper sehr unterschiedlich. So wird der Blutzuckerspiegel nur langsam ansteigen und lange auf dem Niveau bleiben, wenn wir 500 Kalorien in Form von Gemüse essen. Wenn wir dieselbe Anzahl Kalorien als Weißbrot essen, hat das einen rapiden Anstieg des Blutzuckerspiegels mit einem anschließenden steilen Abfall zur Folge. Daraus entsteht Heißhunger.

Wirkungsgrad im Stoffwechsel
Jeder Mensch hat zudem einen individuellen Wirkungsgrad im Stoffwechsel, so ist eine Kalorie nicht gleich eine Kalorie. Entscheidend ist hier immer die persönliche Konstitution und das Zusammenspiel des Stoffwechsels. Kohlenhydrate, Fette und Eiweiß benötigen Insulin, um Einlass in die Körperzelle zu erlangen. Insulin ist damit das zentrale Schlüsselhormon des Ernährungs- bzw. Zellstoffwechsels.

Die Evolution hat dem Insulin auch die Aufgabe übertragen, Nahrungsüberschüsse zu speichern. Unsere Vorfahren haben dieses System unbewusst dazu benutzt, in Zeiten des Überflusses genug Energie zu speichern, damit die Hungerphasen überwunden werden konnten.

Nehmen wir Kohlenhydrate zu uns, egal um welche es sich dabei handelt, steigt immer der Blutzuckerspiegel. Daraufhin schüttet die Bauchspeicheldrüse Insulin aus. Die **Körperzellen** reagieren auf das Insulin und öffnen sich für die Aufnahme der Kohlenhydrate und anderer Nährstoffe (siehe Abb. rechts oben, Pfeil 1).

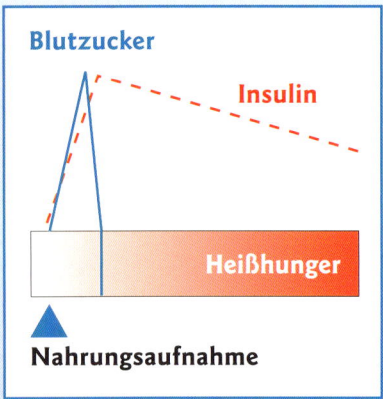

Kohlenhydrate
Bestandteile unserer Nahrung

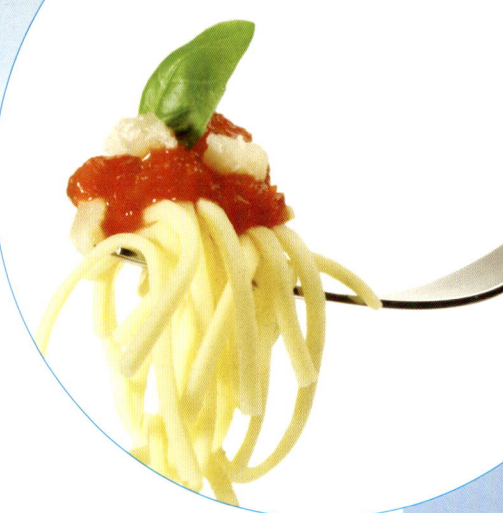

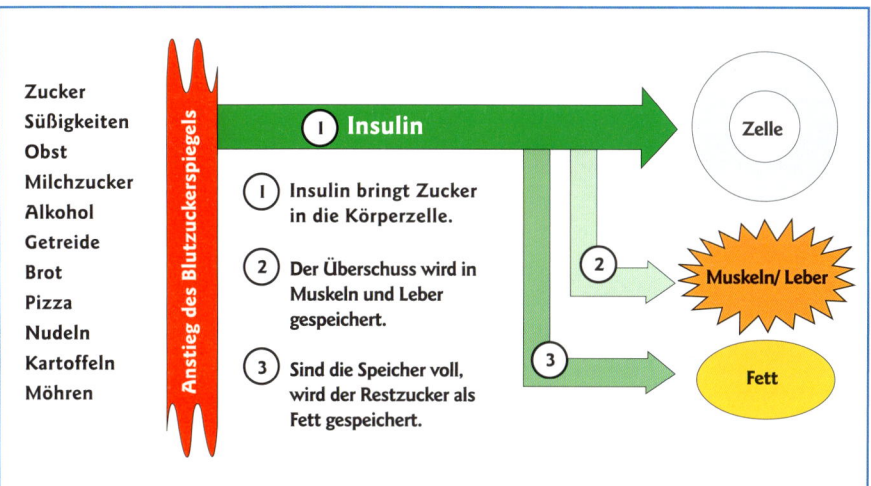

Überschüssige Kohlenhydrate werden zunächst als Glykogen gespeichert. Bevorzugte Orte dafür sind die Leber und die Muskeln (Abbildung, Pfeil 2). Sind diese Speicher voll, wird der Restzucker zu Fett verstoffwechselt und als Langzeitreserve in die Fettzellen eingelagert (Abbildung, Pfeil 3).

Ist durch Überernährung mehr Zucker im Blut vorhanden, als die **Körperzellen** verbrauchen können, schützen sie sich vor Überzuckerung. Sie ziehen die Insulinrezeptoren an der Zellmembran ein. Je häufiger dieser Vorgang abläuft, desto nachhaltiger ist die Insulinresistenz der Körperzellen. Zuerst entwickelt die Leber eine Resistenz, dann folgt das Muskelgewebe und danach das Fettgewebe. Die **Bauchspeicheldrüse** reagiert bei einer Insulinresistenz aufgrund des zu hohen Blutzuckerspiegels mit einer immer stärkeren Insulinausschüttung. In der Vital- und Stoffwechselanalyse erkennen wir die Insulinresistenz der Körperzellen durch erhöhte **Triglyceride**, niedriges **HDL-Cholesterin** und erhöhte **Harnsäurewerte**.

Körperzellen
Die Körperzelle führt ihr eigenes Leben. Sie kann Nährstoffe aufnehmen und diese in Energie umwandeln. Über die Aufnahme von Nährstoffen „entscheidet" jede Zelle für sich, wie ein eigenständiges Wesen. Sie übernimmt vielfältige Aufgaben und kann sich reproduzieren.

Triglyceride
Sie bestehen aus einem Glycerinmolekül mit drei Bindungsstellen, an die sich verschiedene Fettsäuren binden können.

HDL-LDL-Cholesterin
Die LDL-Eiweißtransporter (Low Density Lipoprotein) bringen das Cholesterin von der Leber zu den Körperzellen. Der HDL-Eiweißtransporter (High Density Lipoprotein) ist für den Rücktransport zur Leber zuständig.

Harnsäure
Sie ist ein Stoffwechselprodukt und wird normalerweise über die Niere ausgeschieden. Erhöhte Werte führen u.a. zu Harnsteinen und Gicht.

Stoffwechsel				
Triglyceride	+	**667** mg/dl	40-175	
Cholesterin		210 mg/dl	150-280	
HDL-Cholesterin	−	**52** mg/dl	> 65	
LDL-Cholesterin		108 mg/dl	< 150	
Risikofaktor		4,0	< 4,4	
Harnsäure	+	**7,3** mg/dl	2,6-6,0	

Die Insulinresistenz mit einem dauerhaft zu hohen Insulinspiegel blockiert die Aktivität des Stoffwechsels und die Funktion des Hormonsystems.

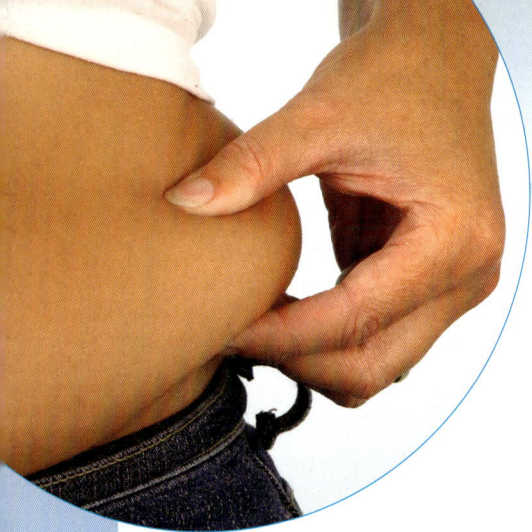

Insulin

Auswirkungen auf den Stoffwechsel

Eine alte Bauernregel

„Wenn du ein Tier mästen willst, dann sperre es ein und gib ihm Getreide." Viele Menschen machen genau das Gleiche und wundern sich, dass sie immer mehr zunehmen. Zu viele Kohlenhydrate bewirken einen hohen Insulinspiegel. Im Stoffwechsel kommt es durch das Insulin zu einer vermehrten Fetteinlagerung bei gleichzeitiger Blockierung des Fettabbaus. Daher ist die Idee einer kohlenhydratreichen, fettarmen Diät ein absoluter Widerspruch. Eine kohlenhydratreiche Ernährung ist eine glukosereiche Diät, eine „Zuckerdiät". Der Körper wandelt es um und speichert es sofort als gesättigte Fettsäure ab. Diese wirkt auf die Körperzelle wie ein Gift. Das **Cholesterin** dient als Zellschutz, indem es in die Zellmembran eingebaut wird. Durch den erhöhten Bedarf der Körperzellen kommt es zum Anstieg des allgemeinen Cholesterinspiegels. Es wäre unter diesen Umständen falsch, den Cholesterinspiegel zu senken. Er erfüllt eine wichtige Aufgabe, den Schutz der Körperzelle.

Insulin beeinträchtigt den Zellstoffwechsel

Je höher der Insulinspiegel ist, desto weniger Vitamin C wird in die Körperzelle eingebaut. Die Folge ist eine Schwächung des Immunsystems. Insbesondere während eines Infekts sollten auf keinen Fall Kohlenhydrate zugeführt werden. Auch das Glas Orangensaft nicht. Durch den Fruchtzucker (Kohlenhydrate) wird die Vitamin-C-Aufnahme blockiert. Bei einer Insulinresistenz kommt es in der Körperzelle zu einem Magnesiummangel, was oft einen erhöhten Blutdruck zur Folge hat. Der Natriummangel in der Zelle führt zu Wassereinlagerungen, zu Ödemen im Gewebe. Der Calciummangel zeigt sich durch mangelnde Stabilität und kann zu Herzrhythmusstörungen führen. Die Kenntnisse über die Auswirkungen des Insulins auf die Blutgefäße und die Verklumpung des Blutes sind der neueste Stand der medizinischen Wissenschaft. Der dauerhaft erhöhte Insulinspiegel ist damit als ein wichtiger Risikofaktor für Herz- und Hirninfarkt erkannt geworden. Insulin erhöht die Produktion von Cortison und Adrenalin in der Nebenniere. Damit steht der Organismus unter Dauerstress.

Cholesterin

Cholesterin ist nach der chemischen Einordnung ein Alkohol, zählt zu den Steroiden und ist kein Fett. Zusammen mit Eiweiß bildet es den Hauptbestandteil der Zellmembran. Es ist somit ein wichtiger Schutz für die Körperzelle.

Darüberhinaus ist Cholesterin eine Ausgangssubstanz für Hormone.

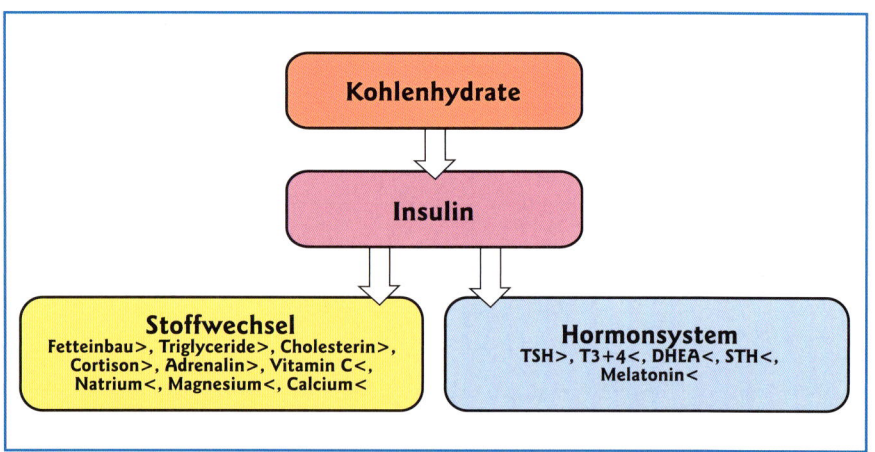

Insulin
Auswirkungen auf den Hormonhaushalt

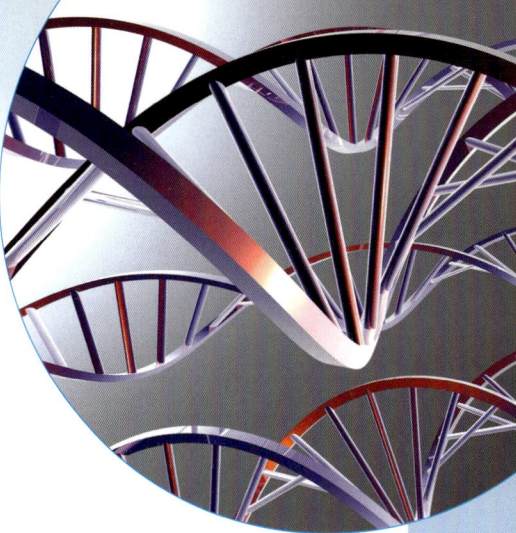

Auswirkungen des Insulins auf das Hormonsystem

Als wir vor etwa fünf Jahren mit dem gesund & aktiv Stoffwechselprogramm begannen, war uns noch nicht klar, welchen positiven Einfluss wir mit einer auf den individuellen Stoffwechsel ausgelegten Ernährung auf das Hormonsystem ausüben würden.

Bisher war bekannt, dass das Insulin eine blockierende Wirkung auf die Schilddrüse hat. Es verhindert die Umwandlung des Schilddrüsenhormons T4 in das stoffwechselaktive T3-Hormon. Es kommt damit zu einer latenten Schilddrüsenunterfunktion. Da die **Schilddrüse** der Motor des Stoffwechsels ist, können wir uns vorstellen, dass eine leichte Unterfunktion das Körpergewicht steigert. Wir können in den Stoffwechselanalysen feststellen, dass die Schilddrüsenunterfunktion sehr häufig mit einer gestauten **Galle** in Verbindung steht. Daher reichen die Aktivierung der Galle und die Umstellung der Ernährung oftmals aus, um die Schilddrüsenaktivität wieder anzukurbeln und die Pfunde purzeln zu lassen. Im Rahmen einer Gewichtsreduktion und eines optimal funktionierenden Stoffwechsels spielt die Schilddrüse also eine zentrale Rolle.

Es wird immer mehr bekannt, dass Insulin die gesamte Hormonproduktion kontrolliert. Je ausgeprägter die Insulinresistenz ist, desto niedriger ist auch der DHEA-Spiegel im Blut. Das Dehydroepiandrosteron (DHEA) ist die Vorstufe für alle männlichen und weiblichen Sexualhormone. Beim Absinken des DHEA-Spiegels werden die Sexualhormone (Progesteron, Testosteron und Östrogene) an Proteine gebunden und verlieren damit ihre Wirksamkeit. Wir konnten in der täglichen Praxis immer wieder feststellen, dass mit der Ernährungsumstellung die Patienten wieder Lust und Spaß an Sexualität verspürten, Menstruationsbeschwerden verschwanden, Wechseljahrsbeschwerden sich reduzierten.

Viele Patienten berichten, dass sie bereits nach wenigen Tagen der Ernährungsumstellung besser schlafen. Das lässt sich durch die gesteigerte Wirkung des Melatonins, unseres Schlafhormons, erklären.

Das Insulin beschleunigt die Zellteilungsrate und das Zellwachstum. Damit verstärkt es den Alterungsprozess und begünstigt leider auch das Wachstum von Krebsgeschehen. Ein harmonischer Insulinspiegel ist daher das beste Anti-Aging und die wirkungsvollste Krebsprophylaxe.

Weil das Insulin einen so starken Einfluss auf das Geschehen im Körper hat, ist es ratsam, über die Ernährung bzw. das Ernährungsverhalten Einfluss auf den Insulinspiegel zu nehmen.

Schilddrüse
Sie ist der Motor des Stoffwechsels. Den Erkrankungen dieses Organs gehen häufig Störungen im Unterleib oder Stauungen in den Gallengängen voraus.

Galle
Bei der Galle denken die meisten Menschen an die Gallenblase. Auch wenn sie entfernt wurde, können immer noch Gallenstauungen auftreten. Diese sind in den Gallengängen der Leber zu finden. Im Blutbild weist ein niedriger Eisen- und Kupfer-Quotient auf diese Störung hin.

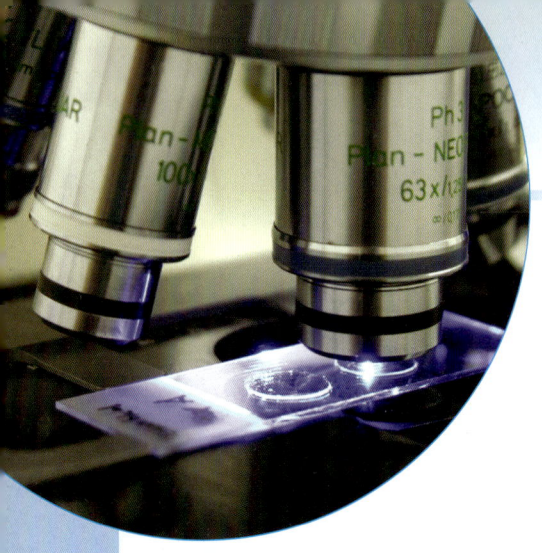

Ernährung
Ursache und Wirkung

Ist eine Veränderung im Ernährungsverhalten notwendig?
An der Harvard-Universität (Boston, USA) haben Stoffwechselexperten die neuesten wissenschaftlichen Erkenntnisse zusammengetragen und auf dieser Basis eine Neuordnung der Nahrungsmittel entwickelt.

Professor Dr. David Ludwig hat erstmalig die Nahrungsmittel nach ihrem Insulinbedarf, der glykämischen Last, eingeteilt. Daraus entstand die auch in Deutschland durch Dr. Nicolai Worm bekannt gewordene LOGI-Methode. Als Basisernährung ist dieses Ernährungssystem gut. Zur Optimierung des Stoffwechsels ist es noch besser, ausschließlich solche Nahrungsmittel zu wählen, die ihm entsprechen bzw. zuträglich sind.

Die Ergebnisse der wissenschaftlichen Untersuchungen der Harvard-Universität sind daher ein wichtiger Bestandteil des gesund & aktiv Konzeptes. Bei der Nahrungsmittelauswahl haben wir die glykämische Last der Nahrungsmittel stets berücksichtigt.

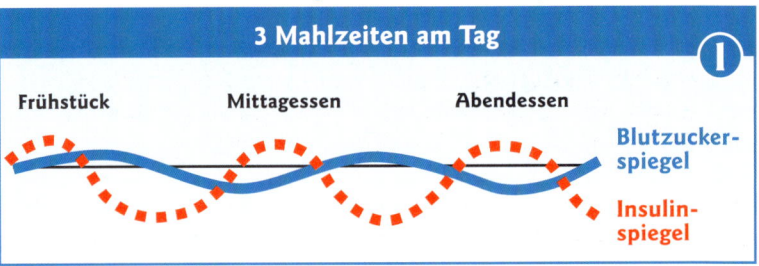

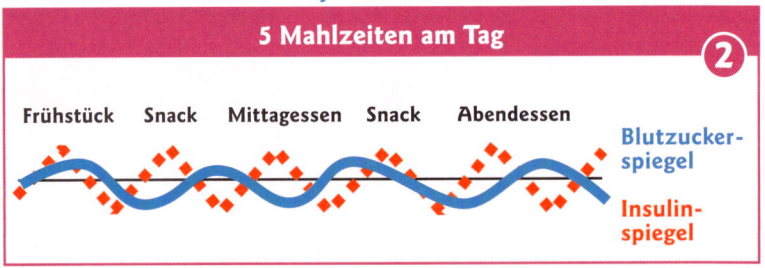

Ernährung
Ursache und Wirkung

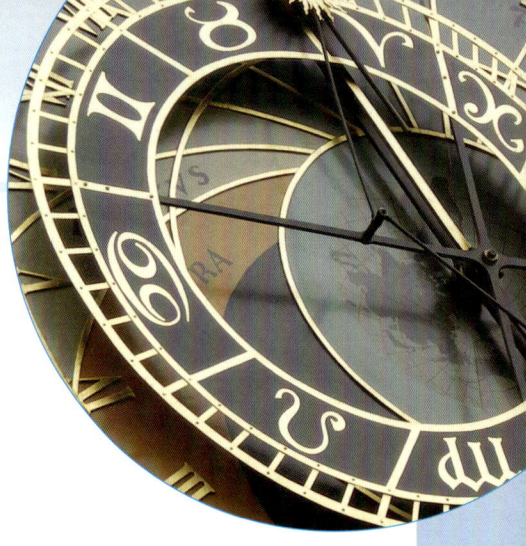

Nahrungsmittelrhythmus
„Iss morgens wie ein Kaiser, mittags wie ein König und abends wie ein Bettelmann", dieses Sprichwort unserer Großeltern ist aus Sicht des Stoffwechsels auch heute noch eine sinnvolle Empfehlung. Zwischen den Mahlzeiten sollte jeweils ein Abstand von vier bis sechs Stunden liegen.

Den Insulinspiegel können wir auch dadurch beeinflussen, dass wir bei der Nahrungsaufnahme einen bestimmten Rhythmus einhalten. Bei einem niedrigen Insulinspiegel kann sich der Stoffwechsel erholen und das Hormonsystem aktiv werden. Es ist somit wichtig, im Laufe des Tages und in der Nacht solche Phasen zu schaffen.

Erholungsphasen oder Dauerstress
Betrachten wie einmal die beiden Grafiken auf der linken Seite näher. In dem links oben gezeigten Beispiel mit drei Mahlzeiten am Tag, kommt es zu Erholungsphasen mit einem niedrigen Insulinspiegel.

In dem Beispiel mit fünf Mahlzeiten, den kleinen Snacks zwischendurch, wird die Erholungsphase des Stoffwechsels und des Hormonsystems immer wieder unterbrochen.

Die beste Regeneration unseres Körpers geschieht in der Nacht. Während wir schlafen, verbrennt der Körper Fette, repariert die Körperzellen und reinigt den Stoffwechsel. Das Hormonsystem kann ohne Störungen arbeiten. Darum empfehlen wir von gesund & aktiv, die letzte Mahlzeit mit dem geringsten Anteil Kohlenhydrate spätestens drei Stunden vor dem Schlafengehen einzunehmen.

Wir Menschen sind rhythmische Wesen (Atmung, Herzschlag, Tag und Nacht, Jahreszeiten) und benötigen für ein gesundes Leben die Ordnung, die uns der zeitliche Takt vorgibt. Wir benötigen Zeiten der Arbeit und auch solche der Erholung.

Diese Pausenzeiten sind für unseren Stoffwechsel ebenfalls „lebenswichtig". Ausreichend Ruhe und Schlaf, dazu drei Mahlzeiten am Tag und die zum individuellen Stoffwechsel passenden Nahrungsmittel sind die besten Voraussetzungen für einen gesunden und optimal funktionierenden Stoffwechsel.

Rhythmus
Der Wechsel zwischen An- und Entspannung ist ein wichtiger Rhythmus in uns. Jede Art von Einseitigkeit kann zu Störungen und infolge zu Krankheiten führen.

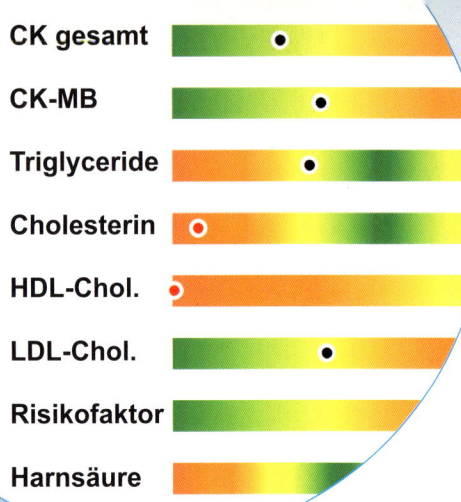

Fette

Energielieferanten mit schlechtem Ruf

Ohne Fette gibt es kein Leben

Unter den Nährstoffen hat Fett zweifellos den schlechtesten Ruf. Dabei ist Fett ein hervorragender Energielieferant und lebenswichtiger Bestandteil der Zellregeneration. Für unsere Vorfahren war es lebenswichtig, Fettreserven zu speichern.

Durch äußere Umstände kam es immer wieder zu Phasen der Hungersnot. In solch mageren Zeiten wurden die körpereigenen Fettreserven als Wärme- und Energielieferant verwendet. Daher ist Fett seit Jahrtausenden ein ganz wesentlicher Bestandteil der menschlichen Ernährung.

Bei dem Begriff Fette denken die meisten Menschen an Cholesterin. Ich erlebe fast täglich in der Praxis, dass im Rahmen der Vital- und Stoffwechselanalyse zuerst nach dem Cholesterinwert gefragt wird. Viele Menschen, besonders Übergewichtige, glauben durch die Propagierung „Fett macht fett", dass auf jeden Fall die Fette immer niedrig sein müssen. Im Blut und auch in der Nahrung.

Cholesterin ist laut chemischer Einordnung kein Fett, sondern ein Alkohol. Es zählt somit zu den Steroiden. Lediglich acht Prozent des im Blut vorhandenen Cholesterins nehmen wir über die Nahrung auf. Die restlichen 92 Prozent produziert der Körper selbst. In der wissenschaftlichen Medizin gilt heute ein Grenzwert von 150 bis 280 für das Gesamtcholesterin. Die Pharmaindustrie wünscht sich jedoch einen Normwert von unter 200. Das sichert einen hohen Absatz an Cholesterinsenkern.

Cholesterin ist für unseren Organismus lebensnotwendig. Die Körperzelle benötigt das Cholesterin zum Aufbau der Zellwand. Die meisten Hormone nutzen das Cholesterin als Ausgangsverbindung, insbesondere unser „Stresshormon" Cortison benötigt viel Cholesterin.

Neuere Forschungen zeigen, dass das Cholesterin im Harnstoffwechsel eine bedeutende Rolle spielt. Das scheint auch der Grund zu sein, warum der Körper sich nicht auf die Cholesterinzufuhr von außen verlässt und es lieber selbst herstellt.

Damit das Cholesterin transportiert werden kann, muss es an Eiweiß gebunden werden. Der LDL-Eiweißtransporter bringt das Cholesterin von der Leber zu den Körperzellen. Der HDL-Eiweißtransporter ist für den Rücktransport des Cholesterins von der Körperzelle zur Leber zuständig.

Cholesterin – gut oder schlecht

Es gibt kein gutes oder schlechtes Cholesterin, da mit dem HDL- und dem LDL-Cholesterin lediglich die Transportwege beschrieben werden.

Entstanden sind diese Bewertungen, weil bei der Arteriosklerose in den Ablagerungen LDL-Cholesterin gefunden wurde. Heute ist bekannt, dass die Arterienverkalkung nichts mit dem Cholesterinspiegel zu tun hat.

Als Ursache der Arterienverkalkung gelten der Diabetes mellitus (Zuckerkrankheit), Bluthochdruck, Transfettsäuren (diese entstehen bei Erhitzung von Pflanzenölen) und ein Überschuss an freien Radikalen (z.B. Schwermetallbelastungen).

Fette

Energielieferanten mit schlechtem Ruf

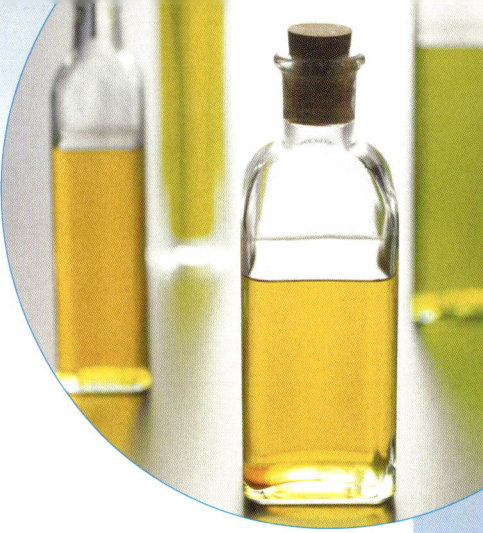

Die einzigen Fette, die wir im Körper haben, sind Triglyceride. Sie bestehen aus einem Glycerinmolekül mit drei Bindungsstellen, an die sich verschiedene Arten von Fettsäuren binden können.

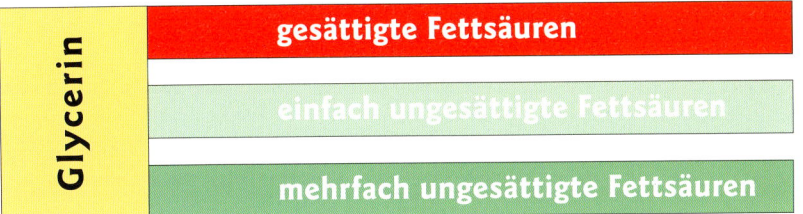

Gesättigte Fettsäuren sind tierischen Ursprungs und stammen überwiegend aus Fleisch- und Milchprodukten. Sie werden vom Körper als „Brennfett" zur Energiegewinnung verstoffwechselt.

Einfach ungesättigte und mehrfach ungesättigte Fettsäuren finden wir hauptsächlich in Pflanzenölen, wie Rapsöl, Leinöl, Sonnenblumenöl und Traubenkernöl. In Form von Archidonsäure finden wir mehrfach ungesättigte Fettsäuren auch im Fischöl. Die ungesättigten Fettsäuren werden als Bau- und Strukturfett für die Zellmembran benötigt. Sie aktivieren den Stoffwechsel, verdünnen das Blut (insbesondere die Omega-3-Fettsäure), besitzen entzündungshemmende Eigenschaften und beugen somit Herz- und Hirninfarkt vor.

Fett macht nicht dick, vielmehr machen die richtigen Fette fit. Den höchsten Omega-3-Gehalt besitzt Leinöl. Ein bis zwei Teelöffel sollten den Tagesbedarf decken. Im Stoffwechsel sorgt das Fett dafür, dass der Blutzuckerspiegel nicht so stark schwankt. Da Fett nur langsam verstoffwechselt wird, kann es die Abgabe von Kohlenhydraten an das Blut verlangsamen.

Wenn wir vor dem Verzehr von Kohlenhydraten etwas Fett oder Eiweiß zu uns nehmen, erzielen wir genau diesen Effekt: eine langsame Aufnahme der Kohlenhydrate. Durch den langsamen Anstieg des Blutzuckerspiegels wird weniger Insulin aktiviert und wir haben über längere Zeit ein Sättigungsgefühl.

Öle

Öle sind besonders gut und wertvoll, wenn sie kalt gepresst wurden. In der Qualität gibt es sehr große Unterschiede. Daher ist es sehr wichtig, sich gut beraten zu lassen.

In der Ernährung sollte auf ungesunde Fette wie Margarine, gehärtete Pflanzenfette und Öle schlechter Qualität (erhitzt, chemisch raffiniert, zu alt) ganz verzichtet werden. Diese Fette enthalten oftmals sehr viele Transfettsäuren, die blockierend auf den Stoffwechsel wirken und zu Gefäßschäden führen. Mehr Informationen zu Fetten und Ölen finden Sie im Rezeptteil des Buches.

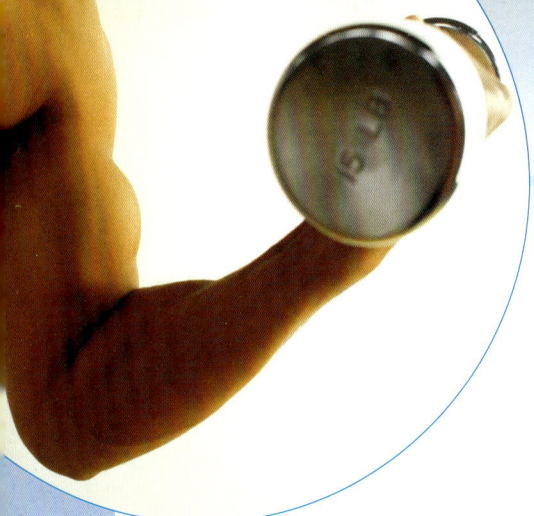

Proteine
Bausteine des Lebens

Eiweiß – unser Fitmacher

Proteine (Eiweiß) sind die Bausteine des Lebens. Sie bestehen aus Aminosäuren, Acht davon sind essenziell, das bedeutet, sie müssen über die Nahrung zugeführt werden. Tierische Proteine befinden sich in Fleisch, Fisch, Eiern und Milchprodukten. Pflanzliche Proteine sind in Hülsenfrüchten, Soja, Pilzen, Soja-Keimlingen, Sprossen und Nüssen enthalten.

Proteine benötigen wir, um Körperzellen aufzubauen, neue Muskeln zu bilden und das Immunsystem zu stärken. Jeder Verzehr von Proteinen regt in der Bauchspeicheldrüse die Produktion des Hormons Glukagon an. Dadurch erfolgt eine Mobilisierung der in der Leber gespeicherten Kohlenhydrate. Über diesen Weg unterstützt das Glukagon die Gewichtsabnahme.

Eine eiweißreiche und kohlenhydratarme Kost, z.B. Fisch mit Gemüse, Käse mit Obst oder Ei mit Gemüse, stimuliert die Glukagonproduktion. Darum empfehlen wir von gesund & aktiv zur Stoffwechseloptimierung und zur Gewichtsabnahme die Kombination von Eiweiß mit guten Kohlenhydraten. Wichtig dabei ist, dass die jeweiligen Eiweiße und die guten Kohlenhydrate optimal zum Stoffwechsel passen.

Die biologische Wertigkeit und Qualität von Eiweißen ist heute eine andere als zur Zeit unserer Vorfahren. Tiere, die in engen Ställen mit Kraftfutter aufgezogen werden, bringen eine schlechtere Qualität an Fleisch als die Tiere, die frei laufen und auf der Weide ohne Zufütterung leben. Durch die Masttierhaltung entstehen im Fleisch wesentlich mehr gesättigte Fettsäuren und weniger essenzielle Fettsäuren, weil sich die Tiere nicht mehr natürlich ernähren und sich zu wenig bewegen.

Achten Sie daher gerade bei der Auswahl von tierischem Eiweiß auf die Herkunft und die Qualität. Für den Stoffwechsel ist Fisch sehr gut verträglich. Die Fischsorten, die zum Stoffwechsel passen, sind im Ernährungsplan aufgeführt.

Proteinmangel

Ein Mangel an Proteinen hat eine langsame Regeneration des Körpers zur Folge. Zellerneuerung und Zellversorgung sind verringert. Die Folgen sind Leistungsminderung, häufige Infekte, Schwäche oder auch chronische Erkrankungen.

Wertigkeit von Eiweiß

Die biologische Wertigkeit der Eiweiße ist heute ein sehr wichtiges Thema. Biologisch hochwertiges Fleisch von freilaufenden Tieren, die nicht gemästet wurden, ist daran zu erkennen, dass das Fleischgut beim Braten seine Größe behält und nicht spritzt.

Proteine
Bausteine des Lebens

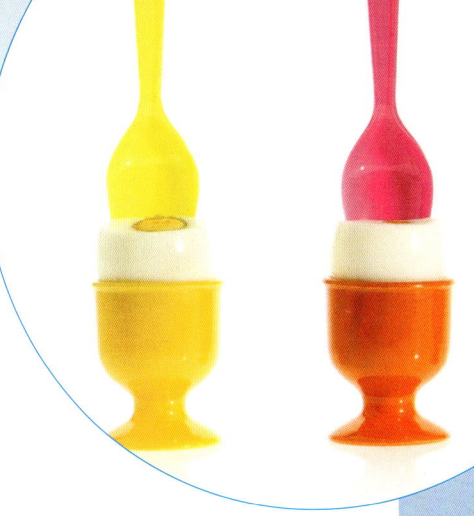

Sauer durch zu viel Eiweiß?
In der Naturheilkunde finden wir immer wieder Hinweise auf Übersäuerung. Gemeint ist damit ein zu hoher Säuregehalt im Bindegewebe. Im Blut finden wir einen stabilen ph-Wert von 7,2 bis 7,4.

Hinsichtlich der Ursachen für Übersäuerung gibt es leider sehr viele Irrtümer. Es gibt Listen, in denen die Nahrungsmittel in säurebildende und basenbildende unterteilt werden. Dabei wird vom Nahrungsmittel ausgegangen, nicht vom individuellen Stoffwechsel des Menschen. Ein und dasselbe Nahrungsmittel kann bei dem einen Stoffwechseltyp sauer und bei dem anderen basisch wirken.

Ich höre immer wieder, zu viel Fleisch würde den Stoffwechsel übersäuern. Eine hohe Proteinzufuhr allein löst keine Übersäuerung aus. Erst die Kombination mit ungünstigen Kohlenhydraten, wie z.B. Fleisch mit Nudeln oder Kartoffeln, führt zur Übersäuerung des Gewebes. Das durch die ungünstigen Kohlenhydrate aktivierte Insulin lagert den Proteinüberschuss im Zellzwischengewebe ab. Säure entsteht im Körper auch durch Gärungsprozesse im Darm. Zu viele Kohlenhydrate machen sauer, insbesondere kurzkettige Kohlenhydrate wie Getreide oder große Mengen Obst.

Der Hauptanteil der Säurelast im menschlichen Stoffwechsel entsteht nicht über die Ernährung, sondern über das vegetative Nervensystem. Jeder kennt den Begriff „ich bin sauer". Ärger, Stress und Sorgen sind die stärksten Säurebildner.

In der Vital- und Stoffwechselanalyse ist eine Übersäuerung durch die Mineralstoffverschiebung von Kalium, Calcium, Magnesium und Natrium gut erkennbar. Neben der stoffwechseloptimierten Ernährung ist die Einnahme von Basenmitteln für eine kurze Zeit empfehlenswert.

Hoch lebe das Frühstücksei
Die beste Eiweißquelle, die wir haben, ist das Ei. Es enthält alle acht essenziellen Aminosäuren in gleicher Menge. Damit haben wir ein Nahrungsmittel von höchster Qualität. Eier haben jedoch einen schlechten Ruf, weil sie Cholesterin enthalten. Neueste Studien beweisen allerdings eindeutig, dass das körpereigene Cholesterin vom Ei nicht beeinflusst wird.

Im Ei finden wir die besten Bausteine des Lebens in einer idealen Kombination. Viele Vitamine, Mineralien und das L-Cystein. Es ist ein wichtiger Baustein für gesunde Nägel, glatte Haut und schönes Haar. Den höchsten Nährwert haben frische Eier von gut ernährten, freilaufenden Hühnern.

Säure-Basen-Haushalt
Der Säure-Basen-Haushalt ist leicht zu ermitteln. Mit Urin-Sticks aus der Apotheke messen Sie an drei aufeinanderfolgenden Tagen den ph-Wert jedes Urinabgangs.

Es sollten sowohl Werte über sieben als auch Werte unter sieben dabei herauskommen. Bei intakter Niere ist diese Methode relativ verlässlich. Genauer ist die Analyse der Mineralstoffzusammensetzung oder die Messung der freien Pufferbasen im Blut.

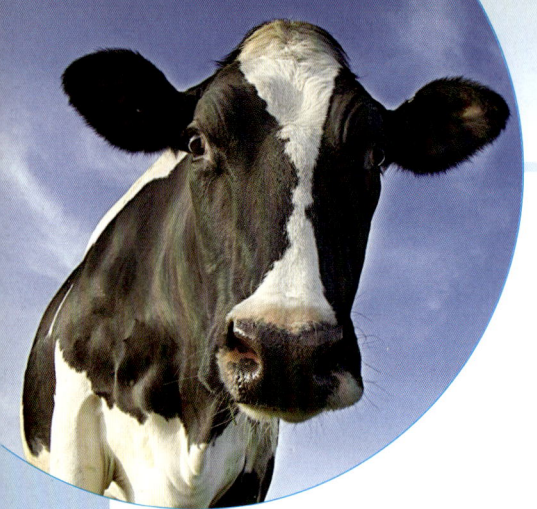

„Kuhsaft"
Milch ist kein Getränk für zwischendurch!

Die Milch – ein guter Eiweiß- und Calciumlieferant?

Milch ist kein Getränk, sie ist ein Nahrungsmittel. Wenn wir uns fragen, für wen die Milch gut ist, dann können wir leicht und schnell feststellen, dass hier die Kinder gemeint sind. Muttermilch für Kinder, Kuhmilch für Kälber usw. Kein Säugetier würde sein Kind im Erwachsenenalter noch mit Milch ernähren – die einzige Ausnahme ist hier der Mensch.

Kuhmilch als Nahrungsmittel passt nicht unbedingt in den Stoffwechsel des Menschen. Häufig wird den Frauen im Klimakterium Milch empfohlen, damit den Knochen genug Calcium zugeführt wird. Hier gibt es leider einige Denkfehler. Calcium wird nur in Verbindung mit Magnesium aufgenommen. Da der Magnesiumanteil in der Milch relativ gering ist, ist auch die Calciumaufnahme durch den Stoffwechsel niedrig. Ein Knochen benötigt kein Calcium, sondern ein strukturgebendes Element. Nach der medizinischen Keimblattlehre handelt es sich dabei um Silicium. Wir finden dieses Element ausreichend im Schachtelhalm. Als Tee getrunken sorgt es für Struktur – auch im Knochensystem.

In der Vital- und Stoffwechselanalyse ist der Knochenstoffwechsel erkennbar. Sollten hier Mangelerscheinungen auftreten, werden sie über die geeigneten Nahrungsmittel ausgeglichen.

Säugetiere
Kein Säugetier trinkt im erwachsenen Alter noch Milch. Die einzige Ausnahme ist der Mensch.

Kuhmilch
Die Kuhmilch entspricht in der Zusammensetzung nicht der Muttermilch des Menschen. Daher ist Kuhmilch kein guter Ersatz für Muttermilch.

Im Mittelalter wurde, falls die Mutter nicht stillen konnte und keine Amme vorhanden war, dem Säugling Schafs- oder aber Ziegenmilch gegeben.

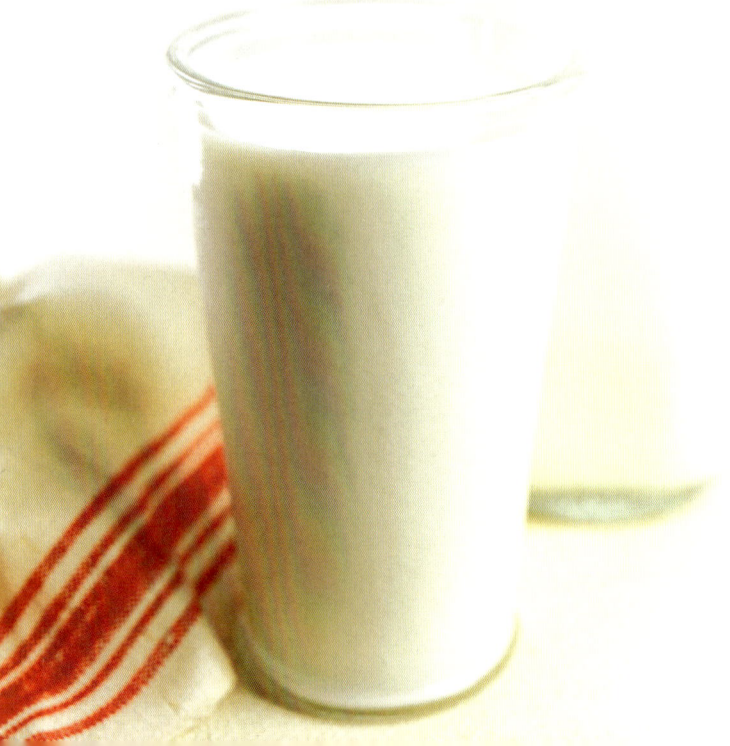

Vegetarisch

Ist eine rein pflanzliche Ernährung wirklich sinnvoll?

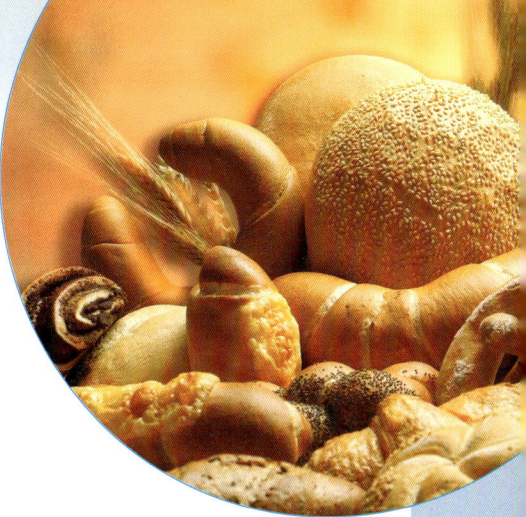

Vegetarische Ernährung – für den Menschen sinnvoll?

Eiweiße erfüllen in unserem Körper wichtige Aufgaben. Die meisten der 23 Aminosäuren kann der Körper selbst herstellen. Acht von ihnen sind allerdings essenziell, das bedeutet, der Körper kann sie nur über die Nahrung aufnehmen. Über eine rein pflanzliche Ernährung den Aminosäurebedarf voll abzudecken ist fast unmöglich. Auch die Zufuhr ausreichender Fettsäuren ist bei einer rein vegetarischen Ernährung kaum denkbar.

Es gibt nur sehr wenige Menschen, die auf Eier, Fleisch und Fisch verzichten können. Aus Sicht des Stoffwechsels ist eine ausreichende Versorgung mit allen Bausteinen nur in Verbindung mit tierischen Eiweißen gewährleistet. Bei einer vegetarischen Ernährung aus ethischen Gründen empfehlen wir, wenigstens Eier aus guter Tierhaltung mit in den Warenkorb aufzunehmen.

Bei strengen Veganern (weder Fleisch, Fisch noch Eier) habe ich in den durchgeführten Stoffwechselanalysen immer wieder erhebliche Mangelerscheinungen festgestellt. Insbesondere Zink, Vitamin B12, Kupfer, Cholesterin, Amino- und Fettsäuren fehlten hier im Stoffwechsel. Die Folge sind dann Schwächen im Immunsystem, Schlafstörungen, Leberstoffwechselstörungen und sogar Übergewicht. Der Kupfermangel führt zu einer reduzierten Schwermetallentgiftung und zur Belastung des Drüsenstoffwechsels.

Die meisten mir bekannten Vegetarier sind „Puddingvegetarier". Sie essen weder Fleisch, Fisch noch Eier, dafür aber viel Getreide – also die falschen Kohlenhydrate.

Fleischlose Ernährung

Vegetarier sind Menschen, die bewusst auf den Verzehr von Fleisch und Fisch verzichten. Innerhalb der Vegetarier gibt es verschiedene Gruppierungen.

Reine Vegetarier, also echte Veganer, ernähren sich ausschließlich von pflanzlicher Kost. Wer Milch oder Milchprodukte hinzu nimmt, ist ein Lacto-Vegetarier. Kommt dazu dann noch der Verzehr von Eiern, so sprechen wir von einem Ovo-lacto-Vegetarier.

Häufig sind es ethische, religiöse oder gesundheitliche Gründe, die zur vegetarischen Ernährungsweise führen.

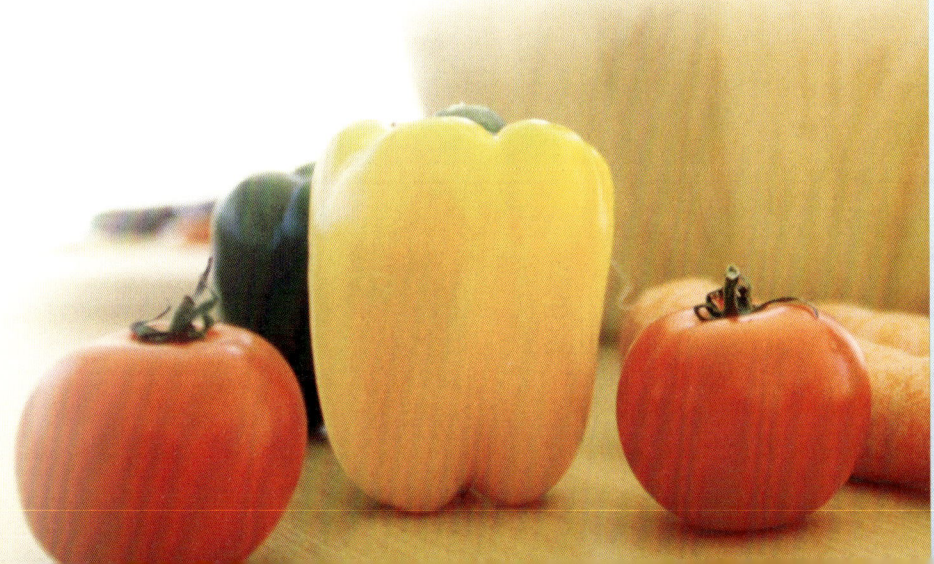

Gesundheitspyramide

Nach neuesten Erkenntnissen der Stoffwechselforschung

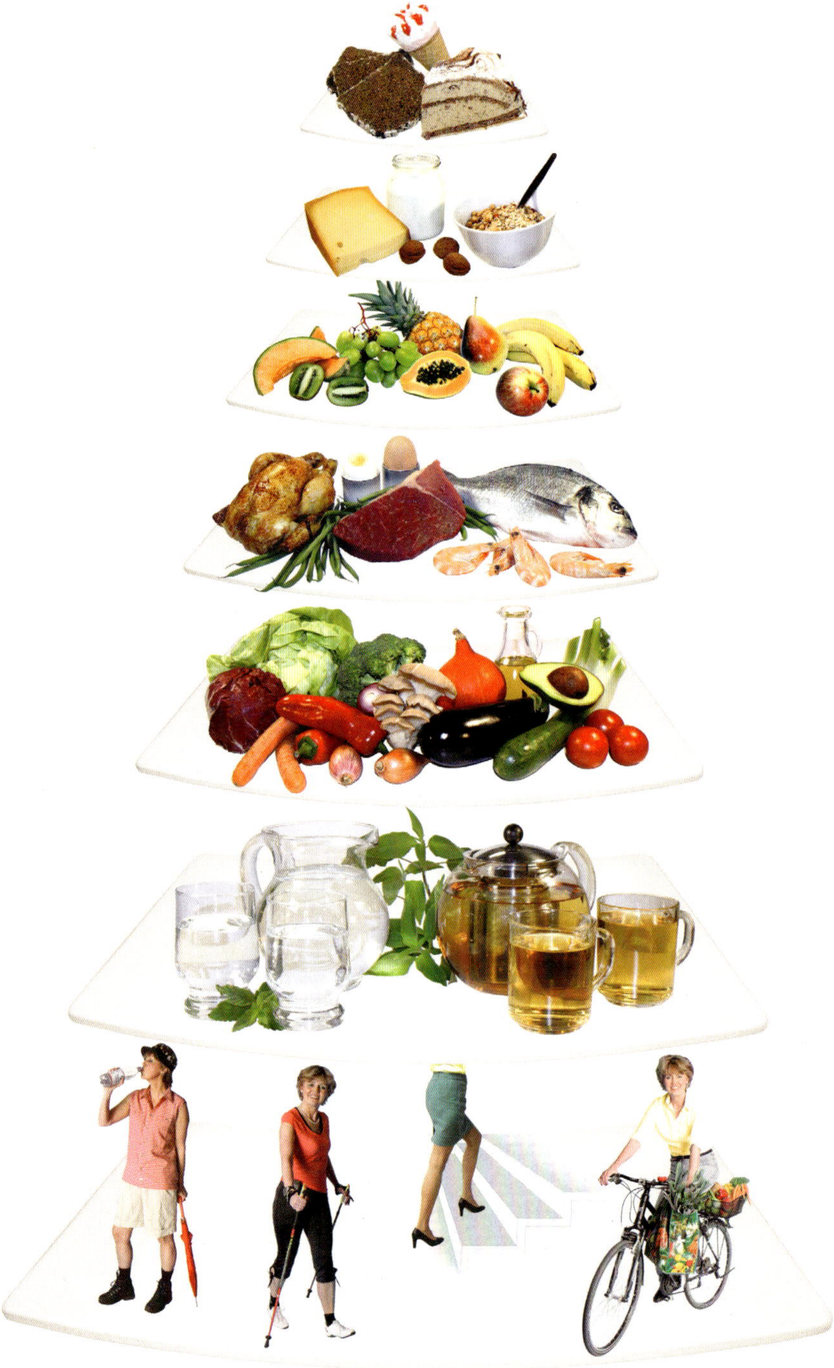

Die Gesundheitspyramide
Sie wurde aus Sicht des Stoffwechsels aufgebaut. Bewegung besitzt Heilkraft und hat damit einen grundlegenden Stellenwert in der Pyramide.

Der Körper benötigt Flüssigkeit für die Grundversorgung aller Körperzellen. Diese Bedeutung wird in den meisten Pyramiden unterschätzt.

Der Nahrungsmittelaufbau entspricht dem Stoffwechselbedarf.

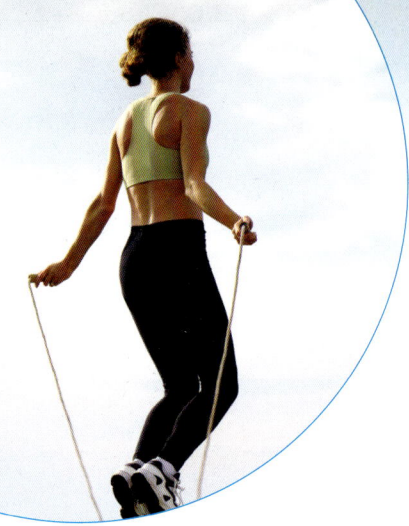

Gesundheitspyramide
Nach neuesten Erkenntnissen der Stoffwechselforschung

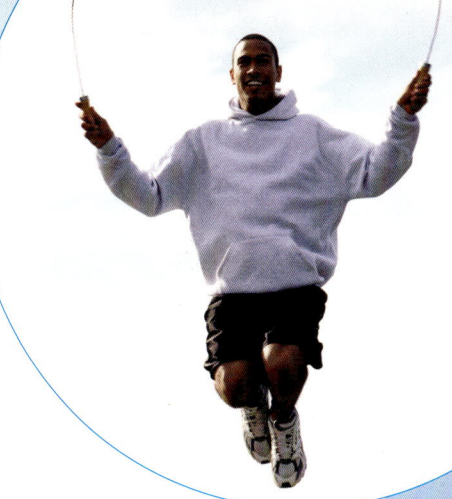

Bewegung
Die Grundlage für einen gesunden und leistungsfähigen Körper ist ausreichende Bewegung. Um wieder „in Gang" zu kommen, reicht es schon aus, die Bewegungsmöglichkeiten des Alltags zu nutzen. (Siehe hierzu den Bewegungsteil des Buches.)

Getränke
Eine wichtige Grundlage der Gesundheitspyramide bilden Getränke, die nicht gesüßt sind. Um den ermittelten Flüssigkeitsbedarf zu decken, eignet sich am besten Wasser ohne Kohlensäure. Weitere Informationen zu Getränken finden Sie im Rezeptteil des Buches.

Gemüse
Gesunde Kohlenhydrate sind im Gemüse. Sie bilden in unserem Ernährungsprogramm den Hauptanteil. Wir haben im individuellen Ernährungsplan die Gemüsesorten ermittelt, die optimal zu Ihrem Stoffwechsel passen. Auf der gleichen Stufe finden Sie Pflanzenöle mit möglichst viel essenziellen Omega-3- und Omega-6-Fettsäuren, die für Ihren Stoffwechsel notwendig sind.

Eiweiß
Fleisch, Fisch und Eier sind Eiweißlieferanten, unsere Fitmacher. Sie enthalten hochaktive Substanzen, die der menschliche Körper zum Leben benötigt. Da jeder Stoffwechsel das Eiweiß anders verarbeitet, finden Sie im Ernährungsprogramm die für Sie besonders gut geeigneten Fleisch- und Fischsorten.

Obst
Aus Sicht der Ernährungswissenschaft ist Obst ein guter Vitamin- und Mineralienlieferant. Die im Obst enthaltenen Kohlenhydrate machen es allerdings nicht zum Nahrungsmittel der ersten Wahl. Wir empfehlen, die im Ernährungsplan aufgelisteten Obstsorten ausschließlich nach einer Mahlzeit zu essen. Als Zwischenmahlzeit würden sie den Blutzuckerspiegel zu stark ansteigen lassen.

Milch- und Milchprodukte
Nur eingeschränkt zu empfehlen sind Milch- und Milchprodukte. Nicht jeder Stoffwechsel verarbeitet sie gut. Auf dieser Ebene sind auch Nüsse, Knäckebrot und Getreideflocken.

Getreideprodukte und Genußmittel
Aus Sicht von Experten sind Getreideprodukte (Brot, Brötchen und Kuchen) die Hauptblockade im Stoffwechselgeschehen. Sie stellen neben den Süßigkeiten das größte Problem unserer heutigen Ernährung dar. Auch Kartoffeln gelten als reine Zuckerbomben. Empfehlung: zur Stoffwechseloptimierung und Vitalisierung des Körpers die Nahrungsmittel aus dieser Rubrik stark reduzieren.

Warum anders?
Ernährung sollte Spaß machen, Freude bereiten und gut schmecken. Es ist allerdings wichtig, dass die Nahrungsmittel dem Stoffwechsel guttun.

Innerhalb der Rubriken gibt es dann noch die individuelle Stoffwechselausrichtung.

Für die optimale Ermittlung der individuellen Nahrungsmittel gibt es das **gesund & aktiv** Stoffwechselprogramm.

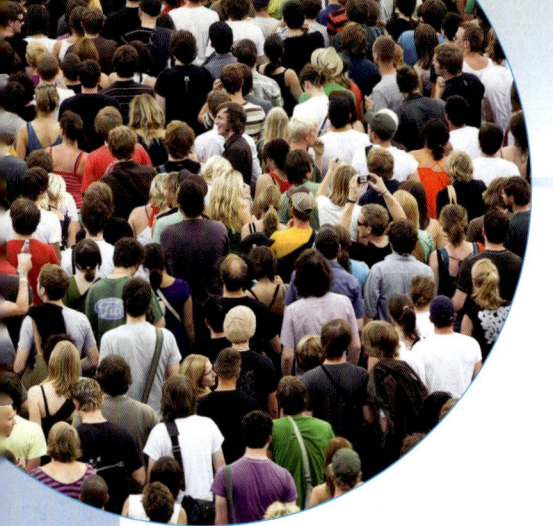

Jeder is(s)t anders
Die Drüsenaktivität ist bei jedem unterschiedlich

Zu dem Thema Ernährung gibt es die unterschiedlichsten Meinungen
Wenn Sie sich ein Buch über Ernährung kaufen, es gut und überzeugend finden, dann begehen Sie bitte nicht den Fehler und kaufen sich ein weiteres Buch zum selben Thema. Der Autor des zweiten Buches könnte Ernährung anders sehen und bewerten, als es im ersten Buch beschrieben stand. Kaufen Sie sich dann ein drittes Buch, um zu sehen, ob der erste oder der zweite Autor recht hat, ist das Chaos komplett. Der dritte Autor schreibt wieder etwas ganz anderes als die ersten beiden Autoren. Wer hat nun recht? Jeder und keiner! Ernährung lässt sich ohne Berücksichtigung der individuellen Konstitution bestenfalls für bestimmte Gruppen definieren. Es ist also immer eine Frage der Sichtweise.

Beim Thema Ernährung liegt der Fokus fast immer beim Nahrungsmittel. Unberücksichtigt bleibt die individuelle Nahrungsumsetzung. Es gibt keine universelle Ernährungsform, die für jeden geeignet ist. Insbesondere die Stoffwechselvorgänge und die Drüsenaktivität sind bei jedem Menschen unterschiedlich.

> Bei **gesund & aktiv** steht der individuelle **Stoffwechsel** im Vordergrund. Für diesen gilt es, die richtigen Nahrungsmittel zu finden. Die einzelnen Lebensmittel sind an sich weder gut noch schlecht, nur in ihrer Umsetzung sind sie für den einzelnen Menschen bzw. seinen Stoffwechsel passend oder nicht passend.

Das Prinzip der individuellen Ernährung ist keine neue Entdeckung
Die chinesische Medizin beschreibt die Ernährung nach der Fünf-Elemente-Lehre. Die Ayurvedische Medizin kennt die drei Doshas: Vata, Pitta und Kapha. Von Hippokrates sind die vier Temperamente bekannt: Sanguiniker, Choleriker, Melancholiker und Phlegmatiker. Für die jeweils beschriebenen Temperamente gibt es bestimmte Charaktereigenschaften, emotionale Merkmale, Körperformen und natürlich auch unterschiedliche Ernährungshinweise.

Der Biochemiker Dr. Roger Williams hat in der orthomolekularen Medizin den Begriff „biochemische Individualität" geprägt. Dies bedeutet, dass zwei Menschen mit gleicher Körpergröße und identischem Gewicht, gleichem Geschlecht und gleicher körperlicher Aktivität dasselbe Nahrungsmittel unterschiedlich verarbeiten. Der eine bekommt bei Zitrusfrüchten Hautjucken, der andere nicht; der eine kann nach dem Genuss von Kaffee gut schlafen, ein anderer wiederum liegt nach dem Trinken einer einzigen Tasse Kaffee die ganze Nacht wach im Bett.

Von Geburt an unterscheiden sich die Menschen in ihrem Aussehen, Verhalten und in den Körperfunktionen bis hin zum Stoffwechsel jeder einzelnen Körperzelle. Daher hat jeder Mensch durch seine genetischen und **konstitutionellen Voraussetzungen auch** unterschiedliche Nährstoffbedürfnisse.

Stoffwechsel
Der Stoffwechsel ist die Verarbeitung der Nahrungsmittel in Substanzen, die von der Körperzelle aufgenommen werden können. Hierzu zählen Aminosäuren, Fettsäuren, Vitamine, Mineralien und Spurenelemente.

Konstitution
Mit der Konstitution ist die Zusammensetzung aus den Veranlagungen eines Menschen gemeint. Sie zeigen sich durch körperliche Merkmale wie Größe, Gewicht, Form und Geschlecht, aber auch durch Wesenszüge, Charakter, Verhalten und Temperament.

Selbst kognitive Merkmale, wie Intelligenz, soziales Verhalten und Auffassungsgabe, zählen dazu.

Jeder is(s)t anders
Die Drüsenaktivität ist bei jedem unterschiedlich

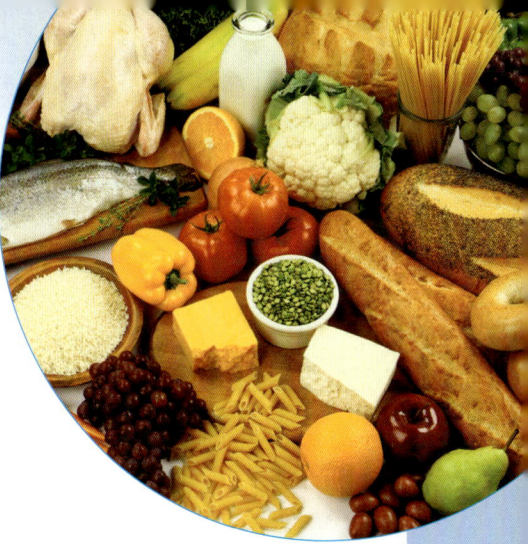

Psychiater Ernst Kretschmer
Im Versuch, den Menschen besser zu verstehen, hat der Psychiater Ernst Kretschmer in den 1920er Jahren Konstitutionstypen beschrieben.

Der Leptosom, oder auch Astheniker, ist vom Körperbau eher zart, hager und untergewichtig. Körperlich und geistig ist er empfindlich und sprunghaft. Unter Stress nimmt er an Gewicht ab.

Der Pykniker ist eher übergewichtig und hat das Gefühl, nie so richtig satt zu werden. Er ist in der Regel gutherzig, gesellig, lebhaft bis hitzig oder auch still und weich. Er nimmt unter erhöhter Belastung an Gewicht zu, in der Entspannungsphase dagegen wieder ab.

Der Athlet, der Mischtyp aus beiden, reagiert unter Belastung schwankend.

Es ist wenig sinnvoll, die Menschen in „Ernährungstypen" oder auch „Abnehmtypen" einzuteilen. Wir sind nie eindeutig der eine oder der andere Typ. Hinzu kommen die unterschiedlichen Betrachtungsweisen der verschiedenen Typenlehren. Eine individuelle Ernährungsweise, wie sie von gesund & aktiv vertreten wird, kennt daher keine „Typen".

Meine Nahrungsmittel sollen meine Heilmittel sein
Die Nahrungsmittel, die wir unserem Körper zuführen, werden von unserem Stoffwechsel zu kleinsten Einheiten verarbeitet. Da unsere Körperzellen kein Brot, keine Nudeln, keine Wurst und keinen Käse aufnehmen können, müssen alle Nahrungsbestandteile zu Aminosäuren (aus Eiweiß), Fettsäuren (aus Fett), **Glukose** (aus Kohlenhydraten) und **Vitalstoffen** umgebaut werden. Diesen Vorgang nennen wir Stoffwechsel.

Zur Bestimmung der Nahrungsmittel, die optimal zum einzelnen Menschen passen, werden verschiedene Aspekte des Stoffwechsels berücksichtigt. Die Individualität der Nahrungsmittel (der persönliche Warenkorb) und die Gewichtung der Nahrungszusammensetzung (Fette, Eiweiß, Kohlenhydrate, Vitalstoffe) werden durch eine umfangreiche Vital- und Stoffwechselanalyse aus insgesamt 40 Laborwerten ermittelt.

Die Stoffwechselaktivität und die Drüsentätigkeit sind bei jedem Menschen unterschiedlich. Darum sieht auch der für die optimale Ernährung ermittelte Warenkorb bei jedem anders aus.

Glukose
Glukose ist ein Einfachzucker und gehört zu den Kohlenhydraten.

Die roten Blutkörperchen sind die einzigen Zellen, die auf Glukose angewiesen sind. Das Gehirn benötigt nur einen geringen Anteil an Glukose.

Alle anderen Körperzellen können ihre Energiegewinnung aus Fetten beziehen. Der Glukosespiegel wird durch Insulin und Glukagon geregelt.

Vitalstoffe
Vitalstoffe sind aufbauende Stoffe für die Körperzelle, wie z.B. Vitamine, Mineralien und Spurenelemente.

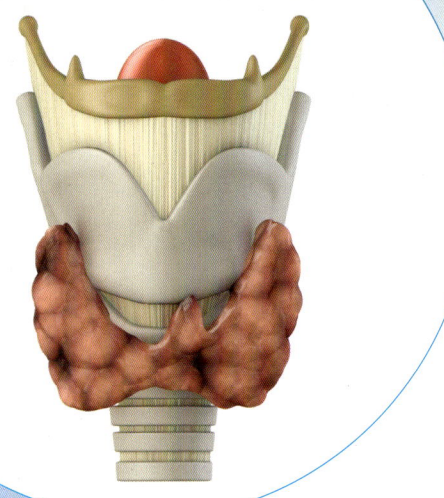

Drüsensystem
Hormone beeinflussen den Stoffwechsel

Das Drüsensystem – die hormonelle Regulation

Das Hormonsystem hat einen großen Einfluss auf den Stoffwechsel – aber auch umgekehrt. Die Hormone beeinflussen sehr stark den anabolen (aufbauenden) und den katabolen (abbauenden) Stoffwechsel. Wer chronisch unter Stress steht, übersäuert und überflutet seinen Stoffwechsel fortlaufend mit Cortisol. Das fördert den Appetit und hemmt gleichzeitig den Fett- und Kohlenhydratstoffwechsel. Stress auf Dauer macht übergewichtig und fördert Diabetes mellitus.

Der wichtigste Motor des Stoffwechsel ist die Schilddrüse

Dieses Organ wird leider in den meisten Laboruntersuchungen übersehen. Die Therapeuten von gesund & aktiv legen auf die Funktionsweise der Schilddrüse ein besonderes Augenmerk. Vor etwa drei Jahren wurden die Grenzwerte für den Normbereich der Schilddrüse neu festgelegt und damit endlich richtiggestellt. Der Normbereich des TSH (schilddrüsenstimulierendes Hormon) liegt im unteren Bereich bei 0,3 μIU/ml und im oberen Bereich bei 2,5 μIU/ml (früher von 0,3 bis 4,5 μIU/ml). Alle Werte, die über 2,0 hinausgehen, deuten bereits auf eine latente Schilddrüsenunterfunktion hin. Der Motor des Stoffwechsels leistet nicht mehr seine volle Kraft. Gewichtszunahme, träger Stoffwechsel, Müdigkeit und Abgeschlagenheit sind die Folge. Bei grenznahen Schilddrüsenwerten sollten die speziellen Schilddrüsenhormone T3 und T4 im Blut untersucht werden. Da das **Selen** bei allen Stoffwechselvorgängen der Schilddrüse eine wesentliche Rolle spielt, ist auch hier zu prüfen, wie hoch der Selengehalt im Blut ist.

Die Schilddrüse, die Galle und der Eisenstoffwechsel bilden eine Funktionseinheit. In der Regel führt ein Gallestau (erhöhter Eisen-/Kupfer-Quotient), wenn er längere Zeit besteht, zu Schilddrüsenstörungen. Gleiches gilt für hormonelle Unterleibsbeschwerden, auch diese führen in ihrer Spätfolge zu Schilddrüsenstörungen.

Selen

Selen ist ein lebenswichtiges, essenzielles Spurenelement, das dem Körper zugeführt werden muss. Es ist für die Erfüllung vieler Aufgaben wichtig.

Selen ist beispielsweise für die Entgiftung des Körpers durch die Ausleitung von Schwermetallen ein entscheidendes Spurenelement. Es spielt eine wichtige Rolle bei der Aktivierung der Schilddrüsenhormone.

> **Läuft der Stoffwechsel-„Motor" nicht**, funktioniert auch der Stoffwechsel nicht. Die genaue Ursache diagnostiziert Ihr betreuender **gesund & aktiv Therapeut**.

Die Nebenniere

Zum Drüsensystem gehört auch die Nebenniere mit Adrenalin (Stresshormon), Cortison (Stresshormon und Entzündungshemmer) und den Androgenen (Sexualhormone). Der Einfluss der Nebenniere auf den Stoffwechsel ist sehr groß. Kupfer und Zink sind wichtige Elemente im Periodensystem. Sie nehmen einen direkten Einfluss auf die Funktionsweise der Nebenniere. Bei Störungen der Nebenniere sollten beide Elemente im Blut bestimmt werden und, wenn notwendig, dem Körper kurzzeitig zur Unterstützung zugeführt werden.

Drüsensystem
Hormone beeinflussen den Stoffwechsel

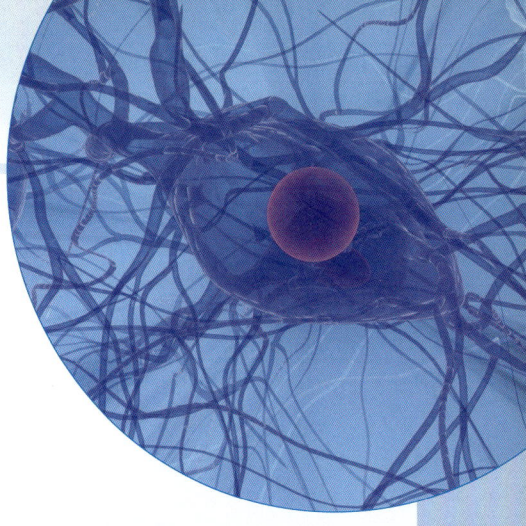

Die Hypophyse
Der „Chef" des Drüsensystems ist die Hypophyse, die auch als Meisterdrüse bezeichnet wird. Sie bringt selbst aktiv **Hormone** hervor oder stimuliert andere Drüsen zur Hormonproduktion. Die Hypophyse steht in einer engen Verbindung zur Leber und zum Zinnstoffwechsel.

Genau wie die Leber mag sie keine kalten Speisen und auch keine Rohkost. Der Kaffeekonsum sollte, auch wenn grundsätzlich vom Stoffwechselgeschehen her erlaubt, zugunsten der Hypophyse sehr eingeschränkt werden. Die Hypophyse mag ausreichenden Schlaf und einen geregelten Tagesablauf.

Das Geschlechtshormonsystem wird hauptsächlich von Frauen wahrgenommen. Insbesondere in der Zeit des Klimakteriums (Wandlung von der irdischen Mutterschaft in die geistige Mutterschaft) nehmen viele Frauen an Gewicht zu oder merken, dass es schwieriger wird, das Gewicht zu halten. Männer sind ebenfalls davon betroffen. Sie erleben diese Phase als „Midlife-Crisis".

Hormone
Hormone sind die Informationsvermittler innerhalb des Körpers.

Auch das Nervensystem vermittelt Informationen, jedoch wesentlich schneller als das Hormonsystem.

Aus der **Analyse des Stoffwechsel- und des Drüsensystems** lässt sich leicht ablesen, warum ein Mensch Gewichtsprobleme hat.

Eine falsche Ernährungs- und Lebensweise kann die Hormondrüsen erschöpfen – zu wenig, aber auch zu viel Aktivität kann sie unter- oder überfordern. In der Hauptphase des Stoffwechselprogramms ist die Harmonisierung des Drüsensystems mit den geeigneten Nahrungsmitteln und der richtigen Nahrungszusammensetzung gewährleistet.

Eine zusätzliche Behandlung mit naturheilkundlichen Mitteln kann im Einzelfall unterstützend helfen. Ihr betreuender Therapeut, der von gesund & aktiv ausgebildet wurde, kann eine Stoffwechselanalyse erstellen und Ihnen kompetent weiterhelfen.

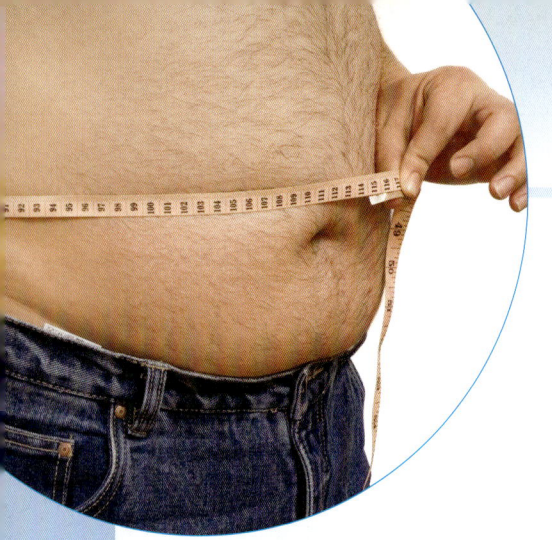

Beispiel eins
Der träge Stoffwechsel

Hermann K. (geb. 1950) hat einen trägen Stoffwechsel
Hermann K., von Beruf Versicherungsmakler, kam zu mir in die Praxis. Er klagte über Sodbrennen, Völlegefühl nach dem Essen und einem nachlassenden Verlangen nach Sexualität. Bei einer Größe von 178 cm wog er 95 kg. Beiläufig erwähnte er noch, dass sich seine Frau über die von ihm ausgehenden nächtlichen Geräusche mehr als ärgern würde. Sein Schnarchen wäre kaum noch zu ertragen.

Hermann K. hat einen trägen Stoffwechsel. Schon geringe Kalorienmengen reichen aus, das Gewicht zu erhöhen. Er ist ein guter „Futterverwerter". Für seinen Ernährungsplan ist es wichtig, neben den richtigen Nahrungsmitteln auf die für ihn optimale Zusammensetzung der Nahrungsmittel aus Kohlenhydraten, Eiweißen und Fetten zu achten.

Viele meiner Patienten, die zur Gewichtsreduzierung in die Praxis kommen, schildern mir, dass sie wenig essen, trotzdem aber an Gewicht zunehmen. Früher habe ich dieser Aussage nicht getraut. Heute weiß ich, dass eine Gewichtszunahme durch verschiedene Faktoren begünstigt wird. Die Nahrungsmenge ist dabei nicht unbedingt das einzige Kriterium. Viele Menschen haben einen trägen Stoffwechsel. Mit den für sie ungeeigneten Nahrungsmitteln wird der ohnehin schon langsam verlaufende Stoffwechsel noch träger. Bei Hermann K. ist das so. Er macht quasi aus dem letzten Krümel noch ein Gramm Fett. Für die Zunahme an Gewicht bestehen damit die besten Voraussetzungen.

Der Stoffwechsel wird über das vegetative Nervensystem gesteuert. Wir haben hier den sympathischen und den parasympathischen Zweig des Nervensystems. Beide haben unterschiedliche Aufgaben. Sie regeln den Blutdruck, den Herzschlag, die Hormonausschüttung und den Stoffwechsel. Der Sympathikus und der Parasympathikus regulieren normalerweise gegenläufig. Eine ständig einseitige Aktivität führt auf Dauer zu Störungen des Zellstoffwechsels. Wir finden beim trägen Stoffwechsel immer die Dominanz des Sympathikus. Das zeigt sich meistens durch übermäßigen Stress und zu wenig Regeneration. Die Folge sind Sodbrennen, Schlaflosigkeit, Neigung zu Infekten oder Verdauungsprobleme. Bei unregelmäßiger Ernährung kommt ein gesteigerstes Verlangen nach Süßigkeiten hinzu.

Die Schilddrüse und die Nebenniere haben ebenfalls ihren Anteil an der trägen Verbrennung. Bei Hermann K. zeigt es sich durch Müdigkeit, körperliche Erschöpfung und einen diabetischen Stoffwechsel (die Anfangsstufe zur Zuckerstoffwechselstörung). Die Trägheit im Stoffwechsel und das Ungleichgewicht im autonomen Nervensystem können durch ausgewählte Nahrungsmittel ausgeglichen werden. Damit werden der Stoffwechsel aktiviert und der Sympathikus beruhigt. Die Ernährungsumstellung von Hermann K. zeigte schon nach wenigen Tagen die ersten Erfolge. Der Schlaf war viel tiefer und erholsamer, das Sodbrennen trat nicht mehr auf und die überschüssigen Pfunde begannen zu schwinden.

Träger Stoffwechsel
Dieser zeigt sich im Laborbefund durch eine niedrige Leberaktivität (Cholinesterase niedrig), eine verminderte Blutfließgeschwindigkeit (MCV erhöht) oder aber durch eine verstärkte Aktivität des Parasympathikus (Lymphozyten oder Leukozyten niedrig).

Die Folge ist eine Gewichtszunahme trotz geringer Nahrungszufuhr.

Beispiel zwei
Der schnelle Stoffwechsel

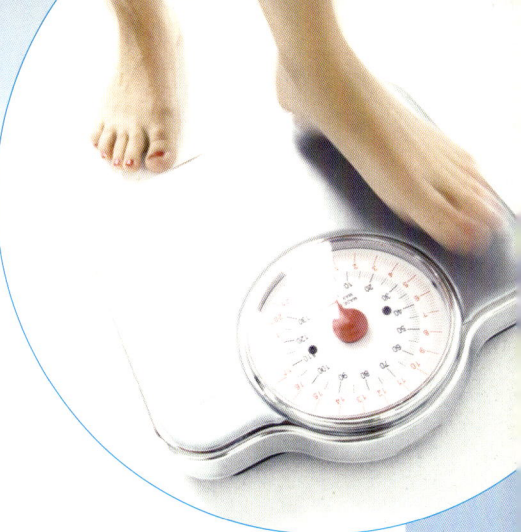

Beate E. (geb. 1961) hat eine schnelle Verbrennung

Beate E. ist Hausfrau, Mutter und arbeitet stundenweise in einer Hausverwaltung. Ihre Belastungen durch die beiden pubertierenden Kinder sowie den Beruf sind groß und nicht immer gut miteinander vereinbar. Sie ist leicht gereizt und genervt, hat oft ein Verlangen nach Süßigkeiten als Zwischenmahlzeit. Gleichzeitig hat sie ständig Hunger und ist schnell erschöpft. Bei einer Körpergröße von 172 cm wiegt sie 79 kg.

Die Vital- und Stoffwechselanalyse zeigt, dass Beate einen schnell arbeitenden Stoffwechsel hat. Die Kohlenhydrate werden relativ rasch und der Eiweißanteil der Nahrung durch die mangelnde Funktion der Proteinkatalysatoren zu langsam verarbeitet. Nimmt sie Kohlenhydrate zu sich, führt das leider schon nach kurzer Zeit wieder zum Hungergefühl. Wiederholt sich dieser Vorgang über einen längeren Zeitraum, kommt es unweigerlich zur Entgleisung des Stoffwechsels. Durch die Schnelligkeit im Stoffwechsel werden nicht alle Vitalstoffe gründlich genug vom Organismus aufgenommen. Es kommt zur Unterversorgung im Zellstoffwechsel. Allergien, chronische Erschöpfung, Herzrhythmusstörungen und andere Stoffwechselbelastungen sind die Folge.

Wir finden bei Beate den vegetativen Anteil des Parasympathikus (Vagus) verstärkt. Er ist der Chef im Verdauungssystem. Die Insulinproduktion ist verstärkt und führt damit zu einem raschen Abbau des Blutzuckerspiegels. Daraus ergibt sich sehr schnell wieder ein Hungergefühl. Die zahlreichen Zwischenmahlzeiten sind einer der Gründe für ihr Übergewicht. Das permanente Hungergefühl entsteht durch ihre bisherige Nahrungszusammensetzung, die nicht zur Stoffwechselaktivität passte.

Der bei Beate zu schnell laufende Stoffwechsel kann durch Fette und Eiweiße in der Ernährung verlangsamt werden. Das Sättigungsgefühl hält länger an und die Zwischenmahlzeiten werden entfallen. Dadurch können sich der Stoffwechsel und das Drüsensystem erholen. Der Insulinspiegel senkt sich und Fettabbau ist möglich. Für Beate war die Umstellung in der ersten Woche etwas schwierig, weil sie sich an die Zwischenmahlzeiten gewöhnt hatte. Ihren „Hunger zwischendurch" konnte sie mit Nüssen aus ihrem Stoffwechselprogramm überbrücken.

Bereits in der zweiten Woche war auch das nicht mehr notwendig. Mit den für sie richtigen Nahrungsmitteln wurde sie satt. Drei Mahlzeiten pro Tag reichten nun aus, das Hungergefühl zwischendurch war nicht mehr vorhanden, sehr zum Vorteil für ihr Gewicht. Der Körper konnte nun zwischen den Mahlzeiten in aller Ruhe die überschüssigen Fette abbauen.

Schneller Stoffwechsel

Dieser steht nicht gleichbedeutend für eine Dynamik im Stoffwechsel und eine Gewichtsreduktion.

Der schnelle Stoffwechsel nimmt sich nicht die Zeit, die vorhandenen Nahrungsmittel sinnvoll aufzuschließen und zu verarbeiten. Da Kohlenhydrate sich leichter verarbeiten lassen als Eiweiße und Fette, kommt es zu einer Gewichtszunahme durch den bevorzugten Abbau von Kohlenhydraten.

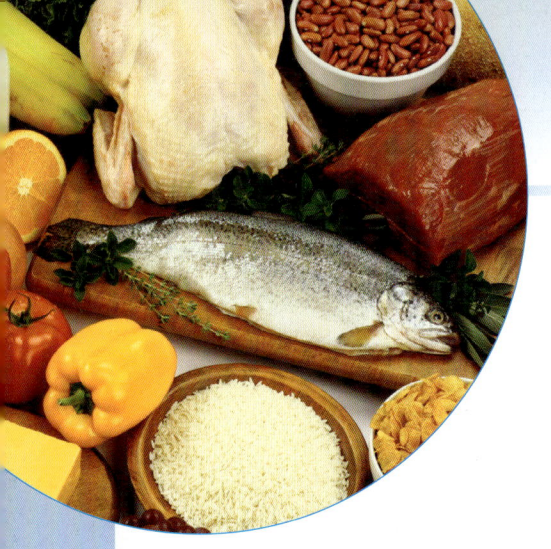

Beispiel drei
Ausgewogene Ernährung

Claudia M. (geb. 1943) braucht eine ausgewogene Ernährung
Claudia M. ist seit einiger Zeit Rentnerin. Sie hat in ihrem Leben schon sehr viele Diäten durchgeführt. Ihr derzeitiges Gewicht von 88 kg bei einer Größe von 162 cm ist zu hoch.

Claudia berichtet, dass sie bisher mit Diäten nie so richtig abgenommen hat. Ganz im Gegenteil: Jede Diät führte bei nur sehr langsamem Abnehmen anschließend immer wieder zu einer verstärkten Gewichtszunahme. Sie hat vieles ausprobiert, Kohlsuppen-, Hähnchen-, Kartoffel- oder eine reine Eiweißdiät (Atkins). Schon nach kurzer Zeit musste sie die Diäten wieder abbrechen, da es ihr damit körperlich nicht gutging. Ihr ständiges Übergewicht trieb sie aber immer wieder in neue Diäten, ohne sichtbaren Erfolg.

Aus der Laboranalyse wurde deutlich, dass Claudias Stoffwechsel und Drüsensystem eine ausgewogene Ernährung benötigen. Einseitige Ernährung, wie z.B. rein vegetarisch oder eiweißbetont, führt zu Störungen im Stoffwechsel. Das gilt auch für einseitige Diäten, die entweder nicht zum Erfolg führen oder erhebliche Störungen im Stoff-wechselsystem hinterlassen können.

Claudia hat großen Bedarf an unterschiedlichen Stoffen, die über die Nahrung zugeführt werden müssen. Für sie ist es wichtig, ihren Warenkorb kreativ zu nutzen. Ausschließlich Hähnchen und Pute oder immer dieselbe Fischsorte zu essen ist für den Stoffwechsel nicht optimal.

Im Gespräch mit Claudia hat sich gezeigt, dass sie auch sonst in ihrem Leben Abwechslung liebt. Für sie ist es nicht denkbar, immer an denselben Urlaubsort zu fahren. Auch im Freundes- und Bekanntenkreis liebt sie die Abwechslung. Sie trifft sich gerne mit neuen Menschen, die sie inspirieren und anregen.

Sie ist Neuem gegenüber sehr interessiert und aufgeschlossen. Hier zeigt sich eine Vorliebe, die sowohl im Stoffwechsel als auch im Verhalten sichtbar wird und die mit der richtigen Ernährungsweise beantwortet werden sollte.

Die Ernährungsumstellung war für Claudia M. eine Leichtigkeit. Die Reduzierung der überschüssigen Pfunde ließ allerdings auf sich warten. Der Grund dafür sind die schon so häufig erfolglos durchgeführten Diäten. Bei Ihrem Ehemann, der gleichzeitig mit dem gesund & aktiv Stoffwechselprogramm begann, purzelten die Pfunde in kürzester Zeit. Er hatte bisher noch keine Diät gemacht. Außerdem ist aufgrund der größeren Muskelmasse die Gewichtsreduktion bei Männern viel leichter, als bei Frauen. Nach einiger Zeit und mit ausreichender Bewegung erreichte auch Claudia M. ihr Wunschgewicht.

Ausgewogene Ernährung
Eine ausgewogene oder auch abwechslungsreiche Ernährung benötigen Menschen, die ihre Stärke nicht in der eigenen Kreativität haben. Die Stimulanz muss durch Abwechslung von außen zugeführt werden.

Grüner Bereich
Vital- und Stoffwechselanalysen

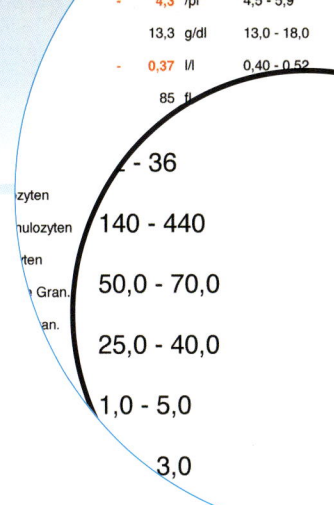

Nicht alles im grünen Bereich

Aus der Vital- und Stoffwechselanalyse ersehen wir den genauen Zustand des Stoffwechselgeschehens. Wir gehen dabei von einem optimalen Zustand aus. Dieser ist dann gegeben, wenn die Laborwerte (in dem Bild als Punkt dargestellt) im „grünen Bereich" liegen.

Alk. Phosphatase		275 U/l	25-124	
LDH	+	315 U/l	100-250	
Amylase		22 U/l	20-104	
Lipase	–	6,0 U/l	11-70	
HbA1c		6,0 %	4,1-6,1	
Glukose im Serum	+	143 mg/dl	60-115	

(Auszug aus der Analyse von 40 Laborwerten)

Befindet sich ein Laborwert außerhalb des Optimums, ist aber noch schwarz gekennzeichnet, handelt es sich um Störungen in der körperlichen Regulation. In diesem Beispiel finden wir den Langzeitzuckerwert (HbA1c) noch im Normbereich, allerdings nicht mehr im Optimum. Läge der HbA1c dauerhaft über 6,1, dann würden wir vom Diabetes mellitus (Zuckerkrankheit) sprechen. Ein Patient mit diesem Laborwert ist allerdings auf dem besten Weg, zuckerkrank zu werden. Wir bezeichnen diesen Zustand als „diabetische Stoffwechsellage".

In der Beurteilung der Vital- und Stoffwechselanalyse berücksichtigen wir von den 40 Labordaten alle, die sich nicht im „grünen Bereich", im Optimum, befinden. Das Ziel sind die harmonische Stoffwechsellage und ein ausgeglichenes Drüsensystem. Dafür ermitteln wir die Nahrungsmittel, die den Körper wieder in eine optimale Regulation bringen. In der Stoffwechselumstimmungsphase sind die Nahrungsmittel als „hippokratisches" Heilmittel zu verstehen.

Laborinterpretation

Anhand der Laborwerte können unter verschiedenen Aspekten individuelle Interpretationen angestellt werden.

In der allgemeinen Schulmedizin, auch „Notfallmedizin" genannt, sind Werte wichtig, die stark von der Norm abweichen.

In der Naturheilkunde und der Regulationsmedizin wird von einem optimalen Gesundheitszustand ausgegangen. Dieser befindet sich im mittleren Drittel der Norm, als „grüner Bereich" bezeichnet und entsprechend grün dargestellt.

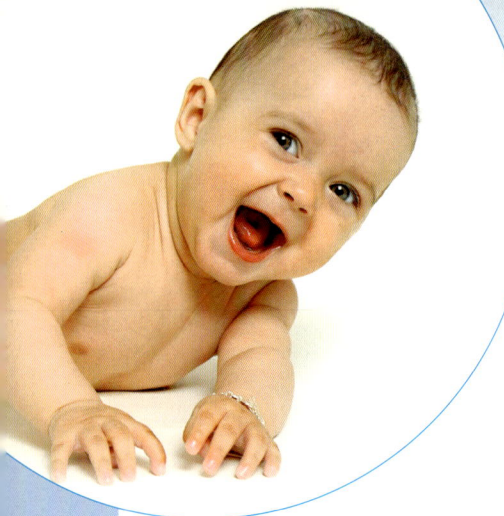

Unsere Gene
Sie steuern den Stoffwechsel

Die kosmische Evolution

Mit dem sogenannten Urknall begann vor 15 Milliarden Jahren die kosmische **Evolution**. Im Rahmen der Entwicklung entstand die Erde vor etwa fünf Milliarden Jahren. Der „Startschuss" der biologischen Evolution mit der Bildung von Bakterien, Algen und Einzellern begann vor etwa vier Milliarden Jahren. Seit ungefähr zwei Milliarden Jahren gibt es die Entwicklung von Tieren und Pflanzen. Nach den Insekten, Reptilien, Vögeln und Säugetieren kam dann vor etwa sieben Millionen Jahren die Entwicklung des Vormenschen hinzu. Er lebte überwiegend auf Bäumen und ernährte sich von Blättern, Früchten und Insekten. Die Veränderung der Umwelt brachte es mit sich, dass auch der Vormensch sich entsprechend anpassen musste. Um zu überleben, war es notwendig, neue Nahrungsquellen zu erschließen. Die veränderten Bedingungen, z.B. das Aufkommen von Werkzeug und Jagdwaffen, brachten den Menschen dazu, mit der Jagd auf Tiere zu beginnen. Während die Männer auf die Jagd gingen, sammelten die Frauen Samen, Nüsse, Wurzeln, Gemüse und Obst. Die Steinzeitmenschen vermehrten sich sehr schnell. Sie zogen umher, um immer neue Jagdgebiete zu erschließen. Vor 10 000 Jahren wurden die ersten „Umherzieher" sesshaft. Sie fingen mit Ackerbau und Viehzucht an. Der Anbau von Getreide veränderte die bis dahin übliche Ernährung zum ersten Mal einschneidend. Der Einsatz von Bewegung und Körperkraft zum Erwerb von Nahrungsmitteln wurde immer stärker reduziert.

Die Evolution passt sich nur sehr langsam an das Umweltgeschehen an. Unser biologischer Körper funktioniert in Bezug auf Bewegung und Nahrungsverwertung heute immer noch nach demselben Programm wie zur Steinzeit. Er benötigt tierisches Eiweiß für den Zellstoffwechsel, und er ist in der Lage, in Zeiten der Überernährung Reserven für „schlechte Zeiten" anzulegen – beim Mann am Bauch und bei der Frau an den Hüften sowie an den Oberschenkeln.

Die moderne Genforschung entdeckt immer öfter die Zusammenhänge zwischen den Genen und möglichen Krankheiten oder Krankheitsneigungen. Auch, dass die Gene uns verraten können, welche Nahrungsmittel einem Menschen zuträglich sind, wird immer offensichtlicher.

Ein wichtiges Merkmal ist die Blutgruppe. Sie ist eine Typisierung, die auch mit der Entwicklung des Menschen zusammenhängt. Dr. Peter D'Adamo hat in seinen Büchern über die Blutgruppendiät die Zusammenhänge und die Typisierungen genau beschrieben. Die wissenschaftliche Medizin hadert noch mit diesen Erkenntnissen. Aus der mehr als zehnjährigen Erfahrung mit der Typisierung des Stoffwechsels nach den Blutgruppen wissen wir, dass Dr. D'Adamo eine bahnbrechende Entdeckung gemacht hat. Es wäre fatal, diese Erkenntnisse nicht zu nutzen. Die moderne Genforschung bestätigt den Ansatzpunkt und die Idee, Nahrung nach den Genen (und damit auch nach den Blutgruppen) zu katalogisieren.

Evolution

Die Evolution ist die Veränderung der vererbbaren Merkmale der Lebewesen von Generation zu Generation. Es ist eine langsame und selektive Anpassung an neue Lebensumstände. Die menschliche Entwicklung läuft viel schneller als die evolutionäre Anpassung.

Wir erkennen diese Entwicklungsverzögerung z.B. an häufig auftretenden Zahnproblemen der heutigen Generation. Durch die hohe Kopfform ist nicht mehr genug Platz für 32 Zähne. Der verkleinerte Kieferbereich hat nur noch Raum für maximal 28 Zähne.

„Moderne", an die Evolution angepasste Menschen haben heute nur 28 und nicht mehr 32 Zähne.

Unsere Gene
Sie steuern den Stoffwechsel

Blutgruppe „0"
Sie ist entwicklungsgeschichtlich die älteste Blutgruppe. Zu ihr gehört der Jäger und der Sammler. Sie ernährten sich überwiegend von Fisch und Fleisch in Verbindung mit Gemüse, Nüssen, Wildkräutern, Wurzeln und Obst. Die körperliche Aktivität war wichtig. Die Ernährung gab ihnen dazu die nötige Kraft und Ausdauer. Unsere Urahnen der Blutgruppe 0 haben sich nicht nur fleischreich ernährt, sie haben sich auch dementsprechend bewegt. Milch und Milchprodukte sowie die modernen Getreidesorten, wie Weizen, Roggen, Hafer und Gerste, sind weniger gute Nahrungsmittel für den Stoffwechsel der Blutgruppe „0". Sie machen den Stoffwechsel träge. Typische Symptome: Blähungen, Durchfall oder Verstopfung, Allergien, Erschöpfung und Muskelschwäche. Die Blutgruppe „0" kann ihre Gewichtsprobleme mit dem richtigen Warenkorb und ausreichender Bewegung lösen.

Blutgruppe „A"
Das sind die Farmer und die Bauern. Vor etwa 25 000 Jahren lernten die Menschen, die Tierhaltung und Pflanzen zu kultivieren. Die Ernährung veränderte sich langsam vom Wildfleisch hin zum Getreide. Menschen mit der Blutgruppe A produzieren im Gegensatz zur Blutgruppe „0" wesentlich weniger Magensäure. Rotes Fleisch ist daher nicht so gut vom Stoffwechsel zu verarbeiten. Huhn, Pute oder Fisch sind besser zu verwerten. Die Blutgruppe „A" wird auch als der angepasste Vegetarier bezeichnet. Wenn wir uns die Entwicklung anschauen, ergibt das auch Sinn. Mit der Einführung von Ackerbau und Viehzucht nahm die Nahrungsversorgung mit Wildtieren automatisch ab. Die Blutgruppe „A" benötigt im Warenkorb überwiegend pflanzliche Kost. Milch und Milchprodukte und auch die modernen Getreidesorten stören die Stoffwechselaktivität. Leichte körperliche Bewegungen, gelegentliches Schwimmen und Streckübungen sind für die Blutgruppe „A" sehr zu empfehlen.

Blutgruppe „B"
Sie entwickelte sich vor etwa 10 000 Jahren. Es ist die Blutgruppe der Nomaden und der Zigeuner. Sie liegt zwischen den Blutgruppen „0" und „A". Damit hat sie den größten Warenkorb für die richtige Ernährung. Der Verzehr von Joghurt und Milchprodukten passt zu dieser Blutgruppe. Bei den gezüchteten Getreidesorten, wie Weizen und Gerste, ist allerdings Vorsicht geboten. Das Thema der Blutgruppe „B" heißt „Gleichgewicht". Sowohl im körperlichen als auch im seelisch-geistigen Bereich gilt es, einen Ausgleich zu schaffen zwischen Anspannung und Entspannung.

Blutgruppe „AB"
Diese ist relativ selten. Aus der in Asien beheimateten Blutgruppe „A" und der osteuropäischen Blutgruppe „B" entstand vor etwa tausend Jahren die Blutgruppe „AB". Diese Blutgruppe wird als „Mischtyp" beschrieben. Je nach individueller Ausprägung besteht beim Träger der Blutgruppe „AB" eine Neigung mehr zur Blutgruppe „A" oder „B".

Gene
Sie werden auch als Erbanlagen oder Erbfaktoren bezeichnet. Als Teil der DNA (Desoxyribonukleinsäure), der die Grundinformation zur Herstellung einer biologisch aktiven RNA (Ribonukleinsäure) enthält, sind sie Träger von Erbinformationen. Sie werden durch Reproduktion an die Nachkommen weitergegeben.

Viele Wissenschaftler beschäftigen sich heute mit dem Aufbau der Gene und deren Vererbung. In der Medizin wird die Weitergabe der Erbinformation auch als familiäre Disposition bezeichnet.

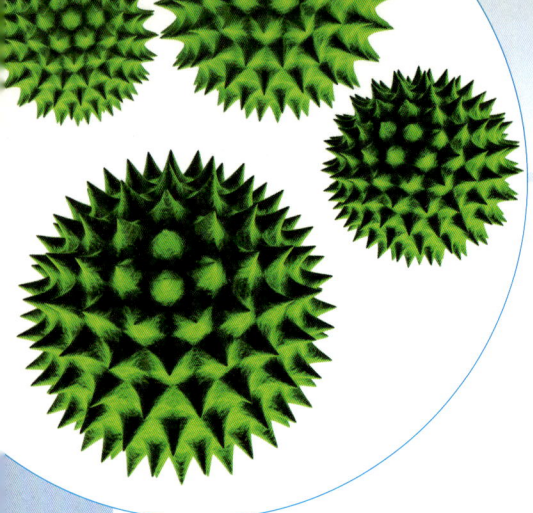

Verträglichkeit
Jeder Organismus reagiert anders auf Nahrungsmittel

Nahrungsmittelunverträglichkeiten
„Nahrungsmittelunverträglichkeiten" ist ein Oberbegriff für alle Beschwerden oder unerwünschten Reaktionen, die im Zusammenhang mit der Aufnahme von Nahrungsmitteln auftreten. Grundsätzlich unterscheiden wir Nahrungsmittelunverträglichkeiten von echten Nahrungsmittelallergien.

Allergien mit sofortiger Reaktion
Reagiert der Organismus auf ein ihm zugeführtes Nahrungsmittel, z.B. Ei, Möhre oder Fisch, sofort mit Atemnot, Hautausschlägen, Durchfall oder anderen Symptomen, handelt es sich um eine Allergie vom Soforttyp.

Die entstehenden Symptome lassen sich durch die biochemischen Prozesse gut erklären. Es kommt zu einer massiven und besonders starken Produktion von **Immunglobulin E**, dem Antikörper, das medizinisch auf Allergien hinweist. Durch einen Allergietest können in der Regel die Nahrungsmittel gefunden werden, auf die der Organismus reagiert.

Auch wenn das auslösende Allergen bekannt ist, so ist die Ursache der allergischen Reaktion das Zusammenspiel des Stoffwechselgeschehens, des Drüsensystems und der körpereigenen Intelligenz. Hinter der biochemischen Reaktion steht ein komplexes Steuerungs- und Regulationssystem, in dem es zur Fehlinterpretation des aufgenommenen „harmlosen" Nahrungsmittels kommt.

Wir empfehlen, alle Nahrungsmittel, auf die Sie nach eigener Erfahrung allergisch reagieren, in der Hauptphase der Stoffwechselumstellung zu meiden. Auch dann, wenn sie auf der Empfehlungsliste erscheinen.

> Nach der Optimierung des Stoffwechsels und des Drüsensystems treten die meisten Nahrungsmittelallergien und -unverträglichkeiten nicht mehr auf.

Immunglobulin E
Zeigen sich erhöhte Immunglobulin E-Werte im Blut, ist das ein Hinweis auf Allergien oder Parasitenbelastungen.

Allergie
Diese „andersartige Reaktion" des Körpers ist eine überschießende Abwehrreaktion des Immunsystems auf normalerweise harmlose Umweltstoffe. Dabei stellt sich nicht die Frage, worauf ein Mensch allergisch reagiert, sondern warum. In der Diagnostik gilt es, herauszufinden, was diese Disharmonie im Regulationssystem des Menschen auslöst.

Verträglichkeit
Jeder Organismus reagiert anders auf Nahrungsmittel

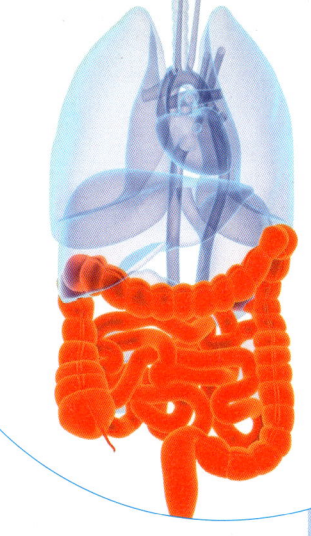

Immunreaktion auf Nahrungsmittel
Neben der durch Immunglobulin-E-Antikörper vermittelten Nahrungsmittelallergie gibt es noch die immunologische Reaktion, die durch Immunglobulin-G-Antikörper vermittelt wird.

Diese Reaktion kann innerhalb von mehreren Stunden bis Tagen nach der Nahrungsaufnahme auftreten. Wir finden derartige Reaktionen häufig bei Migräne, Schilddrüsenunterfunktion, erhöhtem Blutdruck und Stoffwechselstörungen.

Die Ursache des Geschehens liegt auch hier nicht im Nahrungsmittel. Einer der ausschlaggebenden Gründe für diese immunologische Reaktion ist die erhöhte Durchlässigkeit der Darmwand, das **Leaky-gut-Syndrom**.

Die Darmschleimhaut kann mit einem Netz verglichen werden, das so gearbeitet ist, dass große Moleküle die Darmwand nicht durchwandern können. Durch falsche Ernährung (nicht stoffwechseladäquat), Antibiotika, Schmerzmittel, Fehlbesiedlung des Darms, Stress und Entzündungen des Darms kommt es zur Schädigung der Darmwand.

Das führt zu einer vermehrten Aufnahme von unverdauten Nahrungsmolekülen. Diese lösen dann die Antikörperbildung aus, was wiederum in einem Immunglobulin-G-Test nachgewiesen werden kann. Auslöser dieser Reaktion ist dann aber nicht das Nahrungsmittel, sondern die Beschaffenheit der Darmwand.

Der sicherste Weg, die Immunreaktion auf Nahrungsmittel zu verhindern, ist die Behandlung des Darms über eine stoffwechselorientierte Ernährungsumstellung und eine geregelte Lebensführung.

Leaky-gut-Syndrom
Dieser Fachausdruck steht als Synonym für einen durchlässigen Darm. Im Labor zeigt sich dieser Zustand durch erhöhte Werte des Alpha-1-Antitrypsin im Stuhl. Eine der Ursachen ist eine nicht stoffwechselgerechte Ernährung.

Die Gabe von Schmerzmitteln, Antibiotika und Belastungen mit Schwermetallen (z.B. durch Zahnmaterial) zählen ebenfalls zu den Verursachern.

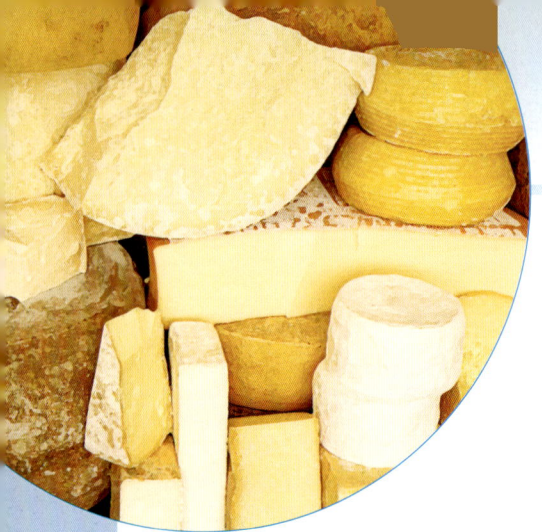

Verträglichkeit
Jeder Organismus reagiert anders auf Nahrungsmittel

Histamin-Intoleranz

Histamin ist ein Stoff, der im Körper wichtige Aufgaben erfüllt. Er regt die Magensaftbildung an, hat einen Einfluss auf den Schlaf-Wach-Rhythmus, regt den Appetit an und wirkt auf das Immunsystem.

Das über die Nahrung aufgenommene Histamin wird normalerweise von dem **Enzym Diaminoxydase (DAO)** im Darm abgebaut. Besteht ein Mangel an diesem Enzym, gelangen größere Mengen Histamin aus den Nahrungsmitteln über den Darm in den Blutkreislauf. Die Histamin-Intoleranz beruht auf dem Ungleichgewicht zwischen dem anfallenden Histamin und der Möglichkeit, es abzubauen.

Während große Mengen an Histamin bei jedem Menschen heftige Symptome verursachen können, kommt es bei der Histamin-Unverträglichkeit bereits bei kleinen Histaminmengen zu körperlichen Erscheinungen, die einer Allergie sehr ähnlich sind, zum Beispiel Durchfall, Asthma, Fließschnupfen, Hautrötungen, Juckreiz, niedriger Blutdruck, aber auch Antriebsschwäche oder Konzentrationsmangel. Im Gegensatz zu einer Allergie finden wir bei der Histamin-Intoleranz keine Immunreaktion.

Histamin entsteht beim Eiweißabbau in Lebensmitteln. Wir finden es daher vermehrt bei älterem Fleisch, Fisch oder älterem Käse. Besonders histaminhaltig sind: Thunfisch, Sardellen, Makrele, Fisch in Dosen, Brathering, Rollmops, Leberwurst, Salami, roher Schinken, gepökelte und geräucherte Fleisch- oder Fischsorten, alter Gouda, Parmesan, Schimmelkäse, Camembert oder Brie.

Einen besonders hohen Histamingehalt finden wir auch in Erdbeeren, Sauerkraut, Spinat, Avocados, Auberginen und Tomaten. Außerdem sind Tafel-, Apfel- und Rotweinessig, Weizenbier, Champagner und Rotwein starke Histaminträger.

Haben Sie allergische Erscheinungen ohne immunologische Veränderungen, dann könnte dies ein Hinweis auf eine Histamin-Intoleranz sein, die näher über das Labor abgeklärt werden sollte. Auf jeden Fall empfiehlt es sich, Nahrungsmittel, die stark histaminhaltig sind, für einige Zeit zu reduzieren.

Diaminoxydase

Dieses kupferhaltige Enzym kann das Histamin abbauen. Es wird in der Darmschleimhaut produziert. Besteht eine geringe Diaminoxydase-Aktivität, kommt es zu einem Histaminüberschuss. Es entstehen Krankheitssymptome wie bei einer Allergie, jedoch ohne Immunreaktion.

Auch können Blähungen, Durchfall, Herzrasen, Schwindel und Migräne Folgen einer Histaminüberreaktion sein.

Diaminoxydase wird durch Medikamente und Alkohol gehemmt. Es ist ein relativ neues Feld in der wissenschaftlichen Medizin.

Verträglichkeit
Jeder Organismus reagiert anders auf Nahrungsmittel

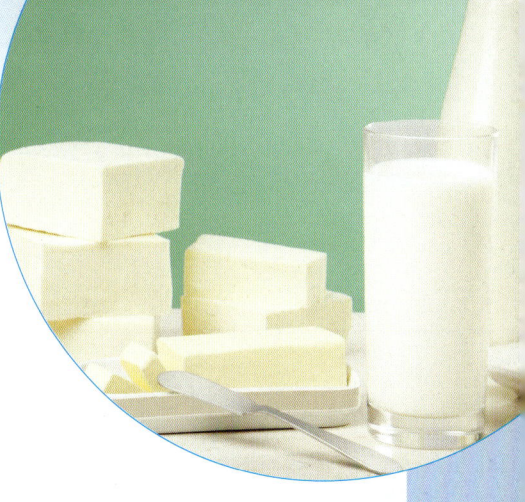

Laktose-Intoleranz

Laktose (Milchzucker) ist ein natürlicher Bestandteil der Milch. Man findet ihn auch in Sahne, Molke oder Käse. Bei der Herstellung industriell gefertigter Lebensmittel wird Milchzucker oftmals als Zusatz verwendet. Backwaren, Pommes frites, Kroketten, Fertigsoßen, Salatdressing und viele andere Fertigprodukte enthalten Milchzucker, ohne dass es vermerkt werden muss.

Laktose kann nicht direkt vom Organismus aufgenommen werden. Sie muss in die Einzelbestandteile Glukose und Galaktose gespalten werden. Dazu benötigt sie das Verdauungsenzym **Laktase**. Etwa 15 Prozent der deutschen Bevölkerung leidet an einem Laktasemangel. Entweder ist das Enzym zu gering vorhanden oder es fehlt ganz. Menschen mit einer Unterversorgung an Laktase-Enzymen können die Milchzuckermoleküle im Dünndarm nur unzureichend oder gar nicht aufspalten.

Im Dickdarm entstehen dann große Mengen an Gasen und organischen Säuren. Die Folge sind Blähungen, Völlegefühl, Durchfall, Übelkeit bis hin zu Bauchschmerzen. Genau betrachtet sind Menschen mit einem Laktasemangel allerdings völlig gesund. Kuhmilch ist weder ein Getränk noch ein Lebensmittel für Kinder oder Erwachsene. Es ist physiologisch vorgesehen, dass nach dem vierten Lebensjahr die Laktaseproduktion im Körper zurückgeht. Kein Säugetier würde seine Kinder bis ins hohe Alter mit Milch füttern. Die Kuhmilch gehört ausschließlich den Kälbern.

Die Empfehlung von Milch und Milchprodukten wegen der wichtigen Versorgung mit Calcium für die Knochen ist aus Sicht der Stoffwechselexperten nicht nachvollziehbar. Wir nehmen Calcium nur in Verbindung mit **Magnesium** auf. Da in der Milch aber nur sehr wenig Magnesium enthalten ist, können wir aus der Milch nur sehr wenig Calcium aufnehmen. Der Knochen benötigt entsprechend der medizinischen Lehre kein Calcium, sondern das strukturgebende Element Silizium. Dieses Element finden wir im Ackerschachtelhalm, der z.B. als Tee getrunken werden kann.

Laktase
Die Laktase ist ein Enzym, das zum Abbau von Milchzucker benötigt wird.

Magnesium
Es ist vielen bekannt als das Mittel gegen Krämpfe. Magnesium gehört zu den essenziellen Mineralstoffen. Der Mensch kann es nicht selbst herstellen, sondern muss es über die Nahrung zuführen.

> In dem **gesund & aktiv-Therapeutennetzwerk** stellen wir immer häufiger fest, dass die Kuhmilch vom Stoffwechsel der meisten Menschen nicht optimal verarbeitet werden kann. Neben Symptomen wie Blähungen oder starken Darmgeräuschen kann der Verzehr von Kuhmilch auch zu Migräne und anderen Erkrankungen führen.

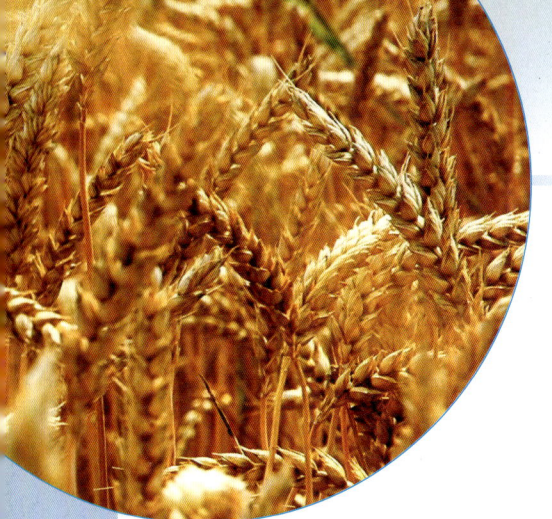

Backwerk & Co.

Stoffwechsel kontra Getreideprodukte

Unser täglich Brot gib uns heute ...

Wer kennt nicht den wunderbaren Duft von frisch gebackenem Brot, knackigen Brötchen oder zünftigen Brezeln? In keinem Land auf dieser Welt gibt es eine größere Vielfalt an Brotsorten als in Deutschland. Brot ist heute ein wichtiges Grundnahrungsmittel.

Vor etwa 10 000 Jahren begann der Mensch mit dem systematischen Anbau von Getreide zur eigenen Ernährung. In der Anfangszeit wurde das Getreide gemahlen und mit Wasser vermengt als Brei gegessen. Später wurde der Brei auf heißen Steinen zu Fladenbrot gebacken. Heute gibt es in Deutschland über 300 verschiedene Brotsorten. Vom Toastbrot über Vollkornbrot bis hin zu Kräuterbrot sind der Fantasie in der Brotbackkunst kaum noch Grenzen gesetzt.

Wichtig für das Gelingen eines Brotes ist das richtige Triebmittel. Das seit Jahrtausenden benutzte Triebmittel ist der meist aus Roggenmehl bestehende Sauerteig. Für Weizenteige wird fast immer Hefe genommen. Diese Triebmittel entwickeln durch Vergärung von Zucker Kohlensäure, die den Teig aufgehen lässt. Gleichzeitig hebt und lockert das Triebmittel den Teig. Damit das passieren kann, muss der Teig einige Zeit ruhen.

So weit zur Theorie. In der Praxis sieht alles etwas anders aus. Viele Bäcker backen ihr Brot nicht mehr selbst. Sie benutzen Teiglinge, die angeliefert werden und nur noch aufgebacken werden müssen. Damit aus dem Getreide und den Triebmitteln Brot wird, gibt es in den industriellen Backmischungen noch jede Menge Chemiehelfer. Es sind 13 Konservierungsstoffe, acht Farbstoffe, acht Dickungsmittel, sechs Säure-Emulgatoren, sechs Schmelzsalze, sechs Antioxidationsmittel, fünf Säuerungsmittel, vier Emulgatoren, verschiedene Backtriebmittel, Geliermittel, Geschmacksverstärker, Süßstoffe, modifizierte Stärke, Rauch, Sorbit, Nitritpökelsalz – insgesamt 77 Chemikalen.

Was sagt der Stoffwechsel zu Brot?

Die Chemiehelfer stellen für den Stoffwechsel eine echte Aufgabe dar. Die Verarbeitung der ganzen Zusatzstoffe ist von der aufgenommenen Menge und auch von der Gesamtbelastung des Stoffwechsels abhängig. Triebmittel, die das Brot aufgehen lassen, machen das Gleiche mit Mensch und Tier – man geht auf, wird dicker.

Die Herkunft und damit der Inhalt des Brotes ist in Bezug auf die Verarbeitung durch den Stoffwechsel von großer Bedeutung.

Brot

Wer selber backt, hat recht – er weiß, was drin ist.

Abgelagertes oder getoastetes Brot kann der Stoffwechsel besser verarbeiten als frisch gebackenes Brot.

Backwerk & Co.
Stoffwechsel kontra Getreideprodukte

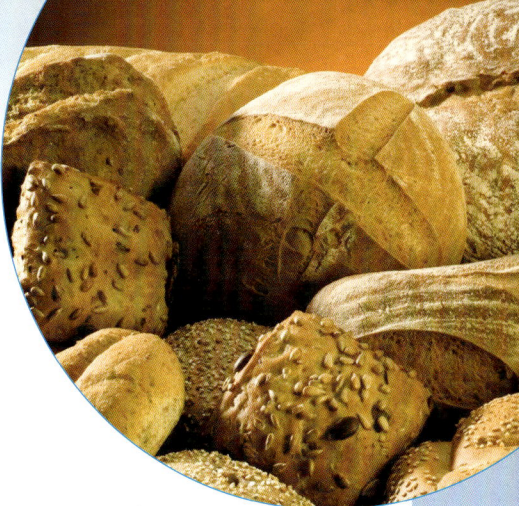

Was sagt der Stoffwechsel zum Getreide?

Eine Ernährung mit Getreide ist für den Stoffwechsel eine Herausforderung. Fleisch, Fisch, Gemüse, Obst, Samen und Bohnen waren dem Stoffwechsel bekannt. Darauf hat er sich eingestellt. Die vor 10 000 Jahren neu hinzugekommene und bis heute weit verbreitete Ernährung mit Getreide stellt für den Stoffwechsel der meisten Menschen jedoch ein Problem dar.

Das Verdauungssystem hat sich noch nicht auf die „modernen" Getreidesorten, wie Weizen, Roggen und Hafer, eingestellt. Viele Menschen leiden an einer Überempfindlichkeit auf Gluten, dem Klebereiweiß im Korn. Bei Kindern heißt die Erkrankung Zöliakie, bei Erwachsenen Sprue. Die Anlage zur Glutenunverträglichkeit ist sehr weit verbreitet. Symptome wie Durchfälle, Blähungen, Übellaunigkeit, Appetitmangel, Müdigkeit, Abgeschlagenheit oder bei Kindern die Gedeihstörung weisen auf eine mögliche Glutenunverträglichkeit hin.

Der Stoffwechsel der Betroffenen hat sich im Rahmen der Evolution noch nicht an die Getreidesorten mit Gluten angepasst. Es ist in dem Sinne keine wirkliche Erkrankung. Die Gene haben sich einfach noch nicht an die neuen Getreidesorten gewöhnen können.

Auch hier sehen wir wieder einen engen Zusammenhang zwischen Stoffwechsel und Ernährung. Kein Mensch würde auf die Idee kommen, Stahlnägel zu essen. Er weiß genau, dass er sie nicht verdauen kann. Beim Weizen sieht es genauso aus, nur das Wissen darum ist nicht vorhanden.

Welche Getreidesorten kann ich essen?

Aus der Stoffwechselanalyse ist zu ersehen, welche Getreidesorten zum jeweiligen Stoffwechsel passen.

Mehrfach gebackenes Brot ohne Triebmittel ist aus Sicht des Stoffwechsels die beste Variante. Daher empfehlen wir selbst gebackenes Knäckebrot – ein Rezept finden Sie im Rezeptteil. Der Zeitaufwand dafür ist sehr gering. Sollten Sie es trotz alledem nicht selbst backen wollen, dann besorgen Sie sich ein Knäckebrot, das überwiegend aus den Getreidesorten besteht, die für Ihren Stoffwechsel optimal sind. Ihr Stoffwechsel wird es Ihnen danken. Wissenswertes zu den Getreidesorten finden Sie ebenfalls im Rezeptteil.

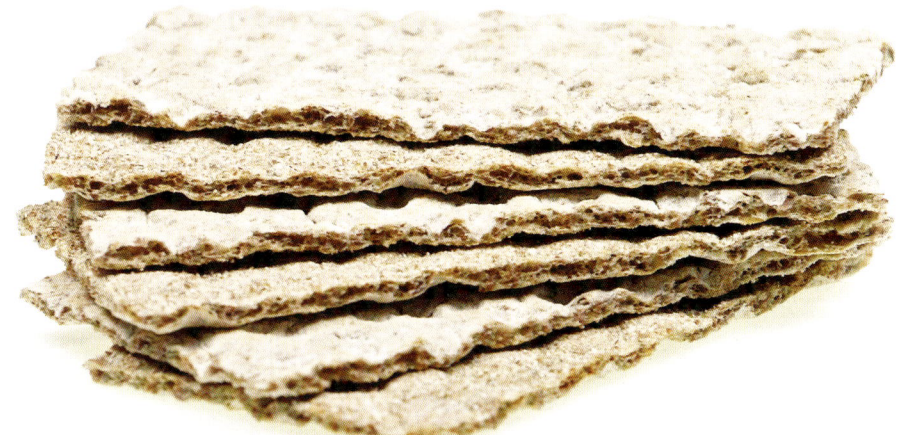

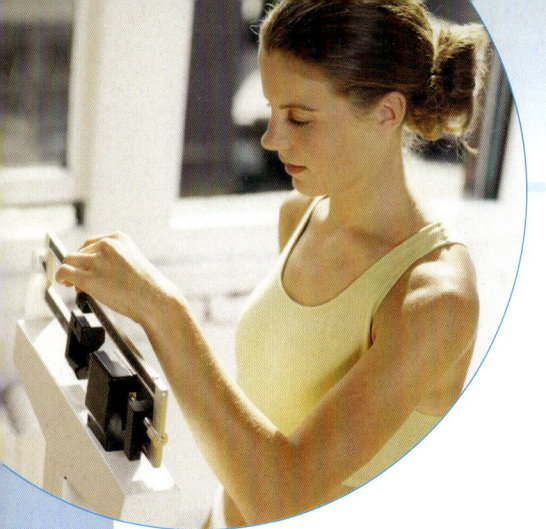

Diäten

Das Phänomen Jo-Jo-Effekt

Wie funktionieren Diäten?

In sieben Tagen sieben Kilo verlieren, das geht. Aber nach weiteren sieben Tagen sind acht Kilo wieder drauf. Das Ergebnis einer „Diät" ist meistens noch mehr Übergewicht. Jede Woche gibt es in den Zeitschriftenläden neue Patentrezepte gegen das Übergewicht: „In sieben Tagen zur Traumfigur", „Schlank mit der neuen Spargelkur", „Schlank-Trend aus den USA", „Die Hähnchendiät". Keiner würde auf Dauer nur Kohlsuppen mögen, nur Spargel essen oder sich ausschließlich von Hähnchen ernähren wollen.

Selbst wenn bei solchen Kuren tatsächlich auf Anhieb ein paar Pfunde purzeln, so bleibt der langfristige Erfolg meistens aus. Fast alle Diäten funktionieren auf der Basis der reduzierten Kalorienzufuhr. Wenn Sie von heute auf morgen weniger essen, als ihr Körper gewöhnt ist, denkt er automatisch an „Hungersnot" und reduziert seine Stoffwechselgeschwindigkeit. Durch dieses Programm senkt er seinen Energiebedarf und passt sich der neuen Ernährungslage an. Der Mensch hat solche Situationen über Jahrmillionen oft genug erlebt und sich im Stoffwechsel darauf eingestellt.

Sobald die Diät beendet ist und wieder auf Normalkost umgestiegen wird, schnellt das Gewicht nach oben – nicht selten weit über das einstige Gewicht hinaus. Hintergrund: Der Körper behält die reduzierte Stoffwechselgeschwindigkeit noch einige Wochen bei, um die verlorenen Energievorräte wieder aufzubauen. Der nächsten „Hungersnot" muss entgegengewirkt werden. Dieses Phänomen ist als „JoJo-Effekt" bekannt.

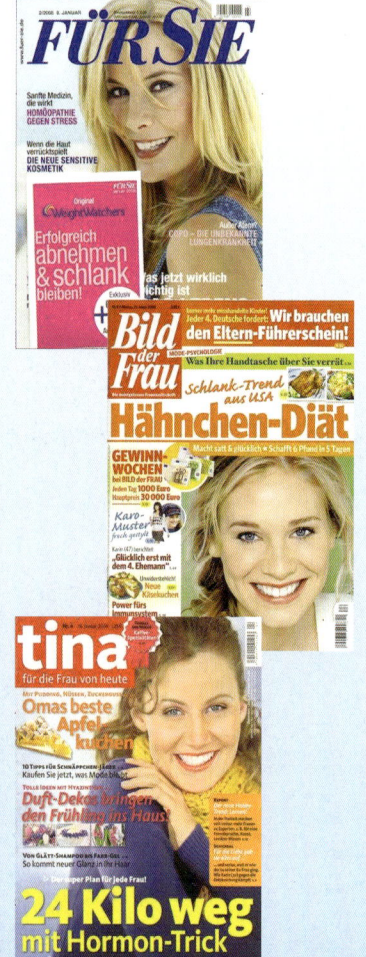

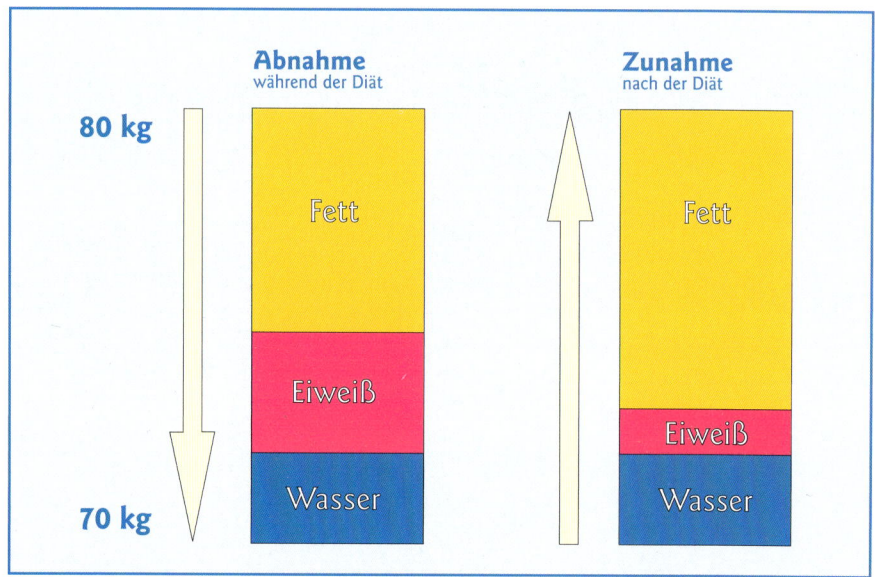

DIÄTEN

048

Diäten

Das Phänomen Jo-Jo-Effekt

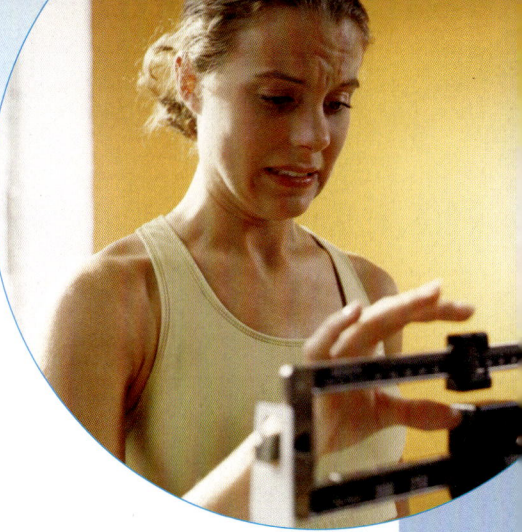

Der Verlierer einer Diät ist das Körpereiweiß, also die Muskelmasse. Genau hier liegt das Problem. Wir benötigen für die Verbrennung von Kohlenhydraten und Fetten die Muskulatur. Je weniger Muskelmasse vorhanden ist, desto geringer ist die Verbrennung, umso stärker die Zunahme von Fetten.

Mit jeder Diät nehmen daher die Fettdepots mehr und mehr zu. Insbesondere dann, wenn während der Diät kein Sport getrieben wird. Bewegungsmuffel haben hier einen echten Nachteil. In den Regalen von Supermärkten, Apotheken und Reformhäusern stehen jede Menge „Abnehmhilfen", sogenannte Fatburner oder Eiweiß-Shakes, die zum schnellen Abnehmen angepriesen werden. Diese Produkte müssen sehr kritisch betrachtet werden. Sie versprechen meistens mehr, als sie halten, und haben mit einer wirklichen Ernährungsumstellung nichts zu tun.

Diät = Lebensweise

Der Begriff „Diät" kommt von „diaita" (griechisch) und wurde ursprünglich im Sinne von „Lebensweise" verwendet. Diätetik ist die Lehre von der „richtigen Ernährungs- und Lebensweise". Heutzutage steht der Begriff Diät allerdings nur noch im Zusammenhang mit Kalorienkontrolle zum Zweck der schnellen Gewichtsreduktion.

Gehen wir auf den Ursprung einer Diät zurück, dann gehören zur richtigen Lebensweise Ernährung, Bewegung und eine ausgeglichene Psyche, das richtige Verhältnis von Anspannung und Entspannung.

Bei den Reduktionsdiäten liegt der Fokus der Betrachtung auf den Nahrungsmitteln. Es werden undifferenziert Verbote und Erlasse für bestimmte Nahrungsmittel ausgesprochen. Es wird unterstellt, dass alle Menschen gleich sind: Der Stoffwechsel und das Drüsensystem haben bei jedem die gleiche Funktionsweise: Wir benötigen alle die gleichen Nahrungsmittel in der gleichen Zusammensetzung. Ähnliches gilt für die Betrachtung der zum Abnehmen eingesetzten Nahrungsergänzungsmittel. Wir sind aber nicht alle gleich. Jeder hat sein eigenes Drüsensystem, jeder seinen eigenen Stoffwechsel. Somit benötigt jeder Mensch seine Nahrungsmittel, die zu ihm passen, seinen „hippokratischen Warenkorb".

Der Körper braucht „seine" Brennstoffe: Fette, Proteine, Kohlenhydrate und Vitalstoffe. Im Zusammenspiel sorgen sie für einen gut koordinierten biochemischen Ablauf zur Energiegewinnung und zum Zellstoffwechsel. Grundvoraussetzung für einen gesunden Stoffwechsel ist die lückenlose Versorgung mit allen benötigten Nährstoffen.

Individuelle Ernährung

Damit ist eine auf den Stoffwechsel abgestimmte Ernährung gemeint. Viele Diäten funktionieren über den Mechanismus der Kalorienreduzierung.

Bei **gesund & aktiv** steht der Mensch mit seinen Bedürfnissen und seinem persönlichen Stoffwechsel im Vordergrund.

Wir ermitteln individuell für jeden Menschen, welche Nahrungsmittel optimal zu seinem Stoffwechsel passen.

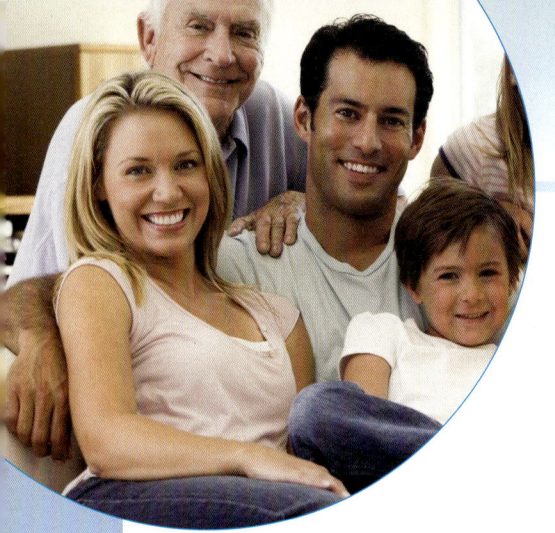

gesund & aktiv
Das Stoffwechselprogramm für jedermann

Für wen ist das gesund & aktiv Stoffwechselprogramm geeignet?

Karin M., 62 Jahre, kommt nach einem schönen Urlaub auf Gran Canaria zu uns in die Praxis. Sie hat sich dort sehr gut erholt, aber leider auch vier Kilogramm an Körpergewicht zugenommen. „Alles inklusive", Essen und Trinken frei, war dann doch eine zu große Verführung. Zu Hause angekommen wurde ihr deutlich: Sie muss unbedingt abnehmen. So kann es nicht weitergehen. Bei einer Größe von 165 cm ist ein Gewicht von 89 Kilo einfach zu viel.

Zu ihrem Übergewicht kommen noch ein erhöhter Blutdruck, der mit Medikamenten eingestellt wird, ein erhöhter Fettstoffwechsel und deutlich zu hohe Blutzuckerwerte hinzu. Alles sind Hinweise auf ein **metabolisches Syndrom**. In der Medizin wird dieser Begriff benutzt, wenn sich verschiedene Stoffwechselstörungen kombinieren: Übergewicht, Bluthochdruck, Durchblutungsstörungen, Übersäuerung des Gewebes, erhöhte Blutzuckerwerte und Fettstoffwechselstörungen.

Die auftretenden Störungen heizen sich gegenseitig an. Damit steigt zugleich das Risiko für Herzinfarkt und Schlaganfall. Karin M. gehört mit ihren Beschwerden genau zu dieser Risikogruppe. Das Fett an der Taille muss weg. Kommen zum Übergewicht am Bauch (Taillenumfang) noch zwei weitere Faktoren hinzu, liegt ein metabolisches Syndrom vor.

Medizinisch gelten für das metabolische Syndrom folgende Diagnosekriterien:

	Männer	Frauen
Taillenumfang	> 102 cm	> 88 cm
Triglyceride (Blutfette)	> 140 mg/dl	
HDL-Cholesterin	> 40 mg/dl	> 50 mg/dl
systolischer Blutdruck 1. Blutdruckwert	> 130 mm Hg	
diastolischer Blutdruck 2. Blutdruckwert	> 85 mm Hg	
Nüchternblutzuckerwert	> 100 mg (5,6 mmol/l) oder Insulinresistenz bzw. Diabetes mellulitis	

Metabolisches Syndrom

Das metabolische Syndrom gilt als Risikofaktor für Herz-Kreislauf-Erkrankungen. Es ist eine Kombination von Übergewicht, bauchbetonter Fettansammlung, erhöhten Triglyceriden im Blut, Zuckerkrankheit und einem zu niedrigen HDL-Cholesterin.

gesund & aktiv
Das Stoffwechselprogramm für jedermann

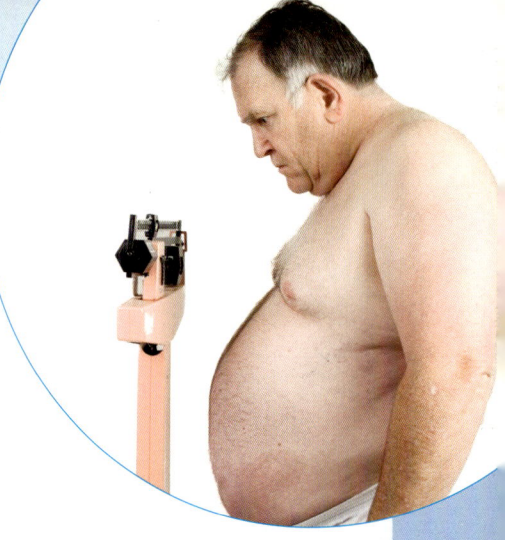

Die berüchtigten Rettungsringe

Dem Bauchfett kommt beim metabolisches Syndrom eine besondere Bedeutung zu. Diese „Rettungsringe" am Bauch begünstigen nicht nur Bluthochdruck und Diabetes mellitus (Zuckerkrankheit). Nach neuesten medizinischen Erkenntnissen ist das Bauchfett auch an der Produktion von Entzündungsstoffen beteiligt, die unsere Blutgefäße schädigen.

Die Folge kann eine Verkalkung der Arterien, die Arteriosklerose, sein. Auch die Schutzwirkung des Botenstoffes **Adiponektin** vor Diabetes, Herzinfarkt und Schlaganfall sinkt, wenn sich zu viel Bauchfett ansammelt. Die Folge sind dann Stoffwechselstörungen und Herz-Kreislauf-Erkrankungen.

Zu viel Fett ist ungesund, ob in der Nahrung oder im Körper. Allerdings geht ohne Fett auch nichts. Wir würden durch einen Mangel an Fett krank werden. Sehr dünne und sehr dicke Menschen sterben statistisch gesehen früher als Normalgewichtige. Bei moderatem Übergewicht ist der Griff zum Maßband wichtiger als der Schritt auf die Waage. Das Bauchfett gerät immer stärker in den Fokus der Medizin.

Das Bauchfett ist auch aus der Sicht der Stressforschung interessant. Unter Stress, wenn viel Adrenalin im Körper kreist, setzen die Bauchfettzellen rasant Fettsäuren frei. Das ist sinnvoll, wenn schnell Energie benötigt wird, um zu kämpfen oder zu fliehen. Da wir heute selten kämpfen oder fliehen müssen, entsteht eine fatale Situation.

Der Körper erhöht den Blutzuckerspiegel, damit nicht nur Fettsäuren ins Blut eindringen. Wird Stress häufiger so abgewehrt, sinkt mit der Zeit die Empfindlichkeit der Körperzellen gegenüber Insulin.

Medizinisch bezeichnen wir diesen Zustand als „Insulinresistenz" der Körperzellen oder auch als die erste Stufe zum Diabetes mellitus (Zuckerkrankheit). Es führt also kein Weg daran vorbei, seinen Körper mit Ernährung und Bewegung fit und in Form zu halten.

Die beste Antwort auf das metabolische Syndrom ist das gesund & aktiv Stoffwechselprogramm.

Adinopektin

Das Hormon Adinopektin wird in den Fettzellen gebildet. Es steuert das Hungergefühl, fördert die Nahrungsaufnahme und verstärkt die Wirkung des Insulins an den Fettzellen.

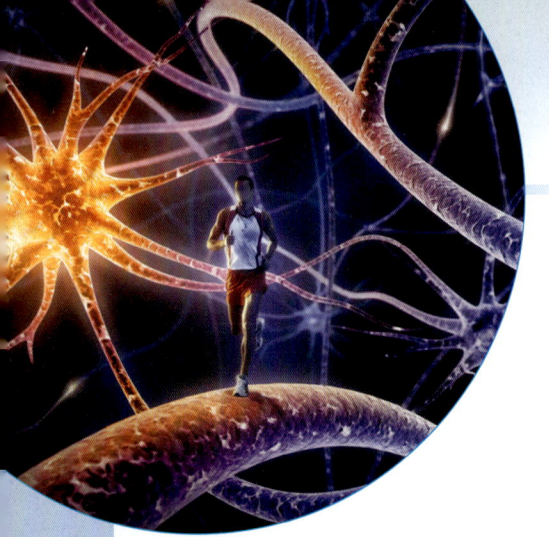

Körperzellen
Zellstoffwechselstörungen und Fehlfunktionen

Verkehrsstau im Gewebe
Zwischen den einzelnen Organen und innerhalb der Organe zwischen den Zellen haben wir eine Struktur, die auch als Interstitium (Zellzwischenraum), extrazelluläre Flüssigkeit oder **Matrix** bezeichnet wird. Beim metabolischen Syndrom ist diese Matrix „verschlackt". Das führt zur Unterversorgung der einzelnen Körperzellen.

Nahrungsmittel gelangen nicht mehr ausreichend in das Zellinnere, Informationen erreichen die Zellen zu spät oder unvollständig. Die Folge sind dann Zellstoffwechselstörungen und Fehlfunktionen der Zelle.

Die Matrix ist vergleichbar mit einem Teich, in dem die Körperzellen wie Fische schwimmen. Sind die „Zufuhr" mit klarem Wasser und der „Abtransport", die Reinigung, gewährleistet, ist das Biotop „Teich" lebendig und aktiv. Analog gilt dies auch für den Menschen.

Matrix
Als Matrix bezeichnet man die Substanz zwischen den einzelnen Körperzellen und den Körperorganen.

Dieser Zellzwischenraum gilt häufig als die „Endlagerstätte" des Körpers für Stoffe, die er nicht ausscheiden kann. Die Matrix besteht aus Wasser, kollagenen und elastischen Fasern sowie aus der „omnipotenten Bindegewebszelle". Zudem ist sie die Geburtsstätte unseres Immunsystems.

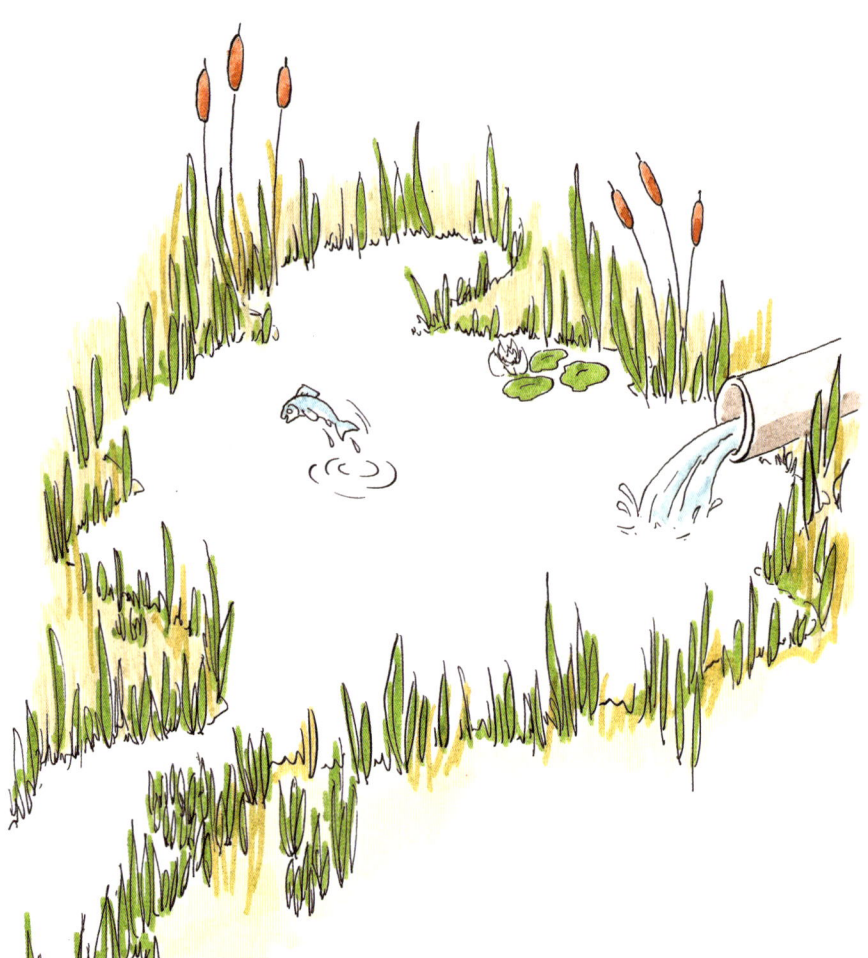

Körperzellen
Zellstoffwechselstörungen und Fehlfunktionen

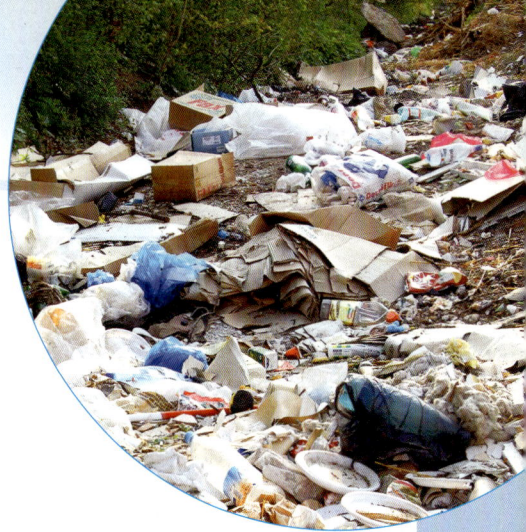

Ist der Körper nicht in der Lage, Stoffwechselendprodukte auszuscheiden, lagert er sie außerhalb der Körperzelle in der Matrix ein. Hier sammelt sich mit der Zeit alles an, was nicht entsorgt werden kann. Wir finden in dem Zellzwischenraum Restbelastungen aus Erkrankungen, Schwermetalle, Arzneimittel, Säuren durch zu viel Ärger und Stress, Umweltgifte und Schlacken aus dem Stoffwechsel.

Der Körper ist in der Lage, die **Belastungen** lange Zeit zu kompensieren, ohne dass Symptome oder Erkrankungen sichtbar werden. Ist das Maß überschritten, entstehen erst funktionelle Störungen, die auch als Empfindungsstörung wahrgenommen werden. Später entwickeln sich daraus Krankheiten, die sich durch unterschiedliche Symptome zeigen.

Für die „Entgiftung" sind unsere Gene verantwortlich, insbesondere jene, die Enzyme zur Ausleitung produzieren. Auf der organischen Ebene ist die Leber unser wichtigstes Entgiftungsorgan.

Belastungen der Matrix
Sie entstehen z.B. durch nicht vollständig ausgeheilte Erkrankungen, Schwermetalle, Medikamente, Impfungen, Stoffwechselendprodukte, Umweltgifte, Elektrosmog, aber auch durch psychisch nicht verarbeitete Konflikte. Ein natürliches Heilmittel zur Reinigung der Matrix ist Fieber.

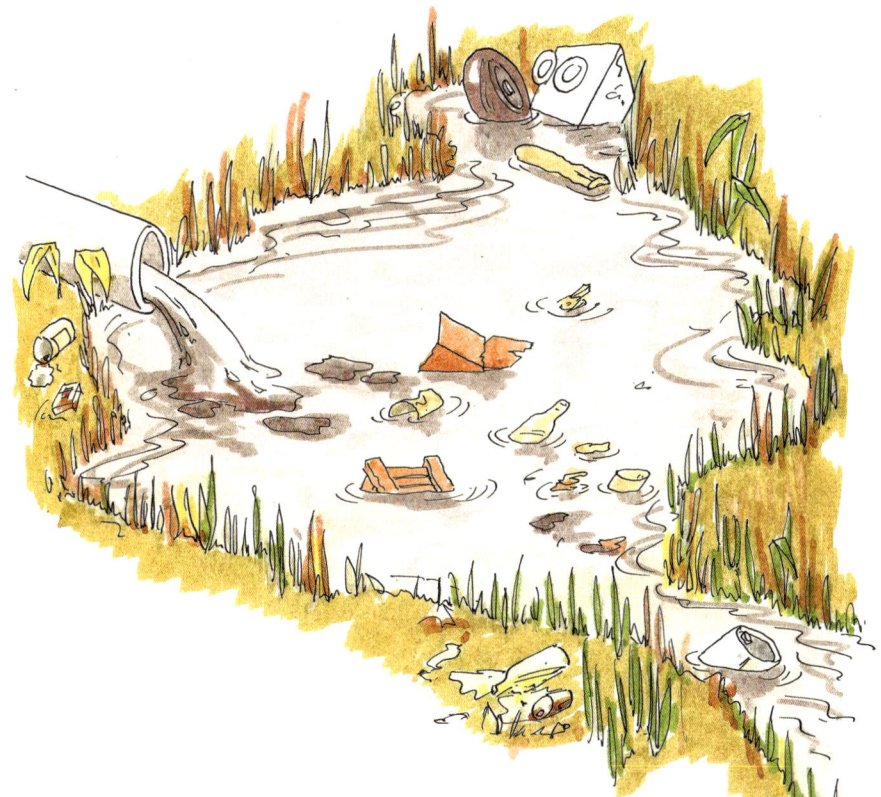

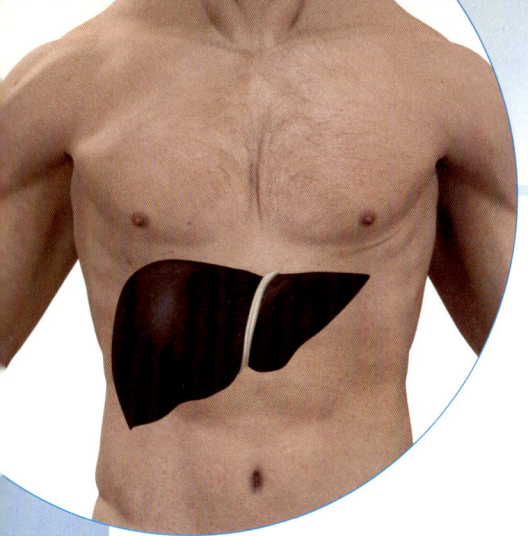

Die Leber
Die biologische Schadstoffverbrennungsanlage

Die Leber – unser Chemielabor

Die Leber ist die chemische Fabrik des menschlichen Organismus. Sie wandelt die giftigen Verbindungen – seien sie von außen zugeführt oder im Stoffwechsel selbst entstanden – zu unschädlichen Verbindungen um oder zu solchen, die wasserlöslich sind und über die Niere ausgeschieden werden können. Die Leber bildet zahlreiche lebenswichtige Substanzen. So ist sie an der Umwandlung von Fremdeiweiß in körpereigene Aminosäuren maßgeblich beteiligt. Die Leber ist das Hauptorgan für die Fettverdauung. Sie ist das Stoffwechselorgan Nummer 1. Darum gilt es auch, dieses Organ besonders zu beobachten und gut zu pflegen. Störungen im Leberstoffwechsel zeigen sich in der Vital- und Stoffwechselanalyse durch erhöhte oder verminderte Enzymwerte.

Aus der Erhöhung der alkalischen **Phosphatase (Enzym)** wird deutlich, dass ein Stau in den Gallengängen vorliegt. Das **Bilirubin** kann ebenfalls erhöht sein. Mit dem Hinweis auf den Gallestau sieht der Therapeut, dass auf der körperlichen Ebene ein erhöhter innerer Druck besteht. Dieser kann sich durch eine linksseitige Migräne oder Kopfschmerzen zeigen, auch durch Wut und Aggression. Erhöhter innerer Druck wird oftmals auch als Blutdruckerhöhung festgestellt. Wird dieser Stau nicht aufgelöst, reagiert als Folgeorgan meistens die Schilddrüse mit einer Fehlfunktion.

In der Naturheilkunde ist bekannt, dass die Pflanze Wegwarte **(Cichorium)**, in der Lage ist, diesen Stau positiv zu beeinflussen. Das Wesen der Wegwarte besteht darin, dass sie uns behilflich ist, unseren eigenen Weg zu finden, uns selbst treu zu bleiben und nicht durch fremde Einflüsse oder innere Zweifel irregeleitet zu werden. Die himmelblaue Blüte bringt uns in das Hier und Jetzt, verbindet uns mit dem Augenblick, in dem wir leben. Sie macht uns die Wirklichkeit bewusst.

Die Höhe der Cholinesterase (Enzym) gibt Auskunft über die Leberaktivität. Ist sie vermindert, arbeitet die Leber in ihren Stoffwechselaktivitäten eher langsam. Die Menschen sind meistens auch langsam, dafür aber gründlich.

Bei hohen Cholinesterase-Werten in Verbindung mit einem niedrigen Cholesterinspiegel (Schutzfaktor der Zelle und des Menschen) fühlt man sich schnell überfordert und benötigt immer wieder Ruhezeiten oder einfach Zeit für sich, damit die Sinneseindrücke und das Erlebte verarbeitet werden können. Nimmt der Betroffene sich keine Zeit für sich, ist die Folge meistens eine Krankheit.

Der Stoffwechsel ist bei einer niedrigen Cholinesterase häufig reduziert. Er läuft langsam und träge. Eine Gewichtszunahme ist fast unausweichlich.

Alkalische Phosphatasen
Diese sind in großer Menge im Skelettsystem, den Gallenwegen und der Leber enthalten. Ist die alkalische Phosphatase im Blut erhöht, könnte die Ursache in einer Erkrankung der Leber, Gallenblase, Schilddrüse oder Bauchspeicheldrüse liegen.

Bilirubin
Dieser Laborwert gibt Auskunft über den Bilirubinstoffwechsel. Daran sind im Wesentlichen die Galle und die Milz beteiligt.

Cichorium
Das ist die lateinische Bezeichnung für die „Wegwarte". Diese Pflanze kann uns helfen, unseren inneren Weg zu finden. Körperlich bringt sie die Galle zum Fließen.

Die Leber
Die biologische Schadstoffverbrennungsanlage

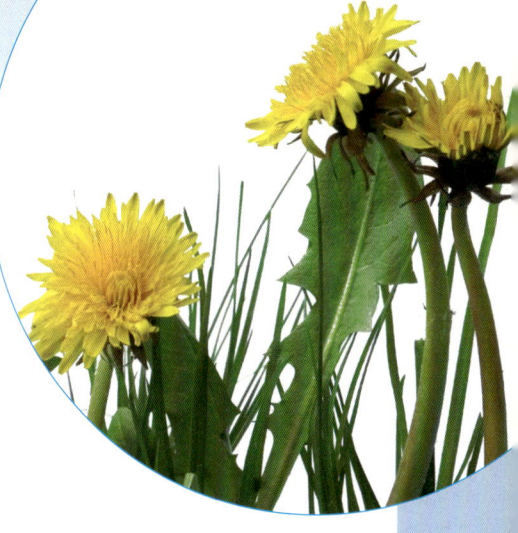

Positiver Einfluss auf niedrige Cholinesterase

Die Pflanze, die diesen Zustand positiv beeinflusst, ist der **Löwenzahn** (Taraxacum). Es ist die Pflanze mit der stärksten Vitalität und Anpassungsfähigkeit. Die Stoffwechselaktivität und die feinstoffliche Ebene sind gleichermaßen betroffen. So wie chemische Substanzen in der Leber umgebaut werden, so ist auch eine Wandlung und eine Erneuerung in Form von Veränderungen und Erweiterungen auf der psychischen Ebene durch die Leberaktivität möglich. Löwenzahn dynamisiert diese Wandlungsprozesse auf allen Ebenen und verleiht uns die dafür nötige Lebenskraft.

In der Leber werden ständig neue Zellen aufgebaut und alte sterben ab. Es ist ein ganz normaler Vorgang im Körper. Im Blut können wir durch die Transaminasen GOT und GPT die Aktivität der Leber erkennen. Das größte Risiko für die Leber ist Alkohol. Im Blut zeigt sich das durch einen höheren GOT- als GPT-Wert. Bei einer umgekehrten Konstellation, der GPT ist höher als GOT, resultiert die Leberstörung meistens aus dem Stoffwechsel.

Bei einer Erhöhung der Transaminasen oder auch einer erhöhten Cholinesterase hilft uns neben der Ernährungsumstellung entsprechend dem gesund & aktiv Stoffwechselprogramm die **Mariendistel** (Carduus marianus), den Leberstoffwechsel wieder zu verbessern. Die Mariendistel fördert in uns die Kraft, uns gegenüber emotionaler und psychischer Ausbeutung angemessen zu behaupten. Sie hilft uns bei der Abgrenzung und stärkt die Wahrung der eigenen Persönlichkeit. Die stärkste Abgrenzung auf emotionaler Ebene ist das Wort „Nein".

Die Funktionsweise der Leber wird durch das gesund & aktiv Stoffwechselprogramm optimal unterstützt. Die beschriebenen Pflanzen sind Beispiele für eine mögliche Ergänzung der stoffwechselangepassten Ernährung. Der gesund & aktiv Therapeut erkennt aus der Stoffwechselanalyse genau, ob pflanzliche oder homöopathische Mittel die Stoffwechseloptimierung unterstützen sollten und welche am besten dafür geeignet sind.

Löwenzahn
Der Löwenzahn, lateinisch Taraxacum, ist eine Pflanze mit der Fähigkeit, die Leberaktivität zu steigern.

Mariendistel
Die Mariendistel wird in der Naturheilkunde zur „Pflege" der Leber angewendet. Diese Pflanze trägt den schönen Namen „Carduus marianus".

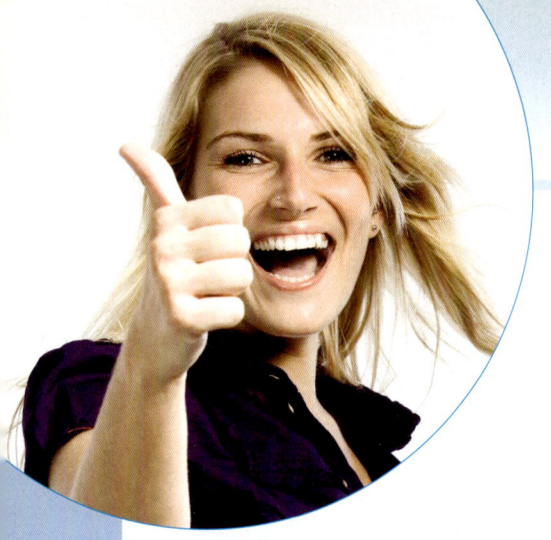

gesund & aktiv
Das Stoffwechselprogramm

Der Name ist das Programm

Die schönsten Nebenwirkungen vom gesund & aktiv Stoffwechselprogramm sind mehr Gesundheit, mehr Aktivität und eine gesunde Gewichtsoptimierung. Die ganz persönlichen Stoffwechseleigenschaften sind die Grundlage für den individuellen Ernährungsplan.

Der erste Schritt ist daher eine medizinische Untersuchung. Im Labor wird eine umfassende Vital- und Stoffwechselanalyse anhand von 40 dafür ausgesuchten Laborwerten durchgeführt. Persönliche Daten zu Gesundheitszustand, Medikamenteneinnahme, möglichen Allergien oder Unverträglichkeiten von Nahrungsmitteln werden vom begleitenden Therapeuten notiert. Das Ausgangs- und das Wunschgewicht sind Grundlage für die Nahrungsmengen.

Die meisten Therapeuten machen zur Verlaufskontrolle der Stoffwechseloptimierung noch eine **Bio-Impedanzanalyse**. Das ist eine Stoffwechselmessung, die Auskunft gibt über Körperfett, Muskelmasse, Wasserhaushalt und den Ernährungszustand der Körperzellen.

Nur fachlich von gesund & aktiv ausgebildete Heilpraktiker und Ärzte führen das Stoffwechselprogramm in ihrer Praxis durch.

Die meisten Teilnehmer des Stoffwechselprogramms nutzen die Ernährungsumstellung, um ihr Gewicht zu reduzieren. Diese Methode kann auch aus gesundheitlichen Gründen zur Optimierung des Stoffwechsels und zur Harmonisierung des Hormonhaushalts genutzt werden. So erleben wir immer wieder, dass sich Beschwerden signifikant verbessern, die Leistung gesteigert wird und mehr Energie zu Verfügung steht. Der Schlaf wird tiefer und erholsamer.

Der Weg ist das Ziel – die Stoffwechselanalyse

Das Kernstück vom gesund & aktiv Stoffwechselprogramm ist die genaue, individuelle Stoffwechselanalyse und -beratung durch den Therapeuten. Die umfangreiche Laboruntersuchung wird nach klinischen, naturheilkundlichen und ganzheitlichen Gesichtspunkten durchgeführt und erläutert. Was bedeutet dies im Einzelnen?

In der üblichen schulmedizinischen Betrachtungsweise ist ein Mensch entweder krank oder gesund. Dafür gibt es über das Labor Richtwerte, Ober- oder Untergrenzen einzelner Laborparameter. Alle Werte innerhalb der Norm gelten als gesund, die weit außerhalb befindlichen werden als krank bezeichnet.

Bio-Impedanzanalyse

Die Bio-Impedanzanalyse ist ein Messverfahren zur Darstellung der Körpermasse. Mit dieser Messmethode lässt sich exakt der Fett-, Wasser- und Muskelanteil des Körpers feststellen. Außerdem erhalten wir Auskunft über den Ernährungszustand der Zelle. Im Rahmen der Gewichtsregulation dient es der Verlaufskontrolle des Stoffwechsels.

gesund & aktiv
Das Stoffwechselprogramm

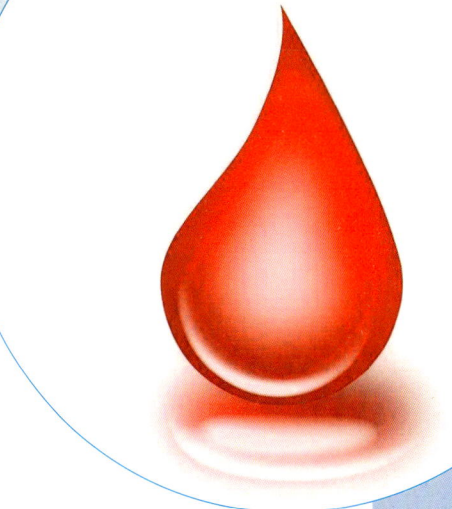

Im nachfolgenden Beispiel sehen wir die beiden Bauchspeicheldrüsenwerte Amylase und Lipase als klinisch unauffällig. In der naturheilkundlichen Betrachtung handelt es sich allerdings um eine „trockene Bauchspeicheldrüse". Die „Besaftung" der Nahrungsmittel mit Verdauungssäften ist nicht mehr optimal gewährleistet. Die Folge ist ein klebriger, schmieriger Stuhlgang in Verbindung mit Blähungen oder Druckgefühl im Bauch. Der ganzheitlich arbeitende Stoffwechseltherapeut erkennt einen engen Zusammenhang zum **Säure-Basen-Haushalt** und berücksichtigt diesen wichtigen therapeutischen Aspekt. Die Bauchspeicheldrüse ist zwar nicht krank, aber auch nicht richtig gesund.

Amylase		22 U/l	20–104
Lipase	–	6,0 U/l	11–70
HbA1c		6,0 %	4,1–6,1

Noch interessanter in diesem Beispiel ist der Langzeitzuckerwert (HbA1c). Liegt er dauerhaft über 6,1%, handelt es sich um **Diabetes mellitus**, die Zuckerkrankheit. In unserem Beispiel, HbA1c mit 6,0 %, handelt es sich um einen Grenzwert. Die Stoffwechsellage ist nicht mehr optimal. Die dem Diabetes mellitus zugeschriebenen Komplikationen wie Herzinfarkt, Hirninfarkt, Gefäßschäden und Erblindung beginnen sich nicht erst dann zu entwickeln, wenn der Laborwert über 6,1% liegt, sondern schon wesentlich früher. Sinnvoll ist daher eine Stoffwechseloptimierung über die richtigen Nahrungsmittel bereits bei erkennbarer Tendenz zum Diabetes mellitus, um späteren Schäden vorzubeugen.

Eine kompetente und ganzheitlich durchgeführte Vital- und Stoffwechselanalyse gibt Auskunft über:

· den Stoffwechsel und die Stoffwechselaktivität
· die Funktionsweise der Organe
· den Mineralstoffhaushalt
· den Säure-Basen-Haushalt
· den Kohlenhydratstoffwechsel
· den Fettstoffwechsel
· den Drüsenstoffwechsel, das Hormonsystem
· den Belastungsgrad des Bindegewebes
· körperliche Zusammenhänge und vieles mehr

Säure-Basen-Haushalt
Er gibt Auskunft über das Verhältnis von Säuren und Basen im Körper. Ein Übergewicht der Säuren entsteht meist durch Stress und körperliche Belastungen, weniger durch die Ernährung.

Diabetes mellitus
Die Zuckerkrankheit beginnt schleichend und macht anfangs keine Beschwerden. Je frühzeitiger sie entdeckt und therapiert wird, umso besser ist es für den betroffenen Menschen. Diabetes mellitus zeigt sich in der ersten Stufe als Insulinresistenz der Körperzellen, zu erkennen durch erhöhte Triglyceride (Blutfette) und erniedrigtes HDL-Cholesterin. In der zweiten Stufe steigt der Langzeitzuckerwert (HbA1c) in das obere Drittel der Norm (ab 5,6 beginnend). Im Stoffwechsel zeigen sich die ersten Beschwerden. Wir bezeichnen diesen Zustand als diabetische Stoffwechsellage. Ist der Langzeitzuckerwert dauerhaft über 6,1, liegt ein manifester Diabetes mellitus vor.

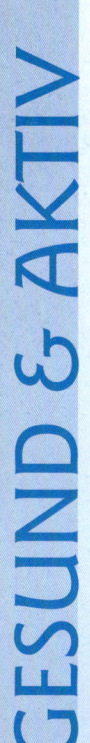
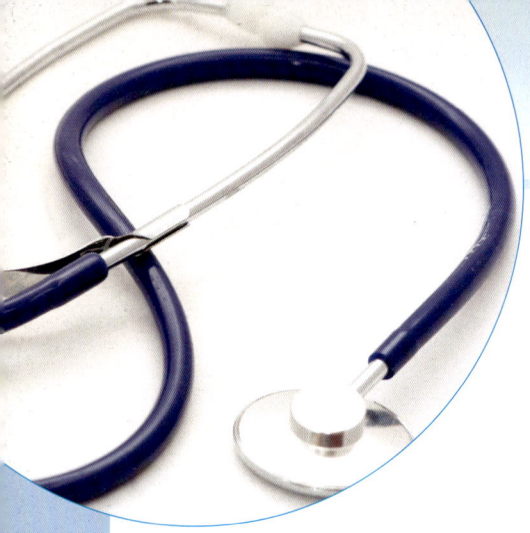

gesund & aktiv
Die Stoffwechselanalyse: Georg B.

Stoffwechselanalyse:
- Georg B., männlich
- geboren 1965
- Unternehmensberater
- Größe 190 cm
- Gewicht 93 kg

körperl. Beschwerden:
- verstopfte Nase
- Akne
- niedriger Blutdruck
- Blähungen

persönliche Wünsche:
- Gewicht reduzieren
- schönes Hautbild

Vital- und Stoffwechselanalyse

Blutbild

Parameter		Wert	Einheit	Referenz
Leukozyten		4,5	/nl	3,9 - 10,0
Erythrozyten	−	4,3	/pl	4,5 - 5,9
Hämoglobin		13,3	g/dl	13,0 - 18,0
Hämatokrit	−	0,37	l/l	0,40 - 0,52
MCV		85	fl	82 - 98
MCH		31	pg	28 - 32
MCHC		36	g/dl	32 - 36
Thrombozyten		223	/nl	140 - 440
seg. Granulozyten		52,4	%	50,0 - 70,0
Lymphozyten		28,4	%	25,0 - 40,0
Eosinophile Gran.	+	9,6	%	1,0 - 5,0
Basophile Gran.		0,4	%	0,0 - 3,0
Monozyten	+	9,2	%	2,0 - 8,0

Biochemie

Parameter		Wert	Einheit	Referenz
Kalium		4,2	mmol/l	3,5 - 5,1
Natrium		139	mmol/l	136 - 145
Calcium		2,31	mmol/l	2,2 - 2,65
Magnesium		0,81	mmol/l	0,65 - 1,07
Phosphor anorg.	−	0,78	mmol/l	0,87 - 1,45
Eisen		16	umol/l	10 - 25
Kupfer		12	umol/l	11 - 22
Fe/Cu Quotient		1,3		0,6 - 1,4

Stoffwechsel

Parameter		Wert	Einheit	Referenz
Bilirubin ges.		0,5	mg/dl	0,2 - 1,1
Gamma-GT		17	U/l	< 60
GOT		43	U/l	10 - 50
GPT		30	U/l	10 - 50
Cholinesterase		9,00	U/ml	4,62 - 11,5
Alk. Phosphatase		75	U/l	25 - 124
LDH		130	U/l	100 - 250
Amylase		61	U/l	20 - 104
Lipase		23,0	U/l	11 - 70
HbA1c		5,3	%	4,1 - 6,1
Glukose im Serum		81	mg/dl	60 - 115
CK gesamt (CK-NAC)	+	438	U/l	< 190
CK-MB		18	U/l	< 25
Triglyceride	+	209	mg/dl	40 - 175
Cholesterin		159	mg/dl	150 - 280
HDL-Cholesterin	−	33	mg/dl	> 55
LDL-Chol.rech		84	mg/dl	< 150
Risikofaktor		4,8		< 5,0
Harnsäure		5,0	mg/dl	3,5 - 7,2

Niere

Parameter	Wert	Einheit	Referenz
Harnstoff	32	mg/dl	13 - 43
Kreatinin	1,2	mg/dl	0,5 - 1,2

Plasma-Proteine

Parameter	Wert	Einheit	Referenz
Ges. Eiweiß	7,1	g/dl	6,4 - 8,3

Schilddrüse

Parameter	Wert	Einheit	Referenz
TSH (hypersensitiv)	1,00	µIU/ml	0,35 - 2,50

gesund & aktiv
Die Stoffwechselanalyse: Georg B.

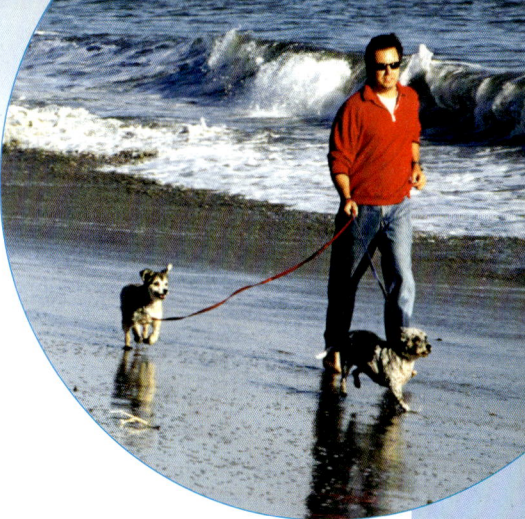

In den Ergebnissen der Vital- und Stoffwechselanalyse zeigt sich auf der körperlichen Ebene ein träger Stoffwechsel. Erkennbar ist ein Mangel an Vitamin B6 und Kupfer. Beides wirkt auf den Drüsenstoffwechsel. Georgs hormonelle Aktivität ist geschwächt. Es fehlt dem Drüsensystem die Dynamik, so wie ihm auch die Leistungsstärke im Alltag fehlt. Die Sauerstoffversorgung der Körperzellen ist reduziert. Auch das spricht für einen Leistungsmangel und eine Störung im Muskelstoffwechsel.

Hohe **Triglyceride** und niedriges HDL-Cholesterin deuten auf eine Insulinresistenz der Körperzellen hin. Das ist die erste Stufe des Altersdiabetes. Die Körperzellen reagieren nicht mehr in gewünschter Form auf das körpereigene Insulin. Dadurch steigt der Insulinhaushalt an und füllt die Fettdepots auf. Seine Stoffwechsellage ist auf Fettspeicherung eingestellt. Gewicht abnehmen ist so nicht möglich. Insgesamt ist der Körper gestresst. Er zeigt deutlich ein allergisches Potenzial und eine reduzierte Aktivität des Drüsenstoffwechsels im Bereich der Geschlechtshormone.

Als analoge Betrachtung können wir die Ergebnisse auch auf der mentalen Ebene anschauen. Es fällt auf, dass Georg ein sehr offener Mensch ist, der sehr wenig Schutz gegen äußere Einflüsse aufgebaut hat (Cholesterin und **Thrombozyten** niedrig). Es könnte sein, dass er seinen körperlichen Schutzwall am Bauch und an den Hüften benötigt, weil der innere Schutz sehr gering ist.

Georg ist ein erfolgreicher Unternehmensberater mit viel Einfühlungsvermögen, allerdings wenig Kraft, sich selbst zu verändern. Das Element der Wandlung und Veränderung sollte gestärkt werden. Auch wenn der erste Eindruck es nicht offenbart, können Georgs Selbstbewusstsein und sein Selbstvertrauen noch verbessert werden.

Neben der Ernährungsumstellung empfahlen wir Georg, seiner starken Sensibilität mehr Raum und Aufmerksamkeit zu schenken. Für den Abbau des inneren Stresses empfahlen wir ihm Meditation, Yoga oder innere Ruhe in Abgeschiedenheit.

Mit dem persönlichen Ernährungsplan und dem „Ja" zur inneren Sensibilität konnte Georg seine wahre Stärke wiederfinden und seinen Stoffwechsel optimieren. Die Insulinresistenz der Körperzellen wurde durch die für seinen Stoffwechsel passenden Nahrungsmittel vollständig beseitigt.

Triglyceride
Das sind Blutfette. Sie bestehen aus Triacylglycerinen mit drei Fettsäuren (siehe auch Kapitel „Fette & Öle").

Thrombozyten
So nennt man medizinisch die Blutplättchen. Sie sind die kleinsten Zellen unseres Blutes und spielen eine wichtige Rolle bei der Blutgerinnung.

Bei Gefäßverletzungen helfen sie, die Leckage wieder zu verschließen.

gesund & aktiv

Die Stoffwechselanalyse: Nadine K.

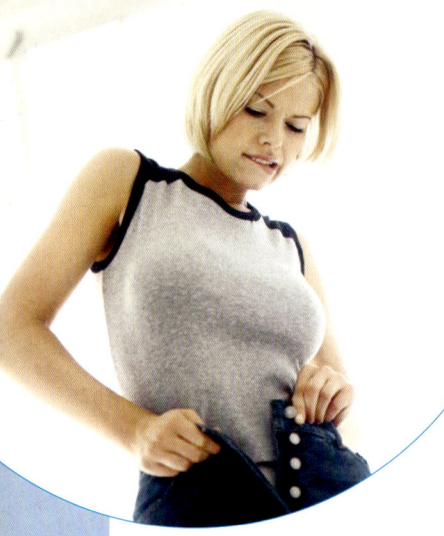

Stoffwechselanalyse:
- Nadine K., weiblich
- geboren 1985
- BWL-Studium
- Größe 170 cm
- Gewicht 97 kg

körperl. Beschwerden:
- div. Allergien
- Übergewicht

persönliche Wünsche:
- Wunschgewicht 80 kg
- weniger Allergien

Vital- und Stoffwechselanalyse

Komplettes Blutbild:

Parameter		Wert	Einheit	Referenz
Leukozyten		7,8	/nl	3,9 - 10,0
Erythrozyten		4,8	/pl	3,8 - 5,2
Hämoglobin		14,0	g/dl	12,0 - 16,0
Hämatokrit		0,40	l/l	0,35 - 0,47
MCV		83	fl	82 - 98
MCH		29	pg	28 - 32
MCHC		35	g/dl	32 - 36
Thrombozyten		293	/nl	140 - 440
seg. Granulozyten		62,3	%	50,0 - 70,0
Lymphozyten		29,3	%	25,0 - 40,0
Eosinophile Gran.		2,0	%	1,0 - 5,0
Basophile Gran.		0,5	%	0,0 - 3,0
Monozyten		5,9	%	2,0 - 8,0

Biochemie

Parameter		Wert	Einheit	Referenz
Kalium		3,9	mmol/l	3,5 - 5,1
Natrium		139	mmol/l	136 - 145
Calcium		2,30	mmol/l	2,2 - 2,65
Magnesium		0,75	mmol/l	0,65 - 1,07
Phosphor anorg.	-	0,82	mmol/l	0,87 - 1,45
Eisen	-	8	umol/l	10 - 25
Kupfer		18	umol/l	12 - 24
Fe/Cu Quotient	-	0,4		0,6 - 1,4

Stoffwechsel

Parameter		Wert	Einheit	Referenz
Bilirubin ges.		0,3	mg/dl	0,2 - 1,1
Gamma-GT		14	U/l	< 40
GOT		25	U/l	10 - 35
GPT	+	45	U/l	10 - 35
Cholinesterase		8,31	U/ml	3,93 - 10,8
Alk.Phosphatase		54	U/l	25 - 100
LDH		211	U/l	100 - 250
Amylase		26	U/l	20 - 104
Lipase	-	9,0	U/l	11 - 70
HbA1c		5,2	%	4,1 - 6,1
Glukose im Serum		86	mg/dl	60 - 115
CK gesamt (CK-NAC)		64	U/l	< 170
CK-MB		13	U/l	< 25
Triglyceride		71	mg/dl	40 - 175
Cholesterin	-	128	mg/dl	150 - 280
HDL-Cholesterin	-	33	mg/dl	> 65
LDL-Chol.rech		81	mg/dl	< 150
Risikofaktor		3,9		< 4,4
Harnsäure	+	7,9	mg/dl	2,6 - 6,0

Niere

Parameter	Wert	Einheit	Referenz
Harnstoff	14	mg/dl	13 - 43
Kreatinin	0,9	mg/dl	0,4 - 1,1

Plasma-Proteine

Parameter	Wert	Einheit	Referenz
Ges.Eiweiß	6,7	g/dl	6,4 - 8,3

Schilddrüse

Parameter	Wert	Einheit	Referenz
TSH (hypersensitiv)	2,00	µIU/ml	0,35 - 2,50

gesund & aktiv
Die Stoffwechselanalyse: Nadine K.

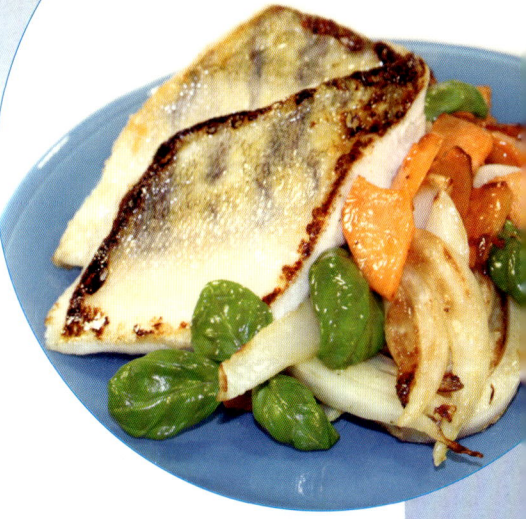

Wir finden im Stoffwechsel von Nadine einen deutlichen Hinweis auf einen **Stau in den Gallengängen** der Leber. Daraus entwickeln sich fast immer eine Eisenstoffwechselstörung und eine Unterfunktion der **Schilddrüse** mit direkter Auswirkung auf die Stoffwechselaktivität.

Der träge Stoffwechsel und die funktionellen Störungen in der Leber und der Bauchspeicheldrüse runden das Bild eines gestörten Stoffwechsels ab.

Nach meiner Erfahrung bedeutet die Schilddrüsenstörung auf körperlicher Ebene sehr häufig, dass auf mentaler Ebene die Menschen ihre innere Bestimmung, ihre Berufung nicht leben. Sie haben ein hohes inneres Potenzial, was im Außen nicht sichtbar wird.

Bei Nadine staut sich ihre Gefühlswelt in der Galle. Wie schon bei Georg gesehen, lebt auch sie nicht ihre wahre Sensibilität. Auch sie könnte sich einen Schutzwall „angefressen" haben, damit die Seele geschützt wird.

> Die Umstellung der neuen Ernährungsweise kann hier begleitet werden mit der Unterstützung zur Findung des eigenen Weges.

Naturheilkundlich hilft hier die Pflanze Wegwarte (Cichorium). In unserem Leben kommen wir immer wieder an Weggabelungen und müssen uns entscheiden, ob wir den einen oder den anderen Weg gehen wollen.

Die Wegwarte bringt uns ins „Hier und Jetzt" und stärkt uns, den richtigen Weg zu finden, den Weg zu unserem inneren Selbst. Mit den zu Nadine passenden Nahrungsmitteln hat sich ihr Stoffwechsel reguliert. Die Bauchspeicheldrüse produziert jetzt eine natürliche Besaftung, und der Harnsäurespiegel mit der Neigung zu Gichtanfällen ist wieder im Normbereich.

Gallenstau
Ein Stau in der Galle zeigt sich auf der mentalen Ebene als Wut oder Aggression.

Schilddrüse
Die Schilddrüse ist der Motor des Stoffwechsels.

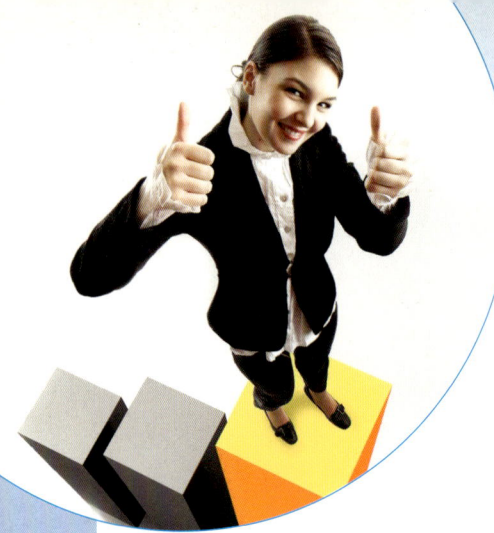

gesund & aktiv
Das Ernährungsprogramm

Die drei Stufen zum Erfolg
Nach der Stoffwechselanalyse erhalten sie von Ihrem gesund & aktiv Therapeuten einen eigens für Sie erstellten Ernährungsplan, der auf die Bedürfnisse Ihres Stoffwechsels zugeschnitten ist. Sie tun niemandem einen Gefallen damit, wenn Sie den Ernährungsplan als „gut gemeinten Tipp" an andere Mitmenschen weiterreichen. Bei Menschen mit einer anderen Stoffwechselsituation könnte Ihr Ernährungsprogramm zu einer gesundheitlichen Beeinträchtigung führen. Die Weitergabe Ihres Ernährungsplans wäre hier von Nachteil. Ihr Therapeut erläutert Ihnen den Ablauf des Stoffwechselprogramms und begleitet Sie durch die einzelnen Programmstufen.

Die drei Stufen
- Vorbereitungsphase
- Hauptphase
- Erhaltungsphase

> Mit dem **gesund & aktiv Stoffwechselprogramm** stellen Sie Ihre Ernährung auf die Bedürfnisse Ihres Stoffwechsel um. Es besteht aus drei Stufen, die gleichermaßen für alle Teilnehmer des Stoffwechselprogramms gelten.

1. Stufe: Vorbereitungsphase
In der ersten Stufe, der Vorbereitungsphase, wird Ihr Körper schonend auf die Stoffwechselregulation vorbereitet. An den beiden Vorbereitungstagen wird entschlackt und abgeführt.

2. Stufe: Hauptphase
In der Hauptphase der Stoffwechselregulation stellt sich der Körper auf die neue Ernährungsweise ein. Diese Phase dauert mindestens sechs bis acht Wochen oder so lange, bis sie ihr Zielgewicht erreicht haben. Es ist wichtig, sich in dieser Phase ausreichend Zeit für sich selbst zu nehmen. Auch wenn es anfangs schwierig erscheint, erleben wir immer wieder, dass alte Gewohnheiten im Verhalten und in der Ernährung gegen neue, gesündere eingetauscht werden. Ich selbst konnte mir früher nie vorstellen, meinen Kaffee ohne Zucker und Milch zu trinken. Da sowohl Zucker als auch Milch meinem Stoffwechsel nicht dienlich sind, habe ich angefangen, meinen Kaffee schwarz zu trinken. Nach kurzer Zeit hatte sich mein Körper daran gewöhnt. Heute kann ich mir nicht mehr vorstellen, eine Tasse Kaffee mit Zucker und Milch zu trinken. Soweit zu dem Thema Gewohnheiten. Ich denke, jeder von Ihnen hat dazu ein persönliches Erlebnis.

In der Praxis erleben wir immer wieder, dass im Laufe der Stoffwechselumstellung eine bessere Sensibilität für Nahrungsmittel entwickelt wird. Jeder merkt für sich selbst, welche Nahrungsmittel dem Stoffwechsel guttun und welche ihn belasten. Interessant ist auch die Beobachtung, dass sich wieder ein gesunder und natürlicher Appetit zeigt. Das ist ein gutes und sicheres Zeichen für eine natürliche Balance des Stoffwechsels.

gesund & aktiv
Das Ernährungsprogramm

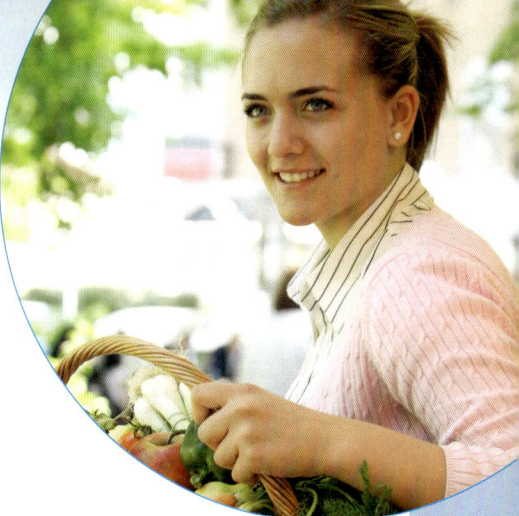

Die Nahrungsmittel der Hauptphase sind reine, im besten hippokratischen Sinne heilende Mittel für den Stoffwechsel. Sie wurden speziell entsprechend der Grundkonstitution, dem Genotypus und der aktuellen Stoffwechselsituation ermittelt. Der so ermittelte Warenkorb ist für jeden Teilnehmer unterschiedlich. In der Hauptphase und als Empfehlung auch für die Zeit danach gibt es Grundregeln, die sich für einen gut funktionierenden Stoffwechsel bewährt haben.

Grundregeln für das gesund & aktiv Stoffwechselprogramm

Während alle Diäten darauf bedacht sind, die Kalorienzufuhr zu reduzieren, heißt es beim gesund & aktiv Stoffwechselprogramm, „sie müssen essen". Bekommt der Körper nicht ausreichend Nährstoffe, stellt er sehr schnell auf ein „Notprogramm" der Minimalverbrennung um. Während der Stoffwechseloptimierung darf deshalb kein Hungergefühl auftreten. Für das Frühstück gibt es keine Mengenbegrenzung. Die Mengenangaben für das Mittag- und Abendessen richten sich nach dem Wunschgewicht.

Der Stoffwechsel und das Hormonsystem benötigen immer wieder **Erholungsphasen**. Daher ist es wichtig, nur drei Mahlzeiten am Tage zu sich zu nehmen und zwischen den Mahlzeiten einen Abstand von vier bis sechs Stunden einzuhalten. In dieser Zeit senkt sich der Insulinspiegel. Der Stoffwechsel geht dann in den Fettabbau über. Auch das Hormonsystem kann befreit vom blockierenden Insulin arbeiten.

Zwischenmahlzeiten stören die Erholungsphasen und sollten vermieden werden. Die Nacht ist eine wichtige Zeit für den Stoffwechsel. Hier wird repariert und erneuert. Wir empfehlen daher, drei Stunden vor dem Schlafengehen nichts mehr zu essen.

Bekommt der Körper Kohlenhydrate, steigt sofort der Blutzuckerspiegel an. Essen Sie erst einige Bissen Eiweiß oder Fette, so stellt sich der Körper auf Eiweiß- oder Fettverdauung ein. Die danach aufgenommenen Kohlenhydrate lassen den Blutzuckerspiegel dann nicht so schnell ansteigen. Daher empfehlen wir, während des Stoffwechselprogramms erst einige Bissen aus dem Eiweißanteil zu sich zu nehmen und anschließend zusammen mit den Kohlenhydraten weiter zu essen.

Aus der Gesundheitspyramide wissen wir, wie wichtig das Trinken ist. Entsprechend dem Körpergewicht wird die Trinkmenge individuell ermittelt. Als wichtigstes Lebenselixier zählt Wasser. Es dient der Aktivierung des Stoffwechsels und sorgt für eine gute Ausscheidung von Stoffwechselschlacken und aufgenommenen Schadstoffen. Weitere Informationen zu Getränken im Rezeptteil des Buches.

Der Warenkorb
Er beinhaltet nur die Nahrungsmittel, die optimal zum Stoffwechsel passen.

In der Hauptphase sind sie die „Heilmittel" für unseren Stoffwechsel.

Erholungsphasen
Für den Stoffwechsel und das Hormonsystem sind Erholungsphasen genauso wichtig, wie An- und Entspannung oder Ruhe und Aktivität für den ganzen Körper.

Wasser
Für unser Zellsystem ist Wasser lebensnotwendig. Die Körperzelle ist vergleichbar mit einem Fisch im Wasser. Ausreichend klares und reines Wasser ist absolut wichtig.

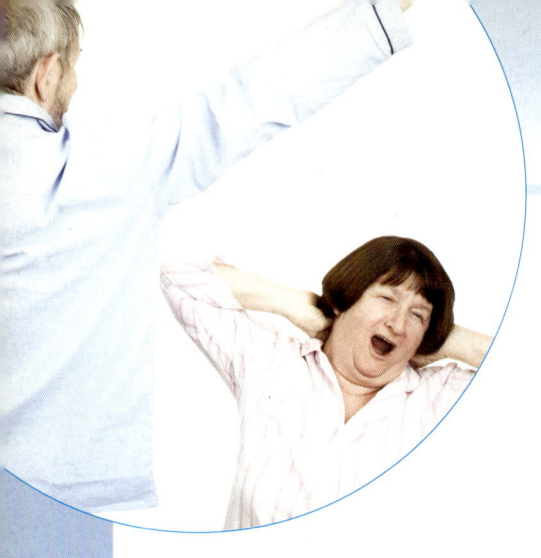

gesund & aktiv
Ernährungsbeispiel eins

Frühstück ohne Mengenbegrenzung
Gleich nach dem Aufstehen die Nahrungsmittel abmessen, wiegen oder Punkte zählen, entfällt bei gesund & aktiv für das Frühstück.

Wir haben für jeden viele Variationen erarbeitet, alle ohne Mengenbegrenzung. Die meisten Kohlenhydrate des Tages sollten zum Frühstück gegessen werden.

Hier das Beispiel, wie es für Anne W. aus Hannover aussieht:	
Vorschlag 1	Knäckebrot, Quark, ungesüßter Fruchtaufstrich
Vorschlag 2	Körnerflocken (z.B. Hirse) mit Obst, Nüssen, Ricotta oder andere Milchprodukte
Vorschlag 3	Putenwurst, Fleisch oder Käse mit Gemüse, Knäckebrot, **aber kein Brot!**
Vorschlag 4	Alle Sorten Obst aus der Liste, jedoch maximal zwei Sorten kombinieren; immer mit einem Eiweißanteil beginnen: Joghurt, Käse, oder Nüsse, **aber kein Brot!**
Vorschlag 5	Omelett, gekochte Eier, Rühreier, Spiegeleier, Gemüse, Knäckebrot, **aber kein Brot und maximal zwei Eier (pro Tag)!**
Vorschlag 6	Körnerflocken mit Wasser und Gewürzen gemischt und in der Pfanne gebraten, Vorweg Nüsse oder Joghurt (Eiweiß)

gesund & aktiv
Ernährungsbeispiel eins

Mittagessen und Abendessen
Das Mittag- und das Abendessen besteht immer aus einem Anteil Eiweiß und einem Anteil Gemüse. Für diese beiden Mahlzeiten haben wir die Mengen entsprechend dem Wunschgewicht ermittelt. Die Empfehlungen sind unbedingt einzuhalten, damit der gewünschte Erfolg der Stoffwechseloptimierung und der Gewichtsregulation erreicht wird.

Beispiel von Norbert K., geb. 1949:

Menge mittags	Eiweiß zur Auswahl (alternativ)	Menge abends
120 g	mageres Fleisch	110 g
120 g	Geflügel ohne Haut	110 g
125 g	Fisch	120 g
240 g	Tofu oder Lopino	220 g
210 g	Hülsenfrüchte (getrocknet nur 1/3 der Rohmenge)	190 g
120 g	Käse	105 g
2 Stück	Eier (max. 2 Stück pro Tag)	2 Stück
	„Eiweiß immer mit Gemüse kombinieren"	
330 g	Gemüse	295 g

Tofu
Er wird aus weißem Sojabohnenbrei hergestellt. Daher kommt auch der Name „Bohnenquark". Tofu stammt aus der asiatischen Küche. Vegetarier und Veganer nutzen Tofu gerne als Eiweißlieferant.

Lopino
Auch bekannt als Lupinien-Tofu, ist ein proteinhaltiges Lebensmittel. Er wird aus den Samen der Süßlupine gewonnen. Er hat ähnliche Eigenschaften wie Tofu, ist vom Geschmack her aber etwas nussiger.

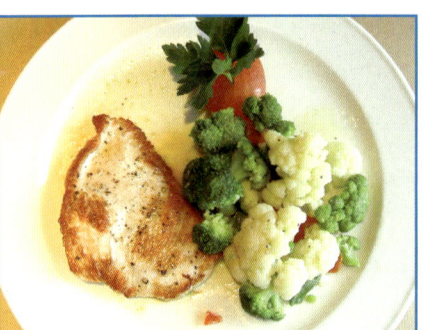 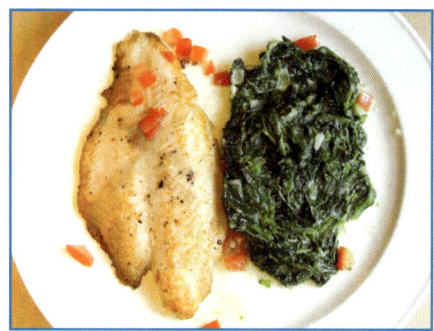

Beispiele einer Mittags- oder einer Abendmahlzeit

Nahrungsmittel für die Hauptphase = die Heilmittel
Der Warenkorb der Hauptphase beinhaltet die optimal zum individuellen Stoffwechsel passenden Nahrungsmittel. Diese sind besonders gut geeignet, den Stoffwechsel und das Drüsensystem schonend zu harmonisieren. Die im Ernährungsplan aufgeführten Obstsorten können nach einer Mahlzeit gegessen werden, als sogenannter Nachtisch.

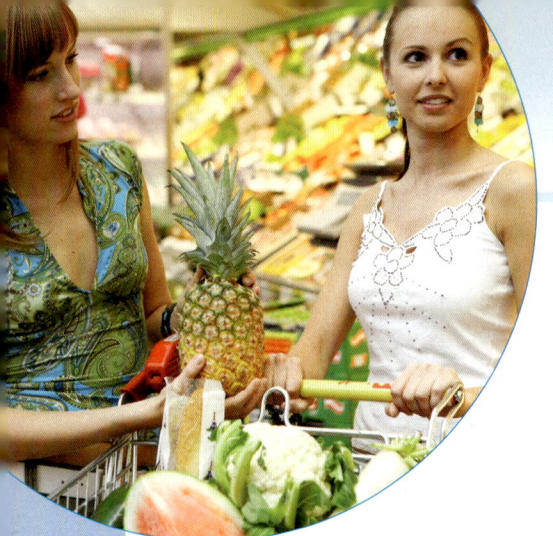

gesund & aktiv
Ernährungsbeispiel zwei

Beispiel: der Warenkorb von Olaf B., geb. 1963
Aus diesem umfangreichen Warenkorb kann Olaf B. seine Mahlzeiten kreativ und genussvoll zusammenstellen. Alle individuell ermittelten Nahrungsmittel regulieren seinen Stoffwechsel und das Übergewicht.

Warenkorb
Die Struktur des Warenkorbs ist für alle gleich. Die Zusammensetzung der einzelnen Nahrungsmittel ist unterschiedlich.

Fleisch / Geflügel (Eiweiß)				
Eier	Huhn	Kalb	Rind	Lamm
Pute	Reh			
Fisch (Eiweiß)				
Barsch	Dorsch	Flunder	Heilbutt	Hering, frisch
Lachs	Lachsforelle	Makrele	Schellfisch	Seezunge
Thunfisch				
Gemüse				
Bambussprossen	Brokkoli	Daikon (jap. Rettich)	Eisbergsalat	Feldsalat
Grünkohl	Gurken	Kohlrabi	Kopfsalat	Löwenzahn
Meerrettich	Möhren	Okra	Oliven, grüne	Paprikaschoten
Radieschen	Rettich	Rote Bete	Spargel	Spinat
Süßkartoffeln (Bataten)	Tomaten	Topinambur	Zucchini	Zwiebeln
Hülsenfrüchte (Eiweiß)				
Bohnen, grüne	Erbsen, grüne	Limabohnen	Lopino	Prinzessbohnen
Sojabohnen	Tofu	Zuckerschoten		
Obst				
Äpfel	Ananas	Aprikosen	Bananen	Birnen
Blaubeeren	Datteln	Feigen	Grapefruit	Himbeeren
Holunderbeeren	Johannisbeeren	Karambolen	Kirschen	Kiwi
Kumquats	Limetten	Mango	Nektarinen	Papaya
Pfirsiche	Pflaumen	Preiselbeeren	Rosinen	Stachelbeeren
Weintrauben	Zitronen			
Nüsse (Eiweiß)				
Esskastanien	Haselnüsse	Kürbiskerne	Mandeln / -mus	Sesamsamen / -mus
Sonnenblumenkerne	Walnüsse			
Getreide				
Amaranth	Buchweizen	Dinkel	Hirse	Kamut
Knäckebrot	Quinoa	Zwieback (Dinkel)		
Öle / Fette				
Butter	Leinöl	Olivenöl	Rapsöl	Sesamöl
Milchprodukte / Käse (Eiweiß)				
Lopino - Käse	Mozzarella	Schafskäse (Feta)	Sojakäse	Ziegenkäse

Gewürze, Kräuter, Tees und Kaffee
Nicht alle Gewürze, Kräuter und Teesorten passen zu jedem Stoffwechsel. Gleiches gilt für Kaffee. Es gibt Menschen, zu denen der morgendliche Kaffee nicht passt. Wir stellen durch die Stoffwechselanalyse fest, welche Gewürze, Kräuter und Teesorten Ihrem Stoffwechsel guttun. Natürlich lässt sich auch die Frage klären, ob Kaffee für Sie grundsätzlichgeeignet ist oder nicht.

gesund & aktiv
Ernährungsbeispiel zwei

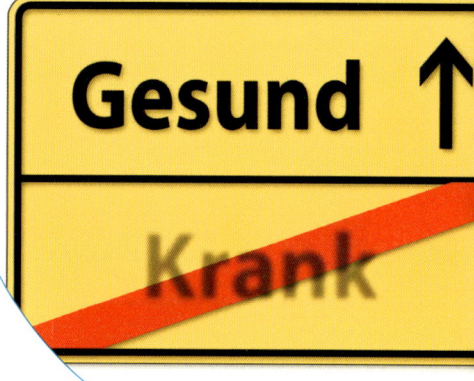

3. Stufe: Die Erhaltungsphase
Das Ziel ist erreicht. Der Stoffwechsel funktioniert optimal, das Drüsensystem ist wieder aktiv, das Körpergefühl ist angenehm, und die Leichtigkeit ist wieder da. Der Warenkorb ist ab jetzt wesentlich größer. Es gibt eine zusätzliche Liste mit den Nahrungsmitteln, die sich im Stoffwechsel neutral verhalten. Die Regeln können gelockert werden. Wir empfehlen Grundzüge, wie z.B. den Abstand von vier bis sechs Stunden zwischen den Mahlzeiten, weiterhin beizubehalten. Für den Körper und die Seele ist es gut, sich mit den Nahrungsmitteln zu ernähren, die für die Gesundheit optimal sind. Die Dauer der Erhaltungsphase ist somit unbegrenzt.

Viele Patienten berichten, dass sie nach der Ernährungsumstellung genau spüren, was ihrem Körper guttut und was ihm schadet. Mir erzählte kürzlich eine Patientin, dass sie keine Migräne mehr habe, wenn sie sich an das Ernährungsprogramm halte, diese aber wieder aufträte, wenn sie über längere Zeit in ihre alten Ernährungsgewohnheiten verfalle. Ein guter Grund für sie, sich nur mit den Nahrungsmitteln zu versorgen, die für ihren Stoffwechsel geeignet sind.

Alles ist nur eine Gewohnheit – auch Ernährung
Wir durften bei der Arbeit mit Tausenden von Patienten feststellen, dass die Veränderung von Gewohnheiten leicht sein kann. Wo ein Wille ist, da ist auch ein Weg. Nach einer kurzen Umstellungszeit von etwa sieben Tagen sind neue Bedürfnisse vorhanden, neue Vorlieben geboren. Der einzige Unterschied zu den bisherigen Vorlieben besteht darin, dass die neuen Bedürfnisse viel besser zum persönlichen Stoffwechsel passen.

Kreatives Kochen
Wir haben im gesund & aktiv Stoffwechselprogramm Ihre persönlichen Nahrungsmittel herausgesucht. Nun gilt es, diese schmackhaft und kreativ miteinander zu kombinieren. Unser beratender Koch, Erich Häusler, hat zusammen mit unserer Oecotrophologin, Carmen Golz, einige interessante und gesunde Rezepte entwickelt, die Sie anregen sollen, kreativ und spielerisch mit den Nahrungsmitteln aus Ihrem Ernährungsplan umzugehen. Ich wünsche Ihnen viel Freude dabei.

Ernährungsumstellung
Sie beginnt im Kopf. Die Veränderung der Lebensgewohnheiten fällt einigen Menschen sehr schwer. Die Klarheit über die eigene Motivation ist da wichtig. Ihr Therapeut kann Ihnen helfen, innere Blockaden zu erkennen und aufzulösen.

KOCHEN & INNOVATIVE REZEPTE

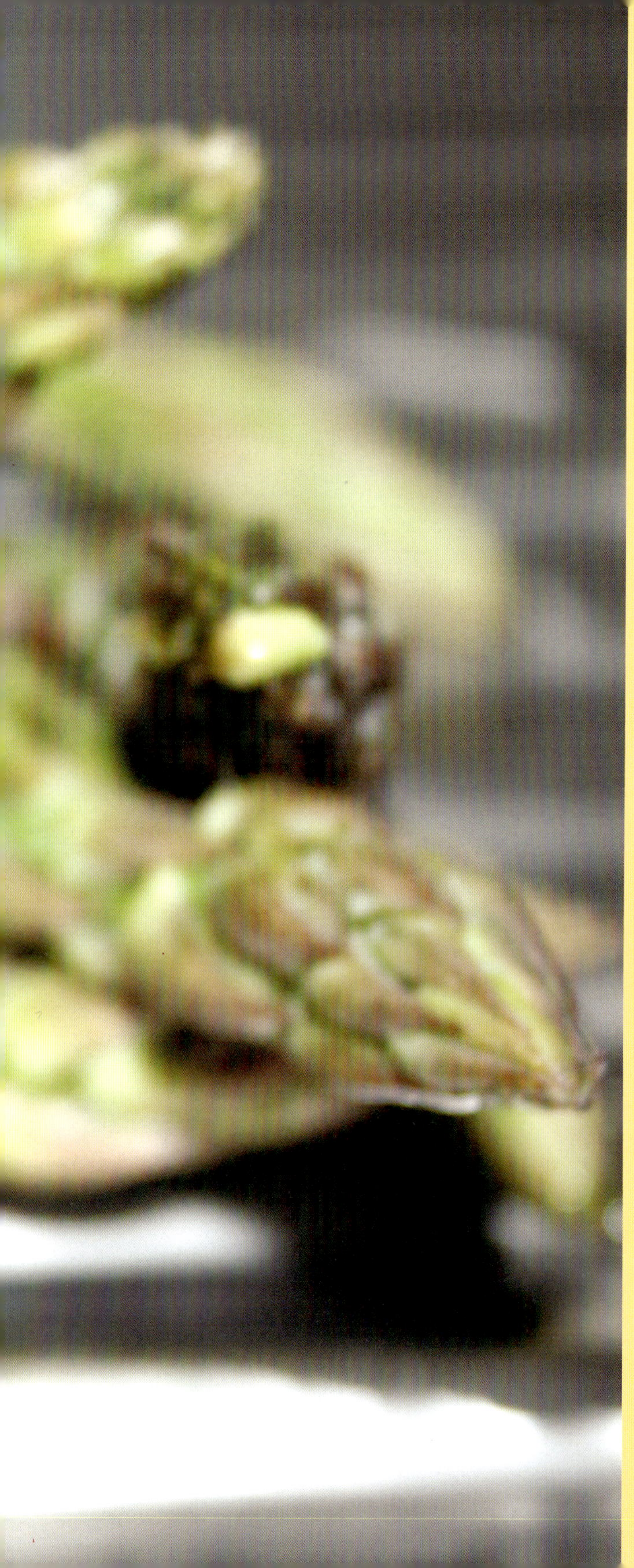

Kochen ist die Sache der Ernährungswissenschaft, aber auch Kunst, Abenteuer und Vergnügen.

Sidney Gordon

KOCHEN & INNOVATIVE REZEPTE

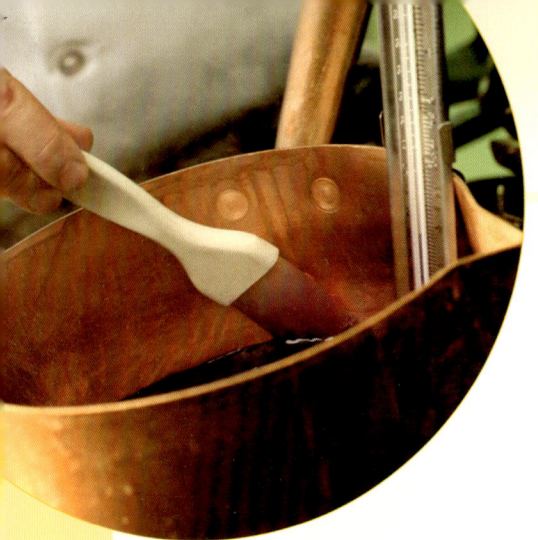

gesund kochen
mit Rezepten von Erich Häusler

Mit Genuss gesund & aktiv kochen

Essen nach dem individuellen Stoffwechselprofil macht Spaß. Es ist eine gute Gelegenheit, den Genuss zu steigern. Einfach, weil durch eine gesunde Ernährung nicht nur Augen und Gaumen, sondern der ganze Körper auf ihre Kosten kommen. Wir geben ihm alles, was er zum reibungslosen Funktionieren, für den Aufbau und die Erhaltung aller Organe braucht, gleichzeitig lassen wir alles weg, was dem Körper nicht guttut.

Alte Gewohnheiten

Sie brauchen Ihre Gewohnheiten gar nicht so sehr umzustellen, wenn Sie ab sofort gesünder bzw. stoffwechseloptimiert essen und trotzdem auf Genuss nicht verzichten wollen. Und Sie brauchen auch nicht mehr Zeit für Einkauf und Kochen aufzuwenden. Wir helfen mit praktischen Anregungen und Rezepten, die Lust auf die gesunde & aktive Art des Genießens machen. Hinzu kommen eine Menge Informationen über Lebensmittel, die zu Ihrem Stoffwechsel passen und ihn wieder ins Gleichgewicht bringen – also zu einer modernen, gesunden Ernährung gehören. All diese Informationen habe ich in diesem Kapitel für Sie zusammengetragen. Aber Sie finden noch viel mehr: Zum Beispiel lernen Sie Lebensmittel kennen, die Sie bisher vielleicht noch nicht verwendet haben. Oder Sie können nachlesen, ob ein bestimmtes Lebensmittel zu Ihrem Stoffwechsel passt oder nicht. Sie erfahren zum Beispiel auch, welches Gemüse eine große Rolle für Genuss und Gesundheit spielt. Gerade beim Gemüse gibt es nämlich erhebliche Unterschiede. Ich verrate Ihnen Wichtiges über den Nutzen des Garens, und natürlich fehlen auch Tipps für Ihre Küchenarbeit nicht.„"

Informationen, wo man sie braucht

Damit Sie nicht lange blättern müssen, stehen die meisten Informationen dort, wo sie benötigt werden: beim Rezept. Zum Beispiel können Sie direkt beim Thema Frühstück nachlesen, warum es so wichtig und gesund für uns ist. Das notwendige Basiswissen über gesunde Ernährung ist im vorangegangenen Kapitel leicht verständlich zusammengefasst. Dort haben Sie erfahren, wie viel Eiweiß der Körper braucht und warum Ballaststoffe günstig für unser Wohlbefinden sind. Natürlich lebt ein Buch über gesunde Ernährung vor allem auch von Rezepten und Bildern, die Ihnen schon beim kurzen Schmökern das Wasser im Munde zusammenlaufen lassen.

Wetten, dass Sie auch hier voll auf Ihre Kosten kommen?

Die Fotos zu jedem Gericht unterstreichen den Anspruch, der nicht nur für die Feinschmeckerküche, sondern auch und gerade für das gesunde Kochen gilt: Essen ist Genuss, der unsere Sinne und den Stoffwechsel aktiviert. Die verwendeten Lebensmittel sind so natürlich belassen, wie es in unserer heutigen Zeit möglich ist. So schenken sie uns ihre typischen Aromen und Geschmacksnuancen. Sie können sich sicher vorstellen, wie gut sich Gemüse und Obst anfühlt, das Sie frisch kaufen und verarbeiten.

Küchenmeister Erich Häusler
Geb. **1946** in Hard bei Bregenz/Österreich. In den **60ern** hat er die Ausbildung als Koch absolviert. Schon als Lehrling bekochte er Prominente wie den österreichischen Bundespräsidenten Franz Jonas, Hans Moser oder Peter Weck. Über Paris kam er Anfang der **70er** nach Hamburg, erkochte hier den ersten Michelinstern und errang zahlreiche Gold- und Silbermedaillen bei internationalen Kochkunstausstellungen. **1975** absolviert er die Prüfung zum Küchenmeister. Seitdem entwickelte er ausgefallene Rezepturen, gefolgt von Veröffentlichungen in Fachzeitschriften und -büchern, sowie zahlreichen Kochshows und Fernsehauftritten. **1995** eröffnete er die Kreativ-Küche Hamburg. Das Angebot reicht von Kochkursen über Weiterbildungsangebote bis hin zur Beratung rund ums Thema: „Kochen, essen und genießen". **2006** machte er selbst sehr positive Erfahrungen mit dem gesund & aktiv Stoffwechselprogramm und unterstützt das Ernährungskonzept seither mit Kochkursen.

gesund kochen
mit Rezepten von Erich Häusler

Rohmaterialien
Erntefrisch wäre selbstverständlich der Idealfall, aber nicht jeder hat einen Garten, in dem er sich mit frischem Obst und Gemüse eindecken kann. Auch kann nicht jeder im Bioladen kaufen, wobei sich dies gerade bei Fisch und Fleisch besonders lohnt. Inzwischen ist eine gute Produktauswahl in Bioqualität auch in diversen Supermarktketten Standard. Geschmacklich zahlt es sich in jedem Falle aus.

Rezeptauswahl
Rezepte und Informationen sind für alle bestimmt, die sich ohne allzu viel Aufwand gesund & aktiv ernähren wollen. Sie brauchen dazu weder weite Einkaufswege einzuplanen noch Ihre Kochgewohnheiten vollkommen umzustellen. Sie müssen gar nicht so „anders" essen, um etwas Wesentliches für Ihre Gesundheit zu tun. Vieles wird Ihnen schon vertraut sein, manches werden Sie näher kennenlernen. Ich habe versucht, Ihnen eine möglichst breite Rezeptpalette zu bieten – von fein bis deftig, von raffiniert bis einfach. Natürlich finden Sie auch für alle Gelegenheiten das Passende: Ob Sie nun für sich selbst, die Familie oder Ihre Freunde kochen wollen. Problemlos können auch komplette Menüs oder Buffets zusammengestellt werden. Die Gerichte sind so ausgewählt, dass Sie alles bekommen, was Sie für Ihren Tag brauchen.

Zum Abschluss möchte ich Ihnen noch einen Rat mit auf den Weg geben: Gehen Sie spielerisch an die Sache heran. Die Rezepte dienen als Leitfaden – durch Ihre persönliche Kreativität werden sie zu kulinarischen Höhepunkten. Setzen Sie sich dabei aber nicht selbst unter Druck. Sie haben alle Zeit der Welt, immer wieder neue Varianten auszuprobieren – insbesondere im Hinblick auf den individuellen Warenkorb des gesund & aktiv Stoffwechselprogramms. Und nun viel Spaß mit der gesunden & aktiven Ernährung – von Feinschmeckern geschätzt und von Experten empfohlen, weil sie Genuss und Gesundheit beschert.

Ihr Erich Häusler

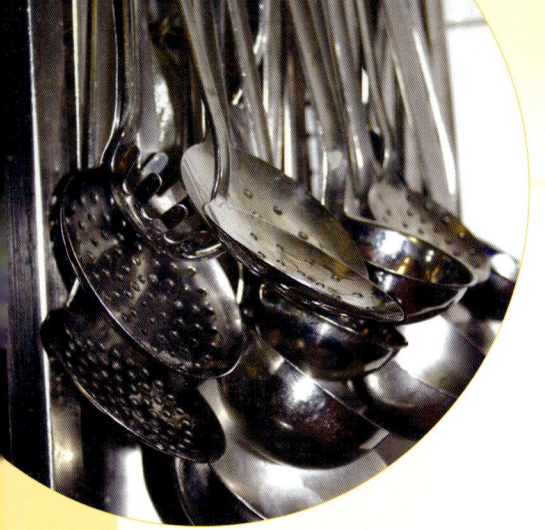

Küchenpraxis

Mengen und Gewichte leicht gemacht

Kochbücher gibt es wie Sand am Meer

Doch die notwendigen Basiskenntnisse, damit Rezepte auch gelingen, vermitteln die wenigsten. Die nachfolgende Rubrik schließt die Lücke und liefert die notwendigen Grundlagen zu allem, was man in der Küche zaubern kann: egal, ob man leckere Gerichte mit Gemüse, Fleisch oder Fisch kochen will, herzhafte Suppen oder ein schmackhaftes Frühstück zubereiten möchte. Unsere Küchenpraxis gibt Ihnen Hilfestellung und zeigt, worauf es für ein gutes Ergebnis ankommt: von der Auswahl der Zutaten über die einzelnen Arbeitsschritte bis hin zu den verschiedenen Garmethoden sowie Back- und Zubereitungszeiten.

Unsere Rezepte sind leicht nachzukochen und fast alle im Handumdrehen zubereitet. Studieren Sie jeweils die Einleitungen zu den Rubriken, und erfahren Sie, warum die Ernährungsweise nach dem gesund & aktiv Stoffwechselprogramm so wohltuend und gesund ist. Die allerwichtigste Regel bei der Zubereitung ist, nur frische und qualitativ hochwertige Produkte zu verwenden. Sie werden sehen: Ihre Speisen werden Ihnen hervorragend gelingen.

Mengenangaben in den Rezepten

Soweit nichts anderes im Rezept angegeben ist, sind die Mengen für eine Portion gedacht. Allerdings sollten Sie sich bei der Zubereitung immer an die Verzehrmengen aus Ihrem ganz persönlichen Ernährungsplan des gesund & aktiv Stoffwechselprogramms halten. Die Zutaten lassen sich bei Bedarf in der Menge individuell abwandeln bzw. anpassen, sodass sich jeder ohne großen Aufwand eine leckere Mahlzeit zubereiten kann.

Maße & Gewichte:

kg	=	Kilogramm
g	=	Gramm
L	=	Liter
ml	=	Milliliter
dl	=	Deziliter
cl	=	Zentiliter
EL	=	Esslöffel
TL	=	Teelöffel
gestr.	=	gestrichen
EP	=	Ernährungsplan
TK	=	Tiefkühlware

Flüssigkeitsmengen:

1000 ml	= 1 L Wasser	= 1 kg oder 1000 g
750 ml	= 3/4 L Wasser	= 3/4 kg oder 750 g
500 ml	= 1/2 L Wasser	= 1/2 kg oder 500 g
375 ml	= 3/8 L Wasser	= 3/8 kg oder 375 g
250 ml	= 1/4 L Wasser	= 1/4 kg oder 250 g (1 Suppenteller)
125 ml	= 1/8 L Wasser	= 125 g entspr. ca. 8 EL
100 ml	= 1/10 L Wasser	= 100 g entspr. ca. 7 EL (1 dl)
15 ml	= Wasser	= 1 EL oder 15 g
10 ml	= Wasser	= 1 TL oder 10 g

Küchenpraxis
Schneidetechnik leicht gemacht

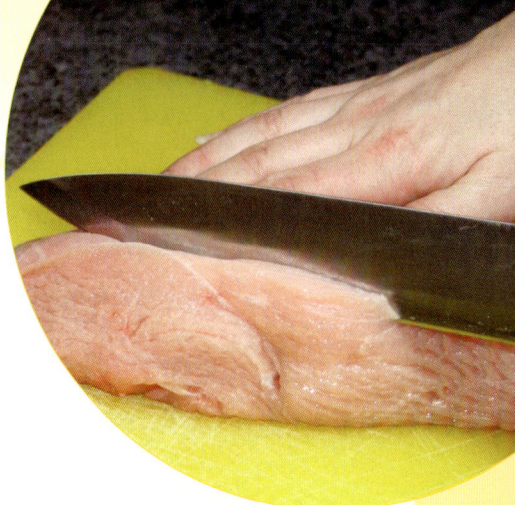

Vorbereitung, Schneidetechniken und Messer

Kräuter hacken, Tomaten achteln, Gemüse schälen, die Fettschicht vom Fleisch lösen, dabei sollten die Speisen beim Schneiden nicht gequetscht werden. Der Kochgenuss beginnt mit dem Schneiden und die Voraussetzung ist das richtige Messer. Denn nur damit lassen sich Fleisch, Gemüse und Kräuter optimal zubereiten. Scharfe Messer gleiten durch die Lebensmittel, sie trennen ohne Druck und schonen die Zutaten. Beim Schneiden ist das Messer mit der ganzen Hand fest zu umgreifen. Ein wirklich gutes und scharfes Messer wird nur leicht geführt ohne Kraftaufwand, sodass es mit ziehendem Schnitt die Nahrungsmittel durchtrennt.

Gemüse kann in Scheiben, Streifen, Rauten, Würfel oder Stäbe in unterschiedlicher Stärke geschnitten werden. Hier kommt ein Messer mit starrer Klinge zum Einsatz. Halten Sie das Messer leicht schräg von den Greiffingern weg und ziehen Sie es ohne großen Druck durch das Gemüse. **Zarte Gemüsesorten**, wie weißer Spargel, sollte ca. drei Zentimeter unterhalb des Kopfes gleichmäßig bis zum Ende geschält werden. Grüner Spargel wird allenfalls an den Enden geschält. In schräge Längsscheiben geschnittener Spargel eignet sich besonders gut zum Braten. Paprika oder Tomaten sollten nicht geschält werden, da sich gerade in der Schale die Vitamine und Ballaststoffe befinden.

Pilze werden trocken mit Küchenkrepp abgewischt und je nach Größe und Bedarf mit einer starren Klinge halbiert, geviertelt oder in Scheiben geschnitten.

Fleisch wird immer quer zum Faserverlauf geschnitten, insbesondere Scheiben. Bei Putenfleisch ist die Faser sehr ausgeprägt. Die Fettkante beim Steak wird erst vor dem Anrichten abgetrennt. Für Kurzgebratenes wird das Fleisch in gleichmäßige Streifen, etwa auf Gabellänge, geschnitten. Gulaschwürfel sollten etwa 30 bis 40 Gramm schwer sein.

Fischfilets werden meist im Handel bereits gesäubert und portioniert angeboten. Ganze Fische, z.B. Zander, Lachs oder Maränen, werden mit einem scharfen Messer entschuppt. Das Einschneiden der Oberhaut auf den Flanken hält den Fisch beim Braten in Form. Fisch schneidet man längs zum Faserverlauf, damit das Filet nicht auseinanderfällt.

Beim Filetieren von Zitrusfrüchten die gesamte Außenschale gründlich entfernen, dann die einzelnen Segmente herauslösen. **Mangos und Avocados** werden der Länge nach, am Stein vorbei, halbiert und dann entsprechend weiterverarbeitet. **Melonen** werden der Länge nach halbiert, entkernt, in gleichmäßige Spalten geschnitten und mit einer flexiblen Klinge von der Schale gelöst. Eine **Ananas** wird ebenfalls der Länge nach halbiert und geviertelt. Danach den harten Kern mit einem scharfen Küchenmesser heraustrennen und das Fruchtfleisch mit einer weichen Klinge von der Schale lösen.

Schneidebretter

Bevorzugt werden Holz- und auch Plastikbretter. Nach dem Gebrauch gründlich mit Bürste oder grobem Schwamm reinigen und niemals feucht, ohne Luftzirkulation wegstellen. Es bilden sich sonst schnell Schimmelkeime in den Schneiderillen. Auf Marmor- oder auch Glasplatten werden Messer schnell stumpf.

Scharfe Messer

Die Berührung der Klingen mit Metall, z.B. an Topfrändern oder das Aneinanderschlagen mit anderen Besteckteilen ist zu vermeiden. Die Messer werden dadurch beschädigt und verlieren ihre Schneidefähigkeit.

Die meisten Messer lassen sich mit einem Wetzstahl oder einem feinen Schleifstein schärfen. Spitzenköche ziehen ihre Messer vor jedem Gebrauch ab. Scharfe und säurehaltige Nahrungsmittel sind genauso von der Klinge fernzuhalten wie Essensreste – diese sollte man nach dem Schneiden sofort abwaschen.

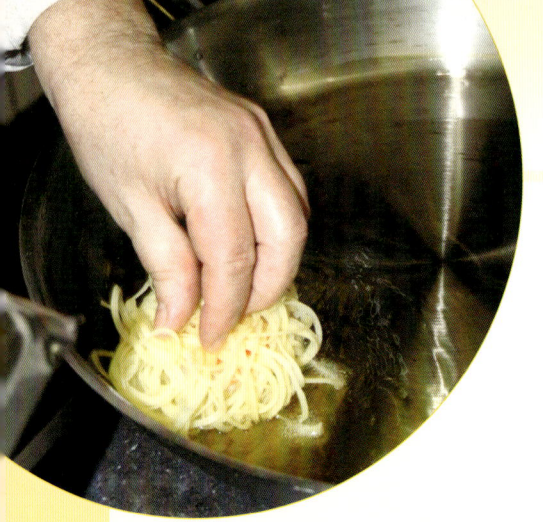

Garmethoden
Jedem Nahrungsmittel seine optimale Zubereitungsart

Kochen: Garen in einer großen Menge siedender Flüssigkeit bei etwa 100°C. Diese Methode wird, wegen des hohen Nährstoffverlustes, nur noch zum Garen von Reis, Nudeln und Kartoffeln sowie zum Blanchieren von Gemüse angewendet.

Schmoren: Garen durch Anbraten in heißem Fett (bei ca. 180°C) und Weitergaren im geschlossenen Topf in ein wenig siedender Flüssigkeit bei etwa 100°C.

Braten in der Pfanne – kurzes Garen oder Bräunen in wenig Fett bei 100 – 150°C.

Braten im Backofen: Garen unter Bräunung (mit oder ohne Fettzugabe) auf einem Rost (eine Soßenpfanne unter den Rost setzen und austretenden Fleischsaft auffangen). Eine knusprige Kruste erzielt man durch vorheriges Anbraten in einer Pfanne oder einem Schmortopf bei 80 – 160°C.

Niedertemperatur-Garen: Diese Garmethode ist für Fleisch geeignet, das bei besonders niedrigen Temperaturen (ca. 80°C) gegart wird. Für dieses Garverfahren eignen sich große und zarte Fleischstücke. Aber auch ganze Fische können gut bei niedriger Temperatur gegart werden. Geflügel ist nur bedingt geeignet. Gänzlich ungeeignet sind Steaks und Gemüse. Der Vorteil dieses Garens ist der sehr geringe Mengenverlust (ca. fünf Prozent im Vergleich zu ca. 30 Prozent bei der konventionellen Methode), und das Fleisch gelingt erheblich zarter und saftiger. Wichtig ist ein zuverlässiges Fleischthermometer zum Messen der Kerntemperatur des Fleischstückes. Diese sollte nach Ende der Garzeit etwa 68 – 78°C betragen.

Garziehen: Garen in siedender Flüssigkeit bei Temperaturen zwischen 80 und 90°C. Die Flüssigkeit darf nicht kochen, sollte sich nur leicht bewegen.

Frittieren/Ausbacken: Garen und Bräunen im heißen Fettbad bei Temperaturen zwischen 170°C und 200°C. Beim Frittieren werden die Lebensmittel schwimmend ausgebacken und von allen Seiten gleichmäßig gebräunt. Es ist eine sehr fettreiche Garmethode und sollte möglichst selten Verwendung finden. Das Frittiergut möglichst auf Küchenpapier abtropfen lassen.

Garen im Wok: Die Asiaten benutzen diese besonders schonende Zubereitung bereits seit Jahrtausenden. Immer mehr setzt sich diese Methode auch bei uns durch, weil sie einfach gesund ist und einen variationsreichen Geschmack bietet. Wichtig beim Garen im Wok sind gleichmäßig geschnittene Gemüsestücke. Diese werden in sehr kleine Teile geschnitten (Julienne). Die Gartemperatur ist meist sehr hoch und Fleisch, Fisch oder Gemüse werden mit wenig Fett in wenigen Sekunden gar gekocht. Durch die kurze Garzeit bleibt beim Kochen im Wok das volle Aroma des Gemüses (oder auch von Fleisch, Fisch, Geflügel) erhalten. Sie werden das neue Geschmackserlebnis nicht mehr missen wollen.

Garmethoden

Neben der Vielfalt an Nahrungsmitteln und Zutaten stehen uns für die Zubereitung unterschiedliche Garmethoden zur Auswahl. Im Rahmen einer gesunden Ernährung sollte darauf geachtet werden, die Speisen mit möglichst wenig Fett oder Öl zu garen und die Zutaten schonend zuzubereiten. Eine nährstoffschonende Garmethode bedeutet, in möglichst kurzer Zeit und bei geringer Temperatur zu garen. Außerdem sollten zubereitete Speisen nicht lange warm gehalten werden. Am besten schmecken die Gerichte direkt nach der Zubereitung.

Garmethoden
Jedem Nahrungsmittel seine optimale Zubereitungsart

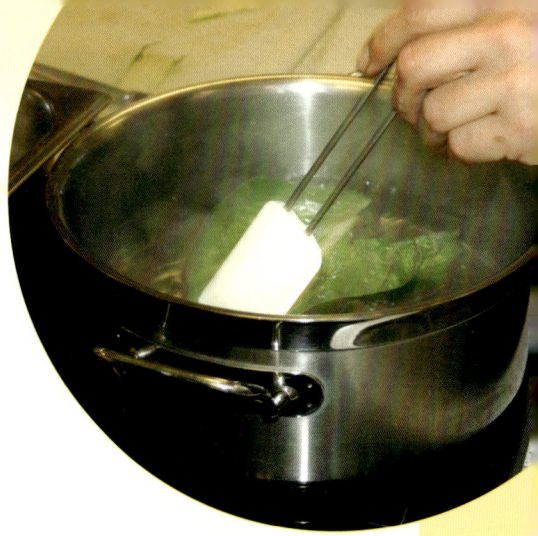

Dämpfen: Garen im Wasserdampf in einem Siebeinsatz bei Temperaturen um etwa 100°C. Gewürze und Kräuter in die Dämpfflüssigkeit geben. Ihre Aroma- und Geschmacksstoffe übertragen sich während des Garens auf das Gargut.

Dünsten: Diese Garmethode ist für alle Gemüsearten, zartes Fleisch und saftigen Fisch besonders schonend. Hierbei wird im eigenen Saft oder unter Zugabe von etwas Fett, wenig Flüssigkeit und Wasserdampf auf milde Weise bei Temperaturen unter 100°C gegart. So bleiben wertvolle Vitamine und Nährstoffe erhalten. Um die fettlöslichen Vitamine aufzuschließen, wird etwas Fett hineingegeben.

Dünsten mit Öl: Einen Esslöffel Raps- oder Olivenöl, Ghee oder Butter im Topf erhitzen, das Gargut hinzugeben und sanft andünsten. Nun gibt man ein wenig Wasser hinzu und gart bei fest verschlossenem Deckel, bis das Gemüse knackig und Fleisch oder Fisch saftig-zart sind. Da die Zutaten hier in ihrem eigenen Saft dünsten, entfalten sie ihren unverfälschten, intensiven Geschmack und müssen kaum nachgewürzt werden. Zur besonderen Abrundung des Geschmacks kann man zu guter Letzt noch einige Tropfen von kaltgepressten Raps- oder Olivenölspezialitäten hinzugeben.

Grillen: Garen unter Bräunung durch Strahlungs- oder Kontakthitze bei hoher Temperatur (etwa 250°C) unter dem Backofen-, auf dem Holzkohle- oder Elektrogrill. Einschubhöhe im Backofen entsprechend den Herstellerangaben. Das Grillgut nach dem Grillen salzen. Beim Holzkohlegrill ist es empfehlenswert, Alufolie oder spezielle Grillschalen zu verwenden.

Wasserbad: Allmähliches Erwärmen im offenen Topf, der in heißem, nicht kochendem Wasser hängt oder im Simmertopf (80 – 100°C). Für Soßen und Cremes, die als Zutat Butter, Eier oder Sahne enthalten (z.B. Hollandaise, Bayrische Creme) und alle Gerichte, die bei der Zubereitung auf der Kochstelle gerinnen oder leicht anbrennen könnten (z.B. Eierstich).

Foliengaren: Garen in einer hitzebeständigen Folie im Backofen im eigenen Saft bei 100 – 120°C. Eine sehr nährstoffschonende Methode, die das Aroma erhält. In Alufolie wird ohne Bräunung gegart. Die Folie sollte das Gargut so fest umschließen, dass keine Flüssigkeit entweichen kann, aber noch ausreichend Platz für die Dampfentwicklung bleibt. Die Folienpäckchen auf den Backofenrost legen, eventuell in einer feuerfesten Form. Die Garzeit der Speisen verlängert sich um etwa ein Drittel im Vergleich zur üblichen Garzeit. Im Gegensatz zur Alufolie bekommen in Bratbeutel oder Bratschlauch zubereitete Speisen durch die Strahlungswärme eine Bräunung. Bratfolie ist geruchsneutral, bis etwa 230°C hitzebeständig und nur für die Zubereitung von Speisen im Backofen geeignet. Genügend große Beutel oder Schläuche wählen, damit für die Dampfentwicklung genügend Platz bleibt. Bei Bratbeuteln und Bratschläuchen immer die Packungsanleitung beachten.

Tipp zum Dünsten mit Öl
Besonders wichtig für das Gelingen ist die Wahl des richtigen Topfes. Er sollte möglichst breit und flach sein und einen gut schließenden Deckel haben. Zum Dünsten sind alle Gemüsearten geeignet.

Achtung: Bohnen, insbesondere grüne, sollten vorher blanchiert werden. Auch zartes Fleisch, Geflügel und Fisch entfalten ihr volles Aroma und werden saftig gar, wenn sie mit Rapsöl gedünstet werden.

Eine besondere Note erhalten Möhren, Mangold, Forelle und Co., wenn Brühe zum Dünsten verwendet wird.

Kräuter geben zart Gedünstetem den letzten Pfiff. Aber immer daran denken – frische Kräuter erst zum Schluss dazugeben.

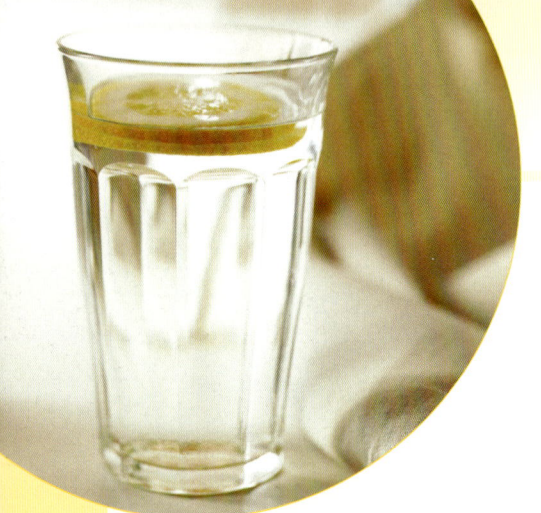

gesund trinken
Wasser, Kräutertees und Trinkmengen

Die Bedeutung von Wasser
Wasser ist die Quelle, die alles Lebendige ernährt und erhält. Ohne Wasser gäbe es kein Leben auf unserem Planeten. Etwa 70 Prozent der Erde ist mit Wasser bedeckt. Der menschliche Körper besteht – je nach Lebensalter – zu 50 bis 70 Prozent aus Wasser. Haut-, Muskel-, Bindegewebs- und Gehirnzellen sind nur funktionstüchtig, wenn sie genügend mit Wasser versorgt werden. Reichliches und regelmäßiges Trinken ist wichtig für die Aufrechterhaltung aller Stoffwechselvorgänge im Körper. Wasser ist das Lebensmittel Nr.1.

Warum Wasser lebensnotwendig ist
Unser Körper braucht ausreichend Wasser, um die Nährstoffe, die wir aufgenommen haben, zu den einzelnen Zellen zu transportieren. Die Niere filtert pro Tag etwa 1700 Liter Blut und entsorgt über den Harn laufend Abfallprodukte, die im Stoffwechsel angefallen sind. Wassermangel führt zur Beeinträchtigung der körperlichen Leistungsfähigkeit. Gehirn, Leber und Muskulatur reagieren auf Wasserverluste besonders empfindlich. Symptome wie Kopfschmerzen, Müdigkeit, Konzentrationsschwäche, Verwirrtheit und Trockenheit von Haut und Schleimhäuten können Zeichen eines Flüssigkeitsmangels sein. Wasser unterstützt den Stoffwechsel.

Forscher der Charité und des Instituts für Ernährungsforschung Potsdam-Rehbrücke fanden heraus, dass bei der Gewichtsreduzierung Leitungswasser sehr nützlich sein kann. Sie untersuchten an übergewichten Menschen, welche Wirkung das Trinken von Leitungswasser auf den Energiestoffwechsel hat. Allein der Verzehr von 1,5 bis 2 Litern Wasser am Tag erhöht den Energieumsatz um bis zu 100 Kilokalorien. Auf das Jahr hochgerechnet, ergeben sich daraus 36 500 Kilokalorien, was etwa vier bis fünf Kilogramm Fettgewebe entspricht.

Wie viel getrunken werden sollte
Zur Aufrechterhaltung der Grundfunktionen des Stoffwechsels benötigt der Körper mindestens 1,5 bis 2 Liter Flüssigkeit am Tag. Limonaden, Säfte, Milch oder Kaffee und schwarzer Tee sowie alkoholische Getränke gehören nicht dazu. Zu dieser Flüssigkeitsaufnahme kommt noch etwa ein Liter aus der normalen Nahrungsaufnahme hinzu. Die genaue Berechnung der tatsächlichen Trinkmenge errechnet sich nach der Faustformel: 30 bis 35 ml Flüssigkeit pro Kilogramm Körpergewicht. Das bedeutet, dass ein Mensch mit 60 kg Körpergewicht etwa zwei Liter Wasser trinken sollte. Das Optimum bei 90 kg Gewicht liegt bei etwa drei Litern.

Sportler benötigen aufgrund ihrer körperlichen Aktivitäten eine deutlich höhere Flüssigkeitszufuhr. Gleiches gilt für Menschen, die bei einer fieberhaften Erkrankung oder einer Durchfallerkrankung sehr viel Flüssigkeit verlieren. Im Sommer, wenn hohe Temperaturen uns den Schweiß auf die Stirn treiben, darf es auch etwas mehr Flüssigkeit sein. Wasser kann nicht lange vom Körper gespeichert werden. Deshalb immer gleichmäßig über den Tag verteilt trinken.

Wann sollten Sie trinken?
Wenn Sie ein Durstgefühl verspüren, dann ist man bereits über die rote Ampel gefahren – Durst ist ein Alarmsignal. Wer das übersieht, trinkt falsch. Unsere Empfehlung: Trinken Sie stündlich, zwischen den Mahlzeiten, ein kleines Glas stilles Wasser (ca. 125 ml) – die Flüssigkeitsmenge langsam steigern! Ist man es nicht gewohnt, regelmäßig zu trinken, müssen sich die Magen-Darmrezeptoren erst an die erhöhte Zufuhr von Flüssigkeit gewöhnen, andernfalls kann sich Unwohlsein einstellen. Nehmen Sie sich Zeit, Ihr Trinkverhalten zu verbessern. Nach etwa zwei bis drei Wochen werden Sie sich an das neue Trinkverhalten gewöhnt haben.

Faustformel:
35 ml pro Kilo Körpergewicht ergibt die tägliche Trinkmenge.

gesund trinken
Wasser, Kräutertees und Trinkmengen

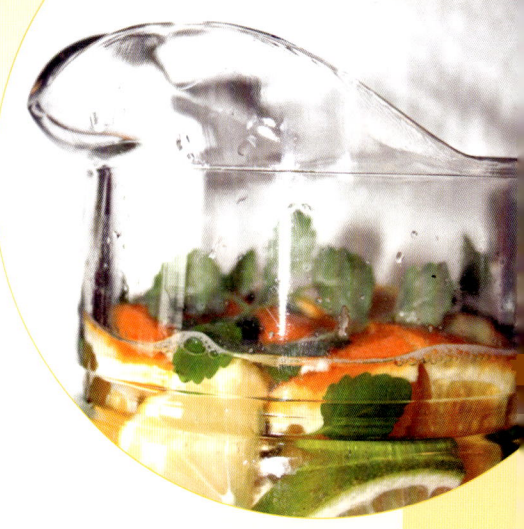

Was getrunken werden sollte

Die beste Flüssigkeit für die Gesunderhaltung unseres Körpers ist hochwertiges kohlensäurefreies und mineralarmes Wasser, also Leitungswasser. Warum mineralarmes Wasser trinken? Die im Mineralwasser, zum Teil aber auch im Leitungswasser enthaltenen anorganischen Mineralien (z.B. Magnesium oder Calcium), können vom Körper kaum verwertet werden. Wissenschaftler haben nachgewiesen, dass nur mineralarmes Wasser in der Lage ist, den Körper von abgelagerten Schlacken zu befreien. Mineral- und kohlensäurehaltiges Wasser ist bereits mit Mineralien und Kohlensäure beladen, sodass es dadurch weit weniger Stoffwechselendprodukte abtransportieren kann.

Das Leitungswasser hat in Deutschland eine gute Trinkqualität. Es unterliegt den strengen Kontrollen der Trinkwasserverordnung. Wem das nicht reicht, der hat noch einige Möglichkeiten, die Qualität des Leitungswassers zu verbessern. Es gibt verschiedene Filtersysteme, das ionisierte Wasser und das Umkehrosmoseverfahren.

Ionisiertes Wasser, auch alkalisches/basisches oder AktivWasser genannt, ist in Deutschland seit mehreren Jahren bekannt. Es ist gefiltertes Leitungswasser, welches mittels Elektrolyse in einen basischen Anteil (ionisiertes Wasser) und einen sauren Anteil (oxydiertes Wasser) getrennt wird. Das ionisierte Wasser ist sehr gut geeignet, sämtliche Nährstoffe im Organismus zu verteilen und die Säuren im Körper zu puffern. Dank des hohen **Redoxpotenzials** hat es eine bessere Lösungsfähigkeit mit anderen Stoffen. Dadurch ist eine gute Entschlackung und Entgiftung des Zellzwischenraums möglich.

Redoxpotenzial

Als Redoxpotenzial bezeichnet man die Fähigkeit eines Moleküls, Elektronen abzugeben oder aufzunehmen. Es wird in Millivolt (mV) gemessen. Vergleichen wir das Redoxpotenzial von basischem, ionisiertem Wasser (– 400 mV) mit Leitungswasser (+ 300 mV), so hat ionisiertes Wasser ein wesentlich höheres Redoxpotenzial.

Tipp:
Jeden Morgen vor dem Frühstück ein Glas des Vitalwassers trinken, das regt den Stoffwechsel an.

Das gesund & aktiv-Vitalwasser

Leitungswasser kann durch frische Zutaten eine geschmackvolle und individuelle Note bekommen. Nehmen Sie dazu z.B.:

1 Scheibe	Limette (ungespritzt)
3 Scheiben	Zitrone (ungespritzt)
2 Scheiben	Orange (ungespritzt)

Alles zusammen in eine große Karaffe geben und mit Leitungswasser auffüllen. Die Karaffe etwa 30 Minuten ziehen lassen, anschließend hat das Wasser einen erfrischenden Geschmack. In den nachfolgenden Rezepten wird diese Mischung auch als Tafelwasser bezeichnet.

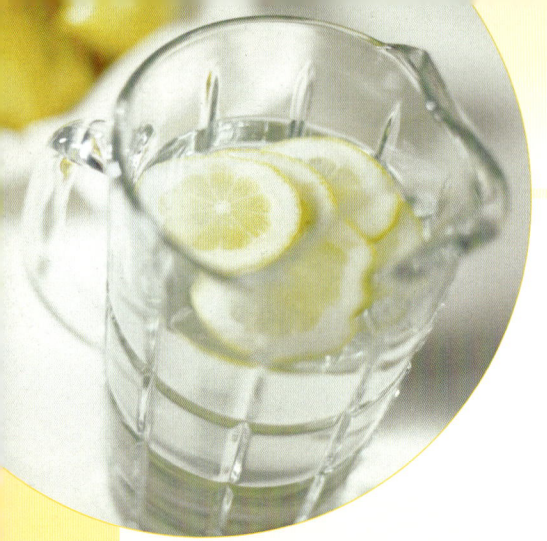

gesund trinken
Wasser, Kräutertees und Trinkmengen

Stoffwechsel und Wasser
Untersuchungen amerikanischer und schottischer Wissenschaftlern haben die Wirkung verschiedener Wassertemperaturen auf den Stoffwechsel untersucht und sind zu interessanten Ergebnissen gekommen:

Heißes Wasser regt die Ausleitung im ganzen Körper an
Die Leber, unser wichtigstes Stoffwechselorgan liebt die Wärme. Heißes Wasser regt die Leberaktivität und damit auch den Stoffwechsel an. Im Zusammenhang mit einer Körperreinigung oder zur Gewichtsreduktion ist heißes Wasser ein idealer Begleiter.

Lauwarmes Wasser unterdrückt den Appetit
Wenn lauwarmes Wasser in den Magen gelangt, ist er eher gesättigt, als bei heißem oder kaltem Wasser. Lauwarmes Wasser löst im Gehirn nicht den „heiß-kalt" Alarm aus. Es ist daher einfacher, hiervon ein ganzes Glas zu trinken. Der Magen dehnt sich sehr schnell aus, und im Gehirn wird durch die Aktivierung des Vagus-Nervs das Hungergefühl unterdrückt.

Außerdem wird Wasser mit Zimmertemperatur besser vom Magen aufgenommen, ohne dass die Verdauungsprozesse aufgehalten werden. Das Ergebnis: schnellere Stabilisierung des Blutzuckerspiegels – Heißhunger kann nicht auftreten.

Kaltes Wasser regt den Stoffwechsel an
Nachdem ein Glas kaltes Wasser getrunken wurde, beschleunigt sich der Stoffwechsel innerhalb von 10 Minuten um rund 3 Prozent und bleibt ungefähr 30 Minuten erhöht. Der Grund: Bevor dieses Wasser resorbiert und von den Zellen aufgenommen werden kann, muss der Verdauungstrakt mehr Arbeit leisten, um das kalte Wasser zu erwärmen.
Dieser Prozess verbraucht viel Energie, die unser Körper nutzt, um Kalorien aus gespeichertem Körperfett zu verbrennen. Bei trägem Leberstoffwechsel sollte kein kaltes Wasser getrunken werden.

Kräutertees
Neben dem Wasser leisten auch Kräuter- und Früchtetees gute Dienste. Kräutertees haben meist eine anregende oder eine entwässernde bzw. harmonisierende Wirkung. Sie sind Heilmittel und sollten daher häufiger gewechselt werden.

Kräuter die für den Einstieg geeignet sind
Wer noch keine Erfahrung mit der Anwendung von Kräutertees hat, der verwendet zunächst einige wenige, auch in höheren Dosen noch gut bekömmliche Kräuterarten.

Warum trinken die meisten Menschen zu wenig?
Unser Durstgefühl hat sich verändert – viele der angebotenen Getränke sind entweder zu süß, zu salzig, oder sonst wie zusammengesetzt, sodass unser Körper keine große Mengen davon trinken mag. Häufig sendet unser Durstgefühl durch zuviel Alkohol oder Kaffee nicht mehr ausreichend Signale. Dennoch ist es wichtig, über den ganzen Tag verteilt Flüssigkeit aufzunehmen.

gesund trinken
Wasser, Kräutertees und Trinkmengen

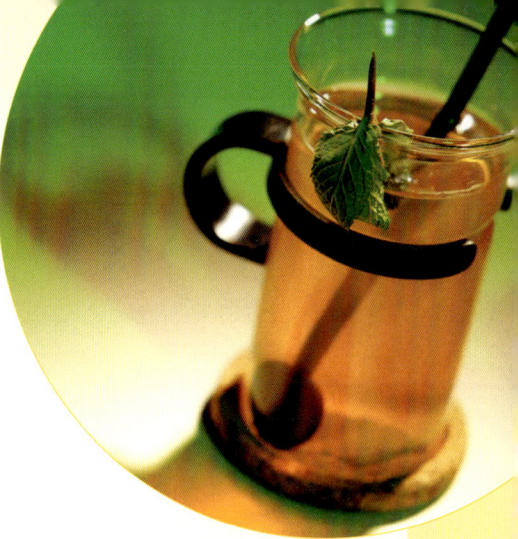

Natürlich ist es wichtig, die Teesorten zu wählen, die optimal zu Ihrem Stoffwechsel passen. Die Zeitschrift „Ökotest" empfiehlt den Kauf von Kräutern aus Bioanbau. Lose Kräuter sind Tees in Beuteln vorzuziehen. Die Kräuter in Teebeuteln sind stärker zerkleinert und verlieren dadurch an Aroma. Wenn Sie neue Teesorten ausprobieren, dann brühen Sie die Kräuter am besten erst einmal einzeln auf. Kennen Sie den Geschmack, dann können Sie immer noch entscheiden, wie eine für Sie angenehme Mischung aussehen könnte.

Kräutertees aus frischen Pflanzen

Tee aus frischen Pflanzen ist gegenüber dem aus getrockneten ein besonderes Geschmackserlebnis. Er schmeckt meist milder, aromatischer und weniger bitter. Da frische Kräuter natürlich einen höheren Wasseranteil haben, muss die Menge erhöht werden. Es wird etwa eine Handvoll Kraut mit 1 Liter Wasser aufgebrüht. Tee aus frischen Kräutern verfärbt sich nur sehr schwach. Besonders zu empfehlen sind Tees aus frischen Brennessel-, Salbei- oder Pfefferminzblättern oder aus Ingwerwurzeln.

Aufbewahrung und Haltbarkeit von Teekräutern

Teekräuter trocken, lichtgeschützt, nicht wärmer als bei Zimmertemperatur und staubgeschützt lagern. Gut geeignet sind Teedosen aus Metall oder Schraubgläser aus braunem Glas. Marmeladengläser mit Schraubverschluss können auch genutzt werden, wenn man sie in einem dunklen Schrank aufbewahrt. Die Gefäße sollten immer gut verschlossen sein, um Mehlmotten und andere ungebetenen Gäste fernzuhalten.

Teefilter

Zum Filtern von Tee eignen sich am besten Papierfilter oder Plastiksiebe. Metalle bei der Zubereitung von Kräutertees vermeiden, da sie mit den Inhaltsstoffen reagieren können.

Kräuter	Wirkung / Anwendung bei
Anis	schleimlösend, reizstillend bei Husten, regt die Galletätigkeit an und fördert die Verdauung, macht fette Speisen bekömmlicher
Brennessel	wirkt harntreibend, blutzuckersenkend und leicht abführend
Fenchel	wirkt krampflösend, blähungstreibend und antibakteriell, hilft bei Magenproblemen und Bronchialasthma
Holunder (schwarzer)	wirkt schweißtreibend und harntreibend
Kamille	wirkt antibakteriell und entzündungshemmend, hilft bei akuten Magen- und Darmproblemen, Dampfbäder bei Erkältungen lassen Schleimhäute abschwellen
Lavendel	wirkt beruhigend und krampflösend, hilft bei Nervosität und Magenbeschwerden, lindert Kopfschmerzen und Stress-Symptome
Linde	wirkt schweiß- und harntreibend, krampfstillend, schleimlösend sowie bei fieberhaften Krankheiten und Durchfallerkrankungen
Pfefferminze	Wirkt krampflösend und beruhigend, hilft bei Übelkeit und Magen-Darm-Problemen, Inhalieren lindert Erkältungskrankheiten
Zitronenmelisse	Wirkt beruhigend bei Stress und Schlafstörungen, hilft bei Magenbeschwerden

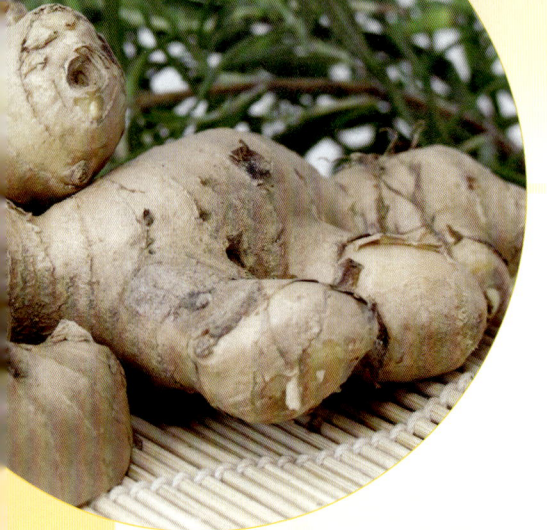

gesund trinken
individuelle Teerezepte

Entgiftung und Entschlackung
Das gesund & aktiv Stoffwechselprogramm ist immer mit einer Entschlackung und Entgiftung des Körpers verbunden. Die Körperreinigung kann zusätzlich zur individuellen Ernährung mit einigen Tees unterstützt werden. Die nachfolgenden Rezepturen sollten immer in Abstimmung mit dem betreuenden Therapeuten und der entsprechenden Stoffwechselanalyse gewählt werden.

Allgemeine Anweisung
Sollte für ein Rezept keine spezielle Zubereitungsart erforderlich sein, gilt grundsätzlich: Die Kräutermischungen werden mit sehr heißem, aber nicht kochendem Wasser überbrüht. Der Tee muss zehn Minuten ziehen und wird nach dem Abseihen warm getrunken. So bleiben die heilkräftigen, ätherischen Öle und Wirkstoffe der Kräuter erhalten. Zwei Teelöffel Kräutermischung pro große Tasse reichen für eine optimale Wirkung des Tees. Es sollten dreimal täglich je eine Tasse, langsam, Schluck für Schluck zwischen den Mahlzeiten, getrunken werden. Wichtig ist, dass der Tee stets frisch zubereitet und sofort getrunken wird. Darüber hinaus ist zu berück-sichtigen, dass die Tees am besten nicht gesüßt werden. In Ausnahmefällen kann man reinen Bienenhonig oder Ahornsirup zur Geschmacksverbesserung verwenden.

Kräuter, die den Stoffwechsel anregen
Die folgenden Teemischungen können zur Appetitanregung und bei mangelnder Magensaftbildung bzw. allgemeiner Verdauungsschwäche angewendet werden. Auch bei verschiedenen Verdauungsstörungen sowie Völlegefühl und Blähungen sind sie wirksam.

Stoffwechseltee 1
- 25 g   Tausendgüldenkraut
- 25 g   Wermutkraut
- 20 g   Enzianwurzel
- 20 g   Pomeranzenschale
- 10 g   Zimtstange

Stoffwechseltee 2
- 35 g   Angelikawurzel
- 35 g   Schafgarbe
- 10 g   Tausendgüldenkraut
- 10 g   Wermutkraut
- 5 g   Anis, zerstoßen
- 5 g   Basilikumkraut

Zubereitung:
2 Teelöffel der Teemischung mit 150 ml siedendem Wasser übergießen, bedeckt etwa 5-10 Minuten ziehen lassen und abseihen. Mehrmals täglich 1 Tasse des frisch bereiteten Tees mäßig warm eine halbe Stunde vor den Mahlzeiten trinken.
Hinweis: Gelegentlich können bei bitterstoffempfindlichen Menschen Kopfschmerzen ausgelöst werden.

Ingwerwasser – der Stoffwechselaktivator
In der asiatischen Medizin und Küche gilt Ingwer als Pflanze mit kräftigender Yang-Energie und ist die Pflanze für innere Wärme. Ingwerwasser kann leicht hergestellt werden. Eine 3 cm lange Ingwerwurzel schälen und in kleine Stücke schneiden. Diese in 1 Liter Wasser 10 Minuten lang kochen und dann 10 Minuten ziehen lassen. In einer Thermoskanne aufbewahren und wie Tee über den Tag verteilt trinken.

Im Frühjahr hilft Ingwerwasser besonders gut, Schlacken auszuspülen und den Stoffwechsel zu reinigen. Ingwer ist eines der vielseitigsten Gewürze, wenn es um die Vorbeugung von Erkältungen geht.

Im Herbst und Winter bringt er die notwendige Wärme in den Körper. Er fördert den Appetit, regt die Verdauung und den Stoffwechsel an, stärkt Abwehrkräfte und Schleimhäute. Die ätherischen Öle des frischen Ingwers lindern Husten und Halsentzündungen.

gesund trinken
individuelle Teerezepte

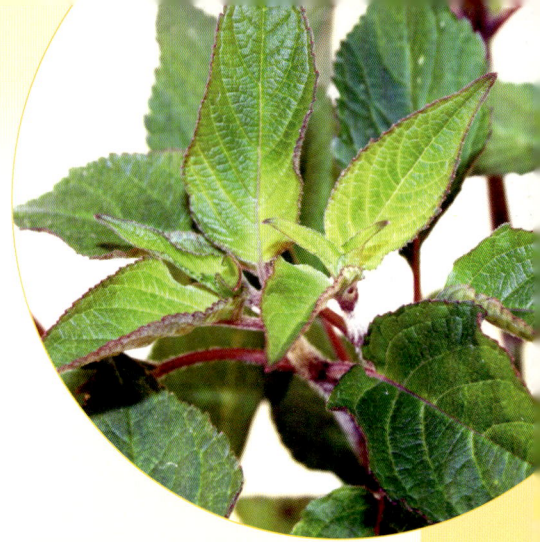

Kräuter zur Entschlackung

Diese Teemischungen sind besonders im Frühjahr und Herbst für eine mehrwöchige Teekur empfehlenswert. Diese ist ideal zur Entgiftung und Entschlackung des Körpers. Durch die Anregung von Bauchspeicheldrüse, Leber, Darm und Niere werden giftige Stoffwechselprodukte zur Ausscheidung gebracht.

Entschlackungstee 1
- 30 g Ackerschachtelhalm
- 30 g Brennessel
- 20 g Schafgarbe
- 10 g Pfefferminze
- 10 g Ringelblumenblüten

Entschlackungstee 2
- 30 g Löwenzahnwurzel
- 30 g Birkenblätter
- 10 g Holunderblüten
- 10 g Kümmel, zerstoßen
- 10 g Fenchel, zerstoßen

Zubereitung: 2 Teelöffel der Teemischung mit 150 ml siedendem Wasser übergießen, bedeckt etwa 5-10 Minuten ziehen lassen und abseihen. Mehrmals täglich 1 Tasse des frisch bereiteten Tees mäßig warm zwischen den Mahlzeiten trinken.
Hinweis: Diese Entschlackungstees sollten als Kur über einen Zeitraum von mindestens zwei Wochen angewendet werden.

Allgemeine Hinweise
Bitte betrachten Sie diese Teerezepte, auch wenn Sie auf die Heilkräfte der Natur vertrauen, nicht als Wundermittel. Der Anwendung von Heilpflanzen und ihrer heilenden Wirkung sind Grenzen gesetzt. Klingen nach kurzer Anwendungszeit die Krankheitssymptome nicht ab, setzen Sie sich bitte direkt mit Ihrem Therapeuten in Verbindung.

Tee zur Entschlackung und gleichzeitigen Entwässerung

Entschlacken, Entgiften und Entwässern sind alte Grundprinzipien für eine Reinigung des Körpers. In der Naturheilkunde gibt es zahlreiche Mittel, um den Körper bei der Entwässerung zu unterstützen. Bekannt sind z.B. Spargel, Ananas oder altbewährte Heilpflanzen wie Birke, Schachtelhalm und Goldrutenkraut. Diese Kräuter helfen, den Körper auf sanfte Weise zu entwässern, kurbeln den Stoffwechsel an und entschlacken das Gewebe. Zwei in der Naturheilkunde oft verwendete Teemischungen eignen sich dafür besonders gut:

Entschlacken & Entwässern Tee 1
- 30 g Ackerschachtelhalm
- 30 g Birkenblätter
- 40 g Brennessel
- 50 g echte Kamille
- 20 g Faulbaumrinde
- 20 g Kalmus
- 10 g Wacholderbeeren

Entschlacken & Entwässern Tee 2
- 25 g Ackerschachtelhalm
- 20 g Bohnenhülsen
- 25 g Holunderblüten
- 30 g Johanniskraut
- 10 g Kümmel
- 50 g Pfefferminze
- 30 g Schafgarbe
- 10 g Wacholder

Zubereitung: 2 Teelöffel der Teemischung mit 150 ml siedendem Wasser übergießen, bedeckt etwa 15 Minuten ziehen lassen und abseihen. Dreimal täglich 1 Tasse des frisch bereiteten Tees mäßig warm eine halbe Stunde vor den Mahlzeiten trinken.

Morgenstund ...

Man kann nur gesund & aktiv durch den Tag gehen, wenn morgens entsprechend Kraft getankt wird. Nur so ist ein leistungsfähiger und stressfester Tag garantiert. Daher ist ein richtiges Frühstück auch der richtige Start in den Tag. Der Körper hat, während wir geschlafen haben, etwa sieben bis acht Stunden keine Nahrung bekommen. Unsere Energiereserven, die während der Nacht reduziert oder verbraucht worden sind, müssen jetzt wieder aufgefüllt werden.

Außerdem werden Kohlenhydrate in Muskeln und Gehirn gebraucht, damit diese funktionieren und leistungsfähig sind. Also braucht der Körper eine wertvolle Nahrungsgrundlage. Wer sich lediglich mit einem schnellen Kaffee begnügt und gerade mal eine Scheibe Toastbrot zu sich nimmt, riskiert einen Fehlstart. Die erste Sättigung muss wohlüberlegt sein und sollte lange anhalten, damit wir gut über den Vormittag kommen.

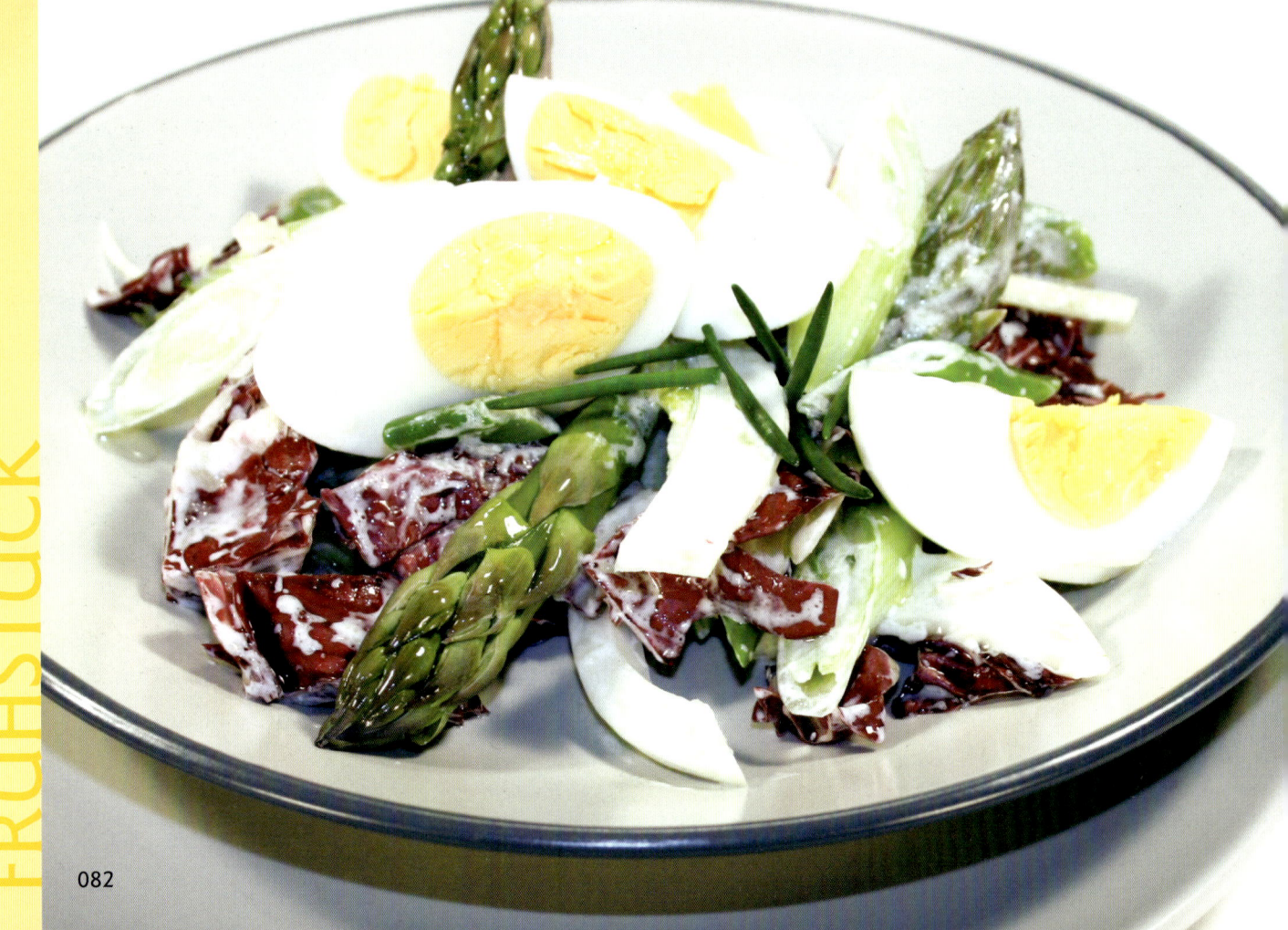

FRÜHSTÜCK

... hat Leckeres im Mund

Sind die Kohlenhydratspeicher leer, sinkt unsere Konzentrationsfähigkeit. Diese Speicher müssen nun gefüllt werden, damit es nicht zum durch Kohlenhydratmangel ausgelösten Heißhunger kommt. Wird der Kohlenhydratbedarf nicht gedeckt, kann der „Süßhunger" zu regelrechten Fressattacken führen.

Wichtig: 20 Prozent, besser noch ein Drittel der gesamten Nahrungsenergie für den Tag sollte bereits zum Frühstück gegessen werden. Mit einer kohlenhydratreichen Morgenmahlzeit – natürlich am besten bestehend aus den Getreidesorten, die zum jeweiligen Stoffwechselsystem passen – wird der Grundumsatz unseres Organismus so richtig angeheizt. Kein Wunder, hat unser Körper bei einem Frühstück mit reichlich Kohlenhydraten doch erst einmal so richtig etwas zum „Abarbeiten".

Die Kohlenhydrate müssen aufgeschlüsselt und verwertet werden, so gelingt der perfekte Start in den Tag. Dabei sollte man aber unbedingt auf persönliche Vorlieben Rücksicht nehmen. Zum Frühstück schmecken ungesüßte, selbst gemachte Marmeladen auf selbst gebackenem Feinschmecker-Knäckebrot besonders gut. Aber auch mit frisch zubereitetem Kräuterquark gibt es eine gute Alternative zu Wurst und Käse. Besonders gesund ernährt man sich zum Frühstück natürlich mit einem selbst zusammengestellten Müsli, das mit frischen Früchten der Saison abwechslungsreich und individuell sein kann.

Wer ein herzhaftes Frühstück bevorzugt, kann auch gerne mal Variationen vom Ei, wie z.B. ein Rührei oder Omelett, wählen. Im Winter oder an kühlen Tagen kann man zum Frühstück auch einen Teller warmen Frischkornbrei zubereiten. **Tipp:** Schon am Abend vorher den Frühstückstisch vorbereiten, dann kommt morgens nicht gleich der große Stress auf. Richten Sie Ihre erste Mahlzeit des Tages schön und appetitlich her. Vor allem nehmen Sie sich bitte Ruhe und Zeit, essen Sie bewusst und stimmen Sie sich so positiv auf den Tag ein.

Knäckebrot vs. Brot

Knäckebrot ist dem herkömmlichen Brot vorzuziehen, weil es den Insulinspiegel nicht so sehr belastet. Im Gegensatz zu Brot und Backwaren aus raffiniertem Mehl enthält es neben den wertvollen Vitaminen und Mineralstoffen auch die Ballaststoffe aus den Randschichten des Getreidekorns. Darüberhinaus wird gutes Knäckebrot ohne Backtriebmittel, wie z.B. Hefe oder Backpulver, hergestellt. Bei Verzicht auf diese Hilfsmittel der Industrie kommt es zu weniger Gärung in unserem Körper und damit zu einem positiven Einfluss auf den Säure-Basen-Haushalt. Hinzu kommt, dass gerade das selbstgebackene Feinschmecker-Knäckebrot aufgrund des hohen Ballaststoffanteils eine enorme Sättigungswirkung hat. Probieren Sie es aus, es schmeckt wirklich fantastisch und ist obendrein ganz einfach in der Zubereitung.

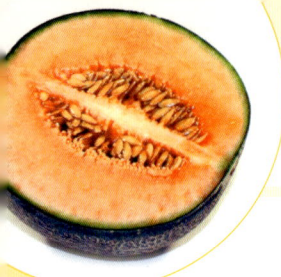

Melonenvielfalt
gratiniert mit Melisse

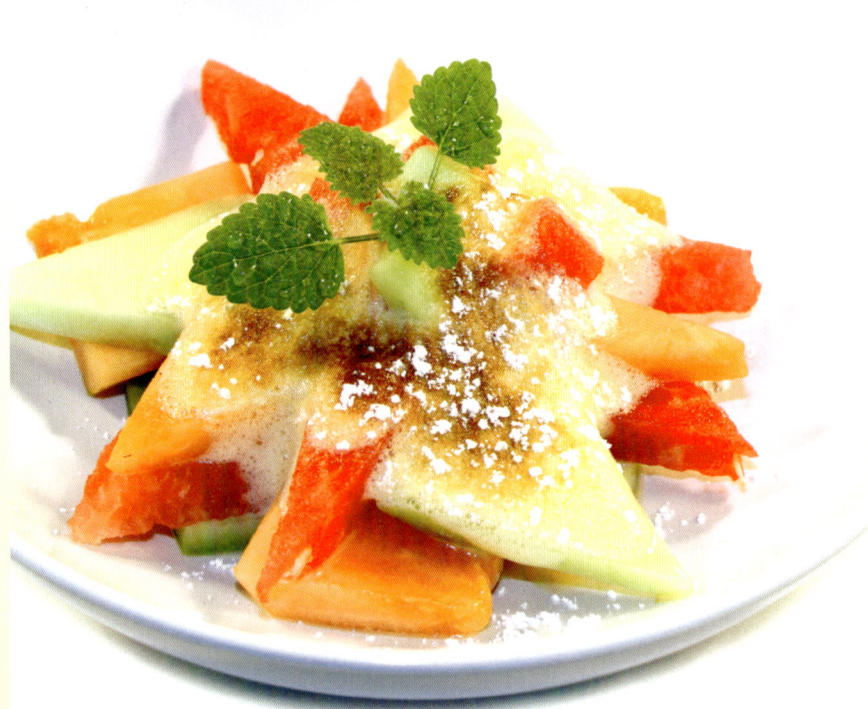

Wissenswertes: Melone
Am Duft und der Konsistenz lässt sich eine reife Melone erkennen. Wenn sie am Nabel süß duftet und dieser dem Daumendruck sanft nachgibt, wird die Melone gut schmecken. Die Frucht sollte beim Kauf stets reif sein, da sie kaum nachsüßt.

Rezeptabwandlungen
Honig- und Cantaloupemelone gegen Apfel und Aprikose austauschen, schon wird eine geschmackvolle Alternative aus dem Gericht.

Stoffwechsel-Tipp
Das gelbe bis intensiv rote Fruchtfleisch von Melonen enthält viel Beta-Carotin, was im Stoffwechsel zum wichtigen Vitamin A umgebaut wird. Es fördert die Zufuhr der Nährstoffe aus dem Blut zum Gehirn und damit zu den Nervenzellen. Melonen haben sehr viel Vitamin B6, das wie eine Schere die Eiweißmoleküle in eine verwertbare Form zurechtschneidet. So sorgt B6 für die Eiweißsynthese im Körper. Neben viel Vitamin C enthalten Melonen auch sehr viel Niacin (für die Zellatmung), Folsäure (für Wachstum, Blutbildung, Sauerstoffversorgung der Zellen) und Mangan (für Gehirn und Nerven und Farbe im Haar).

Zubereitung
Die Melonen schälen und das Fruchtfleisch in gleichmäßige Spalten schneiden. Anschließend die Melonenstücke, farblich abwechselnd, mittig auf einem feuerfesten Portionsteller anrichten. Eigelb, Tafelwasser und Ahornsirup mit einem Schneebesen über einem Dampfbad bis zum Siedepunkt zu einer luftigen Schaummasse aufschlagen.

Die fertige Schaumsauce über die Melonenspalten geben und im Backofen mit der Grillfunktion goldgelb gratinieren. Mit dem Minzezweig dekorieren und heiß genießen.

TIPP: Die Melonenvielfalt eignet sich ideal als Nachspeise bei einem Menü.

Zutaten 1 Portion:
¼ Honigmelone
¼ Wassermelone
¼ Cantaloupmelone
2 Eigelb
40 ml Tafelwasser
1 EL Ahornsirup
Minzezweig als Garnitur

Obstsalat
mit frischen Erdbeeren, Kiwi und Walnüssen

Zutaten 1 Portion:
140 g Erdbeeren
1 Kiwi
50 g Walnüsse
Saft einer ½ Limette

Zubereitung
Die Erdbeeren putzen, waschen, gut abtropfen lassen und in Scheiben schneiden. Die Limette halbieren und auspressen. Zuletzt die Kiwi schälen und in gleichmäßige, mundgerechte Scheiben schneiden.

Die Walnüsse in einer beschichteten Pfanne ohne Beigabe von Öl trocken anrösten und anschließend grob hacken.

Die Erdbeer- und Kiwischeiben mittig auf einem Teller anrichten, mit dem Limettensaft übergießen, die gerösteten Walnüsse darüberstreuen und mit dem Melissenzweig garnieren.

TIPP: Der Obstsalat eignet sich auch gut als Nachspeise bei einem Menü.

Wissenswertes: Kiwi
Zucker und eine ungewöhnliche Säurekombination (Apfel-, Ascorbin-, China- und Phosphorsäure) geben der Kiwi ihren unvergleichlichen Geschmack. Beim Vitamin-C-Gehalt wird allerdings meist heftig übertrieben. Eine durchschnittliche Kiwi enthält etwa 100 mg und liegt damit gleichauf mit der Orange. Geschälte Kiwifrüchte in dicke Scheiben oder Würfel schneiden und vorsichtig in Obstsalaten oder anderen Gerichten unterheben, da sich sonst die feinen schwarzen Kerne herauslösen.

Rezeptabwandlungen
Wem die Früchte nicht süß genug sind, der kann etwas Ahornsirup mit dem Limettensaft vermischen.

Stoffwechsel-Tipp
Aufgrund ihrer Inhaltsstoffe, u.a. der Mineralstoffe Calcium, Kalium und Eisen, aber auch der Spurenelemente und Ballaststoffe, kräftigen Kiwis das Immunsystem.
Außerdem beschleunigen sie den Stoffwechsel, festigen Gefäße (Venen) und das Bindegewebe und stimulieren die Muskeltätigkeit, speziell im Herzmuskel.

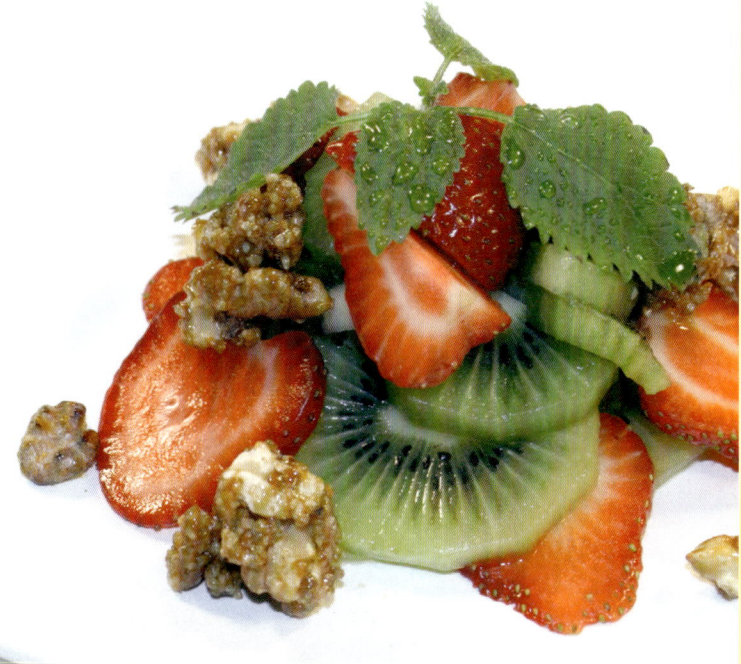

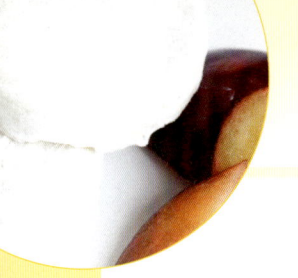

Ziegenkäse
auf Apfel- und Birnenspalten

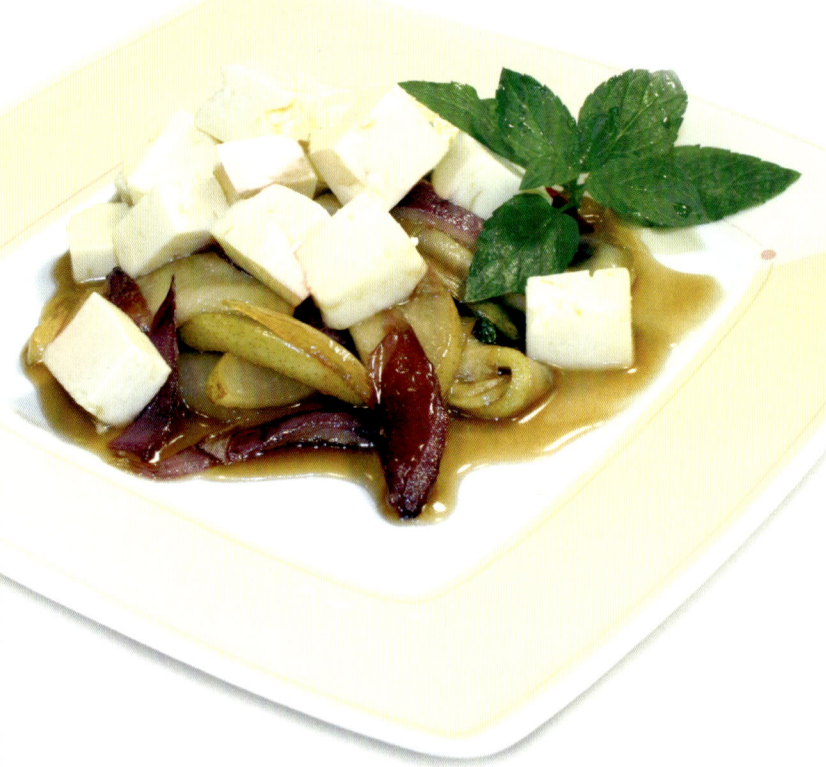

Wissenswertes: Ziegenkäse
Es ist vermutlich die älteste Käsesorte überhaupt. Ziegenmilchkäse reift sehr langsam, dafür macht ihn seine spezielle Eiweißbeschaffenheit weich und zungenschmelzend. Ziegenkäse ist mit seinen mind. 45 Prozent Fett variantenreich und trotz seines leicht strengen Geschmacks ein köstlicher Käse, und v.a. von April bis Oktober zu empfehlen. Er muss pur sein, bzw. bei Mischungen sollte „Ziegenkäse mit Kuhmilch" auf der Verpackung stehen.

Rezeptabwandlungen
Übrigens schmecken zu Ziegenkäse auch Feigen, Datteln oder Granatäpfel. Wer es deftig mag, kann ihn auch mit Gemüse kombinieren.

Stoffwechsel-Tipp
Ziegenmilch ist ein wertvolles, gesundes und leicht verdauliches Nahrungsmittel. Schon Hippokrates und Paracelsus empfahlen den Genuss für die Gesundheit. Ziegenkäse liefert für den Stoffwechsel essenzielle Aminosäuren, lebenswichtige Mineralien wie Calcium, Phosphor und Spurenelemente. Besonders das Provitamin A liegt schon in der Form vor, in der es direkt vom Körper verwertet werden kann. Daher ist Ziegenkäse auch weißer als ein vergleichbarer Käse aus Kuhmilch.

Zubereitung
Den Apfel und die Birne waschen und vierteln, das Kerngehäuse entfernen und die Früchte in dünne Spalten schneiden. Die Zwiebel schälen und in dünne Rauten schneiden. Den Ziegenkäse mundgerecht würfeln. Die Minze waschen, trocken schleudern und fein hacken. Einen Zweig davon als Garnitur verwahren.

Den Ahornsirup zusammen mit dem Zitronensaft in einer Pfanne erwärmen, darin die Apfel- und Birnenspalten sowie die Zwiebelstücke kurz andünsten. Anschließend die gehackte Pfefferminze beifügen und vorsichtig unterheben.
Zuletzt die Ziegenkäsewürfel auf den bissfest gegarten Früchte-Zwiebel-Mix geben und leicht anschmelzen lassen. Auf einem Teller anrichten und mit dem Minzezweig garnieren.

Schafskäse

mit frischen Pflaumen und Melisse

Zutaten 1 Portion:
- 120 g Schafskäse
- 200 g Pflaumen
- 30 g Walnusskerne
- Saft einer Zitrone
- 1 TL Ahornsirup
- 15 g Zitronenmelisse
- 100 g Blattsalat (entspr. EP)

Zubereitung

Die Pflaumen waschen, entsteinen und vierteln. Den Schafskäse gut abtropfen lassen und in mundgerechte Würfel schneiden. Die Zitrone halbieren und auspressen. Die Zitronenmelisse und den Salat waschen, dann trocken schleudern. Anschließend die Melisse fein hacken. Die Walnusskerne vierteln.

Den Ahornsirup mit dem Zitronensaft verrühren, in einer Pfanne erwärmen und die Pflaumen darin bissfest andünsten. Die Schafskäsewürfel und die Zitronenmelisse zugeben und vorsichtig unterheben. Der Käse sollte dabei nur leicht anschmelzen.

Die Salatblätter auf einen Teller legen, darauf die Pflaumen mit dem Schafskäse anrichten und zum Schluss mit den Walnüssen bestreuen.

Wissenswertes: Schafskäse

Er ist ein typischer Käse aus dem Mittelmeerraum. Zu den bekanntesten Sorten zählen der der griechische Feta, der spanische Manchego und der französische Roquefort. Die frisch zubereitete Käsemasse wird erst durch monatelanges Reifen in der Salzlake pikant. Feta wird in Griechenland zu jeder Tageszeit, meist mit Oliven und Tomaten, gegessen. Sein pikanter Geschmack passt hervorragend zu Salaten.

Stoffwechsel-Tipp

Bei einzelnen Vitaminen hat die Pflaume keine Rekorde zu melden. Aber das Gesamtangebot macht´s! Außer den Vitaminen A, C und Biotin enthält diese Steinfrucht sämtliche B-Vitamine. Eine Pflaume ist eine Vitamin-B-Pille aus der preiswerten Apotheke Natur. Pflaumen sind der beste Stimulator für den Kohlenhydratstoffwechsel, für gute Nerven, mentale Frische, Antriebs- und Leistungskraft und Stressfähigkeit. Außerdem regen sie die Nieren- und Darmtätigkeit an.

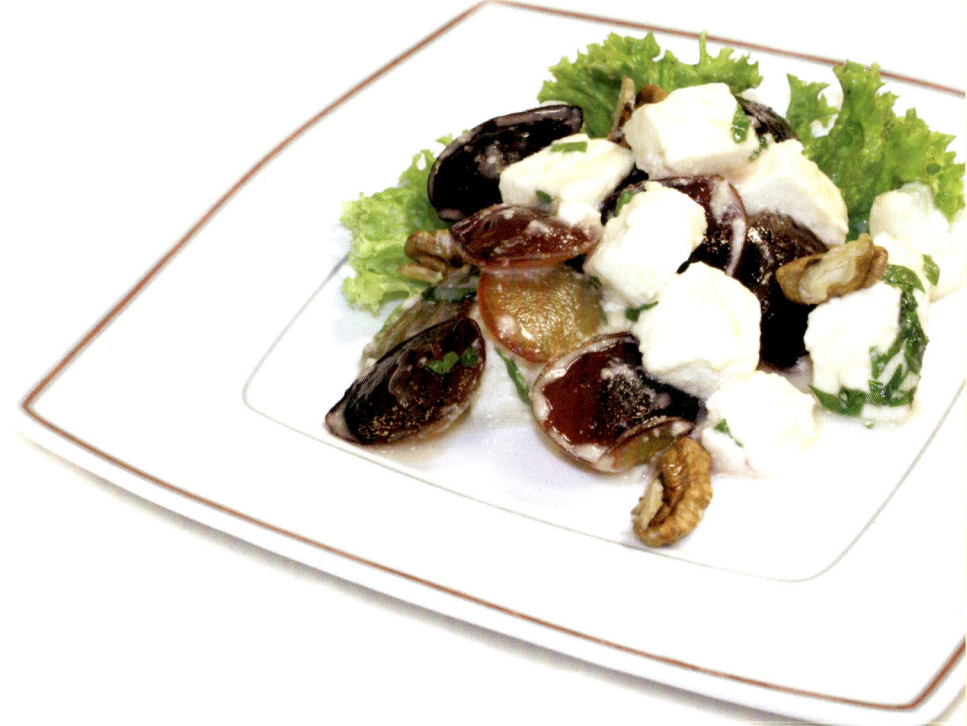

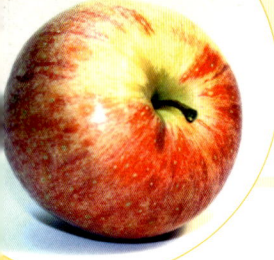

Naturomelett
mit Äpfeln

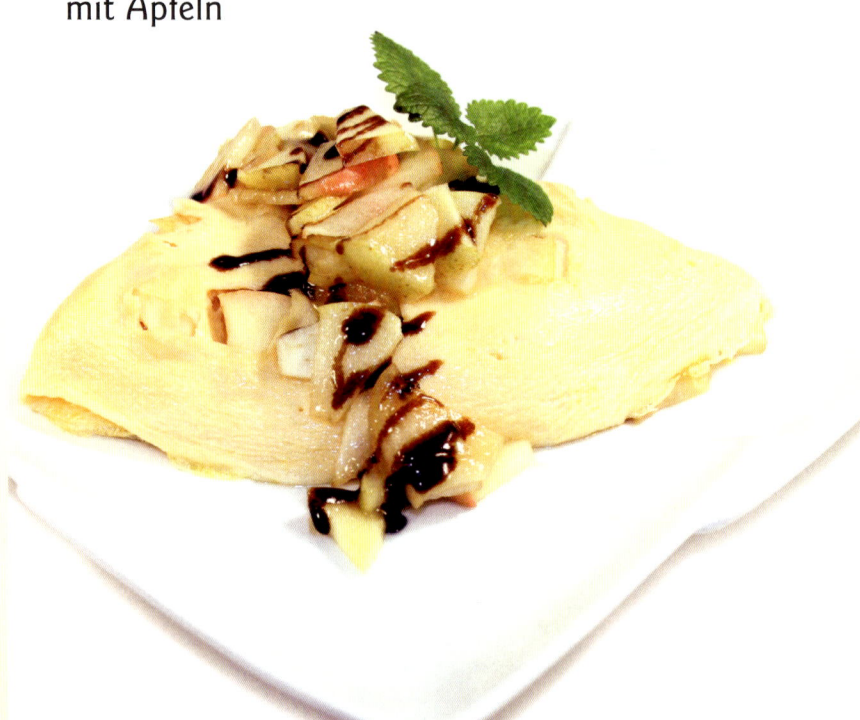

Wissenswertes: Omelett
Schon die Römer wussten diese einfache, mehlfreie Eierspeise zu schätzen. Omeletts können süß oder würzig, flach, gefaltet, gefüllt, ein- oder zweiseitig gebräunt und sogar flambiert sein. Bei der Füllung sind der Fantasie keine Grenzen gesetzt, durch sie wird die Spezialitätenliste schier unendlich.

Rezeptabwandlungen
Statt Butter kann auch Ghee für die Zubereitung des Omeletts verwendet werden.

Stoffwechsel-Tipp: Apfel
„An apple a day keeps the doctor away": Als Vitaminspender und gesundes Obst ist der Apfel allen bekannt. Doch er ist auch ein wertvolles Heilmittel für das Verdauungssystem. Außerdem regen seine Wirkstoffe den Stoffwechsel an und reinigen das Blut. Daher hilft regelmäßiger Apfelgenuss bei Rheuma, Gicht, Arteriosklerose und anderen Stoffwechselerkrankungen.

Zubereitung
Die Eier aufschlagen und mit der Sahne verquirlen. Die Zitrone auspressen. Den Apfel schälen, vierteln und das Kernhaus entfernen. Den Apfel in dünne Spalten schneiden, anschließend mit dem Zitronensaft marinieren.

Zunächst einen Teil Butter in einem Topf erwärmen, darin die Äpfel anschwitzen und mit dem Ahornsirup süßen.

Für das Omelett die restliche Butter in einer Pfanne erwärmen, die Eimasse zugeben – zur optimalen Verteilung den Teig in der Pfanne schwenken und kurz angaren. Dann etwa zwei Drittel der Apfelspalten mittig auf das Omelett geben. Sobald die Eimasse auf der Oberseite gestockt ist, das Omelett zweimal hälftig zusammenklappen und auf einem vorgewärmten Teller anrichten. Darüber die restlichen Apfelspalten geben, mit etwas Ahornsirup überträufeln und mit der Melisse garnieren.

Zutaten 1 Portion:
2 Eier
150 g Äpfel
20 g Butter
1 EL Sahne
1 TL Ahornsirup
Saft einer Zitrone
Melissenzweig (Garnitur)

Omelett
mit frischen Pilzen

Zutaten 1 Portion:
2 Eier
200 g Pilze (entspr. EP)
50 g rote Paprika
50 g gelbe Paprika
1 EL Sahne
10 g Butter
5 g Basilikum und Petersilie
Olivenöl oder Ghee
Salz

Zubereitung
Die Pilze – nach Auswahlliste im Ernährungsplan Champignons, Pfifferlinge oder Austernpilze (z.B. Kräuterseitlinge) – mit trockenem Küchenkrepp abreiben und in mundgerechte Stücke schneiden. Die rote und auch die gelbe Paprika waschen und fein würfeln. Die Kräuter waschen und trocken schleudern. Ein paar Blätter als Garnitur verwahren, den Rest fein hacken.

Die Eier aufschlagen, mit der Sahne verquirlen, die gehackten Kräuter unterheben und leicht salzen.

Etwas Olivenöl in einer Gemüsepfanne erwärmen und die Paprikawürfel darin kurz anschwitzen. Dann die Pilze zugeben und bissfest garen.

Gleichzeitig in einer zweiten Pfanne die Butter erwärmen. Die Eimasse zugeben und zu einem Omelett ausbacken.

Das fertige Omelett auf einen Teller geben und zusammenklappen. Zuletzt die Pilze darüber anrichten und mit den Kräuterblättchen garnieren.

Wissenswertes: Paprika
„Süß wie die Sünde und scharf wie der Teufel", ist eine Beschreibung für diese feuerrote Frucht. Von Kolumbus aus Amerika nach Europa mitgebracht, hat Paprika nachweislich eine mindestens 2 000 Jahre alte Geschichte. Wild wachsend ist die Pflanze in ganz Süd- und Mittelamerika bis hin nach Florida zu finden. Erst in den 50er-Jahren gelang es in Ungarn, dem Gewürz die Schärfe zu nehmen. Die Farbe zeigt den Reifegrad: Grün bedeutet unreif und gelb mittelreif. Eine reife Frucht ist rot und bei manchen Sorten sogar fast schwarz. Man unterscheidet zwischen Gewürz- und Gemüsepaprika.

Rezeptabwandlungen
Statt der Pilze können auch ganz dünn geschnittene Zucchinischeiben genommen werden.

Stoffwechsel-Tipp
Paprika, ob als Gewürz oder als Gemüse, fördert die Verdauung fetter Speisen.

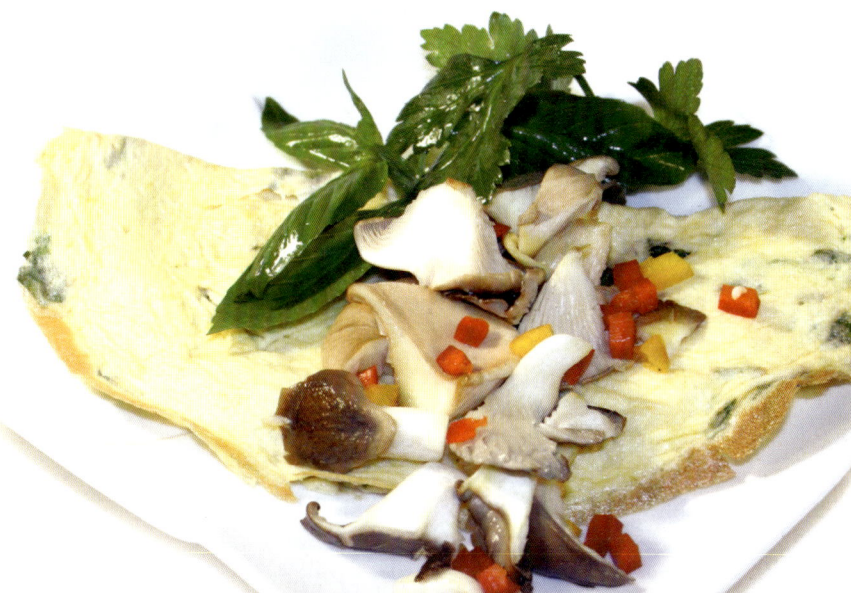

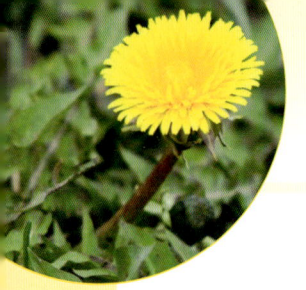

Frischkornbrei
mit frischem Löwenzahn

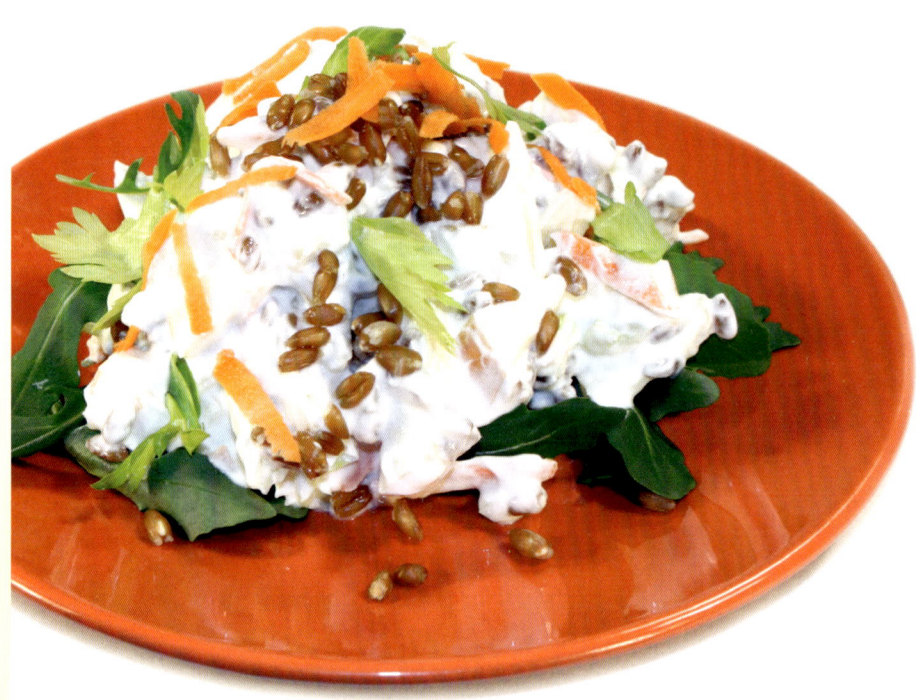

Wissenswertes: Löwenzahn
Im Volksmund nennt man ihn auch Kuhblume, Kettenblume, Wiesenlattich oder Ackerzichorie. Für Salate wählen Sie kleine Pflanzen, in denen die Blütenknospen ganz tief in den noch kleinen Blättern sitzen.
Schneiden Sie Knospen und Wurzel ab und verwenden Sie die Blattrosette wie Feldsalat. Die Wurzel wird oft als Gemüse, wie die Schwarzwurzel, verzehrt. Sie können frische junge Löwenzahnblätter auch für Kräutersuppen verwenden.

Rezeptabwandlungen
Statt Löwenzahn kann auch Feldsalat oder Rucola verwendet werden.

Stoffwechsel-Tipp
Der Löwenzahn ist eine Heilpflanze. Er regt die Drüsentätigkeit an, d.h. er unterstützt die Arbeit der Leber und der Nieren, die Ausscheidung wird angeregt und der Stoffwechsel kommt in Schwung. Deshalb ist Löwenzahn bei diversen Stoffwechselstörungen, wie Rheuma und Gicht, wohltuend und nützlich. Die Gallensteinbildung kann durch Löwenzahn gehemmt oder sogar vermieden werden, wenn er kurmäßig angewendet wird. Auch bei Magenbeschwerden und Verdauungsstörungen wird er eingesetzt.

Zubereitung
Den Dinkel – alternativ kann auch Buchweizen verwendet werden – in Tafelwasser gut 30 Minuten weich garen, durch ein Sieb schütten und kurz kalt abspülen.

Den Apfel abspülen, vierteln, entkernen und mit Schale grob raspeln. Den Staudensellerie gründlich waschen, putzen und in sehr feine Streifen schneiden. Die Möhre schälen und wie zuvor den Apfel grob raspeln. Den Löwenzahn waschen, trocken schleudern und grob zupfen.

Alle Zutaten, außer den Löwenzahnblättern, gründlich vermengen, den Joghurt unterheben und mit dem Ahornsirup abschmecken. Den Löwenzahn auf einen Teller geben und darauf den Frischkornbrei anrichten.

Zutaten 1 Portion:
100 g Äpfel
60 g Möhren
60 g Sellerie
10 g Löwenzahn
3 EL Dinkel
200 ml Tafelwasser
4 EL Joghurt (entspr. EP)
Ahornsirup

Hirsesalat
mit Apfel und Radicchio

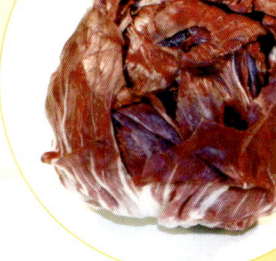

Zutaten 1 Portion:
- 20 g rohe Hirse
- 100 g Joghurt (entspr. EP)
- 1 ½ rote Paprika
- 1 ½ Äpfel
- 1 Radicchiosalat
- 10 g Pinienkerne
- ½ Zitrone
- 1 TL Ahornsirup
- 10 g Petersilie
- Salz
- grüner Salat als Garnitur (entspr. EP)

Zubereitung
Die Hirse mit Wasser zuvor auf kleiner Flamme etwa 15 Minuten quellen lassen und anschließend mit kaltem Wasser abschrecken. Die Pinienkerne in einer beschichteten Pfanne ohne Beigabe von Öl trocken anrösten.

Den Radicchio waschen, gut abtropfen lassen und in Streifen schneiden. Die Paprika und den Apfel abspülen, halbieren, vierteln und entkernen, danach in kleine Würfel schneiden. Die Petersilie waschen, trocken schleudern und fein hacken. Die Zitrone auspressen und den Joghurt glatt rühren.

Die Hirse mit den gewürfelten Zutaten und der gehackten Petersilie in einer Schüssel vorsichtig vermengen. Dann den Joghurt unterheben und mit etwas Salz, Ahornsirup und dem Zitronensaft abschmecken. Den fertigen Hirsesalat auf einem Teller anrichten, mit den Pinienkernen bestreuen und mit einigen Salatblättern garnieren.

Wissenswertes: Radicchio
Radicchio ist der „rote Bruder" des Chicorée, da er zwischen weißen Rippen rot geädert ist und formschöne bunte Salate mit einem pikanten Hauch von Bitterkeit liefert. Manche Köche versuchen, den bitteren Geschmack durch ein kurzes Bad in lauwarmem Wasser zu mildern, was jedoch nicht empfehlenswert ist, da Mineralstoffe und Vitamine ausgeschwemmt werden.

Rezeptabwandlungen
Der leicht bittere Beigeschmack lässt sich durchaus interessant kombinieren. Von süßen bis hin zu Orangen- oder Tomatenaromen passt dieser optisch aparte Vertreter aus der Familie der Salate auch zu milden Begleitern, wie z.B. Krebsfleisch.

Stoffwechsel-Tipp
Radicchio enthält ebenso wie die Endivie den Bitterstoff Intybin, der den Stoffwechsel anregt und die Entgiftung von Leber und Nieren fördert. Er ist eine ausgezeichnete Eisenquelle, und aufgrund des ebenfalls hohen Vitamin-C-Gehaltes kann das Eisen optimal im Körper verwertet werden. Bewahrt man Radicchio kühl auf und schützt ihn vor dem Austrocknen, ist er einige Wochen haltbar.

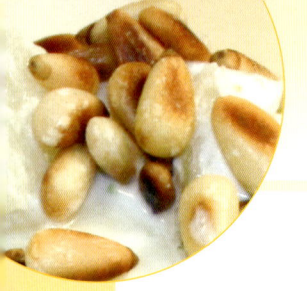

Brokkolisalat
mit Paprika, Käse und Pinienkernen

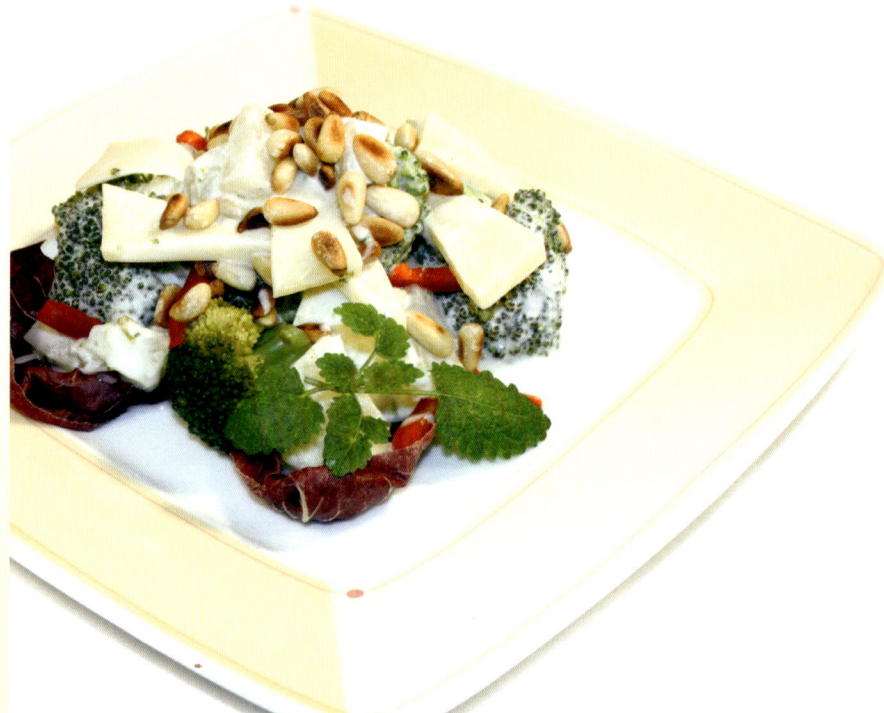

Wissenswertes: Pinienkerne
Als ein unverzichtbarer Bestandteil von Pestosoßen, ist der delikate Samenkern der Pinie ein Spätzünder. Erst nach zwölf Jahren bildet der Baum erste Zapfen, die dann drei Jahre zum Wachsen brauchen, um uns den Pinienkern zu schenken. Kein Wunder, dass Pinienkerne immer knapp und teuer sind. Von süß bis mandelhaft im Geschmack, verfeinern sie gleichermaßen deftige Gerichte und Fruchtsalate.

Rezeptabwandlungen
Statt Pinienkerne können auch Mandeln verwendet werden.

Stoffwechsel-Tipp
Pinienkerne gelten als sehr förderlich für den Stoffwechsel und sollen nach Operationen oder Krankheiten helfen, die Genesung zu beschleunigen. Weiterhin regen sie durch ihren sehr hohen Anteil an Vitamin B1 und B2 sowie Niacin das gesamte Nervensystem an und unterstützen die Blutbildung.

Zubereitung
Den Käse in gleichmäßige Würfel schneiden. Paprika, Brokkoli und Radicchiosalat waschen. Die Paprika teilen, das Kerngehäuse entfernen und die Paprika in feine Würfel schneiden. Den Brokkoli in kleine Röschen pflücken und in Salzwasser kurz vorgaren – es darf ruhig mit Biss sein. Nun den Radicchiosalat in feine Steifen schneiden. Anschließend die Pinienkerne ohne Öl in der Pfanne rösten.

Zum Abschluss die Kräuter kurz mit Wasser abspülen (außer Dill), trocken schütteln und fein hacken.

Den Joghurt mit Zitronensaft mischen und mit Salz und Pfeffer abschmecken. Alle Zutaten (Käse, Paprika, Brokkoli, Radicchio) auf einem Teller anrichten, die Joghurtsoße darübergeben und anschließend die Pinienkerne darüberstreuen.

Zutaten 1 Portion:
120 g Käse (entspr. EP)
120 g Brokkoli
100 g rote Paprika
50 g Radicchiosalat
10 g Pinienkerne
100 g Joghurt (entspr. EP)
Saft einer halben Zitrone
Salz, Pfeffer
10 g Kräuter

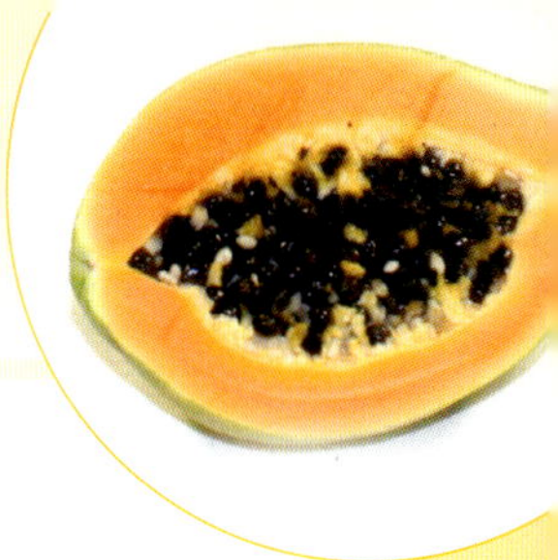

Hirsesalat

mit Papaya und Zitronenmelisse

Zutaten 1 Portion:
20 g Hirse roh
100 g Papaya
100 g Joghurt (entspr. EP)
Saft einer halben Zitrone
1 Zweig Zitronenmelisse
Olivenöl
Salz

Zubereitung
Die Hirse mit Wasser in einen Stieltopf geben und auf kleiner Flamme 15 Minuten quellen lassen.

Währenddessen die Papaya schälen, teilen und die Kerne entfernen, dann in feine Streifen schneiden. Die Zitronenmelisse waschen und fein hacken.

Die Hirse aus dem Topf nehmen und auskühlen lassen (evtl. kurz mit kaltem Wasser abschrecken). Nun Papayastreifen und Zitronenmelisse mit der Hirse mischen.

Aus Zitronensaft, Öl, Salz und Pfeffer eine Vinaigrette herstellen und vorsichtig mit den Zutaten mischen. Dazu Joghurt reichen.

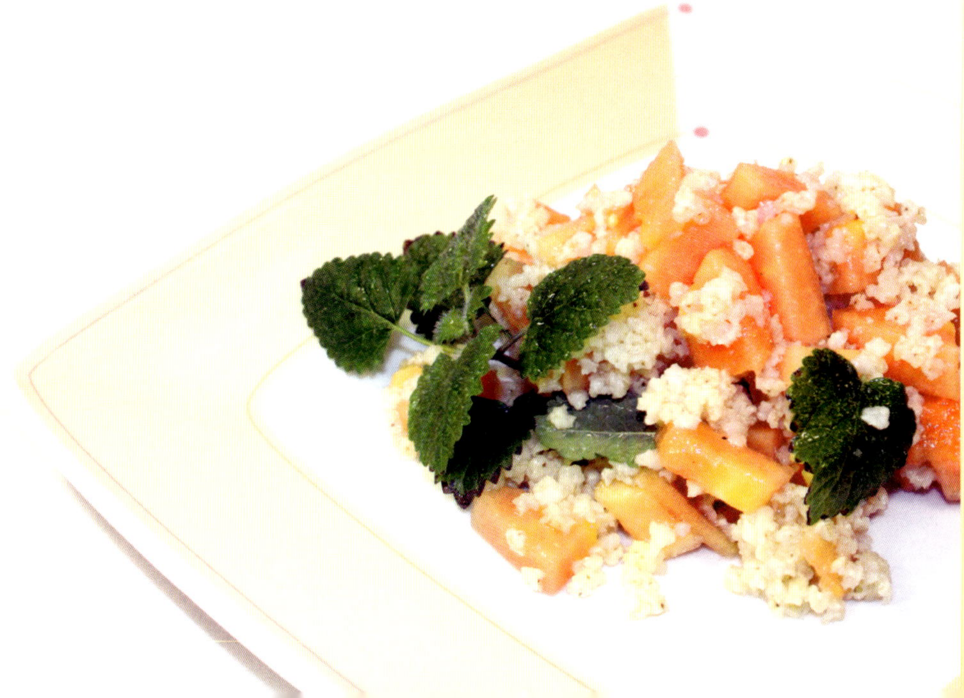

Wissenswertes: Papaya
Die Papaya, auch Baummelone genannt, ist mit echten Melonen nicht verwandt, ähnelt aber im Geschmack der Melone und der Aprikose. Je nach Sorte sind Papayas rund, eiförmig, länglich oder birnenförmig mit einer dünnen, ledrigen, gelbgrünen bis goldgelben Schale. Das tiefgelbe bis lachsrote Fruchtfleisch ist süß und saftig. Die pfefferkorngroßen Kerne der Frucht werden nicht mitgegessen. Da Papayas wenig Fruchtsäure enthalten, empfiehlt es sich, immer etwas Säure, z.B. Limettensaft, zur Aromatisierung beizufügen.

Rezeptabwandlungen
Statt Hirse kann hier auch Dinkel verwendet werden.

Stoffwechsel-Tipp
Die Papaya gilt als „Vitalstoff-Bombe", da sie große Mengen bioaktiver Pflanzenstoffe enthält, die hemmend und schützend bei Krebs wirken. Eine Papaya zum Frühstück vitalisiert die Zellen, regt den Stoffwechsel an, aktiviert Nerven, Gehirn sowie den Geist und löst Verstimmungen. Das enthaltene Enzym Papain der Papaya wirkt verdauungsfördernd.

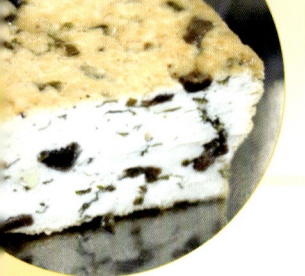

Chicorée gedünstet
mit Kräutertofu auf Karotten-Apfelgemüse

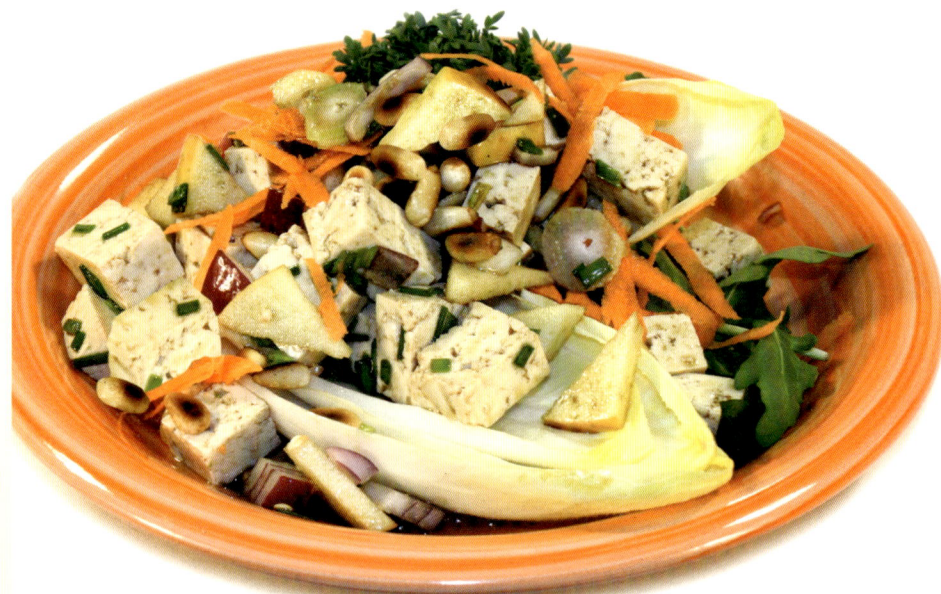

Wissenswertes: Kräutertofu
Tofu wird aus der Milch der gelben Sojabohne gewonnen und durch Zugabe eines Gerinnungsmittels zubereitet. In China zählten Sojabohnen zu den heiligen Feldfrüchten und wurden auch getrocknet verwendet. Tofu kann man in allen nur denkbaren Varianten verarbeiten, als einfacher Tofu, geräucherter Tofu oder Kräutertofu. Tofu hat wirklich keinen Eigengeschmack, deshalb sollte man ihn kräftig würzen. Pfeffer, Salz, Gewürzsalz, Chili, Curry – der Fantasie sind keine Grenzen gesetzt. Sehr gut lässt er sich marinieren, am besten einige Stunden vorher. Falls man dazu nicht das geeignete Gefäß hat, sollte man den Tofu öfter wenden.

Rezeptabwandlungen
Statt Kürbiskernöl kann auch Olivenöl verwendet werden.

Stoffwechsel-Tipp
Tofu ist sehr gesund. Sojabohnen enthalten von allen Hülsenfrüchten die größte Menge an hochwertigem Eiweiß, kombiniert mit Getreide, wird dieses Eiweiß sogar noch aufgewertet. Tofu versorgt den Körper mit Mineralstoffen und Vitaminen. Es fehlen allerdings die Ballaststoffe, daher sollte er mit Getreide oder Gemüse serviert werden.

Zubereitung
Die rote Zwiebel schälen und fein würfeln. Die Kräuter waschen, trocken schleudern und grob hacken. Die Möhren schälen und grob raspeln. Den Apfel vierteln, entkernen und mit der Schale dünnblättrig aufschneiden. Die Frühlingszwiebel waschen und schräg in grobe Ringe schneiden. Den Löwenzahn waschen und zupfen. Den Chicorée der Länge nach halbieren und den Strunk entfernen. Die Pinienkerne in einer Pfanne trocken anrösten. Die Limette auspressen. Den Tofu abtropfen lassen, in mundgerechte Stücke schneiden und mit dem Limettensaft marinieren. Dann Zwiebelwürfel, gehackte Kräuter, Löwenzahn und Kürbiskernöl beifügen, alles vorsichtig vermengen und leicht salzen. In einer Pfanne das Rapsöl erwärmen, darin zuerst kurz die Möhrenraspeln anschwitzen, dann die Apfelstücke zugeben. Darauf den Chicorée legen, die Frühlingszwiebelringe darüber streuen und leicht salzen.
Mit etwas Tafelwasser angießen und zugedeckt etwa 8 Minuten sanft bissfest dünsten. Das Möhren-Apfel-Gemüse mittig auf einen Teller geben, darauf Tofu und Chicorée anrichten. Zum Schluss mit den Pinienkernen bestreuen.

Zutaten 1 Portion:
180 g Tofu
100 g Möhren
100 g Äpfel
1 Chicorée
50 g rote Zwiebeln
1 Frühlingszwiebel
1 Limette
30 g Löwenzahn
20 g Pinienkerne
40 ml Kürbiskernöl
1 EL Rapsöl
2 EL Tafelwasser
5 g Schnittlauch
5 g Kresse
Salz

Warmer Ziegenkäse

mit frischen Feigen, Kumquats und Birnenspalten

Zutaten 1 Portion:
100 g Ziegenkäse
100 g Williamsbirnen
2 frische, reife Feigen
2 Kumquats (Bitterorangen)
Saft einer ½ Zitrone
Zitronenmelisse
1TL Ahornsirup

Zubereitung

Das Obst unter fließendem Wasser abspülen. Die Birne vierteln, entkernen und mit Schale in dünne Spalten schneiden. Die Feigen entstielen und vierteln. Den Ziegenkäse mundgerecht würfeln. Die Kumquats waschen, in dünne Scheiben schneiden, die Kerne entfernen. Die halbe Zitrone auspressen.

Den Ahornsirup mit dem Zitronensaft vermengen und zusammen mit den Orangenscheiben in einer Pfanne erwärmen. Die Birnenspalten zugeben und andünsten. Danach die Feigen beifügen und alles kurz bissfest garen.

Zuletzt den Ziegenkäse hinzugeben und leicht anschmelzen lassen, vorsichtig vermengen und mittig auf einem Teller anrichten.

Wissenswertes: Feigen

Frische Feigen sollten lose im Kühlschrank aufbewahrt und möglichst bald verzehrt werden. Sie werden fast ausschließlich roh gegessen. Dazu die Frucht der Länge nach halbieren und auslöffeln. Sie passen ideal zu herzhaften Beilagen, wie Käse und Fruchtsalaten, oder können zu Kompott, Mus und Marmelade verarbeitet werden. Fleisch- und Geflügelgerichten verleihen sie eine raffinierte Note.

Rezeptabwandlungen

Es gibt ca. 5 000 Birnensorten, wie die Williamsbirne, die sehr gut zu diesem Gericht passt. Etwas Zitronenmelisse macht das Gericht noch aromatischer.

Stoffwechsel-Tipp

Feigen sind reich an wertvollem Fruchtzucker, außerdem enthalten sie Vitamin A, B und C, Calcium, Kalium, Magnesium, Phosphor und Eisen. Diese Inhaltsstoffe sind für die Blutbildung und zur Förderung der Verdauung besonders wichtig. Dank des Enzyms Ficin bringen sie den Dickdarm in Wallung. Fette haben so weniger Chancen, vom Körper aufgenommen zu werden. Zudem soll Ficin den Muskelaufbau fördern. Feigen wirken auch regulierend auf das Säure-Basen-Gleichgewicht: Der Stoffwechsel kann auf Hochtouren arbeiten und vermehrt Fette verbrennen.

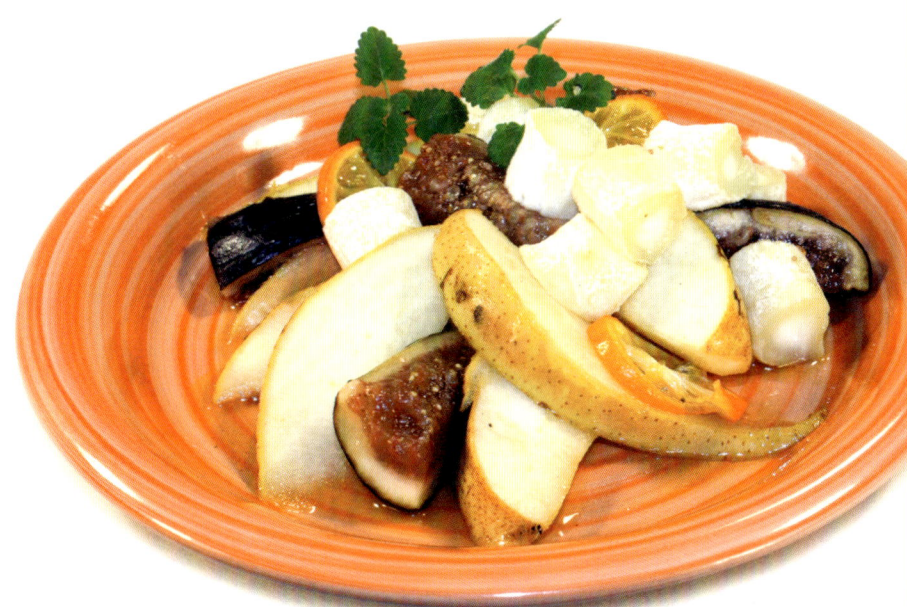

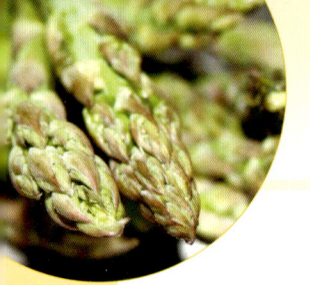

Eiersalat
mit Radicchio und grünem Spargel

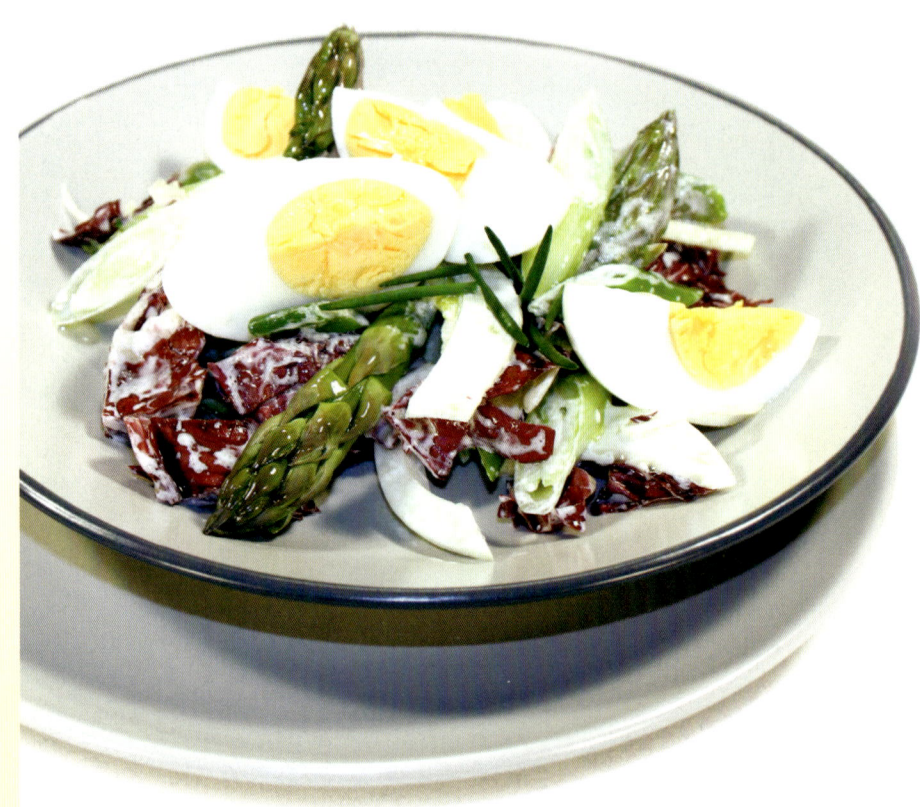

Wissenswertes: grüner Spargel
In Andalusien wird der grüne Spargel in Omelettes serviert und hat bis zur Ernte schon fleißig Sonne getankt. Anders als sein „weißer Verwandter" wächst er oberirdisch und bildet Chlorophyll, daher die frische grüne Farbe. Er wird kurz gewaschen und niemals geschält, sondern nur am Stangenende kurz gekappt. Weißer Spargel ist zwar zarter und aromenfeiner, grüner dafür kraftvoll „gemüsiger" und kalt eine wahre Delikatesse.

Rezeptabwandlungen
Wer es eher etwas lieblicher zum Frühstück mag, kann den grünen Spargel auch gut mit Feldsalat kombinieren. Sollte es keinen grünen Spargel geben, kann auch weißer Spargel verwendet werden. Diesen dann ca. fünf Minuten dünsten.

Stoffwechsel-Tipp: Eier
Eier sind die beste Eiweißquelle für uns Menschen. Sie enthalten alle acht essenziellen Aminosäuren (siehe auch Kapitel: Proteine). Täglich dürfen zwei Eier gegessen werden – entweder zum Frühstück, mittags oder zum Abendessen.

Zubereitung
Das Ei hart kochen, pellen, auskühlen lassen und vierteln. Den Radicchio säubern und in mundgerechte Stücke schneiden. Die Frühlingszwiebel putzen und in Ringe schneiden. Den Schnittlauch waschen, trocken schleudern und grob hacken.

Den grünen Spargel schräg in mundgerechte Stücke zerteilen, in etwas Wasser zwei Minuten bissfest dünsten, abgießen und auskühlen lassen.

Aus Joghurt, Schnittlauch, 2 EL Tafelwasser und Salz ein Dressing zubereiten. Spargelstücke, Salat und Frühlingszwiebelringe mit dem Dressing vermengen und auf einem Teller anrichten. Zuletzt mit dem geviertelten Ei garnieren.

Zutaten 1 Portion:
1 Ei
100 ml Soja-Joghurt
100 g Radicchio
100 g Frühlingszwiebeln
100 g grüner Spargel
10 g Schnittlauch
2 EL Tafelwasser
Salz

Putenbrustsalat
mit Fenchel und Staudensellerie

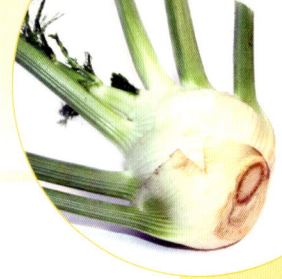

Zutaten 1 Portion:
120 g Putenaufschnitt
100 g Fenchel
100 g Radicchio
80 g Staudensellerie
20 g rote Zwiebeln
Saft einer Limette
1 EL Olivenöl
20 g Petersilie u. Schnittlauch
Salz

Zubereitung
Den Putenaufschnitt in dünne Streifen oder blättrig schneiden. Zwiebel, Fenchel und Staudensellerie putzen und in sehr feine Streifen schneiden. Den Radicchio waschen, trocken schleudern und in mundgerechte Stücke reißen. Den Limettensaft auspressen. Die Kräuter waschen und klein hacken.

Das Gemüse und den Salat gründlich vermengen. Mit Limettensaft, Kräutern, Salz und Öl abschmecken. Anschließend das Geflügelfleisch unterheben und alles zusammen auf einem Teller anrichten.

Tipp:
Falls Fenchel und Staudensellerie zu fest sind, beides kurz im Topf andünsten.

Wissenswertes: Fenchel und Sellerie
Knackig frisch und zartbitter, so schmeckt die gelungene Kombination zwischen Fenchel und Staudensellerie. Karl der Große brachte den Fenchel von den Römern und Griechen mit. Die feinwürzige Knolle des Gemüsefenchels ist roh eine perfekte Salatbereicherung. Briten haben eine große Knabbervorliebe für Selleriestangen. Sie genießen die beliebte Leckerei gern mit Salz und Käse zum Bier.

Stoffwechsel-Tipp
Der Sellerie wird heute vor allem als Gemüse verwendet und ist ohne große medizinische Bedeutung. Seine Beliebtheit verdankt er dem Gehalt an ätherischen Ölen, die auch für den typischen Geruch und Geschmack verantwortlich sind. Das Sellerieöl hat zudem eine blutdrucksenkende Wirkung. Im Sellerieöl sind sogenannte Terpene enthalten, die im Mund- und Rachenbereich, aber auch im Magen schädliche Pilze und Bakterien hemmen. Viele Vitamine und Mineralstoffe, wie Eisen und Calcium, sowie der hohe Ballaststoffgehalt machen Sellerie so wertvoll. Er regt den Stoffwechsel und die Säurebildung im Magen an. Dank des hohen Kaliumgehalts fördert er die Entwässerung und wirkt allgemein belebend.

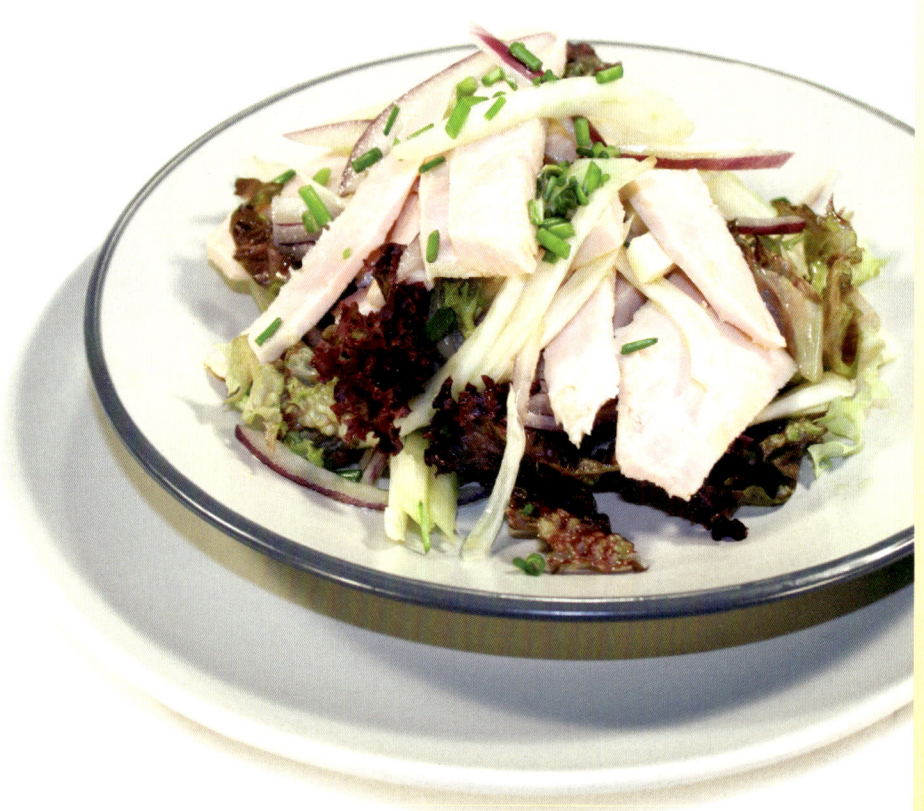

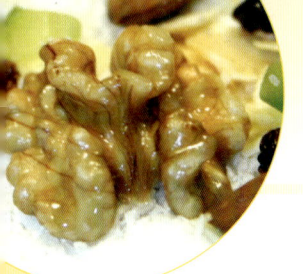

Nussbrot
mit Walnüssen und Joghurt

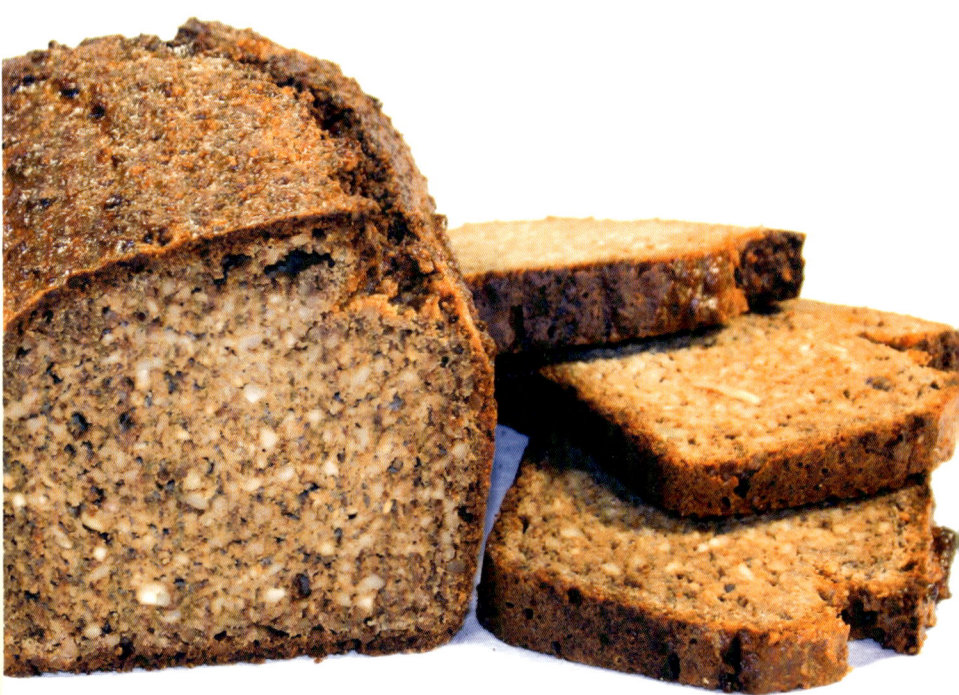

Wissenswertes: Walnüsse

Aus Gallien fand die „Welsche Nuss" ihren Weg nach Mitteleuropa. Die Römer nannten sie „Iovis glans" (königliche Jupiternuss). Kalifornien ist neben Europa das größte Anbaugebiet. Europäische Walnüsse schmecken mild-nussig, amerikanische sind kräftiger im Geschmack. Walnüsse sollten nicht neben aromareichen Lebensmitteln aufbewahrt werden, da ihr Geschmack darunter leidet. Angebrochene Packungen immer luftdicht verschließen. Mit Schale und bei trockener, kühler und luftiger Lagerung sind sie bis zu einem Jahr haltbar. **Tipp:** Gelagerte Kerne erhalten ihr Aroma zurück, wenn man sie über Nacht in Milch einlegt.

Stoffwechsel-Tipp

50 g Walnüsse enthalten etwa 7–10 g Eiweiß. Bestätigt ist der positive Effekt der Walnuss auf das Herz. Unter allen Nüssen liefert die Walnuss den höchsten Omega-3-Fettsäuren-Gehalt. Diese fangen sogenannte freie Radikale ab und schützen die Zellen (weitere Infos dazu unter „Fette & Öle"). Zudem enthalten sie viele Ballast- und Mineralstoffe sowie Vitamine.

Zubereitung:

Zunächst Eier, Olivenöl/Ghee, Natron, Meersalz und Joghurt verrühren, dann die gemahlenen Walnüsse hinzufügen und alles zu einem gleichmäßigen Teig verarbeiten.

Eine Kastenform (mind. 25 cm) mit Backpapier auslegen und den Teig einfüllen. Die Form in den Ofen stellen und 65 Minuten bei 175 °C (Heißluft/ nicht vorheizen) backen. Nach dem Backen zum Auskühlen sofort auf ein Gitter legen. Nussbrot schmeckt aber auch warm sehr gut.

Alternativ:

Statt der Walnüsse können alle Nüsse entsprechend dem eigenen Ernährungsplan verwendet werden. Die Nüsse können auch gemischt werden. So bekommt das Brot immer wieder eine neue Geschmacksvariante.

Zutaten:
- 4 Eier
- 1 TL Natron
- 200 g Joghurt
- 60 ml Olivenöl oder Ghee
- 500 g gemahlene Walnüsse
- 1 TL Meersalz

Knäckebrot

mit Mandeln, Nüssen und Dinkelflocken

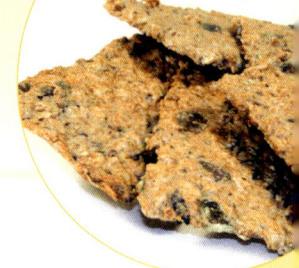

Zutaten:
250 g Dinkelmehl
250 g kleine Dinkelflocken
50 g geraspelte Mandeln
200 g gemischte Nüsse
(3 Sorten entspr. EP)
6 EL Olivenöl oder Ghee
400 ml kaltes Wasser
2 TL Meersalz

Nussmischung z.B.:
125 g gerösteter Sesam, 25 g geschroteter Leinsamen oder/und 50 g Sonnenblumenkerne. Alternativ können Sie auch andere Getreideflocken/Mehlsorten entsprechend der Auswahlliste verwenden.

Zubereitung:
Dinkelmehl und -flocken mit den restlichen trockenen Zutaten in eine Rührschüssel geben und vermischen. Öl und Wasser zugeben und zu einem zähen Teig verarbeiten. Den Teig halbieren und beide Hälften gleichmäßig dünn auf zwei mit Backpapier ausgelegten Backblechen ausstreichen bzw. ausrollen. **Tipp:** Nudelholz zwischendurch mit kaltem Wasser abspülen oder eine Frischhaltefolie in der Größe des Backblechs auf den Teig legen. So geht das Ausrollen leichter. Zum Schluss mit einem Teigschaber oder einem Messer den Teig in brotgroße Scheiben einritzen.

Den Backofen auf 250°C vorheizen (Umluft) und die Bleche bei 250°C ca. 7 Minuten backen. Dann die Temperatur auf 200°C zurückschalten und in 20 bis 25 Minuten fertig backen. Das Knäckebrot sofort vom Blech nehmen und auskühlen lassen. Anschließend das fertige Knäckebrot in einer Brotdose aufbewahren.

Wissenswertes: Knäckebrot
„Knäcke" ist eine praktisch fett- und wasserfreie Dauerbackware, deren Genuss sich lautmundig mitteilt. Dass es aus Skandinavien stammt, ist bekannt. Doch wussten Sie, dass Knäckebrot Vollkornbrot ist? In Deutschland muss ein Vollkornbrot einen Vollkornmehlanteil von 90 Prozent haben. Das trifft beim Knäcke zu, schließlich ist es das Brot mit der höchsten Nährstoffdichte. Knäckebrot sorgt für ein längeres Sättigungsgefühl, wirkt günstig auf Konzentration und Stimmungslage, Verdauung und Blutzuckerspiegel.

Rezeptabwandlung
Selbstverständlich kann das Feinschmecker-Knäckebrot mit jedem Getreide oder auch einer anderen Nussmischung (entspr. EP) gebacken werden.

Stoffwechsel-Tipp: Knäcke
Aufgrund schonender Verarbeitung bleiben Nährstoffe weitgehend erhalten. Knäckebrot enthält mehr gesunde Kohlenhydrate, Kalium, Eisen, Zink, Vitamin B2 und B6, sowie Folsäure als andere Brotsorten. Es zeichnet sich durch eine besonders gute Verträglichkeit aus. 100 g Knäckebrot enthält, mit ca. 14,6 g, rund dreimal so viel Ballaststoffe wie die gleiche Menge Weißbrot.

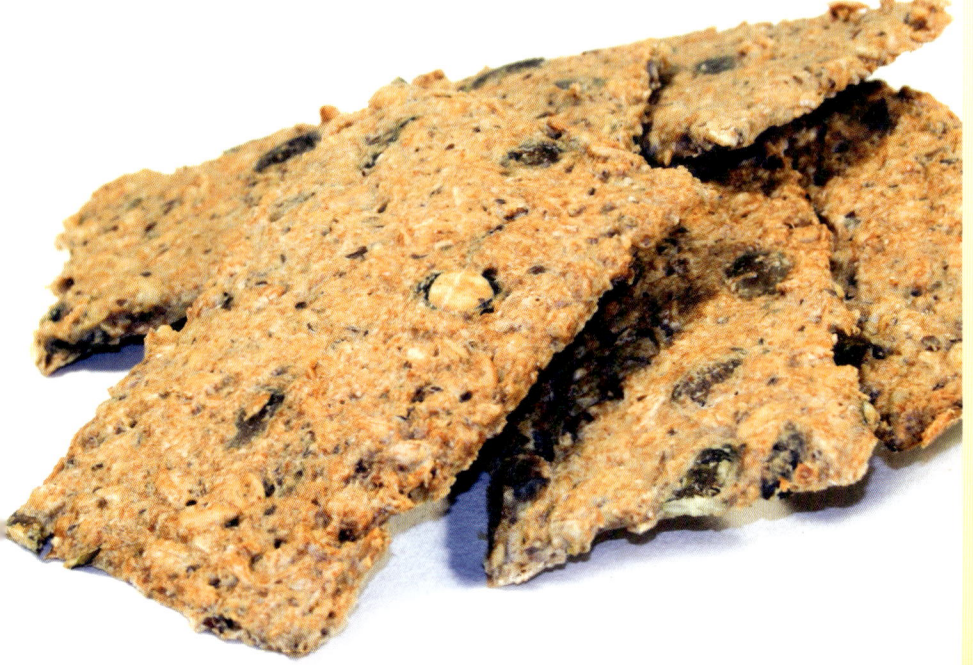

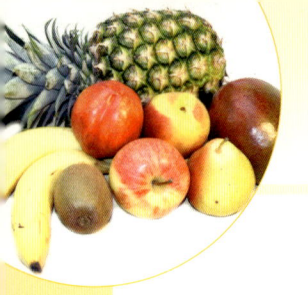

Fruchtaufstrich
ungesüßt und fruchtig

Wissenswertes: Fruchtaufstriche

Marmelade ist die traditionelle Bezeichnung für einen Brotaufstrich, der aus mit Zucker eingekochten Früchten hergestellt wird. Hinter der ungesüßten Marmelade verbirgt sich aus lebensmittelrechtlichen Gründen die Produktreihe der Fruchtaufstriche. Diese dürfen sich nach der Kennzeichnungsverordnung des Dt. Lebensmittelgesetzes weder Marmelade noch Konfitüre nennen. Fruchtaufstriche oder auch ungesüßte Marmelade lässt sich leicht selbst herstellen, z.B. mit natürlichen Einmachhilfen, wie Carragen und Agar-Agar (beide werden aus Rotalgen gewonnen) oder Pektin (vom Apfel oder von Citrusfrüchten). Meist werden sie kaltgerührt, also ohne das übliche Aufkochen hergestellt. Vorteil: Dadurch sind sie fruchtiger im Geschmack und können in kleinen Mengen produziert werden.

Rezeptabwandlung

Fruchtaufstriche bekommen eine ganz besondere Note, wenn auch mal ungewöhnliche Obstsorten kombiniert werden. Zusätzliche Abwechslung bringen Kräuter und Gewürze, die entweder gleich mitgekocht (z.B. Sternanis) oder unmittelbar vor dem Abfüllen in die Gläser hinzugefügt werden.

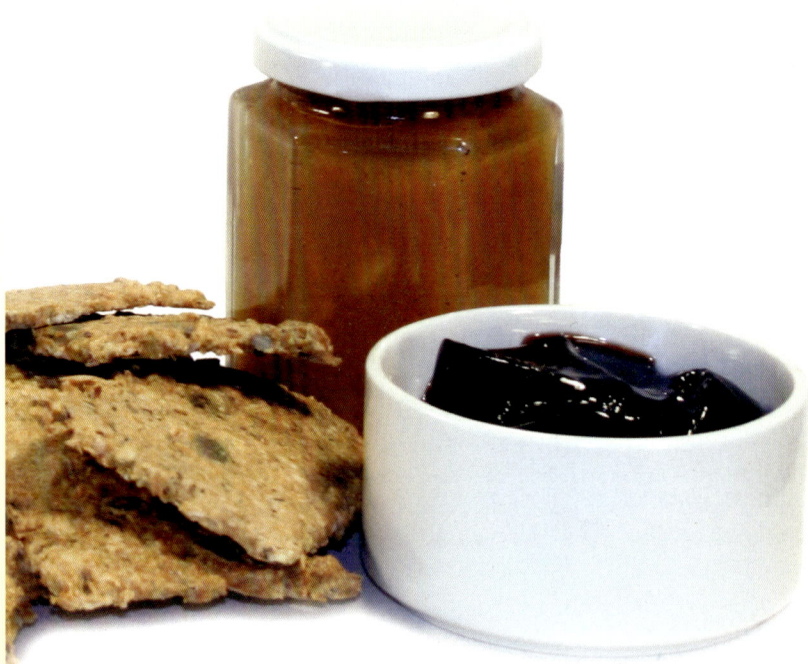

Zubereitung:

Alle Zutaten in einem ausreichend großen Kochtopf verrühren, mit dem Stabmixer zerkleinern und unter Rühren aufkochen.

Mindestens 2-3 Minuten kochen lassen (die Gelierprobe nicht vergessen!) und, wie Marmelade, in zuvor heiß ausgespülte Deckelgläser füllen.

Gut verschlossen ist der Fruchtaufstrich nach über einem Jahr noch genießbar (auf Verfärbungen achten). Einmal geöffnete Gläser am besten im Kühlschrank aufbewahren. Außerdem sollte bereits benutztes Besteck nicht ins Glas getaucht werden.

Zutaten:
1 kg Früchte (entspr. EP)
½ Liter Birnen- oder Apfeldicksaft
5 g Pektin
(aus Apotheke oder Bioladen)
Saft einer Zitrone

Brotaufstriche
mit Senf, Zwiebeln und Kräutern

Zutaten 1 Portion:
125 g Schafskäse o. Sojakäse
4 EL Wasser o. Sojajoghurt
1 TL Olivenöl
½ TL Senf
5 g Petersilie
5 g Schnittlauch
Kurkuma, Salz, Pfeffer

Zubereitung Brotaufstrich mit Senf:
Kräuter waschen und fein hacken. Den Schafskäse zerkleinern, dann mit Sojajoghurt, Senf, Kurkuma und Olivenöl vermengen und glatt rühren. Mit Salz und Pfeffer abschmecken. Zuletzt die Kräuter unterheben, dabei 1 TL der gehackten Kräuter als Dekoration zurückbehalten. Den fertigen Brotaufstrich in eine kleine Schale füllen und mit etwas Kurkuma und den restlichen Kräutern garnieren.

Wissenswertes: Senf
Erst durch Feuchtigkeit erhalten die Körner oder das Pulver ihre pikante Schärfe. Senf passt hervorragend zu Fleisch, Fisch, Suppen, Saucen, Salaten und Dressings. Er sollte wohldosiert sein, damit er den Geschmack des Gerichts nicht dominiert. Man kann ihn mitbraten, mitschmoren, er kann als Beize und Marinade dienen oder erst beim Abschmecken hinzugefügt werden. Je mehr Säure eine Speise hat, umso süßer darf der Senf sein und umgekehrt. Empfehlenswert ist eine Mischung aus zwei Teilen mittelscharfen und einem Teil süßen Senfs. Dies gilt besonders für Dressings.

Zutaten 1 Portion:
125 g Schafskäse o. Sojakäse
4 EL Wasser o. Sojajoghurt
1 TL Olivenöl
1 rote Zwiebel
Paprikapulver, Salz, Pfeffer

Zubereitung Brotaufstrich mit Zwiebeln:
Die Zwiebel schälen und fein hacken. Den Schafskäse zerkleinern, dann mit Sojajoghurt und Olivenöl vermengen und glatt rühren. Mit Salz und Pfeffer abschmecken. Zuletzt die Zwiebel unterheben, dabei 1 TL als Dekoration zurückbehalten. Den fertigen Brotaufstrich in eine kleine Schale füllen und mit den restlichen Zwiebelstückchen garnieren.

Rezeptabwandlung
Statt Senf und Zwiebeln können auch verschiedene Gemüsesorten oder Obst (z.B. Feigen) mit dem Schafskäse vermischt werden. Kräuter und Gewürze geben dem Aufstrich immer wieder eine neue Note. Der Schafskäse kann gegen einen anderen Weichkäse, Quark oder Joghurt ausgetauscht werden.

Stoffwechsel-Tipp
Senf wirkt antibakteriell, durchblutungsfördernd und ist hilfreich bei der Fettverbrennung. Außerdem werden Stoffwechsel und Verdauung durch Senf nachweislich begünstigt.

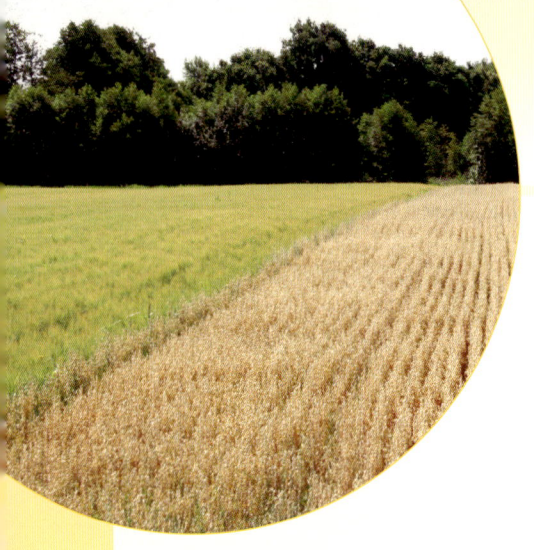

Getreide

So bringen Sie Pfiff in den Alltagsbrei

Gezüchtete Kulturpflanzen

Der Begriff Getreide ist eine Sammelbezeichnung für verschiedene gezüchtete Kulturpflanzen, die zur Familie der Gräser gehören und deren Samenkörner man als pflanzliches Lebensmittel verwendet. Auch die Samenkörner selbst bezeichnet man als Getreide. Der Getreideanbau ist in nahezu allen Klimazonen der Erde möglich.

Es gibt heute acht wirtschaftlich bedeutende Getreidearten: Gerste, Hafer, Roggen, Weizen (dazu zählen auch Dinkel, Kamut, Hart- und Weichweizen), Buchweizen, Hirse, Mais und Reis. Die meisten Getreidearten werden zu Schrot oder Mehl verarbeitet. Aus Mehl wird Brot gebacken, welches in Deutschland zu den Grundnahrungsmitteln zählt.

Verantwortlich für diese Entwicklung sind u.a. auch die Ernährungsempfehlungen der vergangenen 50 Jahre. Sie haben immer wieder einen verstärkten Verzehr von Vollkornprodukten wie Müsli, Brot, Nudeln und Kartoffeln empfohlen. Genau diese Empfehlung hat jedoch eindeutig nachteilige Effekte: Zu viele stärkehaltige Kohlenhydrate machen müde, steigern das Verlagen nach Süßigkeiten, führen zu Pilzbelastungen und machen dick.

Für den Menschen ist Getreide die größte Stoffwechselblockade, da unser Stoffwechsel aufgrund der fehlenden genetischen Anpassung nicht in der Lage ist, die modernen Getreidesorten (v.a. Weizen) zu verarbeiten. Die Evolution hat einen sehr langen Atem, und so fand die letzte genetische Anpassung des Menschen bei der Ernährung vor etwa 15 000 Jahren statt. Dazu gehören jene Gene, die mit dem Stoffwechsel von Kohlenhydraten und Fettsäuren in Zusammenhang stehen.

Inhaltsstoffe: Ausgereifte Getreidekörner enthalten hauptsächlich Stärke (70 Prozent) sowie Wasser, Eiweiß, Fett und Ballaststoffe. Daneben enthalten Getreidekörner die Mineralstoffe Eisen, Kalium, Mangan, Phosphor und Zink sowie die Vitamine E, B1 und B2. Der Anteil der einzelnen Nährstoffe ist allerdings stark von der Nährstoffzusammensetzung der Böden abhängig, auf denen das Getreide wächst. Zudem unterscheidet sich der Nährstoffgehalt noch einmal von Getreideart zu Getreideart. Nachfolgend nun die wichtigsten Getreideartenn im Rahmen des gesund & aktiv Stoffwechselprogramms im Überblick.

Getreide

Getreide wurde archäologischen Funden zufolge bereits im 9. Jahrhundert v. Chr. in Vorderasien angebaut. Dies ging mit dem Beginn des Sesshaftwerdens der Menschen einher. Demnach war es dem Menschen damals erstmals gelungen, Weizen und Gerste mit festen Ähren und großen Körnern zu züchten.

Gerste und Weizen erreichten im 5. Jahrhundert v. Chr. das heutige Mitteleuropa. Hafer und Roggen waren noch Wildgetreide, die erst später als Kulturpflanzen angebaut wurden.

Getreide
Getreidearten im Überblick

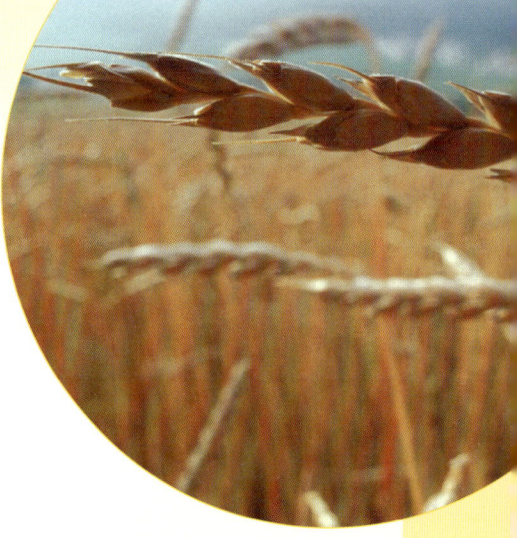

Amaranth
Auch als Inkaweizen bekannt, wurde Amaranth bereits vor über 3000 Jahren von den Azteken und Inkas in den Andenhochtälern von Bolivien bis Argentinien kultiviert. Die auch als Fuchsschwanzgewächs bekannte Körnerfrucht zählt zu den **Pseudogetreiden** (siehe Seite 104).

Amaranth enthält viel hochwertiges Eiweiß und zahlreiche ungesättigte Fettsäuren. Außerdem liefert er wichtige Mineralstoffe und Spurenelemente, u.a. Kalium und Eisen. Die Inhaltsstoffe der Körner werden vom Körper gut verwertet. Amaranth ist zudem glutenfrei und eignet sich deshalb besonders gut für die Ernährung bei **Zöliakie/Sprue**.

Buchweizen
Buchweizen ist kein echtes Getreide, sondern ein Knöterichgewächs und ist streng genommen ein Pseudogetreide. Seine Verwendungsmöglichkeiten sind vielfältig: Buchweizen wird mit seinem nussartigen Geschmack zu Grütze und Grieß oder als Mehl zu herzhaften Pfannkuchen verarbeitet. Er dient auch als Einlage in Suppen oder als Bestandteil von Bratlingen. Geschälter Buchweizen enthält reichlich Kohlenhydrate sowie Protein, Fett, Mineralstoffe, Ballaststoffe und Wasser. Buchweizen enthält im Gegensatz zu normalen Getreidesorten kein **Gluten** (auch als „Kleber" bezeichnet).

Dinkel
Schon vor 15 000 Jahren war Dinkel als Kulturpflanze im südwestlichen Teil Asiens bekannt und kam ab 1700 v. Chr. in der Deutschschweiz vor. Noch vor 150 Jahren war Dinkel im Süden Deutschlands das wichtigste Getreide. Dann eroberte der Weizen die Äcker. Heute schätzt man die Vorzüge des sogenannten „Schwabenkorns" wieder. Ein feiner, nussiger Geschmack und eine ausgewogene Mischung aus Vitaminen (E, B1, B2, B6 und Niacin), Mineralien (Calcium, Eisen, Fluor, Kalium, Magnesium, Natrium, Phosphor), Kohlenhydraten und wichtigen essenziellen Fettsäuren zeichnen den Dinkel aus.

Sein Eiweißanteil ist höher als beim nah verwandten Weizen, und auch Ballaststoffe enthält er reichlich. Darüberhinaus ist Dinkel besonders bekömmlich: Häufig vertragen Menschen mit einer Weizenunverträglichkeit Produkte aus Dinkelmehl.

Vielfältige positive Wirkungen auf Leib und Seele schrieb im 12. Jahrhundert bereits die Heilkundige Hildegard von Bingen dem Dinkel zu. Für sie stand fest: „Dinkel ist das beste Getreide und verschafft dem, der es isst, rechtes Fleisch und rechtes Blut, und er macht frohen Sinn und Freude im Gemüt des Menschen."

Zöliakie/Sprue
Diese entzündliche Erkrankung der Dünndarmschleimhaut kann durch eine Glutenüberempfindlichkeit hervorgerufen werden. Verzehren betroffene Menschen glutenhaltige Nahrungsmittel, werden auf Dauer die Epithelzellen des Dünndarms zerstört. Dadurch können Nährstoffe nur schlecht aufgenommen werden oder verbleiben unverdaut im Darm. Anzeichen können u.a. Blähungen, Übelkeit oder Bauchschmerzen sein.

Gluten
Gluten (Kleber) ist für die Backeigenschaften von Mehl von großer Bedeutung. Es ist ein Gemisch aus Proteinen, Fetten und Kohlenhydraten. Durch Zugabe von Wasser entsteht eine gummiartige Masse. Nur aus glutenhaltigen Mehlen kann ein Brotlaib geformt und gebacken werden. Gluten ist enthalten in: Weizen, Roggen, Hafer, Gerste, Dinkel, Kamut, und Emmer.

Glutenfreie Lebensmittel sind u.a.: Reis, Mais, Hirse, Hülsenfrüchte, Amaranth, Buchweizen und Quinoa.

Getreide
Getreidearten im Überblick

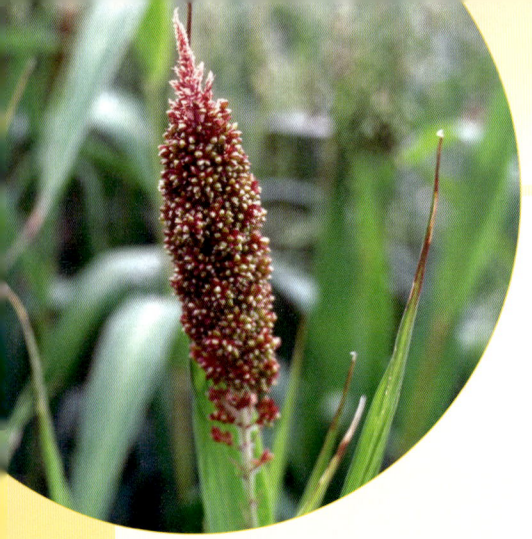

Hirse
Sie wird weltweit, vor allem aber in den Tropen und Subtropen angebaut. Hirse wird häufig wie Reis, als Couscous oder als Fladenbrot gegessen. Die Samen der Hirsepflanze sind klein, rundlich und besitzen keine Längsfurche. Ihre Farbe variiert je nach Art zwischen Weißgrau, Gelb und Rotbraun. Geschälte Hirsekörner sind leichter zu verdauen als ungeschälte. Sie enthalten einen hohen Anteil Kohlenhydrate sowie Eiweiß, reichlich Ballaststoffe, Fett, Mineralstoffe, bedeutende Mengen an B-Vitaminen und auch Kieselsäure. Hirse enthält ebenfalls kein Gluten. Die bekanntesten Produkte aus geschälter Hirse sind u.a. Mehl, Grieß, Grütze oder Flocken. Hirse eignet sich zudem für die Zubereitung einer Beilage zu Fisch oder Fleisch. Man kann für nahezu jedes Reisrezept auch Hirse verwenden, jedoch quellen Hirsekörner beim Kochen stärker auf.

Kamut
Eine Legende besagt, dass ein amerikanischer Luftwaffenoffizier in einem ägyptischen Pharaonengrab eine Steinkiste mit riesigen Weizenkörnern fand. Einige davon schickte er seinem Vater, einem Farmer in Montana, der sie teilweise wieder zum Keimen brachte. Eine Aussaat wurde aber nicht kontinuierlich weiterbetrieben. Erst 1977, als Farmer Quinn ein Glas mit den weizenähnlichen Körnern wiederfand, begann der kontinuierliche Anbau. Bob und Mack Quinn wählten bewusst den ägyptischen Namen „Kamut" („Seele der Erde"). Er enthält 20-40 Prozent mehr Eiweiß und mehr Aminosäuren, Vitamine und Mineralstoffe als Weizen. Zudem enthält er wie alle Weizenarten Gluten, was zu Unverträglichkeiten führen kann. Allergiker, die Probleme mit Weizeneiweiß haben, können versuchsweise ihre Ernährung auf Kamut umstellen. Es wird berichtet, dass seltener allergische Reaktionen auftreten. Produkte aus Kamut haben einen herzhaften Geschmack. Grundsätzlich lassen sich Rezepte für Dinkel auch auf Kamut übertragen.

Quinoa
Ihre stärkehaltigen, rotbraunen, gelben und weißen Samen erinnern an Hirse. Sie waren schon für die Inkas ein Hauptnahrungsmittel und galten als gesundheitsfördernde „Quelle des Lebens". Die Körner haben weitaus mehr Nährstoffe als echtes Getreide. Mit 13-22 Prozent Eiweißanteil gehört Quinoa zu den proteinreichsten **Pseudogetreiden**. Die Zusammensetzung der Aminosäuren ist perfekt ausgewogen und versorgt unseren Organismus mit allen essenziellen Eiweißbausteinen. Einzigartig ist der hohe Gehalt an **Lysin**, das in anderen Pflanzen kaum oder gar nicht vorkommt. Quinoa besitzt zudem große Mengen an Vitaminen (z.B. E, C, B1, B2 und Karotin), Mineralien (u.a. Chlorid, Eisen, Kalium, Magnesium) und Spurenelementen (z.B. Kieselsäure, Kupfer, Mangan, Zink). Die Zubereitung erfolgt ähnlich wie beim Reis. Die Körner vor der Zubereitung mit heißem Wasser waschen – das entfernt die Bitterstoffe –, danach wird Quinoa, ähnlich wie Reis, etwa 20 Minuten mit zweifachem Volumenanteil Wasser unter leichtem Köcheln gegart.

Pseudogetreide
Darunter versteht man getreideähnliche, d.h. stärkehaltige Samenkörner, die nicht zu den echten Getreidearten gehören. In der Küche werden sie aber so verarbeitet wie Getreide, weshalb es des öfteren zu Verwechslung mit Getreide kommen kann.

Obwohl sie reich an Stärke, Eiweiß, Mineralstoffen und Fetten sind, besitzen sie keine Eigenbackfähigkeit, wie z.B. Weizen oder Roggen. Die wichtigsten Pseudogetreide sind Amaranth, Buchweizen und Quinoa.

Lysin
Lysin gehört zu den essenziellen, für den Menschen wichtigen Aminosäuren. Da es im Körper selbst nicht hergestellt werden kann, muss es über die Nahrung zugeführt werden. Ein Mensch benötigt etwa 14 mg Lysin pro Kilogramm Körpergewicht und Tag. Besonders viel Lysin ist in Fisch, Rinderfilet, Sojabohnen, Weizenkeimen, Quinoa sowie Linsen und Erdnüssen enthalten.

Getreide
Getreidearten im Überblick

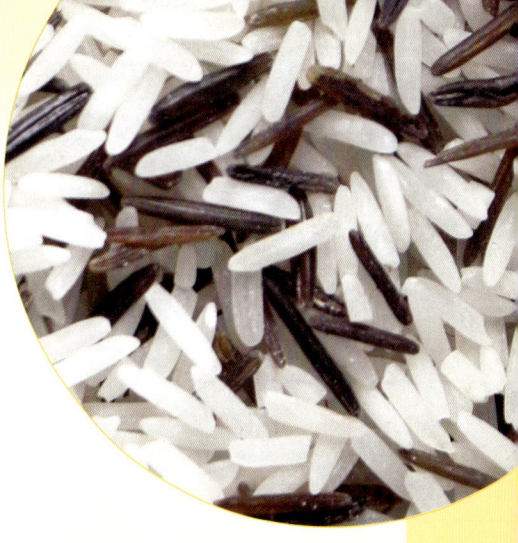

Reis
Seit mehr als 7 000 Jahren wird Reis kultiviert und gilt als Grundnahrungsmittel für die Hälfte der Menschheit. Reis in Asien ist wie Brot in Europa: Ohne geht nichts! Beides besitzt eine weit größere Bedeutung als nur die eines schlichten Nahrungsmittels. Brot wie Reis sind Symbole für die Mühseligkeiten des Lebens auf der Erde. Sie enthalten Energien, die Menschen und Tieren Lebenskraft verleihen. Reis dient auch als Opfergabe – z.B. bei hinduistischen Festen auf Bali.

Erst etwa 300 v. Chr. breitete sich das Wissen über den Reisanbau westwärts aus, sodass der Reis über Persien bis nach Ägypten gelangte. Erstspäter, zu Zeiten Alexanders des Großen, gelangte Reis als Import nach Griechenland und damit nach Europa. Es gibt viele verschiedene Arten von Reis.

Bei gesund & aktiv empfehlen wir Naturreis oder Braunreis. Diese rötlichen bzw. gelben bis grünlichen Reiskörner sind nur von den Spelzen befreit und enthalten noch ihr Silberhäutchen. Dadurch bleiben wertvolle Vitalstoffe wie Proteine (Eiweiß), Fette, Kohlenhydrate, Ballaststoffe sowie Mineralien und Vitamine erhalten.

Wildreis
Wilder Reis ist keine der zahllosen Reissorten aus Asien, sondern ein nordamerikanisches Wasser(getreide)gras. Die durch die Trocknung dunkelbraun bis schwarz gefärbten Früchte des Rispengrases waren ein Hauptnahrungsmittel der indianischen Ureinwohner. Da Wildreis in entlegenen Sumpfgebieten wächst und nur mühsam mit dem Kanu geerntet werden kann, ist er bis heute eine Delikatesse.

Seine Zubereitung nennen erfahrene Köche „to butterfly": dabei wird der Wildreis dreimal mit siedendem Wasser übergossen, anschließend lässt man ihn abkühlen und quellen. Durch diesen Prozess öffnen sich die Körner, werden locker und damit zu einer Vollwertdelikatesse, die ganz leicht nussartig schmeckt.

Bisher galt Wildreis, aufgrund seiner botanischen Verwandtschaft zum Hafer, als ungeeignet für eine glutenfreie Ernährung. Neueste Untersuchungen ergaben, dass Wildreis doch für eine glutenfreie Ernährung geeignet ist.

Getreide
Die Bezeichnung kommt aus dem mittelhochdeutschen (getregede) und bedeutet im Ursinne „der vom Felde getragene Ertrag". Biologisch sind es die Körnerfrüchte von Graspflanzen und kulturgeschichtlich ein früh veredeltes Grundnahrungsmittel.
Die kultivierten Gräser und ihre Körner können von Spelzgetreide (Reis, Hafer, Gerste, Hirse, Dinkel, Buchweizen) oder vom Nacktgetreide (Weizen, Roggen, Mais) stammen. Erstere sind von einer äußeren Holzfaserschicht, der sogenannten Spelze, umgeben

Tipp: Das volle Getreidekorn kann über Jahre schadlos gelagert werden. Flocken und Vollkornmehl hingegen sollten, auch verschlossen, nie länger als vier bis acht Wochen gelagert werden, da ihr Fettanteil sie ranzig werden lässt.

Suppen & Eintöpfe ...

„Volkslieder der Küche" werden Suppen und Eintöpfe auch genannt. Bis Mitte des 20. Jahrhunderts wurde der überwiegende Teil der Ernährung für das Volk als Suppe oder Eintopf zubereitet. So ergaben sich einfache, gutbürgerliche Gerichte, wobei die Fleischeinlage meist den höher gestellten Kreisen vorbehalten war. Die breite Masse aß damals mit dem Sud getränktes Altbrot. Daraus entstanden z.B. die heutzutage bekannten Croutons.

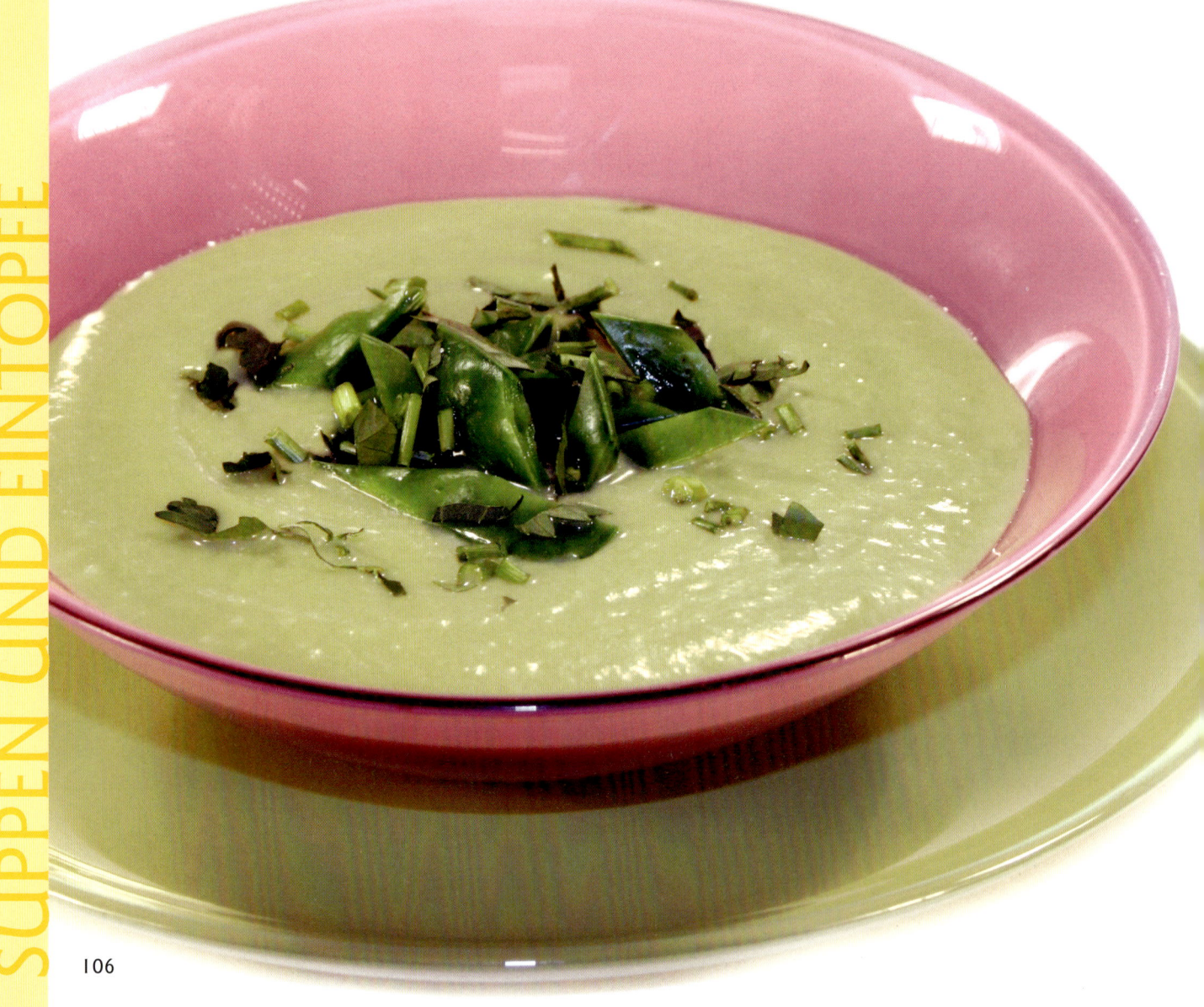

... energiereiche Fitmacher

Ursprünglich bodenständige Gerichte der jeweiligen Region, sind Suppen heute weit mehr als Appetizer für Folgegänge. Es ist der Verdienst von Spitzenköchen und Feinschmeckern, dass sie Einzug in die klassische „feine" Küche gehalten haben, sodass man Gulasch & Co. selbst in renommierten Restaurants erhält. Hinzu kommt ein Trend, der sich nicht nur in Deutschland ausbreitet: der Suppen-Kult. Überall eröffnen kleine Stehrestaurants, die ausschließlich auf Suppen und Eintöpfe spezialisiert sind.

Die neue Lust am Löffeln

Was kann es auch Schöneres geben als eine warme Suppe im Bauch. Sie weckt bei vielen Menschen positive Erinnerungen an die Kindheit und zaubert ein Lächeln auf unser Gesicht. Gerade in der kalten Jahreszeit wärmen Suppen und Eintöpfe so richtig durch, sind schnell zubereitet, haben dabei einen hohen Nährwert und viele wertvolle Vitamine, die der Körper gerade im Winter besonders braucht. Frische Zutaten sind dabei das A und O – gleiches gilt für die Zubereitung. Und dann kommt da noch ein weiterer durchaus menschlicher Aspekt hinzu: „Suppe-Essen" hat etwas sehr Kommunikatives. Wenn Menschen in einer Suppen-Bar zusammenkommen, passiert es häufig, dass sie sich Geschichten über Suppen erzählen. Man isst gemeinsam – man erinnert sich gemeinsam. Suppe führt dazu, dass die Menschen wieder innehalten. In der Mittagspause über die Straße hasten und dabei etwas verschlingen, das ist mit einer Suppe fast unmöglich. Die Esser sind gezwungen, stehen zu bleiben und zur Ruhe zu kommen. Eine heiße Suppe isst man eben nicht „husch-husch" nebenbei.

Tipps für die Zubereitung

Suppen und Eintöpfe sind preiswert in der Zubereitung und lassen sich gut vorbereiten. Sie können, unabhängig von festen Rezepturen, immer wieder anders mit saisonalem Gemüse oder mit dem, was da ist, zubereitet werden. Für Essen mit Freunden, Partys oder größere Feiern kann man einfach die Mengen verdoppeln oder verdreifachen. Häufig schmecken Suppen und Eintöpfe wie z.B. Erbsen- oder Linsensuppe besonders gut, wenn man sie noch einmal aufwärmt. Nirgends sind frische Würzkräuter so wichtig wie bei diesen Gerichten, da sich ihr Aroma besser mit den anderen Zutaten verbindet. Sollten einmal keine frischen Kräuter zur Verfügung stehen, können selbstverständlich tiefgefrorene oder getrocknete verwendet werden. Die meisten Eintopfgerichte können auch tiefgefroren werden, sodass man nach dem Motto „Einmal kochen – dreimal essen" damit die ideale Vorratswirtschaft betreiben kann. Sie sind sowohl für Singles, Familien als auch viel beschäftigte Menschen geeignet. Unsere Suppenrezepte sind von den Mengen her als Hauptspeise für eine Person berechnet. Diese Rubrik bietet alles von klassischen Eintopfgerichten über internationale Rezepte bis hin zu kalten Suppen.

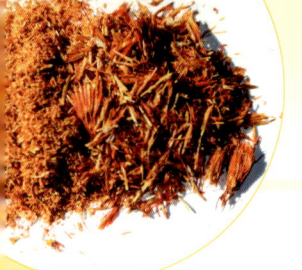

Klare Fischsuppe
mit Gemüse und Safran

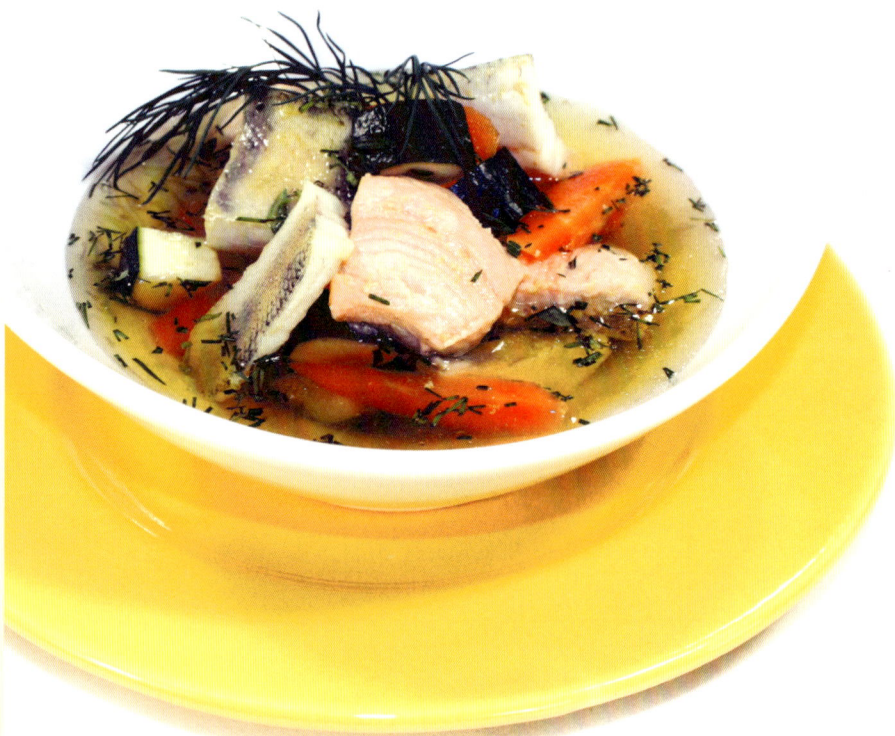

Wissenswertes: Safran
Es ist das teuerste, nur fadenweise und von Hand gezupfte Gewürz. Schon Spuren der getrockneten Blütennarben färben stark gelb und würzen pikant. Zu viel davon schafft eine leicht scharfe Bitternis. Als „Safran des kleinen Mannes" werden Blütennarben anderer Korbblütler, z.B. der Ringelblume, bezeichnet.

Rezeptabwandlungen
Wer darf, kann die Suppe mit Garnelen aufwerten, wenn diese im Ernährungsplan stehen. Dann bitte die Menge des Fisches etwas reduzieren. Statt Safran kann man auch Kurkuma verwenden.

Stoffwechsel-Tipp
Im Ayurveda gilt Safran als wirksames revitalisierendes Mittel für Blut, Kreislauf, das weibliche Genitalsystem und den Stoffwechsel. Er wird eingesetzt bei Menstruationsschmerzen, Unfruchtbarkeit und Wechseljahrbeschwerden. Bei Männern soll Safran auch helfen, nämlich gegen Impotenz und um die Spermienqualität zu verbessern.

Zubereitung
Die Fischfilets gründlich säubern, waschen, trocken tupfen und in mundgerechte Stücke schneiden. Die Schalotte schälen und fein würfeln. Möhren schälen und zusammen mit der Zucchini in feine Streifen schneiden. Die frischen Kräuter waschen, trocken schütteln und fein hacken. Den Safran in etwas lauwarmem Fond auflösen. Das Olivenöl langsam erhitzen, darin die Schalottenwürfel kurz anschwitzen und dann die Gemüsestreifen zugeben. Nach etwa 5 Minuten mit dem Fischfond auffüllen. Nach weiteren 5 Minuten mit Safran, Zitronensaft, Salz und Pfeffer gut abschmecken. Anschließend die gewürfelten Fischfilets beifügen und etwa 5 Minuten ziehen lassen.

Zum Schluss die Hälfte der gehackten Kräuter beifügen und unterheben. Zum Servieren auf einen tiefen Teller oder in eine Suppentasse geben und mit den restlichen Kräutern bestreuen.

Zutaten 1 Portion:
60 g Zanderfilet
60 g Lachsfilet
500 ml Fischfond
1 Zwiebel oder Schalotte
120 g Möhren
160 g Zucchini
1 Döschen Safran
Saft einer Zitrone
1 EL Olivenöl
je 5 g Estragon und Dill
Salz und Pfeffer

Lauchcremesuppe
mit Räucherlachseinlage

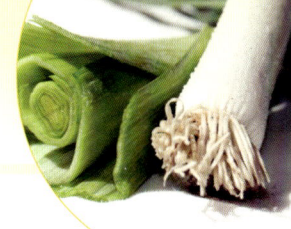

Zutaten 1 Portion:
250 g Porree/Lauch
2 Frühlingszwiebeln
300 ml Gemüsebrühe
20 ml Sahne
100 g Räucherlachs
1 TL Rapsöl
Salz

Zubereitung
Den Lauch und die Frühlingszwiebeln gründlich waschen. Den Lauch in grobe Stücke zerteilen, die Frühlingszwiebel schräg in Röllchen schneiden und den Lachs in feine Streifen schneiden.

Nun das Rapsöl in einem Topf erwärmen, Lauchstücke und einen Teil der Frühlingszwiebel darin anschwitzen, mit der Brühe aufgießen und sanft gar ziehen lassen. Anschließend mit einem Stabmixer pürieren, mit der Sahne abrunden und gut abschmecken.

Die Lachsstreifen mittig in der Suppe anrichten und mit den restlichen frischen Frühlingszwiebelröllchen bestreuen.

Die Eiweißregel beachten!
Bei Cremesuppen zuerst etwas von der Einlage, wie hier z.B. Lachs, verzehren. Bei Cremesuppen ohne Eiweißeinlage, vorweg eine kleine Handvoll Nüsse, etwas Joghurt oder Käse essen.

Wissenswertes: Porree
Saison ist nahezu das ganze Jahr. Porree sollte man nicht in der Nähe aromaempfindlicher Produkte, wie Butter, Blumenkohl, Äpfel und Birnen lagern. Gegessen wird der weiße Schaft und manchmal auch 10-15 cm vom Grün. Porree wird meistens gedünstet oder gekocht und als Gemüsebeilage gereicht oder für Salate, Suppen, Eintöpfe, Aufläufe und Soßen verwendet.

Rezeptabwandlungen
Geräucherte, in dünne Scheiben geschnittene Putenbrust, kurz in der Pfanne angedünstet, ist für alle Fleischliebhaber geeignet.

Stoffwechsel-Tipp
Porree hat einen hohen Gehalt an Mineralstoffen (Kalium, Calcium, Phosphor, Natrium, Eisen) sowie Provitamin A und die Vitamine E, B1, B2 und C. Zudem enthält er ätherische Öle und Aromastoffe, die für den typischen Lauchgeschmack verantwortlich sind. Porree wirkt heilend, wachstumsfördernd und infektionshemmend. Er fördert die Tätigkeit der Nieren, dient der Entschlackung und wirkt der Bildung von Nierensteinen entgegen. Auch auf die Verdauung und die Gallentätigkeit hat Porree einen günstigen Einfluss. Bei Bronchialerkrankungen wirkt Porree schleimlösend.

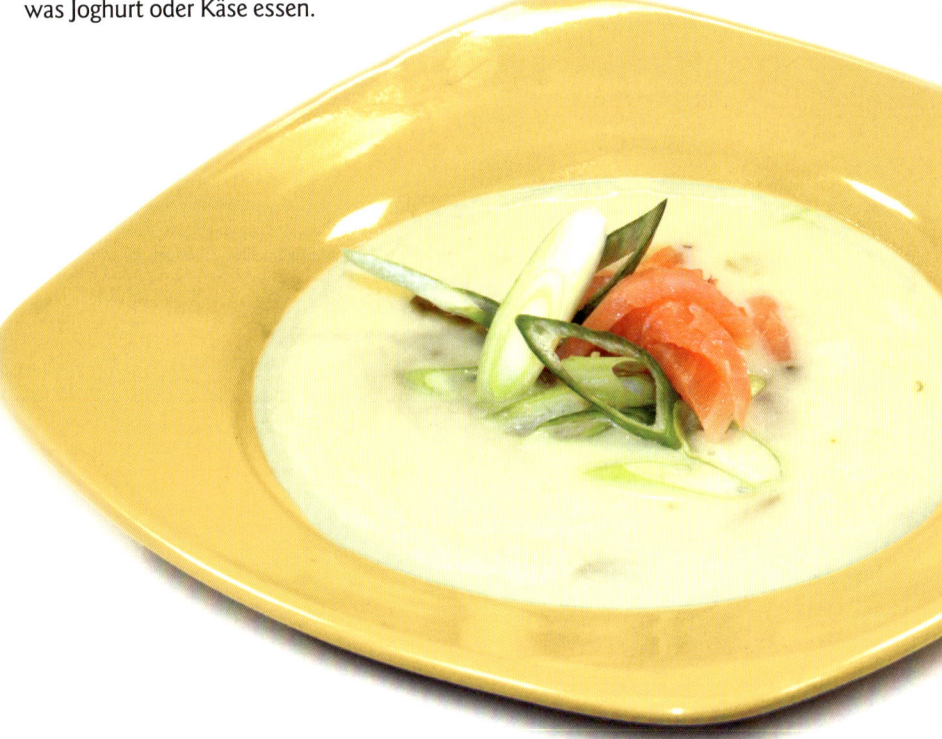

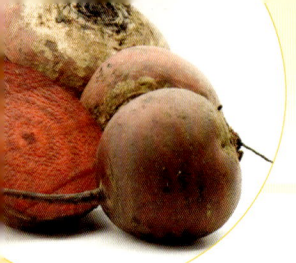

Rote-Bete-Suppe
mit Joghurt

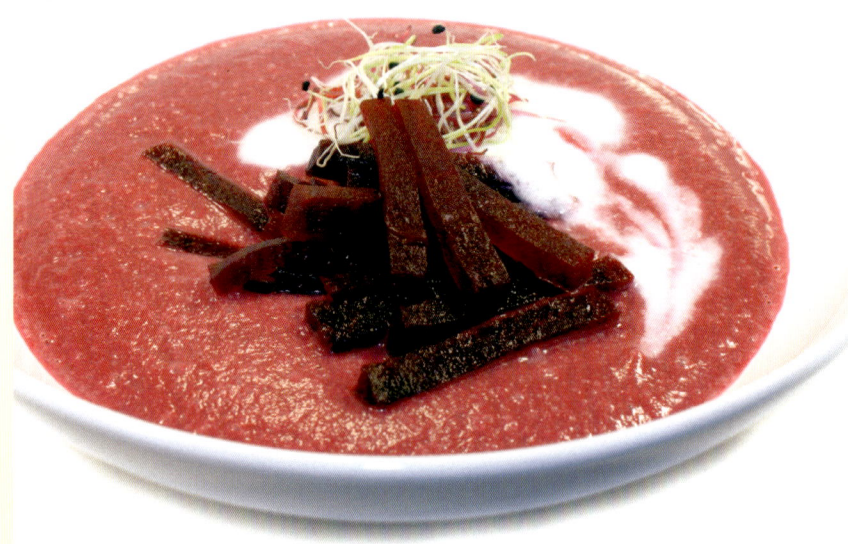

Wissenswertes: Rote-Bete
Einst wurden auch die Blätter wie Spinat zubereitet, heute beschränken sich Genießer auf die meist gekochte rote Knolle. Beim Kochen sollte die Schale gänzlich unversehrt sein, geschält wird erst nach dem Garen in Salzwasser oder Backen im Ofen. Heimat der Ursprungspflanze sind die Küstenlandschaften des östlichen Mittelmeeres und die zentral- und nordasiatischen Steppen und Wüstengebiete.

Rezeptabwandlungen
Besondere Geschmacksnoten liefern verschiedene Sprossen, wie z.B. Alfalfa- oder Rote-Bete-Sprossen.

Stoffwechsel-Tipp
Rote-Bete ist aufgrund ihrer Inhaltsstoffe ein sehr nahrhaftes und gesundes Gemüse. Sie enthält verschiedene organische Säuren, Calcium, Magnesium, Kalium, Phosphor, Natrium, Eisen, Schwefel, Jod, Provitamin A und die Vitamine B1, B2, B6, Niacin und C. Die Heilkraft der Roten-Bete ist seit Langem bekannt. Sie ist appetitanregend und fördert die Gallensekretion. Der rote Farbstoff wird mit Stuhl und Harn wieder ausgeschieden. Ihr hoher Anteil an Oxalsäure kann sich bei häufigem Genuss harnsteinbildend auswirken.

Zubereitung
Die vorgegarte Rote-Bete grob würfeln. Die Kräuter waschen und trocken schleudern. Den Schnittlauch sehr fein hacken und die Petersilie grob zupfen.

Einen kleinen Teil der Rote-Bete-Würfel als Einlage beiseite stellen, den Rest in einem Topf mit etwas Rapsöl anschwitzen. Dann mit der Gemüsebrühe auffüllen und zum Siedepunkt bringen.

Anschließend vom Herd nehmen und mit dem Stabmixer pürieren, Joghurt und Crème fraîche unterheben, alles verrühren und gut abschmecken.

Zum Schluss die restlichen Würfel als Einlage beifügen und mit etwas Crème fraîche, Schnittlauch und Petersilie garnieren.

Zutaten 1 Portion:
250 g Rote-Bete (gekocht/Einwaage)
70 ml Joghurt (entspr. EP)
30 ml Crème fraîche
150 ml Gemüsebrühe
1 EL Rapsöl
Salz
Schnittlauch, Petersilie

Die Eiweißregel beachten!
Bei Cremesuppen ohne Eiweißeinlage, vorweg eine kleine Handvoll Nüsse, etwas Joghurt oder Käse essen.

Kalte Gurkensuppe
mit Joghurt und Kräutern

Zutaten 1 Portion:
250 g Gurken
120 ml Gemüsebrühe
100 g Joghurt (entspr. EP)
2 EL frische Kräuter
(Kerbel, Estragon, Dill, Petersilie)
Salz
Pfeffer

Die Eiweißregel beachten!
Bei Cremesuppen ohne Eiweißeinlage, vorweg eine kleine Handvoll Nüsse, etwas Joghurt oder Käse essen.

Zubereitung
Die Gurken waschen und in der Mitte halbieren. Drei Hälften schälen und grob würfeln. Die Kräuter gründlich waschen, trocken schleudern und sehr fein hacken. Die Gemüsebrühe frisch zubereiten und langsam abkühlen oder aber einen fertigen Fond verwenden.

Die Gurkenwürfel in einem Mixer möglichst fein pürieren, dann den Joghurt und die kalte Gemüsebrühe beifügen, verrühren und mit Salz und Pfeffer abschmecken. Anschließend für etwa zwei bis drei Stunden im Kühlschrank kalt stellen.

Die ungeschälte Hälfte der Gurke dritteln und grob würfeln. Die gekühlte Suppe in eine Schale oder einen Suppenteller geben, die gehackten Gurkenwürfel mittig in die Suppe geben und mit den gehackten Kräutern bestreuen.

Wissenswertes: Gurke
Die Gurke ist eine alte Kulturpflanze. Lange Zeit hieß es, sie stamme ursprünglich vom Fuß des Himalaja-Gebirges. Tatsächlich findet sich dort noch heute eine kleine, bittere Frucht aus der Familie der Kürbisgewächse. Die ersten Gewächshausgurken wurden im 19. Jahrhundert in England gezogen. Man kennt heute etwa 40 Sorten, wobei die Salatgurke die größte ist. Die Form der Gurke ist meist länglich, es gibt aber auch runde, ovale oder birnenförmige. Im Gemüsefach des Kühlschrankes können sie aufbewahrt werden, zum Einfrieren eignen sie sich jedoch nicht. **Achtung:** Gurken sollten nicht zusammen mit Früchten gelagert werden.

Rezeptabwandlungen
Mit Kräutern kann man der Suppe immer wieder neue Geschmacksnuancen verleihen.

Stoffwechsel-Tipp
Da Gurken nur einen geringen Kaloriengehalt und einen hohen Wassergehalt haben, sind sie ideal zum Abnehmen geeignet. Sie regen die Nieren und die Blase an und wirken somit entwässernd und blutreinigend. Zudem entlasten sie Herz und Kreislauf und helfen bei chronischer Verstopfung. Bei Frauen in den Wechseljahren hilft der Gurkensaft gegen die Wallungen.

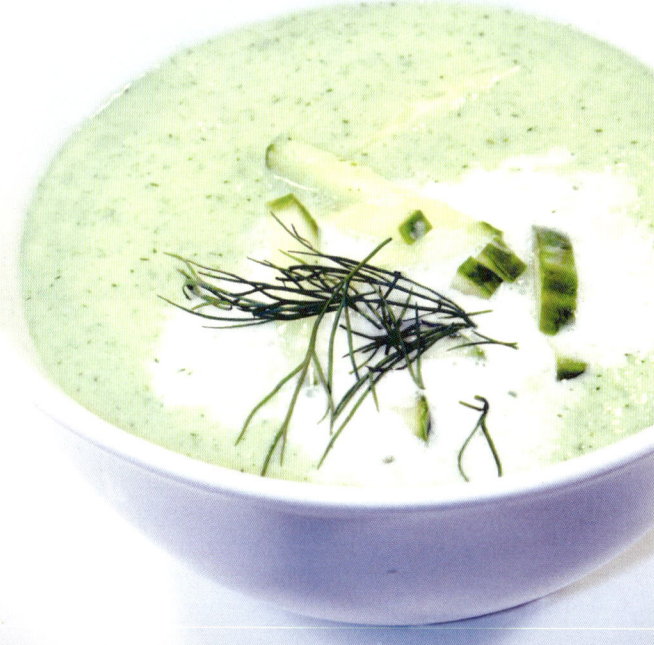

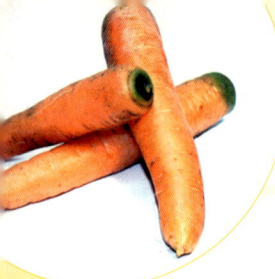

Geflügeleintopf
mit Gemüse und frischen Kräutern

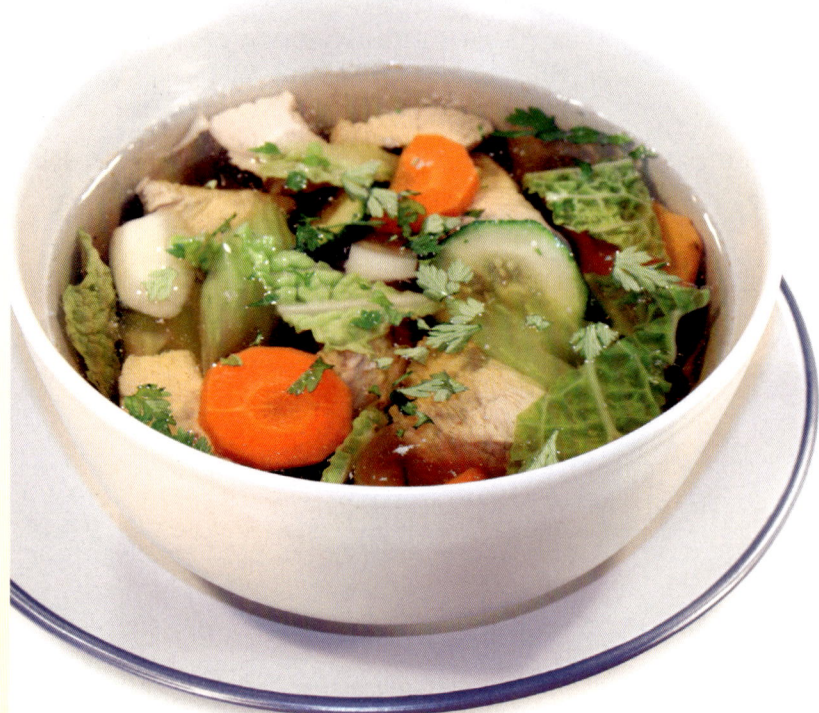

Wissenswertes: Möhren
Die Möhre ist weit verbreitet, Wildformen wachsen in Europa und Asien. Zum Rohverzehr eignen sich am besten die jungen Möhren, ob frisch, als Salat, als Saft oder auf Rohkostplatten. Häufiger ist aber die Verwendung der Möhre gekocht oder geschmort als Warmgemüse, Möhreneintopf, Möhrenauflauf oder zusammen mit anderen Gemüsen.

Rezeptabwandlungen
Wer noch etwas mehr Aroma in der Suppe haben möchte, kauft sich in einem gut sortierten Gemüseladen eine echte „Moor-Rübe". Sie wächst in Moorerde, wodurch sie einen noch intensiveren Geschmack bekommt.

Stoffwechsel-Tipp
Die Möhre ist das Gemüse mit dem weitaus höchsten Karotingehalt. Karotin ist die Vorstufe von Vitamin A, in das es im menschlichen Körper in Verbindung mit Fett umgewandelt wird. Vitamin A wird bekanntlich für das Wachstum sowie die Haut- und Sehfunktionen benötigt. Weitere Inhaltsstoffe: Kohlenhydrate, Eiweiß, Lezithin, Glutamin, Anthocyan, Kalium, Calcium, Eisen, die Vitamine B1, B2, C und E. Möhren wirken harntreibend, blutbildend und antibakteriell.

Zubereitung
Das Geflügelfleisch gründlich putzen und in mundgerechte Würfel schneiden, dabei Fett und Haut entfernen. Die Kräuter waschen, trocken schleudern und hacken.

Das Gemüse waschen und die Möhren schälen. Möhren und Zucchini in Scheiben schneiden, den Staudensellerie würfeln und den Wirsing grob hacken. Die Gemüsestücke sollten in etwa gleich groß sein. Die Brühe separat erhitzen.

Nun das Ghee in einem Suppentopf erwärmen, das Geflügelfleisch und die Gemüsestücke beifügen und anschwitzen. Anschließend mit der heißen Brühe auffüllen und ca. 15 – 20 Minuten fertig garen (das Gemüse soll noch bissfest sein).

Mit Salz und Pfeffer gut abschmecken und zum Schluss mit den gehackten Kräutern verfeinern.

Zutaten 2 Portionen:
250 g Geflügelfleisch (entspr. EP)
1 Liter Brühe
150 g Wirsing
150 g Möhren
150 g Zucchini
100 g Staudensellerie
1 EL Ghee
30 g frische Kräuter (entspr. EP)
Salz
Pfeffer

Rindfleischsuppe
mit bunter Gemüseeinlage und Kräutern

Zutaten 2 Portionen:
350 g Rinderbeinscheibe
1 Liter Wasser
250 g Möhren
100 g Sellerie
2 Porreestangen (100 g)
2 Zwiebeln
3 Knoblauchzehen
50 g Petersilienwurzel
2 Lorbeerblätter
25 g glatte Petersilie
5 g Liebstöckel
ganze Pfefferkörner
Salz
Pfeffer
Muskat

Zubereitung
Die Beinscheibe gründlich abspülen und gut mit Wasser bedeckt auf den Herd stellen. Das Gemüse gründlich waschen, schälen und die Putzabfälle beiseite stellen. Anschließend das Gemüse für die Suppeneinlage in Scheiben und Würfel schneiden. Die Kräuter waschen, trocknen und fein hacken. Beginnt die Brühe zu simmern, Salz, Pfefferkörner, Lorbeerblätter und die Putzabfälle vom Gemüse sowie die, zuvor kurz angebratenen, Zwiebelwürfel zugeben. Alles zusammen etwa 1,5 Stunden schonend garen.
Etwa 15 Minuten vor dem Garende die Beinscheibe vorsichtig aus der Suppe nehmen, die Knorpel entfernen und das Fleisch in mundgerechte Stücke schneiden. Die Brühe durch ein Sieb passieren und erneut für 15 Minuten zu Ende garen. Dazu das geputzte Gemüse sowie die Fleischwürfel in die Brühe geben und weich garen. Die fertige Brühe mit geriebenem Muskat abschmecken. Fleisch- und Gemüseeinlage auf einem Suppenteller anrichten, die Brühe darübergießen und mit den gehackten Kräutern bestreuen.

Wissenswertes: Petersilienwurzel
Die Petersilienwurzel stammt ursprünglich aus dem südöstlichen Mittelmeerraum und wächst noch heute wild in Gebieten von Spanien bis Griechenland. Im Altertum nannte man sie auch „Gesteinsellerie". Petersilienwurzeln ähneln stark der Pastinake und werden als Suppenwürze und vermehrt auch als Kochgemüse benutzt. Auch Cremesuppen aus der Wurzel schmecken vorzüglich.

Stoffwechsel-Tipp
Petersilie gilt seit jeher als Kraftspender. Herkules legte sich einen Petersilienkranz auf das Haar, und die römischen Gladiatoren aßen sie vor jedem Kampf, um ihren Mut zu verdoppeln. Wurzel- und auch Blattpetersilie sollen durch den hohen Gehalt an ätherischen Ölen berauschend wirken und erotische Fantasien wecken. Die Petersilienwurzel hat einen recht hohen Kohlenhydratgehalt (Zucker), ähnlich wie Erbsen, Kohlrüben und Rote Bete. Dieser Zucker ist für den leicht süßlichen Geschmack der Petersilienwurzel verantwortlich. Der Petersilie werden verdauungsfördernde, entwässernde und appetitanregende Wirkungen zugesprochen.

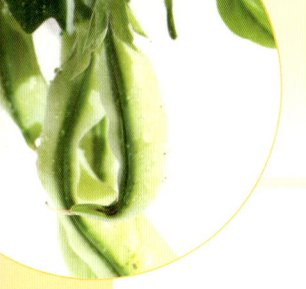

Erbspüreesuppe
aus frischen Erbsen mit Sellerie und Joghurt

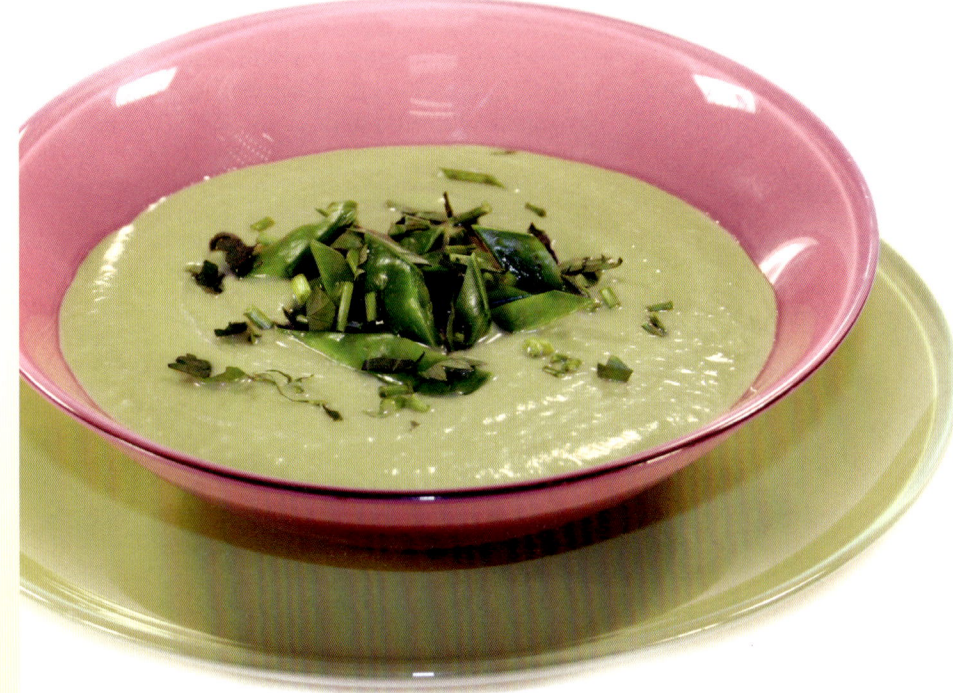

Wissenswertes: Erbsen

„Die Prinzessin auf der Erbse" ist das berühmteste Märchen von Christian Andersen. Darin wird man der beliebtesten Gemüsesorte allerdings kaum gerecht. Weltweit gibt es über 250 Sorten der wohl eiweißreichsten Hülsenfrucht. Nur die vorzeitig geernteten Zuckerschoten kann man mit der gesamten Schote essen. Sonst werden die Samenkörner ausgepellt. Erbsen bitte nie roh essen, weil sie Lectine enthalten, die die roten Blutkörperchen verklumpen lassen und Entzündungen der Darmschleimhaut verursachen. Durch kurzes Dünsten werden die Stoffe zerstört und auch die Eiweiße bekömmlicher.

Rezeptabwandlungen

Wer gerade keine frischen Erbsen zur Hand hat, kann auch getrocknete Erbsen verwenden. Dann bitte nur ein Drittel der Rohmenge nehmen, da die getrockneten Erbsen beim Garen oder Einweichen sich gewichtsmäßig fast verdreifachen.

Zubereitung

Die frischen Erbsenschoten waschen, schräg in Streifen schneiden, in etwas Salzwasser kurz blanchieren und warm halten. Die Schalotte schälen und fein würfeln. Knollensellerie schälen und in feine Würfel schneiden. Möhren schälen und fein raspeln. Die Kräuter waschen, trocken schleudern und grob hacken.

In einem Suppentopf das Olivenöl erwärmen, die Schalottenwürfel, Sellerie und die TK-Erbsen darin anschwitzen, dann mit der Hühnerbrühe auffüllen und weich garen.

Anschließend mit dem Stabmixer pürieren und durch ein Sieb passieren. Danach die geraspelten Möhren hinzugeben, mit dem Joghurt abrunden und mit Meersalz abschmecken. Die zuvor blanchierten Erbsenschoten mittig als Einlage in die Suppe geben und mit den gehackten Kräutern bestreuen.

Zutaten 1 Portion:

200 ml Hühnerbrühe (aus dem Glas)
200 g Knollensellerie
50 g Möhren
10 g Zwiebel od. Schalotte
140 g grüne Erbsen (TK)
20 g frische Zuckerschoten
2 EL Joghurt (entspr. EP)
5 g Petersilie
5 g Schnittlauch
1 EL Olivenöl od. Ghee
Salz

Die Eiweißregel beachten!

Bei Cremesuppen ohne Eiweißeinlage, vorweg eine kleine Handvoll Nüsse, etwas Joghurt oder Käse essen.

Klare Pilzsuppe
mit Gemüse und Eierstich

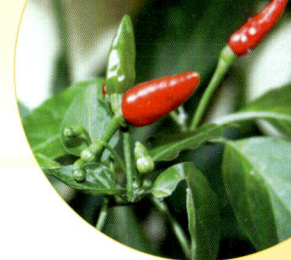

Zutaten 1 Portionen:
250 ml fertige Brühe
75 g getrockn. Shiitakepilze
2 Zwiebeln od. Schalotten
50 g Staudensellerie
60 g rote Paprika
2 Eigelb
2 EL Sahne
Ghee
20 g Kräuter (entspr. EP)
Meersalz

Zubereitung
Die getrockneten Shiitakepilze in lauwarmem Wasser etwa 10 Minuten einweichen. Den Staudensellerie putzen und in feine Streifen schneiden. Die Schalotten schälen und fein würfeln. Die Paprika waschen, Kerne entfernen und in Rauten schneiden. Die Kräuter abspülen, trocken schleudern und grob hacken.

Die Eigelb mit der Sahne und etwas Salz verquirlen. Nun einen tiefen Teller großzügig mit Klarsichtfolie auslegen, die Eimasse einfüllen und im vorgeheizten Backofen bei 100° C etwa 20 Minuten garen. Das Ghee in einem Suppentopf erwärmen, Sellerie, Schalotten und Paprika darin anschwitzen. Zuletzt die Shiitakepilze mit einem Teil des Weichwassers zugeben und alles kurz dünsten. Dann mit der Brühe auffüllen und sanft aufkochen lassen. Zum Schluss mit Meersalz abschmecken.

Den Eierstich vorsichtig aus der Folie lösen und in Rauten schneiden. Die Suppe in einen tiefen Teller füllen, den Eierstich beifügen und mit den Kräutern bestreuen.

Wissenswertes: Eierstich
Eierstich (Stich: kommt möglicherweise von stocken) ist eine Suppeneinlage aus gestocktem Ei, die meist in klaren Suppen serviert wird. Er ist wesentlicher Bestandteil der traditionellen Hochzeitssuppe. Für Varianten des Eierstichs können weitere Zutaten püriert hinzugegeben werden, z.B. Artischocken, Erbsen oder Tomaten, Geflügelfleisch, Leber, Fisch und mehr.

Rezeptabwandlungen
Statt Eierstich kann alternativ auch geräucherter Tofu verwendet werden.

Stoffwechsel-Tipp: Chili
Besonderen Pepp bekommt die Suppe, wenn sie etwas Schärfe bekommt, z.B. über Chili oder Ingwer. Sie heizen dem Stoffwechsel tüchtig ein und der Körper verbrennt mehr Kalorien. Ursache dafür sind bestimmte Aromastoffe, die sogegenannten terpenartigen Substanzen. Ein weiterer positiver Nebeneffekt: Chili & Co. stärken die Immunabwehr.

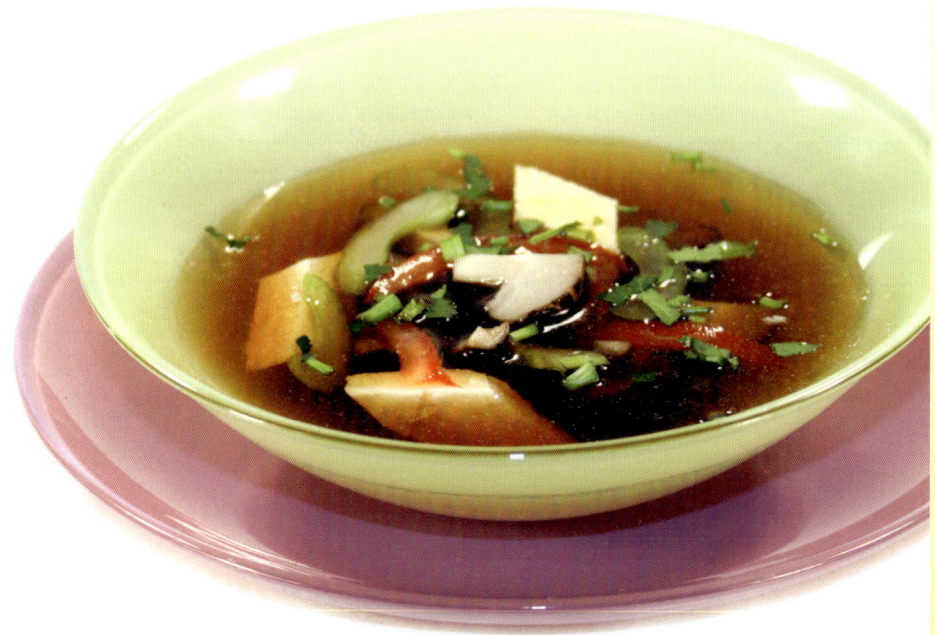

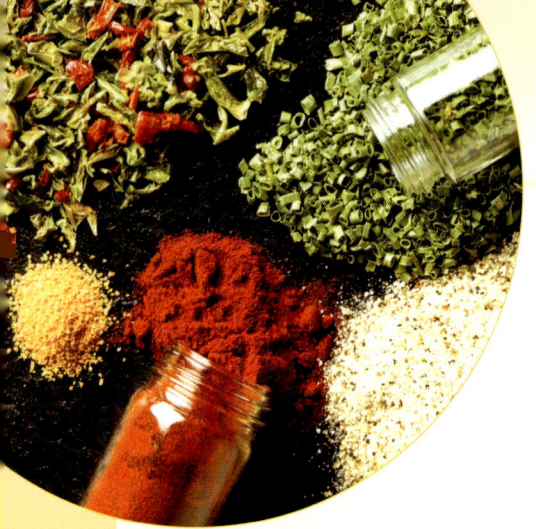

Kräuter & Gewürze

Das Geheimnis liegt in der Würze

Wie würde Fleisch ohne Pfeffer schmecken?

Was wäre ein Salat ohne Petersilie, was wäre ein Dessert ohne Vanille? Alle Speisen schmecken ohne Würze langweilig. Kräuter und Gewürze sind neben den Nährstoffen ein wichtiger Bestandteil von Speisen. Sie geben einem Gericht eine individuelle Geschmacksrichtung, ein verfeinertes Aroma und runden den optischen Eindruck ab. Kräuter und Gewürze leisten aber noch mehr. Da sie wertvolle ätherische Öle und Wirkstoffe enthalten, die die Magensaftabsonderung und damit die Verdauung anregen, machen sie das Essen bekömmlicher. Frische Kräuter ergänzen es außerdem mit wertvollen Vitaminen und Mineralstoffen. Viele Kräuter und Gewürze gelten seit der Klostermedizin des Mittelalters auch als geheimer Schatz der Naturheilkunde. Einen kleinen Teil dieses Schatzes wollen wir hier vorstellen. Ihre Wirkungsweise wird erklärt, unsere Anwendungs- und Würztipps erleichtern es Ihnen, Nutzen aus dem alten Wissen zu ziehen und in die heutige Küchenpraxis einzubinden.

So bewahrt man Gewürze richtig auf

Gläser zur Aufbewahrung sind geschmacksneutral und sollten aus dunkelbraunem oder violettem Glas sein. Der Nachteil bei hellem Glas: die hohe Lichtdurchlässigkeit (Kräuter und Gewürze können durch UV-Strahlen des Sonnenlichts chemisch verändert werden). Deshalb helle Gläser immer im Schrank aufbewahren. Plastik- und Aluminiumdosen eignen sich für Gewürzfonds, da sie die Trockengewürze gut vor Licht schützen. Weniger geeignet sind Papier- oder Plastiktüten. Hier ist die Gefahr zu groß, dass die Kräuter und Gewürze feucht werden. Außerdem verlieren sie darin schnell ihr Aroma. Nach dem Kauf sollten lose Kräuter und Gewürze gleich in einen separaten und gut verschließbaren Behälter umgefüllt werden.

So würzt man richtig

Kräuter und Gewürze sollen den Eigengeschmack unseres Essens herausstellen und ihn nicht überdecken. Gewürze wie Wacholder, Zimtstangen, Piment- oder Pfefferkörner müssen in Flüssigkeit ziehen, damit sie ihr Aroma entfalten. Daher am besten gleich zu Beginn der Kochzeit in den Topf geben. Ganze Gewürze in ein Mullsäckchen binden und vor dem Servieren des Gerichtes aus dem Topf nehmen. Gemahlene Gewürze erst kurz vorm Garende unterrühren.

Achtung: Den Gewürzstreuer dabei nie direkt über den Topf halten. Durch aufsteigende Feuchtigkeit aus dem Dampf entstehen Klumpen und Schimmel. Gemahlene Paprika, Knoblauch oder Cayennepfeffer nie in heißem Fett braten. Es entstehen sonst Bitterstoffe. Frische Kräuter gibt man ebenfalls erst kurz vor Schluss zum Gericht: So bleibt ihr Aroma erhalten und die ätherischen Öle werden nicht durch den Kochvorgang zerstört. Wie gewürzt wird, ist in erster Linie eine Frage des persönlichen Geschmacks.

Haltbarkeit der Gewürze

Alle Trockengewürze im Kräuterregal sollten mindestens einmal im Jahr erneuert werden. Deshalb empfiehlt es sich, immer die kleinsten Mengen zu kaufen.

Wenn Sie Gewürze im Ganzen besorgen (z.B. Kardamom), dann halten diese fachgerecht aufbewahrt sogar mehrere Jahre. Erst frisch im Möser zermahlen entwickeln sie ihre volle Würzkraft.

Kräuter & Gewürze

Kräuter und Gewürze im Überblick

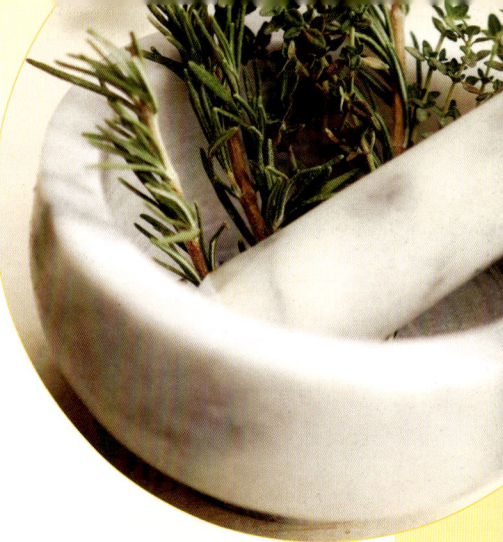

Kleine Kräuter- und Gewürzkunde – man unterscheidet:

Frucht- und Samengewürze:	Pfeffer, Paprika, Muskatnuss und Kümmel
Blütengewürze:	Safran, Nelken und Muskatblüte
Blattgewürze*:	Basilikum, Bohnenkraut, Majoran, Pfefferminze
Rindengewürze:	Zimt, Süßholz
Wurzel- und Zwiebelgewürze:	Ingwer, Knoblauch, Kurkuma

*Die Blattgewürze zählen allerdings nur im getrockneten Zustand zu den Gewürzen. Wenn sie frisch sind, bezeichnet man sie als Küchen- oder Würzkräuter.

Anis – auch als süßer Kümmel bekannt – ist eine Pflanze mit ca. 30 bis 50 cm Wuchshöhe. Die Pflanze verfügt durch die enthaltenen ätherischen Öle über einen ganz eigenen Geschmack und Geruch. In der Medizin wird Anis als Mittel gegen Husten oder Magen-Darm-Krankheiten eingesetzt. Als Gewürz wird er in der heimischen Küche gerne genutzt. Die Samen der Anispflanze schmecken süßlich-herb. Sie sind ganz oder gemahlen im Handel. In der Küche wird Anis für Hackfleischgerichte, Kochfisch, Geflügelfüllungen, Gemüse, Suppen und Desserts, aber auch in der Weihnachtsbäckerei verwendet.

Sternanis ist eine sternförmige Frucht, die wie Anissamen duftet, aber noch kräftiger und wesentlich feuriger schmeckt. In heißen Getränken (z.B. Tee) entfaltet Sternanis sein ganzes Aroma, aber auch zum Würzen von Obstkompott, Pflaumenmus und Weihnachtsgebäck ist er beliebt.

Basilikum erinnert sofort an die Mittelmeerküche, tatsächlich stammt es aber aus dem tropischen Indien. Ähnlich wie Bohnenkraut ist Basilikum als Gewürz- und Heilpflanze zu gebrauchen. Früher wurde es zur Beruhigung und Linderung von Gastritis, Gallenleiden und Darmbeschwerden, aber auch gegen Schleimhautentzündungen bei Blasen- und Nierenerkrankungen genutzt. Basilikum könnte man auch als Anti-Stress-Kraut bezeichnen, da es wunderbar harmonisierende Eigenschaften besitzt. So hilft es u.a. bei Schlafstörungen, Angstzuständen, Schwindel und Nervenschwäche. In der Küche unterstreicht es mit seinem Aroma den Eigengeschmack von Tomaten, Paprika, Auberginen, Zucchini und vielen anderen Gemüsesorten. Das Aroma verliert beim Erhitzen und in getrocknetem Zustand an Würzkraft. Deshalb am besten nur das frische Kraut verwenden.

Bohnenkraut war ursprünglich nur im Mittelmeerraum beheimatet. Wegen seiner verdauungsfördernden Wirkung wurde es im Altertum vor allem medizinisch eingesetzt. Das Bohnenkraut wirkt als Heilpflanze unter anderem entzündungshemmend, bakterientötend, krampfstillend, beruhigend und leicht harntreibend. Menschen mit empfindlichem Magen können es als Pfefferersatz verwenden. Aufgrund seiner verdauungsfördernden Wirkung ist es ein wundervolles Gewürz nicht nur für Gurken, sondern auch bei Wild und allen schwer verdaulichen Hülsenfrüchten, vor allem grünen oder dicken Bohnen und Erbsen.

Praktische Würzgeräte

Frisch gemahlen oder frisch zerstoßen – so schmecken Gewürze besonders intensiv. Das gebräuchlichste Hilfsmittel dazu ist nach wie vor die Pfeffer- oder Gewürzmühle. Auch Mörser eignen sich gut als Küchenhelfer zum Zerreiben von getrockneten und frischen Kräutern, Gewürzen usw.

Mörser sowie Stößel sind aus Marmor, Granit oder Porzellan. Frische Kräuter können außerdem mit einer Schere, einem Messer mit fester Klinge oder einem sogenannten Wiegemesser klein geschnitten bzw. gehackt werden.

Borretsch

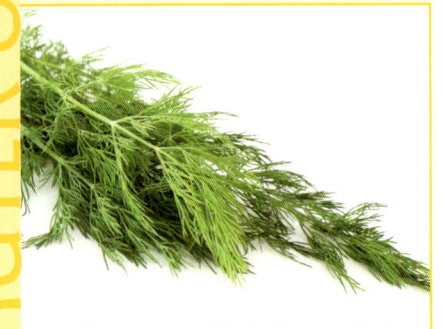

Chili

Dill

Kräuter & Gewürze

Kräuter und Gewürze im Überblick

Borretsch gilt, wie auch Dill, als klassisches Gurkenkraut, schmeckt aber ebenso gut an Hackfleisch, Fisch, Geflügel und Suppen. Nach neueren Erkenntnissen soll Borretsch die Adrenalinausschüttung anregen. In den Blüten sind lösliche Kieselsäure und Gerbstoffe enthalten, weshalb Borretsch in der Volksmedizin bei Durchfall und Entzündungen der Atemwege eingesetzt wird. Allerdings ist die Wirkung bisher nicht belegt. Auch in der Küche sollten Sie den Borretsch nur in Maßen zum Würzen einsetzen. Am besten eignen sich dafür die frischen, jungen Blätter, denn bei der Trocknung verlieren sie schnell an Aroma. Die mit den typischen Haaren besetzten Blätter sollten immer fein gehackt werden.

Cayennepfeffer (Chilipulver) wird aus den extrem scharfen Chilischoten hergestellt und sollte daher äußerst sparsam dosiert werden. Er passt zu Linsen-, Bohnen- und Fischsuppen, Grillsaucen, Gulasch, Eintöpfen und Schmorbraten. Eingesetzt wird das Pulver bei Nervenschmerzen, rheumatischen Beschwerden und Muskelerkrankungen. Die Scharfstoffe regen die Schmerz- und Wärmerezeptoren der Haut an und steigern die Durchblutung. Dieser Effekt wird bei schmerzhaften Muskelverspannungen genutzt. Zudem wird Cayennepfeffer auch sehr erfolgreich bei Herz-Kreislauf-Beschwerden verwendet. Er besitzt eine gefäßerweiternde, durchblutungsfördernde Eigenschaft, verbessert die Fließeigenschaften des Blutes und wird daher auch als leichtes Blutdruckmittel eingesetzt. Er ist eines der wenigen Mittel, die bei kalten Händen und Füßen helfen. Bekannt ist das „ABC-Pflaster", das einen Wirkstoff des Cayennepfeffers enthält.

Currypulver ist eine Mischung aus mindestens zwölf Gewürzen. Grundsätzlich enthalten sind Pfeffer, Paprika, Ingwer, Kardamom, Nelken, Koriander, Kreuzkümmel (Kumin), Piment, Zimt, Muskatnuss sowie -blüte und Kurkuma. Letzteres ist auch für die gelbe Farbe verantwortlich. Kurkuma (Gelbwurz) ist eine Ingwerpflanze, die schon im Altertum zum Färben benutzt wurde. Das aromatische, zum Teil auch sehr scharfe Currypulver passt gut zu asiatischen Gerichten. Beliebt ist es auch für Gerichte mit Lamm- oder Kalbfleisch, Geflügel, Hackfleisch, Fisch, Krabben, Langusten, Muscheln und diversem Gemüse.

Dill wurde schon im alten Ägypten wegen seiner nervenberuhigenden Wirkung und zur Linderung von Erbrechen genutzt. Er wird gerne zum Einlegen von Gurken und anderem Gemüse verwendet. In der Medizin wird der Dill auch „Fructur Anethi" genannt. Die enthaltenen ätherischen Öle wirken appetitanregend, verdauungsfördernd, krampflösend und beruhigen die Nerven. So beugt Dill Infektionen vor und wirkt sich stärkend auf das Immunsystem aus. In der Küche wird Dill heute in ganz Europa zur Verfeinerung von Salaten, Saucen oder Fischgerichten verwendet. Auch dient er zur Herstellung von Kräuteressig, der Konservierung von Gemüse und Gurken. Gut schmeckt Dill in Kräutermarinaden für Fisch und Fleisch oder gehackt im Quark. Dill würzt außerdem Eiergerichte und Wurzelgemüse.

Kräuter & Gewürze

Kräuter und Gewürze im Überblick

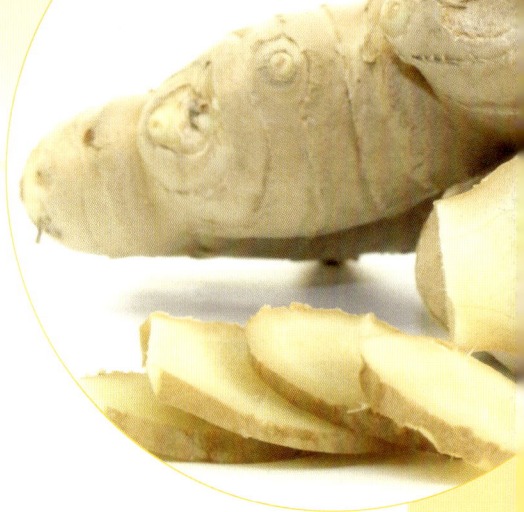

Estragon ist das Hausmittel bei Rheuma und Muskelkrämpfen. Es wirkt verdauungs- und gallenflussfördernd sowie harntreibend und enthält viel Kalium. Traditionell verwendet man zum Würzen junge Triebe oder Blätter, die mehrmals im Jahr geerntet werden. Frisch gehackt oder getrocknet schmeckt er zu Fisch, Geflügel, Salaten, Saucen, Suppen und in Essig. Nicht nur Gurken, auch Zucchini mögen Estragon als geschmackliche Unterstützung.

Gewürznelken duften süßlich und schmecken fast bitter. Da sie stark würzen, genügt es, ein oder zwei Stück mitzukochen. Sie passen in Rot- und Sauerkraut, Wildgerichte, braune Saucen, Fischsud, Ragouts, Obstkompott, eingelegtes Gemüse, Punsch und Glühwein, dürfen aber auch in Fleisch- und Hühnerbrühe nicht fehlen. Gemahlene Nelken verwendet man zum Backen, für Pasteten, Pilzgerichte, süße Suppen, Kompotte, Konfitüren oder Fruchtaufstriche. Sie sind reich an ätherischen Ölen, die etwa 25 Prozent der Inhaltsstoffe ausmachen.

Ingwer
Von Konfuzius wird berichtet:
Nie aß er etwas ohne Ingwer.

Ingwer gilt als Pflanze mit kräftigender Yang-Energie und sorgt für innere Wärme. Im alten Indien war Ingwer als „Universalmedizin" bekannt. Auch heute noch ist er in über 50 Prozent der Kräutermedizin enthalten. Man verwendet ihn gegen Seekrankheit, Verdauungsbeschwerden, Atemwegserkrankungen, Kopfschmerzen, Erkältungen und bei Entzündungen. Der frische Ingwer ist die dicke, bizarre Wurzel der tropischen Ingwerpflanze. Die Verwendungsmöglichkeiten von frischem Ingwer sind fast unbeschränkt. Er ist besonders dazu geeignet, einfachen, alltäglichen Gerichten wie Hackfleisch, Suppen, Obstsalaten, Torten, Gebäck, Gewürzgurken und Getränken einen einzigartigen Geschmack zu verleihen. Frischen Ingwer sollte man sparsam benutzen. Ein Stückchen der Wurzel abschneiden, schälen und in sehr feine Scheiben schneiden oder raspeln. Der hierbei austretende Ingwersaft gibt den Speisen ein sanftes Aroma. Ingwer enthält ein eiweißlösendes Ferment. Wird Fleisch mit frischen Ingwerscheiben gegart, wird es erheblich weicher. Ingwerwasser zwischen oder nach der Mahlzeit getrunken, fördert die Verdauung und regt den Stoffwechsel an (siehe Kapitel Getränke).

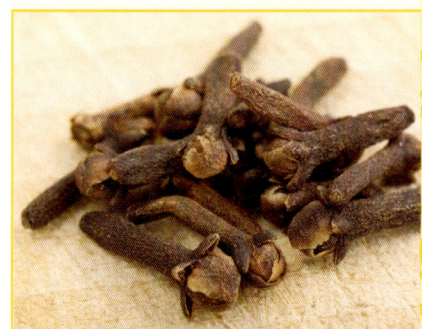

Gewürznelken

Kerbel Der ursprünglich aus Südrussland und Vorderindien stammende Kerbel war schon im alten Rom als Gewürz und Heilpflanze bekannt. Heute wächst er in ganz Europa. Er regt nicht nur Stoffwechsel und Verdauung an, er reinigt auch das Blut. Dies macht ihn zusammen mit der schweiß- und harntreibenden Wirkung zu einem Heilmittel bei Hautleiden, Stoffwechselerkrankungen und Wasseransammlungen in den Beinen. Der leicht nach Anis schmeckende Kerbel ist eine perfekte Ergänzung vor allem für Salate und Eierspeisen – auch wenn er bei uns ursprünglich als Suppenkraut groß herauskam. Sein feines Aroma gibt er außerdem gern an Joghurt und Käse, Geflügel und Fisch ab.

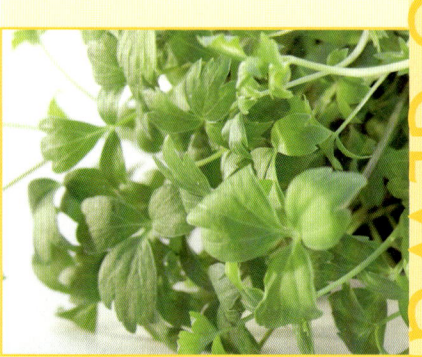

Kerbel

Kräuter & Gewürze

Kräuter und Gewürze im Überblick

Knoblauch – weltweit wird er in der kalten und warmen Küche genutzt. Beim Braten darf er nicht zu braun werden, da er sonst bitter wird. Er schmeckt scharf, würzig, brennend. Als Gewürz passt er hervorragend zu Fleisch, Fisch, Muscheln und vielen Gemüsesorten. Auch zum Verfeinern von Kräuterbutter, Suppen, Soßen und Marinaden ist er gut geeignet. Knoblauch gilt als Allheilmittel. Er wirkt antibakteriell, soll der Bildung von Thromben vorbeugen und ist eine wichtige Selenquelle. Knoblauch hilft bei grippalen Infekten, Durchfall, Darmentzündungen, Koliken, Verstopfung, Durchblutungsstörungen, gegen verschiedene Wurmarten, senkt den Blutdruck und lindert Zahnschmerzen. Der oft als unangenehm empfundene Geruch nach dem Genuss von Knoblauch rührt von den Abbauprodukten schwefelhaltiger Inhaltsstoffe her. Durch das Kauen von Pfefferminze, Petersilie oder Kaffeebohnen sowie das Lutschen von Kardamom-Samen kann man den Geruch mildern.

Chinesischer Knoblauch (auch: Knoblauch-Schnittlauch) ist eine Schnittlauchart. Die Blätter sind nicht rund, sondern breit und kantig, und sie schmecken nach Knob-lauch – allerdings ohne den Knoblauchgeruch zu verbreiten. Die Knolle besteht nicht aus einzelnen Zehen, sondern ähnelt eher einer Zwiebel. Genutzt werden nur die frischen Blätter, ähnlich wie Schnittlauch oder Bärlauch, zum Beispiel in Salaten.

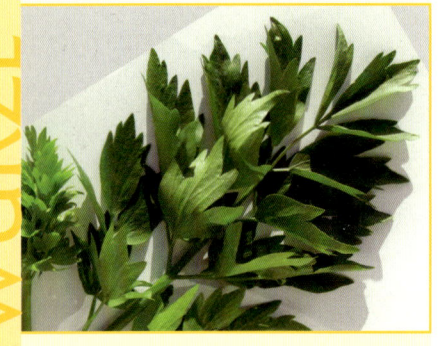

Liebstökel

Liebstöckel – die frischen Blätter finden Verwendung in der Küche. Der Geschmack erinnert an Sellerie, ist aber schärfer und bitterer. Er ist ein kräftig würzendes Kraut, gut für Suppen geeignet. Man sollte aber maßvoll damit umgehen. Die Wurzeln und die Samen sind gleichfalls aromatisch, werden allerdings eher in der Pflanzenheilkunde verwendet. Dort dient Liebstöckel vor allem zur Regelung der Verdauung. Früher galt er als ein Mittel zur Geburtshilfe und als Aphrodisiakum. Deshalb trugen ihn die jungen fränkischen Bauernmädchen in den Sommermonaten im Mieder, um ihren Liebsten zu bezirzen. Wie die Petersilie wirkt er gegen Nieren- und Blasenentzündung.

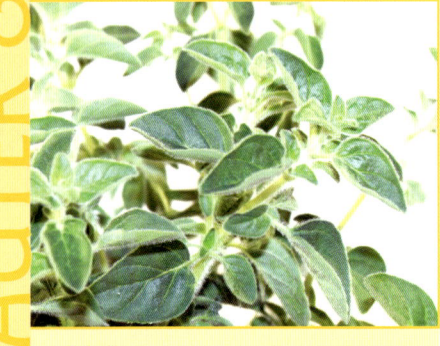

Majoran

Majoran stammt aus Nordafrika und war schon im Altertum ein beliebtes Würzkraut. Die Göttin der Liebe und Schönheit, Aphrodite, bezeichnete Majoran als ein Symbol der Glückseligkeit. In Griechenland war es daher üblich, frisch verheirateten Paaren Girlanden aus Majoran um den Hals zu legen. Als Tee lindert er Erkältungen und Bronchitis, als heißer Umschlag Rheuma und Gliederschmerzen. Frisch oder getrocknet verwendet, macht das pfeffrig-herbe Kraut Deftiges besser verdaulich und haltbarer. Man findet ihn heute in fast jedem Wurstprodukt. Fleischgerichten mit Wild, Geflügel und Hackfleisch, aber auch Eintöpfen und vielen Pfannengerichten verleiht er ein herzhaftes Aroma. Außerdem eignet er sich zum Bestreuen von Suppen und Soßen und rundet Spinat, Salate und Rohkost ab. Majoran sollte man sparsam dosieren, da er mit seinem markanten Aroma schnell andere Gewürze übertönt. Mit Thymian, Rosmarin und Basilikum harmoniert er wunderbar.

Kräuter & Gewürze

Kräuter und Gewürze im Überblick

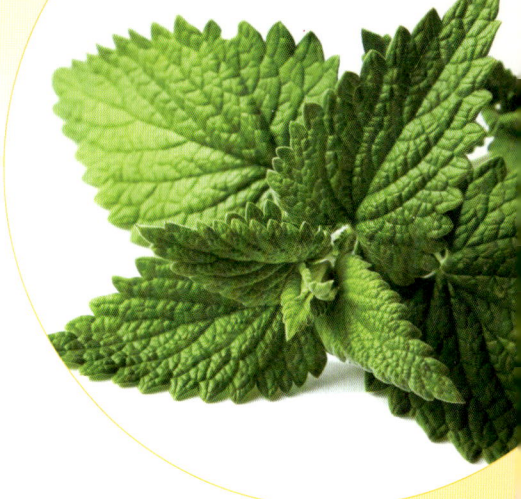

Minze – verwendet werden Blätter und Blattstängel in frischem oder getrocknetem Zustand. Die Minze wird in der Medizin z.B. bei Schwäche und Reizbarkeit der Verdauungsorgane (Blähungen, Magenkrämpfe, Erbrechen) sowie Menstruationsbeschwerden, Unterleibskrankheiten oder Nervenfieber eingesetzt. Ebenso vielfältig wie die Anwendungsgebiete der Minze ist ihre Zubereitung. Als Tee lindert er Beschwerden bei Magen-Darm-Erkrankungen und unterstützt die Gallen- und Leberfunktion. Minztee eignet sich hervorragend für den täglichen Genuss. Die Verwendungsmöglichkeiten von Minze in der Küche sind schier unerschöpflich. Sie passt frisch gehackt zu Lamm, Fisch, Gemüse, Salaten, Soßen und Desserts.

Oregano wächst in Mitteleuropa, Nordafrika und Kleinasien, bis hinauf auf den Himalaja. Oregano wird häufig auch als Wilder Majoran oder Echter Dost bzw. Gemeiner Dost bezeichnet. Kein Wunder, ist er doch eng mit ihm verwandt. Medizinisch wirkt er wie Majoran. Als Würzmittel ist Oregano mindestens seit 300 bis 400 Jahren im Gebrauch. In der deutschen Küche spielt Oregano als Gewürz eher eine geringe Rolle. In der italienischen und spanischen Küche ist er dagegen ein sehr wichtiges Gewürz. Es passt sehr gut zu Omeletts, italienischen Soßen, Tomatengerichten, Lamm, Scampi oder Gemüseaufläufen.

Petersilie ist das bekannteste Würzkraut. Es wird in allen Küchen der Welt verwendet und ist ein vielseitig verwendbares Gewürzkraut. Petersilie passt hervorragend zu Salaten, Eintöpfen und Suppen sowie Fleisch- und Gemüsegerichten. Die Blätter der Petersilie werden meist roh verwendet oder nur kurz erhitzt, da sie sonst ihr typisches Aroma verlieren. Unterschieden wird zwischen der „glatten Petersilie" mit besonders würzigen, glatten Blättern, und der „krausen Petersilie" mit dekorativ gekräuselten, milder schmeckenden Blättern. Petersilie taucht schon im Arzneischatz des Hippokrates auf. In der Volksmedizin verwendet man sie bei Blasen- und Nierenentzündungen, bei Husten und sogar bei Asthma. Ein juckender Mückenstich kann zur Linderung mit dem frischen Kraut eingerieben werden.

Piment – Christoph Kolumbus entdeckte dieses Gewürz auf den Antillen und brachte es unter dem Namen Piment nach Europa. Zwei Drittel der Welternte stammen aus Jamaica. In der karibischen Küche ist Piment sehr beliebt. Dort werden neben den Früchten auch die frischen Blätter und das aromatische Holz (zum Grillen) verwendet. Der sogenannte Nelkenpfeffer ähnelt im Aussehen der Wacholderbeere und beinhaltet die Aromen von Muskat, Zimt, Nelke und Pfeffer. Beliebt ist er zum Würzen von Kräutersud, Suppen, Wildgerichten oder auch Eintöpfen sowie in der Weihnachtsbäckerei.

Minze
Sie war immer schon vom südöstlichen Mittelmeer bis nach Nordeuropa verbreitet. Der aus den getrockneten Blättern zubereitete Tee wirkt beruhigend und lindert Magenverstimmungen. Als Gewürz spielt sie in der arabischen sowie auch der asiatischen Küche eine bedeutende Rolle.

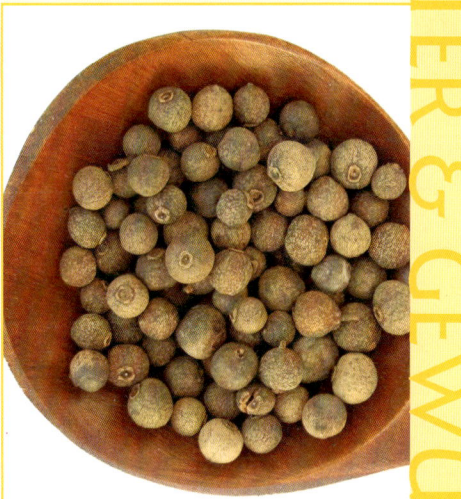

Piment

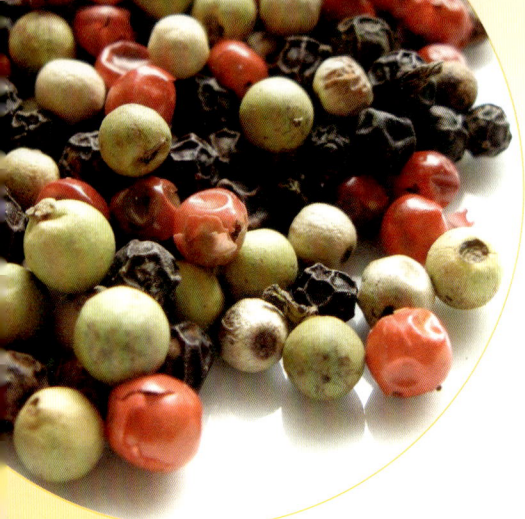

Kräuter & Gewürze

Kräuter und Gewürze im Überblick

Pfeffer – grundsätzlich ist schwarzer Pfeffer aromatischer als weißer Pfeffer, da er noch die Fruchtschale besitzt, die viele Aromastoffe enthält. Pfeffer sollte gemahlen bzw. geschrotet verwendet werden. Nur beim Ansetzen von Suppen und Soßen gibt man ganze Pfefferkörner hinzu, die dann aber mithilfe eines feinen Siebs wieder entfernt werden sollten.

Grüner Pfeffer eignet sich besonders als Einlage für Peffersoßen. Da grüner Pfeffer besonders weich ist, kann man ihn als ganze Körner verwenden. Grüner Pfeffer schmeckt übrigens auch ausgezeichnet zu frischen Erdbeeren.

Rosa Pfeffer, auch Brasilianischer Pfeffer oder Rosa Beere genannt, ist mit dem schwarzen Pfeffer nicht verwandt, wird aber aus optischen Gründen oft mit in die Pfeffermühle gegeben.

Szechuanpfeffer ist ebenfalls nicht mit dem schwarzen Pfeffer verwandt. Er wird vor allem in der asiatischen Küche und Heilkunde verwendet.

Rosmarin ist der Aphrodite geweiht und ein rein mediterranes Gewächs. Mönche brachten ihn nach Deutschland und verwendeten ihn vor allem als Heilmittel gegen Gliederschmerzen und Erkältungen. Rosmarin galt im Mittelalter auch als Bannkraut gegen böse Geister. Kein Wunder, dass Rosmarin seine Verwendung zuerst in religiösen Kulten fand, bevor er in der Küche Einzug hielt. Er passt hervorragend zu Fleisch, oder Gemüsegerichten. In der mediterranen Küche ist Rosmarin ein wichtiges Gewürzkraut. Rosmarin hat einen sehr intensiven, aromatischen Geruch und einen harzigen, leicht bitteren Geschmack. Er fördert die Tätigkeit der Verdauungsdrüsen und hilft so bei Appetitlosigkeit und Verdauungsstörungen.

Salbei – das Gurgeln mit Salbeitee ist ein hervorragendes Mittel gegen Halsschmerzen. Er wird auch bei Magen-Darm-Erkrankungen (Durchfall, Magengeschwüre) und entzündlichen Erscheinungen von Leber, Galle und Nieren eingesetzt. Während die Verwendung von Salbei als Heilmittel eine lange Tradition hat, hielt er als Gewürz erst im Mittelalter Einzug in unsere Küche. Salbei riecht aromatisch, schmeckt würzig und herb-bitter. Das Gewürz wird für Gerichte mit Lamm, Wild, Geflügel, Fisch und Kräuterkäse sowie Gemüsegerichte mit Tomaten und Zucchini benutzt. Besonders zu fetten Speisen passt Salbei gut, denn er fördert die Bekömmlichkeit schwerer Kost. Salbei gehört zu den wenigen Kräutern, die sich auch getrocknet gut verwenden lassen. Während viele Kräuter erst den fertig gegarten Gerichten beigegeben werden, sollte Salbei immer mitgekocht werden.

Pfeffer

Man sollte ihn grundsätzlich als ganze Körner kaufen bzw. aufbewahren und erst bei Bedarf frisch mahlen. Denn fertig gemahlen verliert er schon nach kurzer Zeit an Aroma, und die so gewürzten Speisen schmecken nur noch scharf.

Schwarzer Pfeffer ist aromatischer als weißer Pfeffer.

Tipp: Wer schwarzen oder weißen Pfeffer vom Stoffwechsel her nicht verträgt, kann wunderbar auf grünen oder rosa Pfeffer ausweichen. Auch Szechuanpfeffer ist eine sehr interessante Alternative.

Kräuter & Gewürze

Kräuter und Gewürze im Überblick

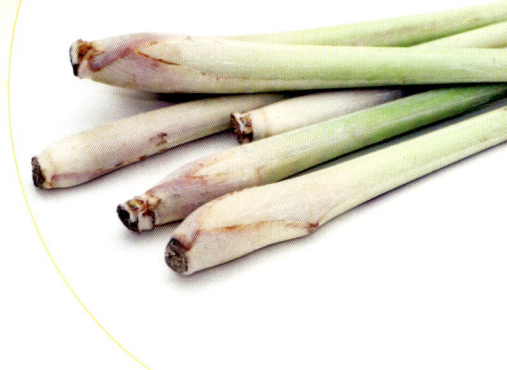

Schnittlauch wurde aus Zentralasien nach Deutschland gebracht und immer schon zum Würzen vielfältiger Speisen verwendet. Wer das lästige Zwiebelschneiden vermeiden will, für den ist Schnittlauch die beste Alternative. Schnittlauch wird frisch oder tiefgefroren, seltener getrocknet verwendet. Er ist Bestandteil der „fines herbes" der französischen Küche. Am besten verwendet man ihn frisch für Salate, Quark, Eierspeisen, Rote Bete, Weichkäse, Soßen und Remouladen. Hitze verträgt er nicht, deshalb erst kurz vor dem Servieren an heiße Gerichte geben.

Thymian ist rund um das Mittelmeer, vor allem an Felsenküsten, zu finden. Er verfügt über fiebersenkende, krampflösende und antiseptische Wirkstoffe, die sich schon die Ärzte des Altertums zunutze machten. Ausgeprägter ist jedoch seine Wirkung bei Asthma sowie Krampf- und Reizhusten. Auch als Würze wird er – damals wie heute – geschätzt. Thymian unterstützt die Verdauung fetter Speisen, passt gut zu Geflügel, Schalentieren, Wild, Lamm, Fisch, Gemüse, Kräuteressig und -öl, Suppen, Soßen und Ragouts. Aber auch an Tomaten, Auberginen, Zucchini und Hülsenfrüchten wird er geschätzt. Besonders in der mediterranen Küche findet Thymian breite Verwendung und gibt vielen Speisen ihren typischen Geschmack. Er ist Bestandteil der Gewürzmischung „Kräuter der Provence".

Zitronengras – In der asiatischen Küche ist Zitronengras eine wunderbare Zutat. Man verwendet die schilfartigen Halme vor allem frisch. Getrocknetes Zitronengras ist in Stücken oder gemahlen im Handel erhältlich, weist aber nur ein schwaches Aroma auf. Die langen, frischen Blätter werden in Asien unter anderem für Tee verwendet. In der Küche werden nur der saftige Stiel und die Basis der Blätter genutzt. Der frische Geschmack mit einem Hauch von Zitrone verleiht den damit zubereiteten Speisen einen besonders runden, exotischen Geschmack. Meistens würzt es – fein geschnitten und in Wasser vorgegart – Salate, Suppen und Eintöpfe.

Zitronenmelisse ist eines unserer ältesten Heilkräuter. Sie wurde in der Antike in erster Linie als magenstärkende, krampflösende und belebende Medizin verwendet. Seit Kurzem weiß man, dass Melisse auch eine virushemmende Wirkung hat. Die bittersüßen, frisch nach Zitrone schmeckenden Blätter sollen vor der Blüte gesammelt und nicht in der Sonne getrocknet werden, da sonst ein Verlust an ätherischen Ölen eintreten würde. Melissenblätter können in frischer und getrockneter Form verwendet werden. Sie eignen sich als Gewürz oder als Tee. Für den Tee werden die frischen Blätter einfach mit heißem Wasser übergossen. Da die feinen Blatthärchen, die sich dabei gelegentlich lösen, mitunter als störend empfunden werden, empfiehlt es sich, den Tee zu filtern.

Zitronengras
Im Hauptanbauland Indien wird seit über hundert Jahren aus Zitronengras Öl gewonnen, das für die Herstellung von Parfüm gebraucht wird.

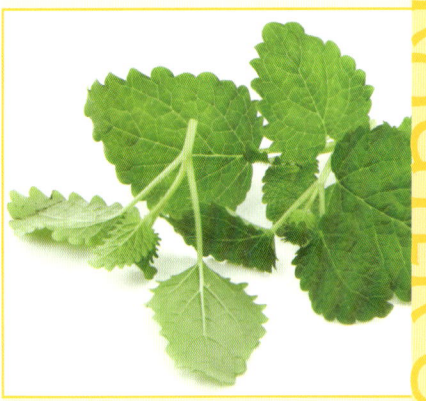

Zitronenmelisse
Als Gewürz ist das Aroma der Zitronenmelisse besonders dann intensiv, wenn die Blätter im Mörser zerrieben werden. In der Küche wird das frisch aromatische Kraut an Soßen, Suppen, Fleisch, Fisch, Omeletts und Käsegerichte gegeben. Auch Früchtebowlen und kalte Getränke lassen sich gut mit Zitronenmelisse fein aromatisieren.

Vegetarische Genüsse ...

In dieser Rubrik haben wir Rezepte für alle zusammengestellt, die Ihren Eiweißbedarf nicht ausschließlich über Fleisch und Fisch decken möchten. Daher sind die Gerichte auch für Vegetarier gedacht. Doch Vegetarier sind nicht gleich Vegetarier. Je nachdem, wie stark tierische Lebensmittel vom Speiseplan gestrichen werden, unterscheidet man:

- **Ovo-lacto-Vegetarier: Sie essen Milch, Milchprodukte und Eier.**
- **Lacto-Vegetarier: Milch und Milchprodukte werden akzeptiert.**
- **Veganer: Alle tierischen Lebensmittel werden abgelehnt.**

(Unsere Rezepte sind sowohl für Ovo-lacto-Vegetarier als auch Lacto-Vegetarier geeignet.)

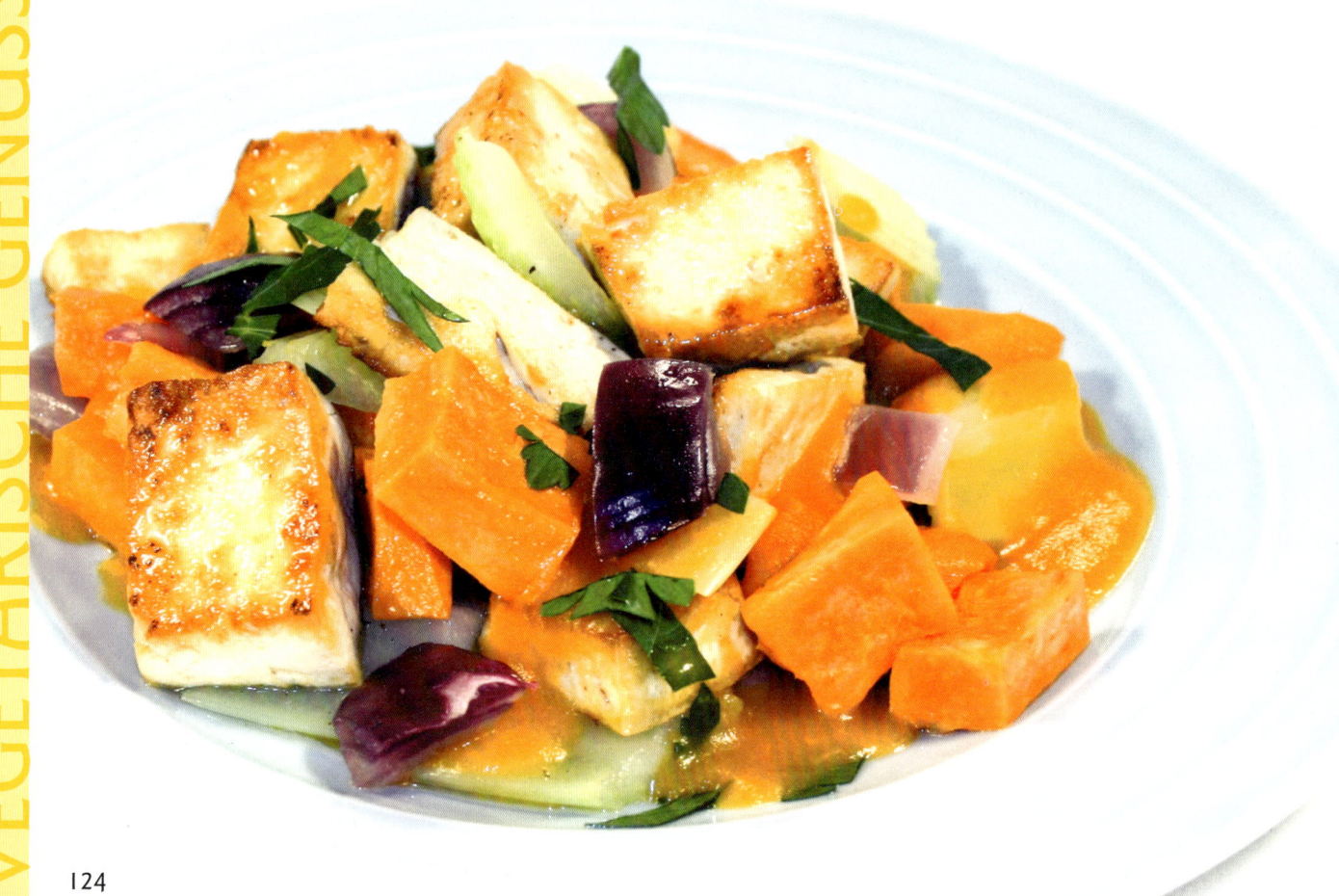

... mit Gemüse, Obst & Co.

Genuss ohne Fleisch & Co.
Fleisch, Fisch und Geflügel werden in der vegetarischen Ernährung durch Zutaten mit einem hohen Anteil an pflanzlichen Eiweißen ersetzt, wie z.B. Hülsenfrüchte, Sprossen, Sojaprodukte und Nüsse. Milchprodukte und Eier können mit einbezogen werden, das hängt ganz davon ab, wie streng vegetarisch Sie sich ernähren wollen. Sauermilchprodukte, wie Joghurt und Dickmilch, Quark und Käse, sind aus der vegetarischen Küche nicht wegzudenken. Dank des sehr reichhaltigen Angebotes aus ganz Europa lassen sich herrliche Käsezubereitungen kreieren.

Tipp: Bei getrockneten Hülsenfrüchten, wie z.B. Linsen, Erbsen oder Bohnensamen, immer nur 1/3 der angegebenen Rohmenge aus dem Ernährungsplan nehmen. Getrocknete Hülsenfrüchte quellen beim Garen oder durch das Einweichen im Wasser auf, sodass sie anschließend das sogenannte Nassgewicht haben. Hülsenfrüchte, also frische und getrocknete Bohnensamen, grüne und gelbe Erbsen, Kichererbsen, Linsen und Sojabohnen, gehören zu den eiweißreichsten Gemüsearten. Wenn Sie Hülsenfrüchte zusammen mit Milchprodukten, Nüssen oder Vollkornprodukten essen, bekommen Sie so hochwertiges Eiweiß wie mit einer Fleischmahlzeit. Diese Produkte sind reich an Kohlenhydraten, an Vitaminen der B-Gruppe und wertvolle Lieferanten für die Mineralstoffe Kalium, Magnesium, Calcium, Eisen und Kupfer. Bemerkenswert ist auch ihr hoher Ballaststoffgehalt. Sie sind gesunde Lebensmittel, die möglichst oft auf dem Speiseplan stehen sollten. Zur gleichen Produktfamilie gehören auch Tofu und Sojamilch. Keime und Sprossen können mühelos auf der Fensterbank gezogen werden – sie bereichern geschmacklich jedes Gericht. Nüsse und Samen enthalten reichlich ungesättigte Fettsäuren, die unser Körper nicht selbst bilden kann. Zudem liefern sie wertvolle Mineralien und Vitamine und enthalten, was kaum einer weiß, hochwertiges Eiweiß. Daher sind sie ideal für die vegetarische Küche. Frisches Gemüse gehört zur gesunden Ernährung wie die Sonne zum Sommer. Beim Einkauf spielen Frische, Geschmack und gesundheitlicher Wert eine entscheidende Rolle. Gemüse sollte nicht nur gegart, sondern auch roh als Salat verzehrt werden. Rohkost enthält nämlich bestimmte Stoffe, die die Verdauung anregen.

Abwechslung ist das Ziel
Vegetarische Gerichte schmecken lecker und sind abwechslungsreich. In dieser Rubrik überzeugen wir Sie mit raffinierten Rezepten. Es macht Spaß, vegetarisch zu kochen, und Sie werden viel über gesunde Ernährung erfahren. Bitte berücksichtigen Sie aber auch, dass das gesund & aktiv Stoffwechselprogramm für „echte" Vegetarier nicht optimal geeignet ist. Aus Erfahrung wissen wir, dass es in der täglichen Ernährung auf ein ausgewogenes Verhältnis zwischen pflanzlichen und tierischen Eiweißen ankommt.

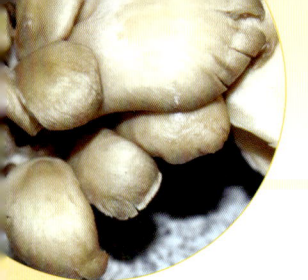

Gemüsepfanne
mediterran mit gebratenem Tofu und Pilzen

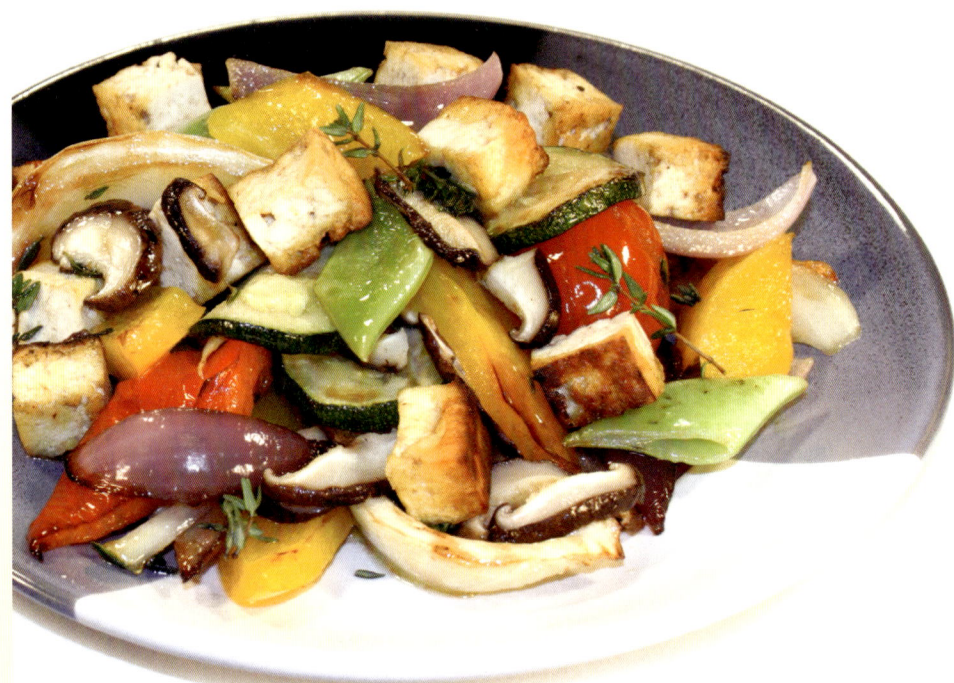

Wissenswertes: Austernpilze
Die in „Pilztrauben" wachsenden Austernpilze haben kurze, nach oben verdickte Stiele, sind weißlich-grau oder braun mit einem muschelförmigen 5 – 15 cm großen Hut. Das saftig feste Fleisch hat einen würzigen Waldpilzgeschmack. Austernpilze können bei 7 – 10°C gut einige Tage ohne Armomaverlust frischgehalten werden. Eine weiße Schicht auf den Pilzen lässt sich einfach abwischen. Von Austernpilzen wird nur das untere Stielende abgeschnitten. Langwieriges Putzen entfällt. Austernpilze lassen sich vielseitig verwenden: als Beilage zu Fleisch- und Fischgerichten, in Omelettes oder zu Nudel- und Reisspeisen. Der eigenen Kreativität sind keine Grenzen gesetzt.

Rezeptabwandlungen
Der Staudensellerie kann gegen Kirschtomaten ausgetauscht werden. Das gibt dem Gericht eine liebliche Note.

Stoffwechsel-Tipp
Austernpilze werden wegen ihrer Heilkraft in der Volksheilkunde vieler Länder hoch geschätzt. In der asiatischen Medizin verabreicht man sie getrocknet zur Stärkung der Venen und Entspannung der Sehnen. Sie helfen bei Verstopfungen und Darmerkrankungen und wirken harntreibend.

Zubereitung
Den Knoblauch schälen und in dünne Scheiben schneiden. Schalotte schälen und vierteln. Den Tofu abtupfen und grobe Würfel schneiden. Die Paprika waschen und grob würfeln. Die Zucchini waschen, der Länge nach vierteln und in mundgerechte Würfel schneiden. Die Pilze mit einem Tuch abreiben und vierteln. Den Staudensellerie waschen und in fingerdicke Stücke schneiden. Zuletzt die Kräuter waschen und grob hacken.

In der Pfanne Olivenöl oder Ghee erwärmen, darin den Knoblauch und die Schalotte anschwitzen. Tofu hinzugeben und kurz darin rösten. Alles aus der Pfanne nehmen und zur Seite stellen (warm halten). Jetzt die Paprika in die Pfanne geben und kurz schwenken. Staudensellerie, Zucchini und Pilze zugeben, alles zusammen kurz mit anschwitzen und mit Salz abschmecken. Zum Schluss die Kräuter und den Tofu unter das Gemüse geben.

Zutaten 1 Portion:
200 g Tofu
1 Knoblauchzehe
1 Schalotte
80 g Paprika rot u. gelb
80 g Zucchini
80 g Austernpilze
50 g Staudensellerie
10 g Kräuter (entspr. EP)
1 EL Olivenöl oder Ghee

Pilzpfanne
vegetarisch mit buntem Grillgemüse

Zutaten 1 Portion:
100 g Champignons
100 g Shiitakepilze
100 g Zuckerschoten
30 g rote Paprika
2 Frühlingszwiebeln
1 EL Olivenöl oder Ghee
15 g Schnittlauch
Salz

Zubereitung
Die Pilze mit einem Tuch trocken abreiben und in Scheiben schneiden. Die Zuckerschoten, die Frühlingszwiebeln und die Paprikaschote waschen und putzen. Die Zuckerschoten halbieren, die Paprika gleichmäßig würfeln und die Frühlingszwiebeln schräg in grobe Ringe schneiden. Den Schnittlauch waschen, trocken schleudern und hacken.

Das Olivenöl oder Ghee in der Pfanne erwärmen, darin die Paprikawürfel und die Zuckerschoten kurz anschwitzen. Die Frühlingszwiebeln und Pilze zugeben, mit Salz würzen und fertig garen. Zum Schluss Schnittlauch beifügen und vorsichtig vermengen.

Als zusätzlichen Eiweißanteil bieten sich hier Tofu, Rührei, Spiegelei, Eierstich oder ein hartgekochtes Ei an. Alternativ kann man auch Fleisch oder Fisch entsprechend dem Ernährungsplan dazu reichen.

Wissenswertes: Pilze
Bereits im alten Rom galten Pilze als Delikatesse. Zubereitung und Verzehr der „Götterspeise" waren regelrechte Rituale. Das spezielle Kochgefäß aus Silber hieß „Boletaria". Das Messer, mit dem Pilze zerkleinert wurden, hatte eine spezielle Legierung. Nur mit teurem Besteck und auf kostbarem Silbergeschirr wurden Pilze verspeist. Damals wusste man kaum etwas über die Gesundheitswerte der Pilze, allein der Geschmack zählte.

Rezeptabwandlungen
Sie können jeden in Ihrem Ernährungsplan aufgeführten Pilz verwenden. **Wichtig:** erst nach dem Garen salzen.

Stoffwechsel-Tipp
Pilze werden wegen des Eiweißgehaltes häufig als „das Fleisch des Waldes" bezeichnet". Sie haben zwar einen großen Anteil an Roheiweiß, dieser ist aber für den menschlichen Körper nur schwer verdaulich. Der Grund sind die chitinhaltigen Zellwände der Pilze. Im Gegenzug liefern sie aber eine Vielzahl lebenswichtiger Nährstoffe, wie z.B. viele Ballaststoffe, viele B-Vitamine (Niacin, B5 und Folsäure) sowie Vitamin D. Darüber hinaus sind sie reich an Kalium, Phosphor, Eisen, Zink und Selen. Pilze sind besonders gut geeignet bei hohem Blutdruck, Gicht, Rheuma und Diabetes.

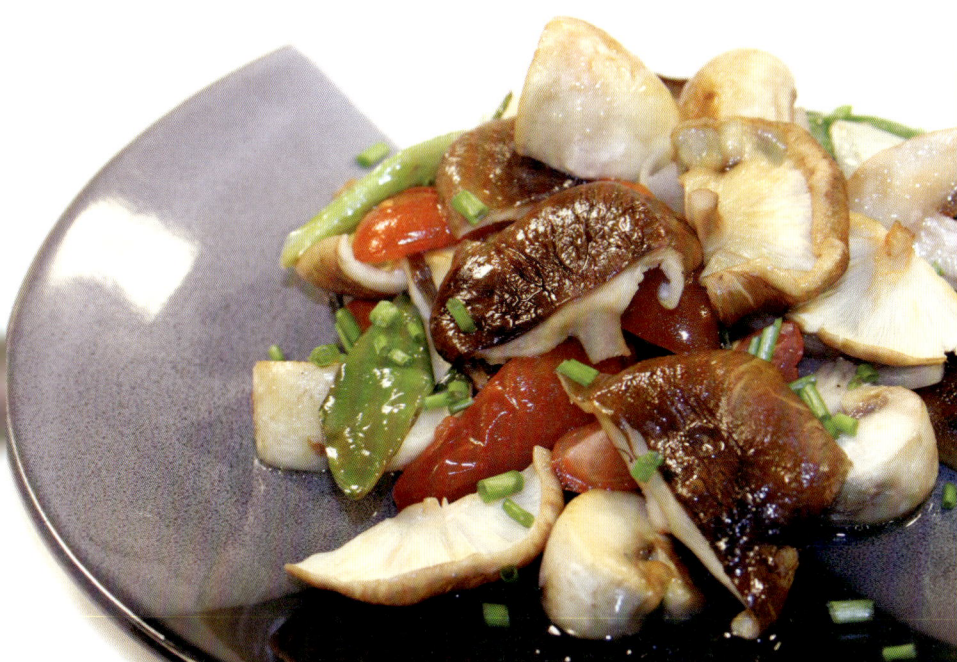

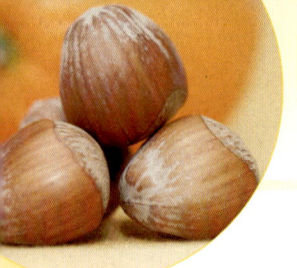

Tofu gebraten
mit Nusskruste auf Spinat-Karotten-Gemüse

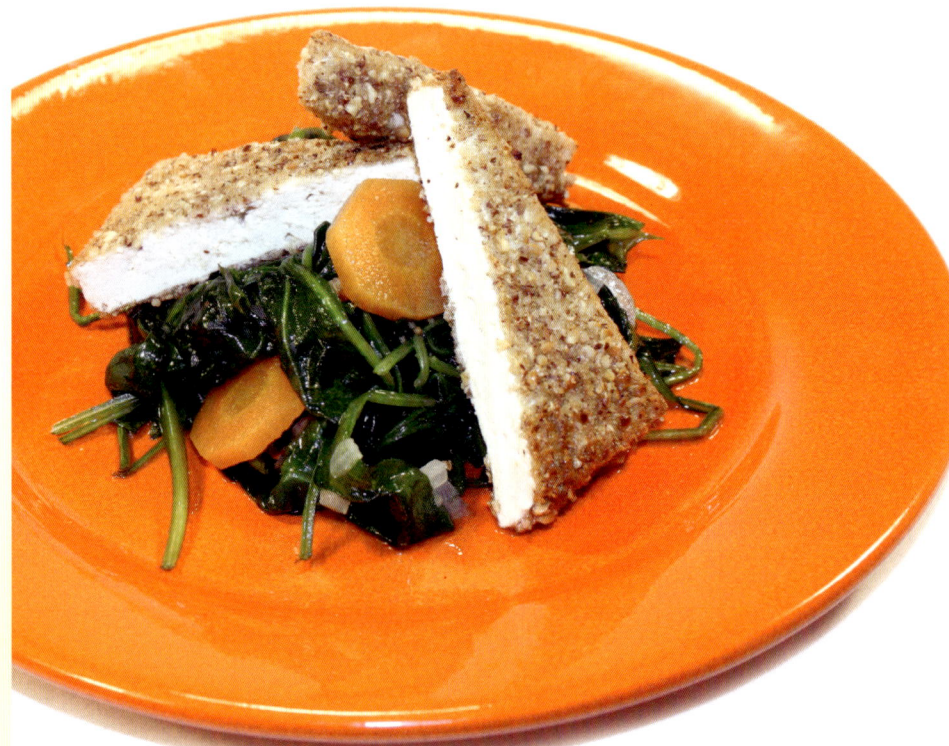

Wissenswertes: Nüsse

Botanisch betrachtet gehören Nüsse verscheidenen Familien an, haben aber dennoch viele Gemeinsamkeiten. Heimische Wal- und Haselnüsse werden im Spätherbst geerntet. Aus den Mittelmeerländern und Kalifornien kommen die Mandeln. Aus Asien und Afrika stammen die Cashewkerne, Macadamianüsse aus Australien, Paranüsse aus Südamerika und Pekannüsse aus den USA und Mexiko. Am besten kauft man Nüsse mit Schale. Der Schütteltest zeigt, ob die Ware frisch ist: Klappert die Nuss in der Schale, ist sie eingetrocknet und damit alt. Angeschimmelte, dunkel verfärbte und bitter-seifig schmeckende Nüsse sollten nicht mehr verzehrt werden.

Stoffwechsel-Tipp

Früher als Dickmacher abgelehnt, gelten sie heute als wahre Gesundheitsbringer. Studien zeigen positive Effekte auf den Fettstoffwechsel, die Regulation des Blutzuckerspiegels, den Blutdruck und, kaum zu glauben, auf das Gewicht. Vieles spricht dafür, dass das günstige Fettsäureprofil hierbei eine wesentliche Rolle spielt. Weitere Inhaltsstoffe sind hochwertiges Eiweiß, wertvolle Mineralstoffe (Magnesium, Zink, Kalium) und Vitamine (Vitamin E und Vitamine aus der B-Gruppe).

Zubereitung

Den Tofu abtropfen lassen und in Scheiben schneiden. Das Vollei verquirlen und auf einen flachen Teller geben. Auf einem zweiten Teller die gemahlenen Nüsse flach verteilen. Den Spinat waschen, die Möhren schälen und in dünne Scheiben schneiden. Die Schalotte pellen und in kleine Würfel schneiden.

Einen Esslöffel Olivenöl oder Ghee im Gemüsetopf erwärmen, zuerst die Schalotte darin anschwitzen, dann den Spinat und die Möhrenscheiben zugeben. Alles zusammen kurz dünsten und mit Piment sowie Salz abschmecken. Die Tofuscheiben im Ei wenden, anschließend mit den Nüssen panieren. Das restliche Öl in der Pfanne erwärmen und die Tofuscheiben darin goldbraun anbraten. Inzwischen das fertige Gemüse mittig auf einen Teller geben und die Tofuscheiben auf dem Gemüse anrichten.

Zutaten 1 Portion:

120 g Tofu
20 g Nüsse (gemahlen, entspr. EP)
1 Ei (ca. 60 g)
200 g Blattspinat
120 g Möhren
1 Zwiebel/Schalotte
2 EL Olivenöl oder Ghee
Piment, gemahlen
Salz

Rote Linsen
auf marinierter Salatauswahl

Zutaten 1 Portion:
200 g rote Linsen (vorgegart)
280 g bunter Blattsalat (Rucola, Radicchio, Kopfsalat)
50 g Alfalfa-Sprossen
30 g rote Zwiebeln
2 EL Olivenöl (kalt gepresst)
Saft einer Zitrone
1 EL Wasser
Kräuter der Saison (entspr. EP)
Salz

Zubereitung
Die roten Linsen kurz in kochendem Wasser garen und anschließend kalt abschrecken. Den bunten Blattsalat waschen, trocken schleudern und in mundgerechte Stücke zupfen. Die Zitrone halbieren und den Saft auspressen. Die Kräuter waschen und grob hacken.

Aus Zitronensaft, Öl, etwas Wasser, Salz und den gehackten Kräutern ein Dressing herstellen. Die Linsen vorsichtig unter die Blattsalate heben und mit dem Dressing vermengen.

Alles mittig auf einem Teller anrichten und zuletzt die Alfalfa-Sprossen als Garnitur darüber geben.

Wissenswertes: Linsen
Es gibt viele Sorten: schwarz und rund (Kaviarlinsen), klein und gelb (türkische Linsen), platt und grün oder platt und grau. Sie haben unterschiedliche Garzeiten und sind das reine Power-Food. Am besten man probiert die verschiedenen Sorten aus (entspr. Ihrem Plan) – jeder reagiert anders auf Hülsenfrüchte. Der Körper sollte mit kleinen Portionen an den Linsengenuss gewöhnt werden.

Rezept-Tipp
Hülsenfrüchte sind meist als Trockenware erhältlich. Hier bitte immer nur ein Drittel der im Ernährungsplan angegebenen Menge verwenden, da sie beim Einweichen stark aufquellen.

Stoffwechsel-Tipp
Linsen haben einen hohen Eiweißgehalt und reichlich Ballaststoffe. Sowohl Linsen als auch Bohnen enthalten Tryptophan, eine Aminosäure, die positiv auf Gehirn- und Nervenzellen wirkt und für körperliche Vitalität, geistige Frische und gute Laune sorgt. Ansonsten enthalten sind die B-Vitamine, die für die Blutbildung und gesunde Nerven unentbehrlich sind. Saponine – typische bioaktive Stoffe der Hülsenfrüchte – wirken antimikrobiell, entzündungshemmend, cholesterinsenkend und regen das Immunsystem an.

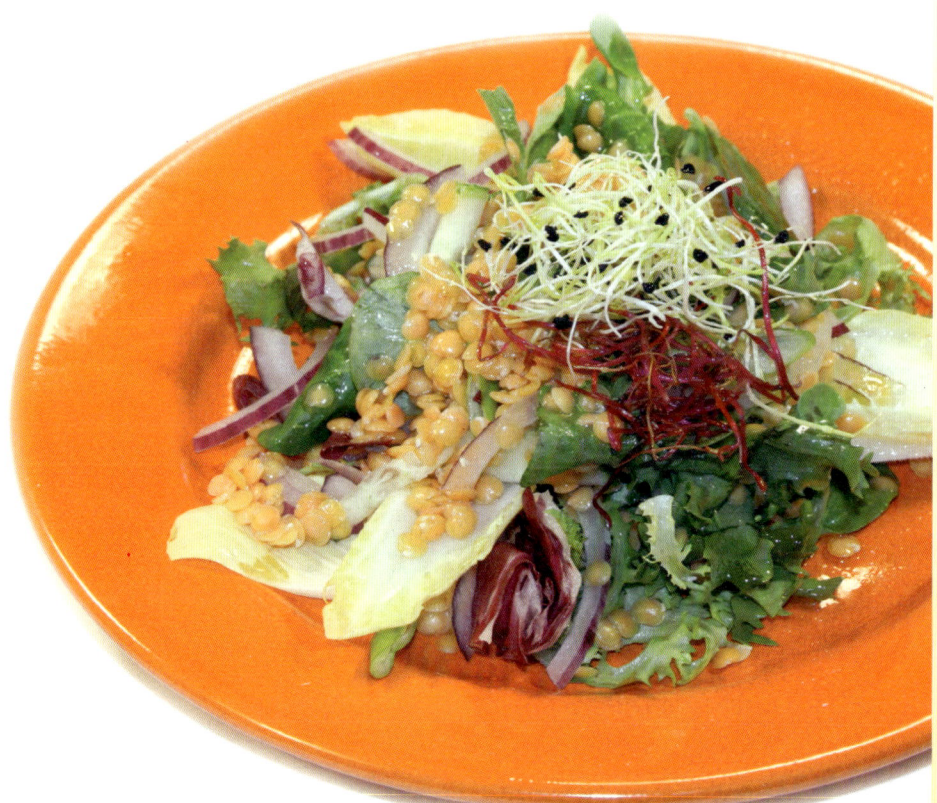

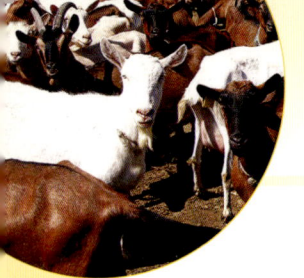

Gemüsekuchen
mit Süßkartoffel und Kräuterquarksauce

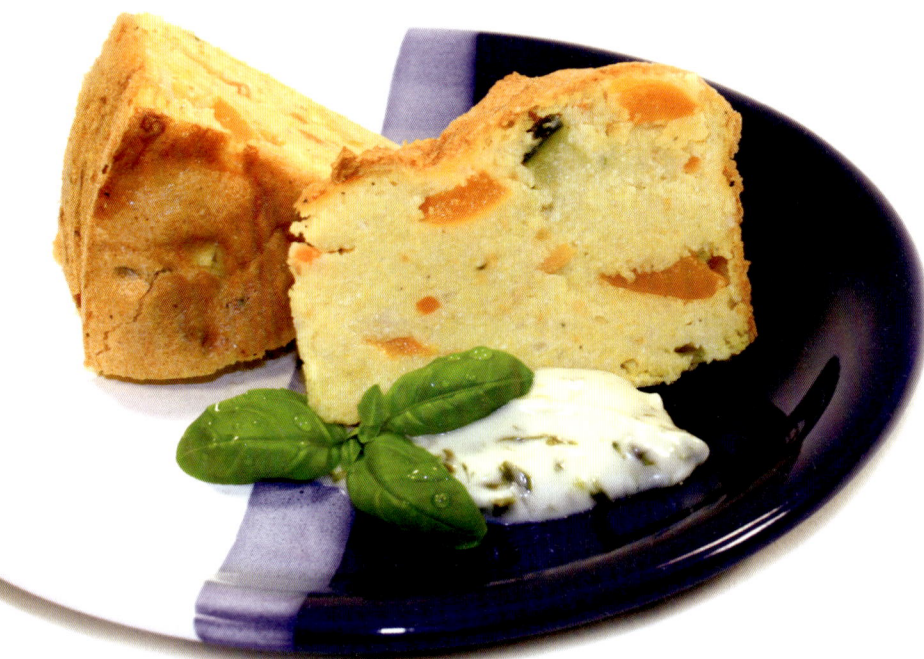

Wissenswertes: Ziegenmilch
Ziegenmilch ist in der Zusammensetzung der menschlichen Muttermilch sehr ähnlich. Sie ist relativ fettarm und enthält viel Kasein. Die beste Qualität liefern Bergziegen, da sie in großen Höhenlagen eine Vielzahl von Kräutern finden. Der aus dieser Ziegenmilch hergestellte Käse ist sehr aromatisch. In Frankreich gibt es weit über hundert verschiedene Sorten. Neben dem breiten Sortiment an Käse aus Ziegenmilch erfreuen sich auch Ziegenquark und Ziegenjoghurt wachsender Beliebtheit.

Rezeptabwandlungen
Wenn folgende Zutaten ausgetauscht werden, ist das Rezept für jeden Stoffwechsel geeignet: Ziegenjoghurt gegen 70 g Sojajoghurt, Ziegenquark gegen gequirlten Feta und Paprika gegen Kürbis.

Stoffwechsel-Tipp
Ziegenmilch ist durch den Eiweißaufbau und die Fettverteilung weit bekömmlicher als Kuhmilch. Sie enthält weniger Eiweiß, Fett und Milchzucker, dafür mehr Spurenelemente und Mineralien wie Calcium, Phosphor, Chlorid sowie Vitamine. Viele Menschen, die an Laktoseunverträglichkeit leiden, finden in Ziegenmilchprodukten eine wertvolle Alternative.

Zubereitung
Süßkartoffeln und Möhren/Steckrüben schälen und grob würfeln. Die Paprika waschen, entkernen und in gleich große Würfel schneiden. Die Eier trennen, das Eigelb mit der Sahne verrühren und das Eiweiß steif schlagen. Die Kräuter abspülen, kurz abschütteln und grob hacken.

Die Süßkartoffelwürfel in etwas Olivenöl oder Ghee im Topf kurz anschwitzen, dann Gemüsebrühe beifügen und dünsten. Nach 8 Minuten Garzeit mit dem Mixstab pürieren. Jetzt die Paprika- und Möhrenwürfel unter das Püree heben. Anschließend die Eigelb-Sahne-Mischung einrühren und das Eiweiß unterheben. Die Masse abschmecken und in eine mit Olivenöl gefettete Kuchenform füllen. Ca. 40 Minuten im vorgeheizten Backofen bei 160°C backen. **Für den Dipp:** den Ziegenjoghurt mit dem Ziegenquark verrühren, beides mit Salz und den Kräutern würzen. Den Kuchen in Stücke schneiden und auf einem Teller zusammen mit dem Dipp anrichten.

Zutaten 2 Portionen:
400 g Süßkartoffeln (Bataten)
300 ml Gemüsebrühe
100 g rote Paprika
160 g Möhren/Steckrüben
2 Eier
2 EL Sahne
60 g Ziegenjoghurt
50 g Ziegenquark
3 EL Olivenöl oder Ghee
Kräuter (entspr. EP)
Basilikum (Garnitur)

Die Eiweißregel beachten
Erst etwas von der Kräuterquarksoße essen, dann den Gemüsekuchen genießen!

Zucchiniauflauf

mit Süßkartoffeln und Zwiebeln

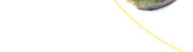

Zutaten 1 Portion:
180 g Zucchini
120 g Süßkartoffeln (Bataten)
1 Schalotte
2 Eier
2 EL Sahne
10 g Petersilie gehackt
Olivenöl oder Ghee (zum Fetten der Form)
Salz

Die Eiweißregel beachten
Vor dem Essen etwas Käse, Joghurt oder eine kleine Handvoll Nüsse verspeisen.

Zubereitung
Die Zucchini waschen und ungeschält in dünne Scheiben schneiden. Die Süßkartoffeln gründlich waschen, schälen und ebenfalls in dünne Scheiben schneiden. Die Schalotte pellen und in Streifen schneiden.

Die Petersilie kurz waschen, ausschütteln und grob hacken. Nun Sahne und Eier mit den gehackten Kräutern verquirlen.

Eine Auflaufform mit dem Olivenöl oder Ghee gut ausfetten. Anschließend die Schalottenwürfel, Süßkartoffel- und Zucchinischeiben übereinander schichten und mit der Eimasse begießen.

Die Auflaufform in den vorgeheizten Ofen auf den mittleren Rost stellen und etwa 25 Minuten bei 180°C ausbacken.

Wissenswertes: Zucchini
Die Zucchini stammt vom amerikanischen Riesenkürbis ab. Sie kann bis zu 40 cm lang und über zwei Kilo schwer werden. Die ideale Größe liegt bei ca. 20 cm Länge. Ihre Form ist gurkenförmig, sechskantig mit abgerundetem Ende. Die Früchte sind hell- bis dunkelgrün. Es gibt aber auch weiße, cremefarbene und gelbe Zucchini. Das Fruchtfleisch ist bei allen Sorten weiß bis hellgrün mit essbaren, weichen Kernen. Beim Kauf sollte man darauf achten, dass die Früchte möglichst gerade, ganz, mit Stielansatz und fest sind. Außerdem gilt: Je kleiner die Frucht, desto zarter und feiner der Geschmack. Die Zucchini hat wenig Eigengeschmack und sollte daher entsprechend gewürzt werden.

Rezeptabwandlungen
Abwandlungen des Rezeptes sind z.B. mit Tomaten möglich, dann aber bitte die Menge des anderen Gemüses reduzieren.

Stoffwechsel-Tipp
Zucchinis aktivieren den Zellstoffwechsel, liefern wertvolle Nährstoffe und machen gleichzeitig schlank. Gehirnleistung und Konzentration werden gesteigert. Die wichtigsten Inhaltsstoffe sind: Kohlenhydrate, Eiweiß, Calcium, Phosphor, Eisen und die Vitamine A, B1, B2, B6 und C.

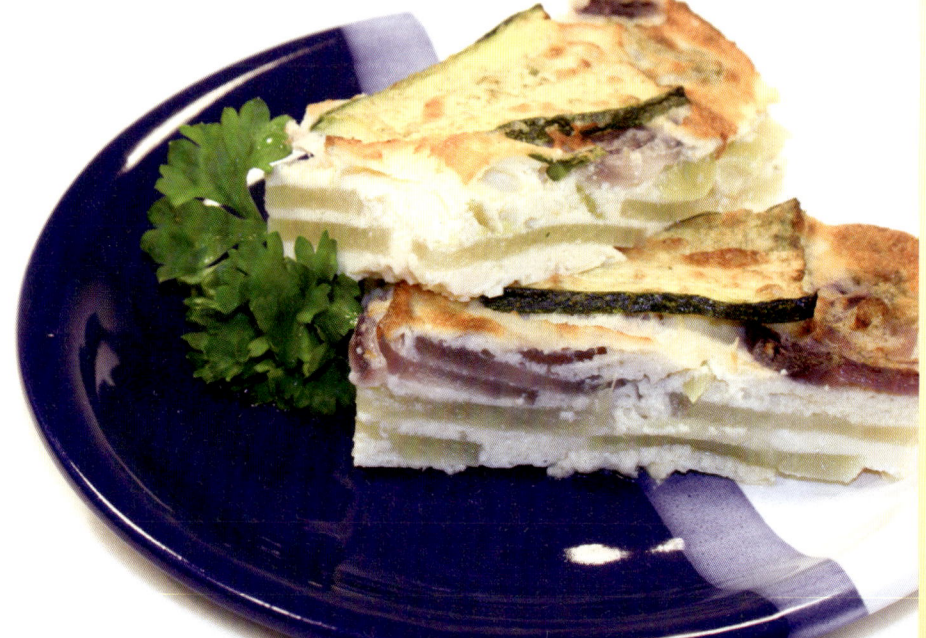

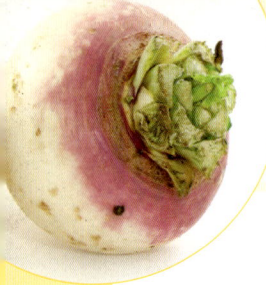

Steckrübengemüse
mit gebratenem Tofu und Austernpilzen

Wissenswertes: Steckrübe
Die Steckrübe, auch Kohlrübe genannt, ist rund, oval oder spitz zulaufend. Sie kann kopfgroß und bis zu 1,5 kg schwer werden. Ihre dicke raue Schale ist weißlichgelb bis rötlich-braun, das Fleisch weiß bis gelb. Für den Verzehr werden die gelbfleischigen Sorten bevorzugt. Die zu Unrecht als minderwertiges Gemüses verurteilte Steckrübe hat einen herbsüßen Geschmack, vergleichbar mit der Möhre. Aus geschmacklichen Gründen sollte sie nicht zu lange gelagert werden. Üblicherweise werden Steckrüben als Warmgemüse verzehrt. Sie lassen sich vielfältig zubereiten: gebraten wie ein Steak, als Püree, gefüllt oder als Dessert.

Rezeptabwandlungen
Anstelle von Steckrübe kann alternativ Kürbis verwendet werden.

Stoffwechsel-Tipp
Die gelbe Farbe der Steckrübe beruht auf dem Karotingehalt. Ihr ernährungsphysiologisch großer Wert liegt in der ausgewogenen Zusammensetzung ihrer Inhaltsstoffe. Aufgrund ihres sehr hohen Wassergehalts (84 Prozent) ist die Steckrübe unser kalorienärmstes Wurzelgemüse.

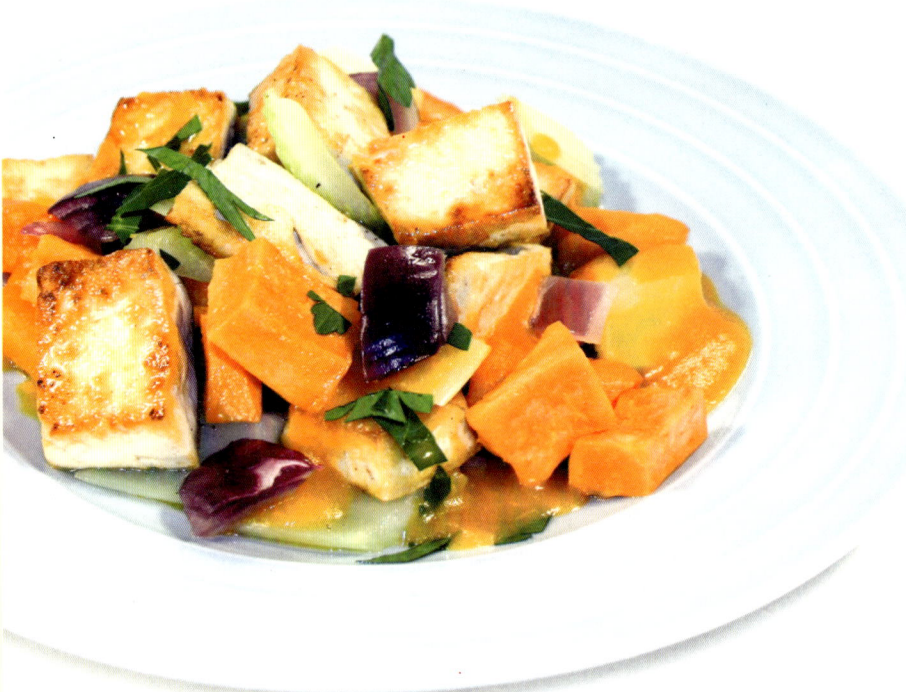

Zubereitung
Steckrüben, Möhren und Staudensellerie gründlich waschen, schälen und in mundgerechte Würfel schneiden. Die rote Zwiebel pellen und grob würfeln. Die Austernpilze nicht waschen, sondern trocken abputzen und in Streifen reißen. Die Kräuter waschen, trocken schleudern und fein hacken. Das Vollei in einer Schale verquirlen. Den Tofu in Würfel schneiden. Im Stieltopf etwas Olivenöl erwärmen, darin die roten Zwiebeln und Steckrüben anbraten, mit etwas Tafelwasser angießen. Das restliche Gemüse beifügen und würzen. Nach kurzer Gardauer die Pilze zugeben und alles zusammen gut abschmecken.

Den Tofu im verquirlten Ei wenden und in einer extra Pfanne mit etwas Olivenöl goldbraun anbraten. Das Gemüse mit den Kräutern vermengen, auf einen Teller geben und den gebratenen Tofu darauf anrichten.

Zutaten 1 Portion:
150 g Tofu
150 g Steckrüben
60 g Staudensellerie
60 g Möhren
30 g Austernpilze
30 g rote Zwiebeln
1 Ei
1 EL Olivenöl oder Ghee
20 g Petersilie gehackt
Tafelwasser
Salz

Bohnenragout

mit dreierlei Bohnen und Staudensellerie

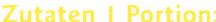

Zutaten 1 Portion:
- 100 g weiße Bohnen (Konserve)
- 100 g Kidneybohnen (Konserve)
- 120 g frische Stangenbohnen
- 130 g Staudensellerie
- 80 g Zwiebeln
- 15 g Schnittlauch
- 1 EL Olivenöl
- 2 EL Gemüsebrühe

Zubereitung

Den Staudensellerie und die Stangenbohnen waschen, dann beides in feine Streifen schneiden. Die Bohnen aus der Dose durch ein Sieb gießen, dabei den Saft auffangen. Die Zwiebel schälen und fein würfeln. Den Schnittlauch abspülen, trocken schütteln und in feine Röllchen schneiden.

Das Olivenöl in einem Gemüsetopf erwärmen und die Zwiebeln darin anschwitzen. Jetzt die frischen Schnittbohnen und den Staudensellerie zugeben, kurz im Öl wenden und mit etwas Bohnenfond angießen. Alles zusammen ca. 8–10 Minuten dünsten.

Die vorgegarten Bohnenkerne zufügen, mit Gemüsebrühe und Salz abschmecken. Zuletzt kurz aufkochen und auf einem Teller servieren.

Wissenswertes: Bohnen

Trockenbohnen fand man bei Ausgrabungen von Siedlungen aus der Bronzezeit (1900 v. Chr.). Im 16. Jahrhundert kamen sie nach Europa. Die Prinzessbohne ist eine junge, ganze Bohne mit dünnen Kernen und zählt zum Gemüse, nicht zu den Eiweißlieferanten. Die Buschbohne wird als Brechbohne verwendet. Stangenbohnen eignen sich als Schnittbohnen gut für Eintöpfe. Große Sorten nennt man „dicke Bohnen".

Würztipp

Kräuter und Gewürze machen Hülsenfrüchte bekömmlicher. Zu Bohnengerichten passen: Ysop, Bohnenkraut, Majoran, Oregano, Rosmarin, Thymian, Koriander, Liebstöckel, Salbei, Lorbeer, Kümmel, Knoblauch und Muskat.

Stoffwechsel-Tipp

Der Nährwert des beruhigend wirkenden Hülsengemüses ist beachtlich. Bohnen enthalten Eiweiß, Kohlenhydrate, Mineralstoffe (Kalium, Calcium, Phosphor, Magnesium), Spurenelemente, Provitamin A sowie die Vitamine der B-Gruppe, C und E. Reife und trockene Hülsen können zur Herstellung eines Tees mit entwässernder, harntreibender Wirkung dienen, der auch zur Behebung von Stoffwechselstörungen bei Gicht und Rheuma beiträgt.

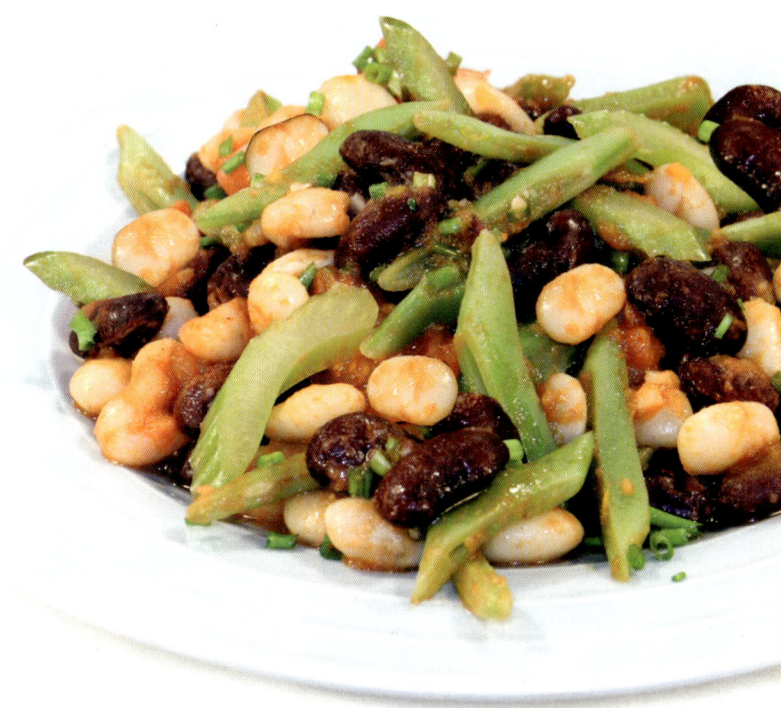

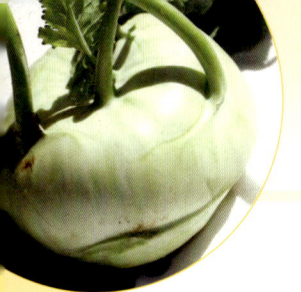

Kohlrabisalat
mit Ananas, Apfel und Walnusskernen

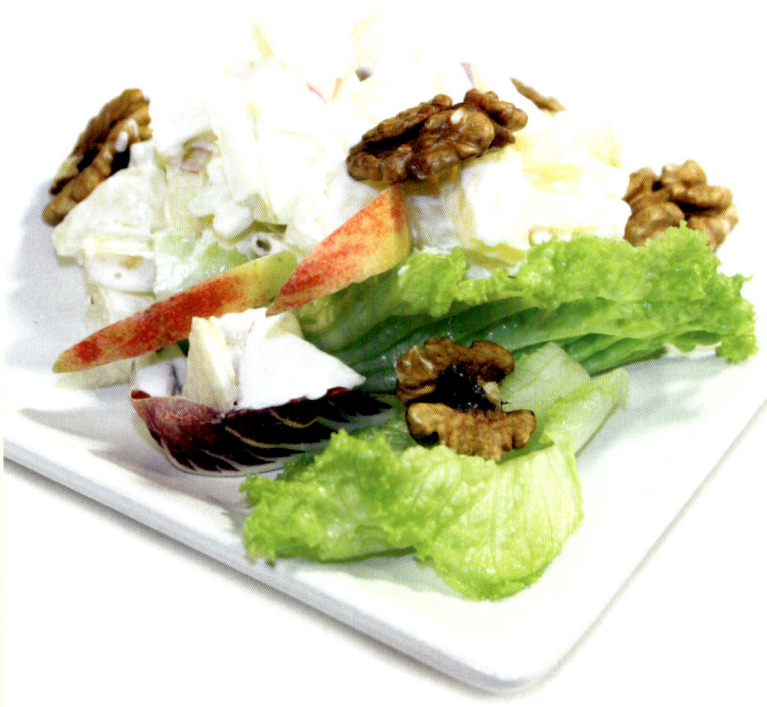

Wissenswertes: Kohlrabi
Der runde bis platt-runde Kohlrabi hat einen fast nussigen, süßlichen Geschmack. Er ist eine Kreuzung aus wildem Kohl und der wilden weißen Rübe und gilt als typisch deutsches Gemüse. Frischen Kohlrabi erkennen Sie am gesunden, knackigen und grünen Laub. Die feste, innen weiße Knolle verdankt ihr Aroma schwefel- und stickstoffhaltigen Senfölen. Kohlrabi ist gedünstet eine zarte Beilage, eine knackige Ergänzung in Rohkostsalaten oder als gesundes Fingerfood zum Dippen. Tiefgefroren können Sie Kohlrabi rund neun Monate lang aufbewahren.

Rezeptabwandlungen
Wer keine Ananas mag, kann sie durch Aprikose oder Grapefruit ersetzen.

Stoffwechsel-Tipp
Schon eine halbe Knolle deckt den Tagesbedarf an Vitamin C. Das Stängelgemüse ist reich an Vitamin A und K, Biotin und Folsäure sowie an Magnesium, Calcium und Selen. Die Kohlblätter enthalten die meisten Vitamine und können mit verzehrt werden. Für Kohlrabi gilt das gleiche wir für Kartoffeln: Immer mit Schale garen und erst anschließend schälen. So bleiben die meisten Vitamine erhalten.

Zubereitung
Den Kohlrabi und die Ananas putzen und schälen, den Apfel nur waschen und die Zutaten in feine Stifte schneiden. Die Walnusskerne in einer Pfanne ohne Beigabe von Fett anrösten. Den Schnittlauch abspülen, trocken tupfen und in feine Röllchen schneiden. Zuletzt den Blattsalat waschen, trocken schleudern und grob zupfen.

Die Apfel-, Kohlrabi- und Ananas-Stifte mit dem Joghurt mischen und mit ein wenig Salz würzen. Kurz abschmecken und zusammen mit dem Blattsalat auf einem Teller anrichten. Vor dem Servieren mit den gerösteten Walnüssen bestreuen.

Zutaten 1 Portion:
100 g Kohlrabi
120 g Ananas
100 g Äpfel
100 g Joghurt (entspr. EP)
20 g Walnüsse
Salz
Blattsalat als Garnitur
(entspr. EP)

Grünkernsalat
mit Zucchini und Karotten an Joghurtdressing

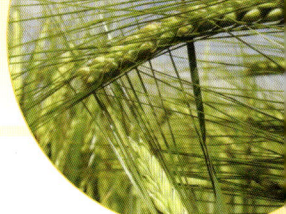

Zutaten 1 Portion:
80 g Grünkern
120 g Zucchini
120 g Möhren
30 g Nüsse (entspr. EP)
100 g Joghurt (entspr. EP)
Salz
Kerbel

Zubereitung
Den Grünkern etwa 20 Minuten im handwarmen Wasser quellen lassen und anschließend etwa 10 Minuten langsam in Salzwasser gar kochen.

Parallel die Möhre schälen und die Zucchini waschen. Dann beides in feine Stifte schneiden. Die Nüsse in einer Pfanne ohne Fett anrösten. Den Kerbel waschen, trocken schleudern und sehr fein hacken.

Grünkern, Möhren- und Zucchinistifte mit dem Joghurt vermengen. Den Kerbel untermischen und mit wenig Salz abschmecken.

Alles auf einem Teller anrichten und zuletzt die gerösteten Nüsse über den Salat streuen.

Wissenswertes: Grünkern
Der sogenannte Grünkern entsteht durch Rösten des Dinkels. Die Ähren des Dinkels haben nur zwei Reihen, und er gedeiht auch dort, wo sonst kein Getreide wachsen will. Aber Dinkel ist ja noch kein Grünkern! Er wird, solange er noch etwas unreif (grün) ist, geerntet. Dann werden die Körner geröstet. Grünkern ist eine Erfindung aus der Not heraus. Schwere Unwetter drückten einst das halbreife Getreide zu Boden. Verderb der Frucht und Hunger drohten. In ihrer Not schnitten die Bauern die Dinkelähren ab und trockneten sie in Pfannen. Weil das Brot aus diesem Mehl nicht schmeckte, kochte man die gedörrten grünen Körner. Das Ergebnis war eine köstliche Suppe.

Rezeptabwandlungen
Alternativ kann Dinkel statt Grünkern verwendet werden.

Stoffwechsel-Tipp
Grünkern wirkt anregend auf Verdauung und Stoffwechsel. Genauso wie Dinkel enthält er Kohlenhydrate, Vitamine (A, E und B-Gruppe) und Mineralien (Eisen, Magnesium und Phosphor). Im Gegensatz zu allen anderen Getreidearten reagieren Grünkernprodukte im Körper basisch. Günkern enthält viel Kieselsäure, die günstig für Haut, Haare, Nägel, Denkvermögen und Konzentration ist.

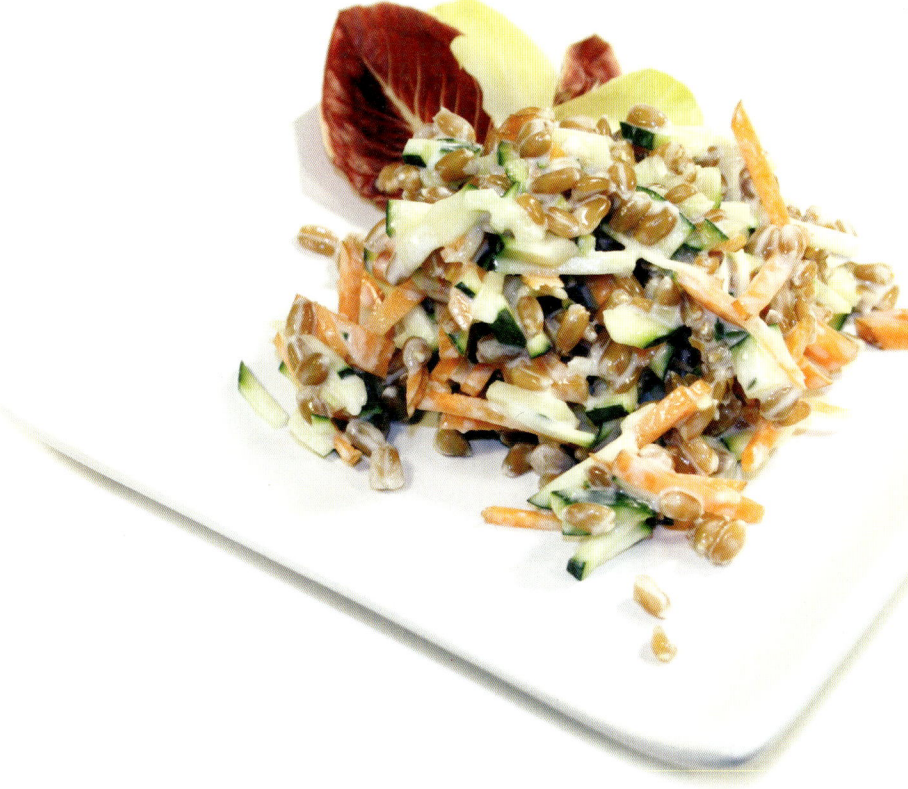

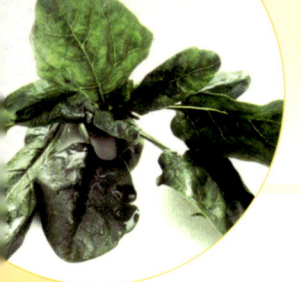

Soja-Spaghetti
mit frischem Spinat

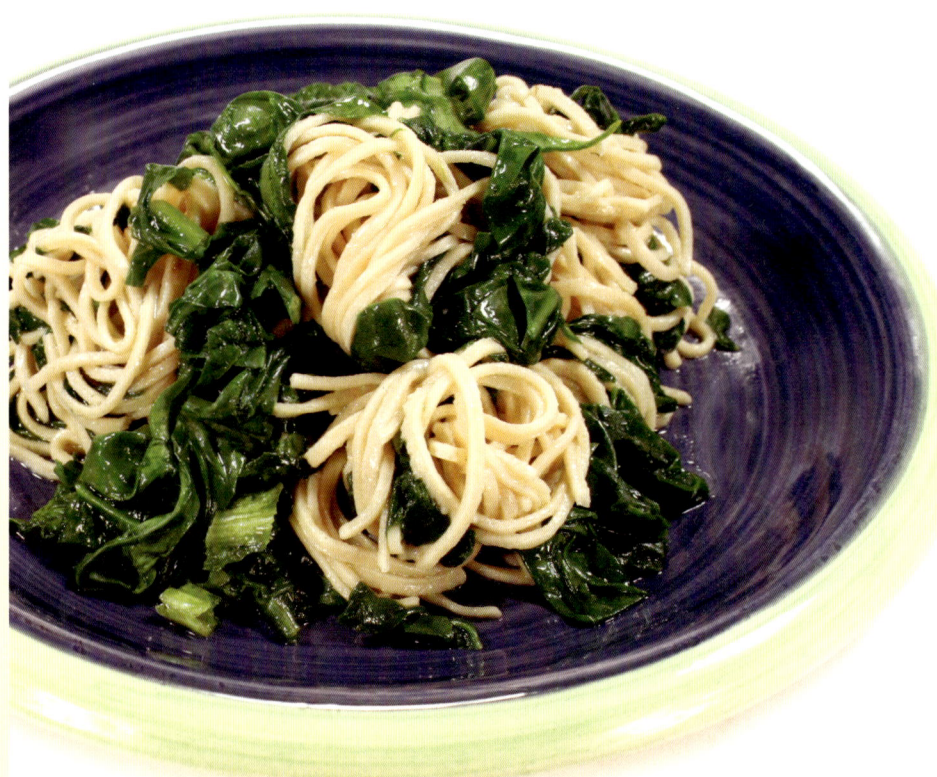

Wissenswertes: Spinat
Es gibt drei Arten: Blattspinat, Wurzelspinat und den Wilden Spinat. Je nach Aussaat unterscheidet man zwischen dem Frühlings-/Sommerspinat (März bis Mai), der auch als Salat gegessen werden kann, und dem langstieligen Herbst-/Winterspinat (September bis November), der immer gekocht wird. Die alte Regel, Spinat sollte niemals aufgewärmt werden, gilt nur für Säuglinge und Kinder. Generell sollte Spinat nur vorsichtig erwärmt werden, um seine wertvollen Inhaltsstoffe zu erhalten.

Rezeptabwandlungen
Ist kein Spinat zur Hand, kann Mangold verwendet werden – Würze bringen frische Kräuter.

Stoffwechsel-Tipp
Der ernährungsphysiologische Wert des Spinats ist enorm hoch. Nicht umsonst sagt der Volksmund: „Spinat ersetzt die halbe Apotheke". Frischer wie schockgefrosteter Spinat ist besonders reich an Mineralstoffen (Kalium, Calcium, Phosphor, Magnesium, Kupfer, Jod) sowie an Eiweiß, Kohlenhydraten, Provitamin A und den Vitaminen B1, B2 und C. Spinat fördert die Blutbildung, die Sekretion der Bauchspeicheldrüse, der Magenschleimhaut und der Galle. Er ist ein äußerst wertvolles Gemüse, das verbrauchte Energien schnell zurückbringt!

Zubereitung
Die Spaghetti in kochendem Salzwasser bissfest garen. Den Spinat putzen, waschen und trocken schleudern. Dann den Knoblauch schälen und in dünne Scheiben schneiden.

In der Pfanne das Öl erwärmen, Knoblauch und Zwiebeln zugeben, beides kurz dünsten. Den Spinat dazu geben und kurz bissfest braten.

Anschließend die Spaghetti unterheben, mit Salz abschmecken und auf einem tiefen Teller anrichten.

Zutaten 1 Portion:
180 g Soja-Spaghetti (entspricht trocken 60 g)
300 g frischer Spinat
2 Knoblauchzehen
20 g Zwiebeln
Olivenöl oder Ghee
Wasser zum Kochen
Salz

Die Eiweißregel beachten
Erst drei Gabelbissen von den Soja-Spaghetti essen, denn sie liefern den Eiweißanteil!

Soja-Spätzle
mit Spargel-Möhren-Birnen-Gemüse

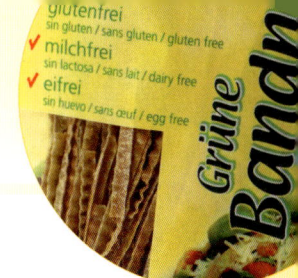

Zutaten 1 Portion:
- 180 g Soja-Spätzle (entspricht trocken 60 g)
- 150 g grüner Spargel
- 90 g Möhren
- 70 g Birnen
- 10 g Schnittlauch
- 2 EL Olivenöl oder Ghee
- Salz
- Wasser

Die Eiweißregel beachten
Erst drei Gabelbissen von den Soja-Spätzle essen, denn sie liefern den Eiweißanteil!

Zubereitung
Die Spätzle in Salzwasser kochen. Parallel den Spargel, wenn nötig, schälen, trockene Enden abschneiden und in dünne schräge Stücke schneiden. Dann die Möhren schälen und grob raspeln. Die Birnen waschen und vierteln, das Kerngehäuse entfernen und die Birnenviertel in mundgerechte Spalten schneiden. Den Schnittlauch waschen, trocken tupfen und in feine Röllchen schneiden.

In einer Pfanne Olivenöl/Ghee erwärmen, die Spargelstücke darin anbraten, dann Birnen und Möhren zugeben. Die Spätzle abgießen, zu dem Gemüse-Obst-Mix in die Pfanne geben und vermengen. Zuletzt mit etwas Salz abschmecken, die Schnittlauchröllchen untermischen und auf einem Teller mittig hoch anrichten.

Wissenswertes: Sojanudeln
Es gibt sie als grüne Bandnudel, Spaghetti und als Spätzle. Die grüne Bandnudel ist ein reines Naturprodukt aus dem hochwertigen Eiweiß der Sojabohne. Ihre charakteristische Farbe entsteht nur durch das natürliche Grün der Sojabohne. Ob mit einer leckeren Sauce serviert oder im Wok mit knackigem Gemüse und Gewürzen angebraten – Sojanudeln machen beinahe jede kulinarische Reise mit. Auch in Pastagerichten sind Sojanudeln ein Genuss. Die Zubereitung ist einfach und geht schnell: Die Nudeln werden in reichlich Gemüsebrühe oder Salzwasser für 6-8 Minuten gekocht. 200 g Rohware ergeben ca. 600 g Frischware. Beim Kauf bitte darauf achten, dass es sich um „100-prozentige" Sojanudeln handelt – es gibt auch Sorten, denen Getreide beigemischt ist.

Stoffwechsel-Tipp
Neben Hülsenfrüchten, Körnern, Nüssen und Keimlingen ist Soja die wichtigste Eiweißquelle für Vegetarier und Veganer. Sojanudeln enthalten das hochwertige und leicht verdauliche Eiweiß der Sojabohne und leisten einen wertvollen Beitrag zu einer gesunden Ernährung. Gleichzeitig sind sie eine gute Alternative zu den tierischen Eiweißlieferanten Fleisch und Fisch.

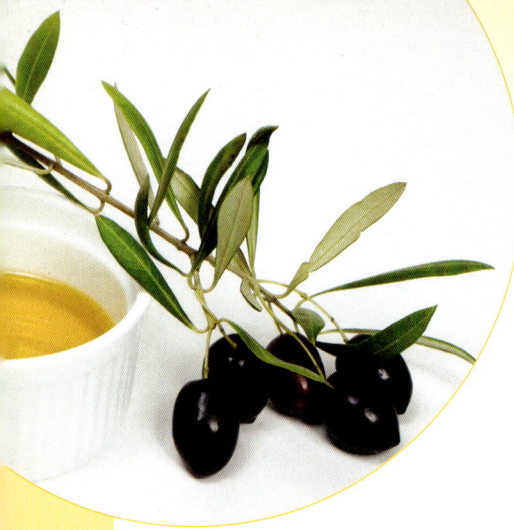

Fette & Öle
Energielieferanten für den Stoffwechsel

Fette & Öle – wichtige Bestandteile der Ernährung
Nahrungsfette sind ein wichtiger Bestandteil unserer täglichen Ernährung. Denn sie sind wichtige Energielieferanten für Stoffwechselprozesse, dienen als Bausteine biologischer Membranen (z.B. der Zellwand) und als Schutzpolster für innere Organe. Sie sind Träger der fettlöslichen Vitamine A, D, E und K, die ohne Fett vom Körper nicht aufgenommen werden können. Außerdem sind sie Träger von Geschmacksstoffen.

Hochwertige Öle und was sie ausmacht
Eigentlich haben wir es selbst in der Hand: Unser Auto bekommt ein hochwertiges Motoröl, damit die Maschine gut geschmiert laufen kann. Was uns für das eigene Auto wichtig ist, sollte uns für unseren Körper nur recht sein. Wer ein Speiseöl in absoluter Spitzenqualität kaufen und davon einen gesundheitlichen und geschmacklichen Nutzen haben möchte, muss dafür einen fairen Preis zahlen, da die Ölgewinnung mit einem hohen Aufwand verbunden ist. Qualität hat ihren Preis, und der hat sehr viel mit der Herkunft sowie der Art und Weise zu tun, wie Produkte und Zutaten gewonnen werden. Hervorragende Qualität braucht ihre Zeit – zum Wachsen und zur Reife.

Wir möchten Ihnen hier ein paar Tipps geben, wie Sie gute von minderwertigen Ölen und Fetten unterscheiden können und wie Sie sie fachgerecht behandeln.

Olivenöl
Farbe: Ein gutes „Extra Vergine" leuchtet in einem Tiefgrün, Hellgrün, Grüngelb, in schimmerndem Goldgelb, niemals aber in einem wässrigen Gelb oder Braungelb.

Geruch/Geschmack: Unter Geruch versteht man den sensorischen Eindruck des Olivenöls, der mit der Nase wahrgenommen wird. Grundsätzlich sind Geruchs- und Geschmackseindrücke identisch. Davon ausgenommen sind die Geschmacksqualitäten süß, bitter, sauer und salzig (siehe links – Info Qualitätstest).

Behälter: Wenn transparente Flaschen gekauft werden, dann empfiehlt es sich, das Öl rasch an einen dunklen Ort (Schrank) zu stellen, da dieses Material Licht durchlässt, was dem Öl schadet. Am besten sind Flaschen aus dunklem Glas.

Aufbewahrung: Für alle Öle gilt: immer dunkel und kühl lagern. Sauerstoff, Licht und Wärme fördern den Abbau der Inhaltsstoffe und lassen das Öl ranzig werden. Generell empfiehlt es sich, öfter kleinere Mengen zu erwerben. Olivenöl kann durchaus im Kühlschrank aufbewahrt werden, wobei aber vor allem nicht raffiniertes Öl ausflocken kann. Dieser natürliche Prozess hat jedoch keinen Einfluss auf die Qualität. Nehmen Sie das Öl einfach einige Zeit vor der Verwendung aus dem Kühlschrank. Bei Zimmertemperatur lösen sich die Flocken schnell wieder auf.

Qualitätstest für Olivenöl
Ein gutes extra natives Olivenöl riecht immer angenehm fruchtig, bei früher Ernte häufig grasig. Je nach Sorte, Klima und Bodenbeschaffenheit dominieren Obst- oder Gemüsearomen. Bei später Ernte kommen Mandel- und Nussaromen sowie die typischen Aromen vollreifer Oliven, die durch Fermentation entstehen, hinzu.

Bis auf einen Metallgeschmack können alle Fehlaromen durch den Geruchssinn wahrgenommen werden. Das Erwärmen der Olivenöle verbessert die Geruchswahrnehmung. Hierfür genügt es, ein wenig Öl auf dem Handrücken zu verreiben. Nach nur etwa 20 Sekunden hat das Öl Körpertemperatur erreicht.

Fette & Öle
Energielieferanten für den Stoffwechsel

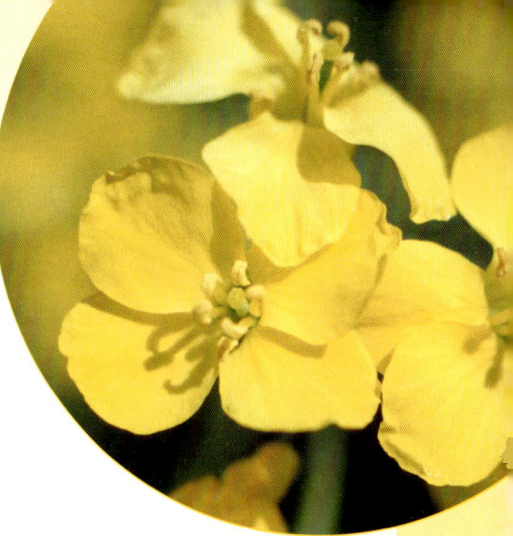

Rapsöl

Gelb ist die Farbe des Wonnemonats Mai, zumindest wenn man auf dem Lande unterwegs ist. Ein sattes Gelb ist auch typisch für die Farbe des Öls. Das aus der Rapssaat gewonnene Rapsöl ist ein bedeutendes Speiseöl und das aus gutem Grund: Es erfüllt wesentliche Anforderungen an eine ausgewogenen Ernährung und ist zudem vielseitig verwendbar. Es ist Öl, das in der Küche eine gute Figur macht und sich durch seine hochwertige Fettsäurenzusammensetzung auszeichnet.

Rapsöl enthält hochwertiges Vitamin E, viele einfach ungesättigte Fettsäuren, hohe Mengen an essenziellen Omega-6-Fettsäuren (z.B. Linolsäure) und Omega-3-Fettsäuren (z.B. Alpha-Linolensäure) in einem optimalen Verhältnis.

Zwei Sorten sind im Handel erhältlich: das „feine Rapsöl" (ein Industrieöl) und die sogenannte „erste Pressung", besser als „kaltgepresste Rapsölspezialität" bekannt. Leider ist gutes, natives Rapsöl so selten wie gutes Olivenöl. Die Etiketten der Handelsmarken suggerieren hier häufig falsche Eigenschaften. Nur 1% der Rapsernte wird zu nativem Öl verarbeitet! Wählen Sie sich kleine Ölmühlen, denn hier ist die Qualität besser. Grundsätzlich sollte das Öl recht dickflüssig sein und eine helle, goldgelbe Farbe haben.

Feines Rapsöl – ein raffiniertes Lebensmittel

Für die Herstellung des „feinen Rapsöls", das sich bis zu 175°C erhitzen lässt, werden die Samenkörner zunächst gereinigt, zerkleinert und auf mehr als 120°C erhitzt. Anschließend werden sie unter hohem Druck bei über 100°C ausgepresst. Das gewonnene Rohöl, eine Vorstufe des feinen Rapsöls, wird nun durch Raffination von allen Substanzen befreit, die die Qualität beeinträchtigen könnten. Dazu gehören zum Beispiel Stoffe, die das Öl trüben, freie Fettsäuren oder Farbstoffe. Am Ende entfernt eine Wasserdampfdestillation noch unerwünschte Geruchs- und Geschmacksstoffe. Das Ergebnis ist ein geruchsarmes, geschmacksneutrales, hellgelbes Speiseöl, das sich hervorragend zum Kochen, Dünsten, Braten und Backen eignet, da es den Eigengeschmack der Speisen nicht beeinflusst.

Kaltgepresstes Rapsöl – gesunde Vielfalt

Der Name des „kaltgepressten Rapsöls" resultiert aus dem Herstellungsverfahren, denn es entsteht ohne Vorerwärmen der Saat bei möglichst schonender Weiterverarbeitung. Die gereinigten Körner werden in der Regel inklusive Schale in einer kleinen, sich kontinuierlich drehenden Schneckenpresse mechanisch ausgepresst. Die in der Presse entstehende Reibungswärme sollte möglichst gering gehalten werden. Auch die Weiterbearbeitung nach dem Pressen unterscheidet sich von der des feinen Rapsöls: Das kaltgepresste Rapsöl wird mehrmals gefiltert, jedoch ohne Raffination. Es ist das ideale Speiseöl für die kalte Küche.

Kaltgepresste Rapsöle

Es gibt auch kaltgepresste Rapsöle, bei deren Herstellung die Saat vor der Pressung von der Schale befreit wird. Dabei werden unerwünschte Inhaltsstoffe, wie freie Fettsäuren oder Gerbstoffe, die sich in der Schale befinden, entfernt. Die Weiterverarbeitung erfolgt wie bei anderen kaltgepressten Rapsölen.

Kaltgepresstes Rapsöl zeichnet sich durch eine goldgelbe Farbe und den typisch nussigen Geschmack aus.

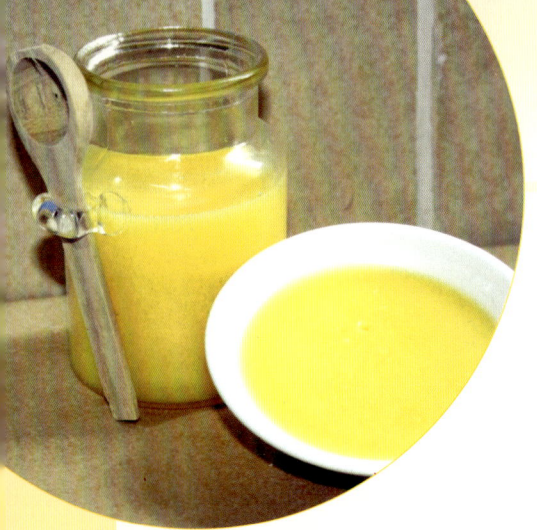

Fette & Öle

Energielieferanten für den Stoffwechsel

Butterreinfett (Ghee)

Butterreinfett – auch als Butterschmalz bekannt – gilt als Lebenselixier und Verjüngungsmittel. Es ist leichter verdaulich als Butter und andere Fette. Das im Ayurveda gebräuchliche Wort für Butterreinfett ist Ghee (gesprochen: Ghie). Der Begriff kommt aus dem Hindi. In Sanskrit, also der eigentlichen Sprache des Ayurveda, heißt zerlassene Butter dagegen Ghrita.

Wirkungen und Vorzüge von Ghee

Richtig zubereitet und verwendet stärkt Ghee die Verdauungsorgane – es macht die Speisen bekömmlicher, intensiviert ihren Geschmack und bewahrt auch deren Vitamin- und Vitalstoffgehalt.

Ghee selbst enthält die Vitamine A, E und Niacin sowie die Mineralstoffe Natrium, Calcium, Phosphor, Magnesium und Eisen. Es wirkt entgiftend und kann sowohl fettlösliche Umwelt- als auch Körpergifte binden und bei Ihrer Ausleitung helfen.

Darüberhinaus ist Ghee ein ideales Transportmedium zur Aufnahme von fettlöslichen Vitaminen, Mineralstoffen und Spurenelementen in den Körper.

Zubereitung von Ghee

Ghee wird durch das Auslassen von Butter hergestellt. Bei kleinster Flamme muss man die Butter so lange köcheln lassen, bis keine Knackgeräusche mehr entstehen. Dann ist alles enthaltene Wasser verdampft. Während des Kochvorgangs immer wieder den gebildeten Eiweißschaum abschöpfen.

Noch bevor die zerlassene Butter braun wird bzw. sobald sich die Molke unter dem klaren Fett abgesetzt hat, den Topf vom Herd nehmen. Das noch heiße Fett vorsichtig durch ein Teesieb gießen, dabei darauf achten, dass sich das Fett nicht wieder mit der Molke mischt.

Anschließend an einem kühlen Platz fest werden lassen und kühl aufbewahren. Wem dieser Vorgang zu aufwändig ist, der findet qualitativ hochwertige Ghee-Produkte im Einzelhandel, z.B. im Reformhaus.

Ghee

Ghee besteht im Gegensatz zu Pflanzenölen überwiegend aus kurzkettigen, gesättigten Fettsäuren. Ghee wird nicht ranzig, oxidiert also nicht und bildet in Verbindung mit Sauerstoff in unseren Zellen keine Freien Radikale.

Fette & Öle
Energielieferanten für den Stoffwechsel

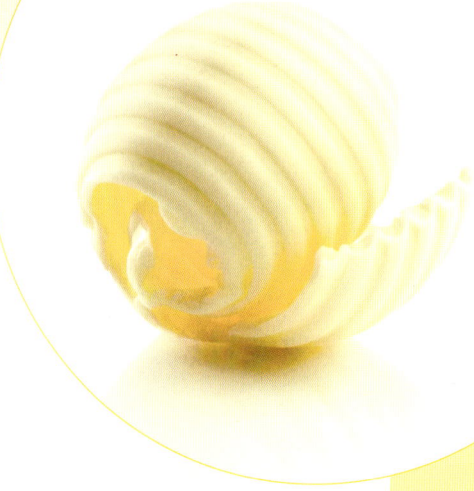

Butter – keine Gefahr für den Cholesterinspiegel
Aufgrund ihres einzigartigen Geschmacks verleiht „gute Butter" Gerichten in der warmen und kalten Küche, Gebäck und anderen Leckereien eine unvergleichliche Note und unterstützt deren Eigengeschmack.

Butter gibt es in drei verschiedenen Sorten: Sauerrahmbutter, Süßrahmbutter und mildgesäuerte Butter – jede mit ihrem eigenen Geschmack und somit auch ihren eigenen Fans. Butter enthält leicht verdauliches Milchfett. Dies ist bekömmlich, weil sein Schmelzpunkt noch unter der menschlichen Körpertemperatur liegt.

Inhaltsstoffe der Butter
Butter hat einen hohen Anteil an einfach ungesättigter Ölsäure (23 Prozent) und an langkettigen, gesättigten Fettsäuren (55 Prozent). Etwa 12 Prozent entfallen auf kurz- und mittelkettige und etwa 2 Prozent auf mehrfach ungesättigte Fettsäuren (hauptsächlich Linolsäure). Der vergleichbar hohe Anteil an kurzkettigen Fettsäuren bedingt die gute Verdaulichkeit. Da Butter aus Milchfett hergestellt wird, enthält sie vor allem die fettlöslichen Vitamine A, D und E.

Deutsche Butter wird in zwei Handelsklassen unterteilt: Deutsche Markenbutter und Deutsche Molkereibutter. Beide Handelsklassen müssen aus Kuhmilch oder aus daraus gewonnenem Rahm bzw. Molkenrahm hergestellt werden und der angegebenen Buttersorte entsprechen.

Süßrahm-, Sauerrahm- und mildgesäuerte Butter können, die jeweilige Geschmacksrichtung eines Gerichtes noch intensivieren.

Süßrahmbutter ist mild und leicht rahmig. Sie dient uns allgemein als Streichfett auf Brot. Gleichzeitig passt sie in der warmen Küche ideal zu gedünstetem Gemüse, wie z.B. Erbsen, Möhren und Spargel. Da Süßrahmbutter beim Erhitzen gut bindet und nicht zu schnell ausflockt, kann man sie ideal bei der Zubereitung von Saucen verwenden.

Sauerrahmbutter hat einen frischen, herzhaften Geschmack. Diese Buttersorte passt zu herzhaften Brotbelägen. Wegen ihres herzhaft-säuerlichen Aromas schmeckt sie sehr gut in Saucen zum Kalbsbraten, in Rindergulasch oder in pürierten Suppen und Eintöpfen.

Mildgesäuerte Butter ist ebenfalls herzhaft, aber im Vergleich zur Sauerrahmbutter etwas milder. Sie ist besonders empfehlenswert in Kombination mit säuerlich-süßen Brotaufstrichen und Marmeladen sowie zu leicht würzigen Gerichten, wie Ragouts und Aufläufen.

Nahrungscholesterin
Cholesterin liefert keine Energie und kommt nur in tierischen Produkten vor. Für den menschlichen Körper ist es von enormer Bedeutung. Cholesterin ist ein stabilisierender Bestandteil von Zellmembranen und dient als Ausgangsstoff für die Bildung sogenannter „Steroidhormone" (z.B. Östrogen oder Testosteron), der Gallensäuren und des Vitamins D. Es ist wissenschaftlich belegt, dass der Verzehr von Nahrungscholesterin bei den meisten gesunden Menschen keinen Einfluss auf den Blutcholesterinspiegel hat. Der Grund: 90 Prozent des Cholesterins produziert der menschliche Stoffwechsel selbst und nur 10 Prozent werden über die Nahrung aufgenommen.

Deswegen ist es mit Butter wie mit vielen Dingen – in Maßen verzehrt ist sie gut bekömmlich und Genuss pur.

Fette & Öle
Energielieferanten für den Stoffwechsel

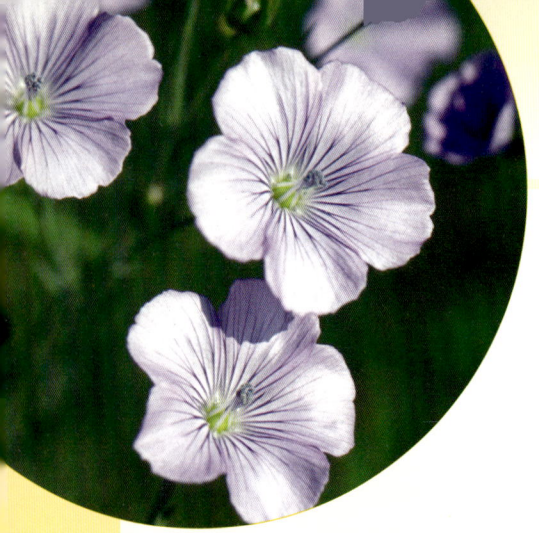

Leinöl – Nahrungs- und Heilmittel
Leinöl (Leinsamenöl) ist ein Pflanzenöl, das aus reifen Leinsamen vom Flachs (Linum usitatissimum), gewonnen wird. Es war früher ein beliebtes Hausmittel gegen Husten, Verbrennungen und Magenbeschwerden. Seine heutige geringe Verbreitung hängt wohl mit der geringen Haltbarkeit und dem gewöhnungsbedürftigen Geschmack zusammen. Leinöl ist sehr luftempfindlich, es schmeckt deshalb bereits nach kurzer Zeit bitter, während frisches Leinöl weniger ausgeprägt schmeckt. Nach dem Öffnen sollte es im Tiefkühlfach aufbewahrt werden.

Inhaltsstoffe des Leinöls
Leinöl enthält größtenteils ungesättigte Fettsäuren (90 % und mehr). Es hat einen sehr hohen Gehalt an der dreifach ungesättigten α-Fettsäure. Das hebt es vorteilhaft ab von den meisten anderen Ölen und Lebensmitteln, die fast nur Omega-6-Fettsäuren enthalten. Es enthält deutlich mehr Omega-3-Fettsäuren, aber leider keine natürlichen Antioxidantien, wie z.B. Walnuss- und Rapsöl. **Achtung:** Leinöl darf nicht erhitzt werden! Es ist geeignet für Salate oder zum nachträglichen Verfeinern warmer Speisen.

Was bei der Fettauswahl grundsätzlich gilt
Fett ist gesund! Nach all den hysterischen Debatten um Cholesterin und bedrohliche Blutfettwerte mag man es kaum mehr glauben. Aber in der Ernährungsmedizin gilt neuerdings die Devise: „Fett ist besser als sein Ruf!". Beim „richtigen" Fett sollte man nicht nur auf die Menge und Qualität, sondern auch auf die harmonische Balance aller wichtigen Fettsäuregruppen achten. Das sind Omega-3-, Omega-6- und Omega-9-Fettsäuren. Mit der heutigen Ernährungsweise verzehren wir normalerweise 20-mal mehr Omega-6- als Omega-3-Fettsäuren. Bei einer so einseitigen Versorgung nimmt die Gesundheit schnell Schaden. **Tipp:** Das „optimale" Fettsäureprofil von 5:1 findet sich nur in Hanföl. Es wäre jedoch falsch, Sonnenblumen- oder Maiskeimöl wegen ihrer hohen Omega-6-Fettsäurenanteile als „schädlich" zu bezeichnen. Wichtig ist, für einen Ausgleich zu sorgen, also planen Sie reichlich schützendes Vitamin E und Omega-3-Fette ein.

Ungesättigte Fettsäuren – was man darüber wissen sollte
Bei allen ungesättigten Fettsäuren handelt es sich um essenzielle Fette. Sie sind lebensnotwendig und müssen mit der täglichen Nahrung aufgenommen werden.

Omega-3-Fettsäuren: Sie sind wichtig für den Aufbau der Zellmembranen, aber auch speziell für Gehirn und Augen. Sie liefern außerdem unverzichtbare Stoffwechselbausteine, aus denen hormonähnliche Steuerungssubstanzen gebildet werden, z.B. die entzündungshemmenden Prostaglandine. Gut untersucht sind vor allem die vorteilhaften Wirkungen auf den Blutdruck, die Blutgerinnung und entzündliche Prozesse im Körper.

Leinöl, Omega-3-Fettsäure

Umfangreiche, wissenschaftliche Studien haben nachgewiesen, dass Leinöl das Immunsystem stärkt und sogar das Wachstum von Tumoren hemmt. Vermutlich wirkt Leinöl noch besser, wenn es mit leicht schwefelhaltigen Speisen wie Käse, Eiern und Fisch verzehrt wird. Betrachtet man das Leinöl näher, fällt der hohe Gehalt an der α-Linolensäure auf. Diese zählt zu den essenziellen Fettsäuren (Omega-3) und übernimmt wichtige Funktionen im gesamten Stoffwechsel. Durch den hohen Omega-3-Anteil ist Leinöl im wahrsten Sinne ein „Stoffwechselaktivator".

Fette & Öle
Energielieferanten für den Stoffwechsel

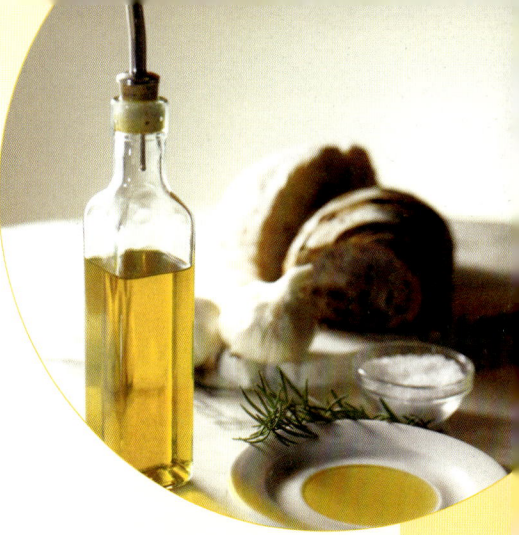

Die bekannteste Omega-3-Fettsäure ist die Alpha-Linolensäure. Weitere Beispiele sind Eicosapentaensäure (EPA) und Docosahexaensäure (DHA). Sie sind vor allem in Seefischen wie Lachs, Makrele und Hering enthalten. Pflanzliche Öle sollten nach heutigem Wissen allerdings gegenüber tierischen Fetten bevorzugt werden.

Die mit Abstand besten Quellen für Alpha-Linolensäure sind Leinöl, Walnuss- und Weizenkeimöl. Gute Dienste leisten auch Hanf-, Soja- und Rapsöl. **Verzehrempfehlung: mind. 0,3 bis 0,65 g Alpha-Linolensäure pro Tag**, dass entspricht z.B. einem Esslöffel Leinöl. In Mitteleuropa erreichen wir durchschnittlich oft nicht einmal 0,1 g (absoluter Minimalbedarf).

Omega-6-Fettsäuren: Da wir heute zu viel davon essen, sind sie in jüngster Zeit ins Visier der Forscher geraten. Beispiele sind Arachidonsäure, Linolsäure und Gamma-Linolensäure. Das Verhältnis von Omega-6- zu Omega-3-Fettsäuren sollte 5:1 betragen. Linolsäure ist in vielen Speiseölen enthalten. Größere Mengen sind in Distel-, Sonnenblumen-, Kürbiskern-, Maiskeim- und Weizenkeimöl. Diätmargarine enthält sie ebenfalls.

Omega-9-Fettsäuren: Aus dieser Familie ist vor allem die Ölsäure wichtig für uns. Es handelt sich dabei um eine einfach ungesättigte Fettsäure mit großer Gesundheitswirkung für Herz und Gefäße. Besonders ergiebige Quellen sind Öle aus Haselnüssen, Mandeln und Oliven. Aber auch Raps-, Traubenkern-, Erdnuss- oder Palmöl enthalten Ölsäure.

Die richtigen Öle
Besonders empfehlenswert sind: Leinöl, Rapsöl, Hanföl, Olivenöl und Sesamöl. Dies allein sorgt schon für eine gute Fettbalance.

Verteilung der Omega-Fettsäuren in den wichtigsten Speiseölen:

	Omega-9	Omega-6	Omega-3	Omega-6:Omega-3*
Distelöl	11,4	73,9	0,5	148:1
Erdnussöl	46,8	25,8	0,8	32:1
Hanföl	13,1	60,3	20,2	3:1
Leinöl	16,2	15,1	61,5	1:4
Olivenöl	70,0	8,6	0,8	11:1
Rapsöl	60,2	20,4	9,3	2:1
Sesamöl	39,5	41,4	0,7	59:1
Sojaöl	23,4	49,5	7,0	7:1
Sonnenblumenöl	21,9	61,0	0,5	122:1
Walnussöl	15,2	57,3	10,1	6:1
Weizenkeimöl	16,6	54,2	7,1	8:1

* Alle Angaben in g pro 100 g Speiseöl

Tierische Genüsse ...

Vielseitig zubereitet, egal ob knusprig gebraten, gegart, geschmort, im Ofen überbacken oder gar frittiert, bietet Fleisch für vielerlei Geschmäcke genau das Richtige und ist, wenn man es nicht gerade in „Unmengen" konsumiert, auch sehr gesund! Unterschieden wird in der Kochkunst zwischen sogenanntem „rotem" und „weißem" Fleisch. Zum roten Fleisch zählen beispielsweise Rindfleisch, Lammfleisch und Wild. Kalb, Kaninchen und Geflügel hingegen gehören zur Gruppe des weißen Fleisches.

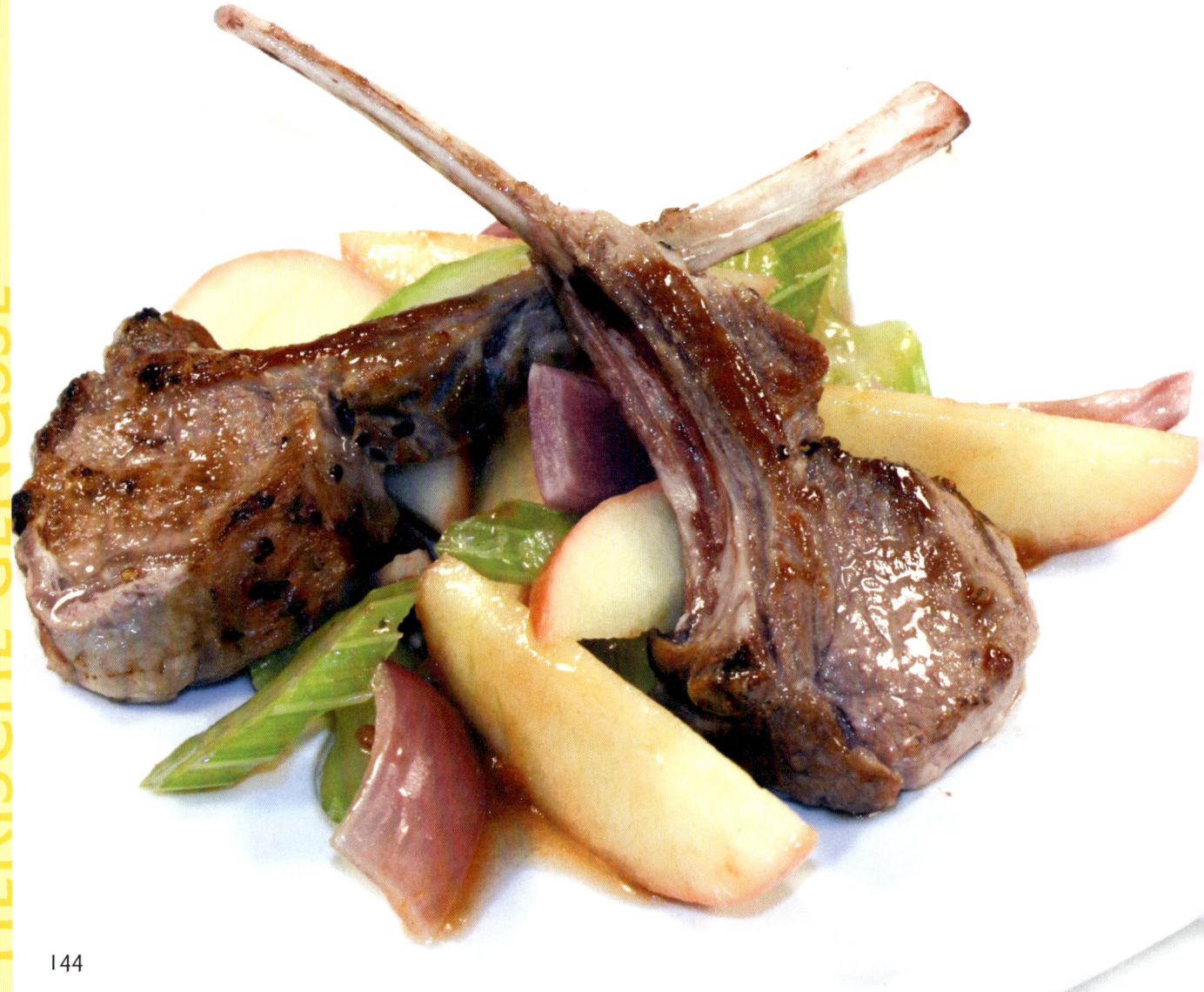

... lecker angerichtet

Inhaltsstoffe

Als einer der wichtigsten Lieferanten für Eiweiß nimmt Fleisch einen hohen Stellenwert in unserer Ernährung ein. Mageres Muskelfleisch vom Rind (ohne sichtbares Fett) enthält beispielsweise 21 % Eiweiß, 1,7 bis 2 % Fett und etwa 75 % Wasser. Das Eiweiß hat aufgrund der Zusammensetzung der Aminosäuren eine hohe biologische Wertigkeit. Neben Eiweiß enthält Fleisch viele Vitamine des Vitamin-B-Komplexes, die Vitamine A und D sowie die Mineralien Kalium, Natrium und Eisen.

Betrachtet man Fleisch als Eisenlieferant, nimmt es gegenüber anderen Lebensmitteln einen besonderen Stellenwert ein: Im Vergleich zu pflanzlichen Lebensmitteln besitzt Eisen aus tierischen Lebensmitteln eine bessere Verfügbarkeit. Wer sich kalorien- bzw. möglichst fettarm ernähren möchte, der sollte fettarmes Geflügel ohne Haut zu sich nehmen. Auch empfiehlt es sich beispielsweise, Rinderhack gegen weniger fetthaltiges Tatar zu tauschen.

Tipps und Hinweise für die Zubereitung

In der Kochkunst sollten einige Grundregeln beachtet werden, um ein optimales Ergebnis zu erzielen. Fleisch sollte möglichst in einem Stück gewaschen werden, um den Verlust des wasserlöslichen Vitamin B zu minimieren. Ebenso sollte man stets den Saft im Innern des Fleisches bewahren oder zumindest versuchen, ihn dort möglichst lange zu halten, da hier der größte Nährstoffanteil enthalten ist. Deshalb nach und während der Zubereitung nicht mit einer Gabel in das Fleisch stechen. Es empfiehlt sich, nach dem Braten das Fleisch ca. acht bis zehn Minuten ruhen zu lassen, damit sich die Fleischsäfte wieder verteilen können. Fleisch immer erst nach dem Garen salzen, denn dies laugt das Fleisch regelrecht aus. Fleisch bietet eine große Bandbreite an Geschmackserlebnissen im Rahmen einer ausgewogenen Ernährung – Abwechslung ist garantiert und den Zubereitungsmöglichkeiten sind kaum Grenzen gesetzt.

Steaks: Garstufen und ihre Bezeichnung

deutsch	französisch	englisch	Anwendung bei	Kerntemperatur/Aussehen
stark blutig	bleu	rare	Rinderfilet, Rumpsteak	ab 45° C/innen warm
blutig	saignant	underdone	Rinderfilet, Rumpsteak	ab 50° C/sehr saftig
rosa/mittel	rosé	medium	Rind, Lamm, Ente, Wild und Perlhuhn	ab 60° C/saftig, rosa
auf den Punkt	a point	medium/ well done	Rind, Lamm, Ente, Wild, Perlhuhn und Kalb	ab 68° C/saftig mit rotem Kern
durch	bien cuit	well done	Mastgeflügel, Rind, Wild, Schwein, Schmorfleisch	ab 70° C/saftig, grau (nicht mehr rot)

TIERISCHE GENÜSSE

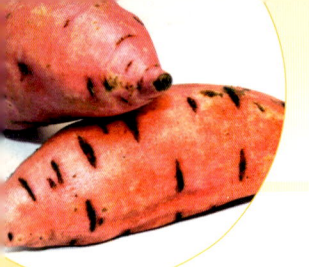

Rinder-Klappsteak
mit Gemüsefüllung und Süßkartoffeln

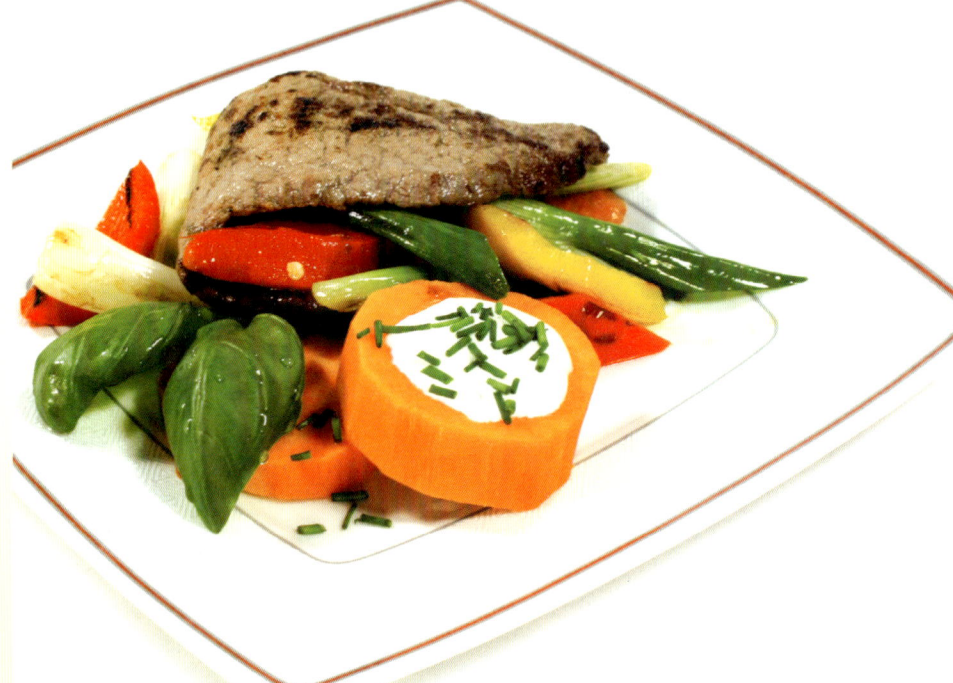

Wissenswertes: Süßkartoffel
Die Wildform ist in Mittelamerika beheimatet und wird heute in fast allen tropischen, subtropischen und gemäßigten Zonen der Erde angebaut.

Süßkartoffeln, auch Bataten genannt, können wie Kartoffeln gekocht, gebacken, überbacken, frittiert oder gebraten werden. Sie können sowohl mit Schale im Ofen gegart als auch roh verzehrt werden. Rotfleischige Sorten sind geschmacklich besonders lecker. Die Garzeit ist etwas kürzer als bei normalen Kartoffeln.

Rezeptabwandlungen
Sie können das Rindfleisch gegen eine andere Fleischsorte aus Ihrem Ernährungsplan tauschen.

Stoffwechsel-Tipp
Der liebliche Geschmack der Süßkartoffel (Batate) beruht auf ihrem hohen Zuckergehalt, zudem enthält die Knolle Stärke. Man sagt der Süßkartoffel viele Heilwirkungen nach. Sie regt den Geist und den Stoffwechsel an, hilft bei Magen-Darm-Erkrankungen und verdünnt das Blut.

Zubereitung
Das Fleisch zwischen Klarsichtfolien vorsichtig dünn klopfen. Das Gemüse waschen und putzen. Die Zwiebeln in grobe Stücke und die Paprika in grobe Rauten schneiden. Die Möhren in gleichmäßige Scheiben und die Süßkartoffeln in daumendicke Ringe schneiden. Die Kräuter waschen, ausschütteln und klein hacken. Die Süßkartoffeln in wenig Salzwasser bissfest vorgaren.

In einer Pfanne etwas Olivenöl oder Ghee erhitzen und darin das Gemüse kurz anbraten, salzen, mit Tafelwasser angießen und weich garen. Das Fleisch nach Geschmack würzen und in einer zweiten Pfanne mit etwas Olivenöl medium braten.

Für den Dipp den Ziegenjoghurt mit den Kräutern mischen und glatt rühren. Die gegarten Süßkartoffeln leicht aushöhlen und mit dem Dipp befüllen. Zuletzt das fertige Gemüse im gebratenen Fleisch einschlagen und alles zusammen auf einem Teller anrichten.

Zutaten 1 Portion:
120 g Roastbeef
2 EL Olivenöl oder Ghee
Salz

Zutaten Gemüsefüllung
2 Frühlingszwiebeln
80 g Paprika rot und gelb
50 g Möhren

Zutaten Beilage
180 g Süsskartoffeln

Zutaten Kräuterdipp
30 ml Joghurt (entspr. EP)
15 g Kräuter (entspr. EP)

Geschnetzeltes
vom Rind mit Zucchini-Paprika-Gemüse

Zutaten 1 Portion:
120 g Rindfleisch (aus der Keule)
200 g Zucchini
130 g Paprika rot und gelb
1 Schalotte oder Zwiebel
Olivenöl oder Ghee
glatte Petersilie
Salz

Zubereitung

Die Zucchini und die Paprika waschen, putzen und in grobe Stücke schneiden. Die Schalotte schälen, halbieren und vierteln. Die Petersilie waschen, ausschütteln und grob zupfen. Das Rindfleisch waschen, trocken tupfen, Sehnen und Fett entfernen und das Fleisch quer zum Faserverlauf in grobe Streifen schneiden.

Etwas Olivenöl in einer Pfanne erhitzen und das Fleisch, unter mehrmaligem Wenden, darin kurz goldbraun anbraten. Das fertig gebratene Rindfleisch herausnehmen, über der Pfanne abtropfen lassen und warm stellen.

Zum Bratensaft etwas Olivenöl in die Pfanne geben und erhitzen. Das geschnittene Gemüse zugeben, kurz anbraten und mit Salz würzen. Das Fleisch wieder beifügen und mit dem Gemüse vermengen. Alles auf dem Teller anrichten und mit der gezupften Petersilie garnieren.

Wissenswertes: Paprika

Die Paprika (Capsicum) gehört zu den Nachtschattengewächsen. Die Früchte sind sehr individuell in Form und Farbe. Von länglich und schmal bis kugelig gibt es viele Variationen. Umgangssprachlich bezeichnet man sie meist als Schote, botanisch gesehen handelt es sich aber um eine Beere. Reife Früchte sind rot, orange, gelb oder auch braun. Hingegen sind grüne, violette oder schwarze Paprika unreif. Es gibt Sorten, die über mehrere Farbstadien reifen, von Grün über Gelb zu Rot.

Rezeptabwandlung

Selbstverständlich schmeckt das Gericht auch mit Geflügelfleisch.

Stoffwechsel-Tipp

Die reife Paprika enthält bis zu 6 % Zucker und relativ viel Vitamin C und A. 100 g rohe Frucht beinhalten etwa 1,1 g Protein, 3 g Kohlenhydrate und 0,29 g Fett. Es finden sich wichtige Mineralien, wie Kalium (29 g), Magnesium (20 g) und Calcium (15 g), pro 100 g Paprika. Der Anteil des Vitamins E ist ungefähr so hoch wie bei der Avocado. Durch den hohen Gehalt an Carotinoiden schützt Paprika vor aggressiven Radikalen. Zudem stärkt sie unser Immunsystem und ist damit für die Winterzeit unentbehrlich.

RINDFLEISCH

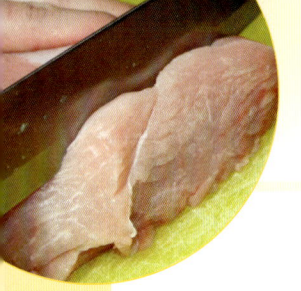

Geschnetzeltes
vom Rumpsteak mit Brokkoli und Kohlrabi

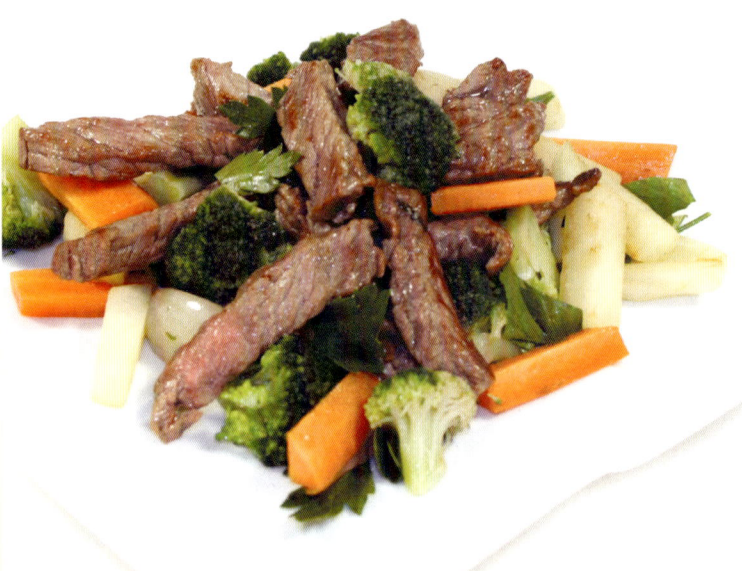

RINDFLEISCH

Wissenswertes: Schneidetechnik

Wenn man ein Stück Fleisch parallel zum Faserverlauf schneiden würde, sähe das Ergebnis so aus: Man hat optisch ein formschönes Steak oder gleichmäßig geschnetzeltes Fleisch. Nach dem Garen folgt das böse Erwachen. Das Steak ist zäh wie eine Schuhsohle und das Geschnetzelte hart wie Leder. Was ist passiert? Bei einem Schnitt parallel zur Faser bleibt der Faserstrang in seiner vollen Länge erhalten.

Deshalb sollte man Fleisch, egal welcher Sorte, generell immer quer zur Faser schneiden. Das bedeutet, dass der Schnitt die einzelnen Fasern in kurze Stücke zerteilt. So wird ein Steak herrlich zart im Biss, und auch Geschnetzeltes zergeht auf der Zunge. Der richtige Schnitt macht es eben aus.

Rezeptabwandlungen

Sie können für dieses Rezept nahezu jede Fleischsorte aus Ihrem Ernährungsplan verwenden – ganz nach Geschmack. Alternativ können Sie gerne den Brokkoli durch Rosenkohl ersetzen.

Zubereitung

Fett und Sehnen vom Fleisch entfernen und das Rumpsteak etwa fingerdick quer zum Faserverlauf schnetzeln. Den Brokkoli unter fließendem Wasser abspülen und in kleine Röschen zerteilen. Kohlrabi und Möhren schälen und beides in gleichmäßige Stifte schneiden. Die Schalotte pellen und in feine Würfel schneiden. Die Petersilie waschen, kurz trocken schütteln und grob hacken.

Etwas Olivenöl in einer Pfanne erwärmen und das Fleisch darin kurz unter mehrmaligem Wenden goldbraun anbraten, danach warm stellen.

In einem Gemüsetopf die Schalottenwürfel in Olivenöl anschwitzen. Die Röschen, Möhren und den Kohlrabi darauf verteilen, mit wenig Tafelwasser angießen und nach Geschmack salzen. Zugedeckt etwa 8 bis 10 Minuten gar dünsten.

Das Fleisch auf dem Kohlgemüse anrichten und mit der Petersilie überstreuen.

Zutaten 1 Portion:

120 g Rumpsteak
130 g Brokkoli
120 g Kohlrabi
2 Schalotten
80 g Möhren
2 EL Tafelwasser
15 g glatte Petersilie
Olivenöl oder Ghee
Salz

Rumpsteak
gebraten mit Zucchini-Paprika-Lauch-Gemüse

Zutaten 1 Portion:
120 g Rumpsteak
130 g Paprika
150 g Zucchini
50 g Porree
2 EL Olivenöl oder Ghee
10 g Schnittlauch
Salz

Zubereitung
Das Fleisch trocken tupfen, Fett und Sehnen entfernen. Das Gemüse gründlich waschen und putzen. Die Paprika halbieren und entkernen, dann in grobe Rauten schneiden. Die Zucchini in Scheiben und den Porree in Streifen schneiden. Den Schnittlauch waschen, ausschütteln und in grobe Röllchen hacken.

In einer hochwandigen Pfanne etwas Olivenöl oder Ghee erhitzen, das geschnittene Gemüse beigeben, gut abschmecken und etwa 10 Minuten sanft garen.

Das Rumpsteak mit etwas Olivenöl in einer Pfanne medium braten und erst zum Schluss nach Geschmack würzen.

Das Gemüse über dem Steak anrichten und mit Schnittlauchröllchen bestreuen.

Wissenswertes: Steak
Steaks richtig zu braten ist eigentlich ganz einfach. Am gängigsten ist wohl die Garstufe „medium". Das Fleisch ist dann innen noch kräftig fleischfarben, aber nicht mehr blutig (englisch).

Zuerst sollte das Bratfett erhitzt werden – das Steak selbst wird bei mäßiger Hitze gebraten. Sobald an der Oberfläche des Steaks rosa Fleischsaft austritt, wird es gewendet. Dann wartet man erneut auf den Austritt des Fleischsaftes. Wenn das erfolgt, ist das Steak medium gebraten.

Eine weitere kleine Hilfe ist der Drucktest. Hierfür benötigt man eine Gabel, das eigene Kinn, die Lippen und die Nase. Drückt man mit der Gabel mittig auf das Steak, gibt das Fleisch entsprechend nach. Wenn das vergleichbar ist mit der Festigkeit Ihres Kinns, dann ist das Steak durchgebraten. Ist es etwas weicher – ähnlich Ihren Lippen, dann ist die Stufe medium erreicht. Liebhaber der englisch gebratenen Variante können sich zu guter Letzt sprichwörtlich auf ihre Nase verlassen und zum Vergleich an selbige fassen.

Rezeptabwandlungen
Okraschoten statt Zucchini geben dem Gericht eine besondere Note.

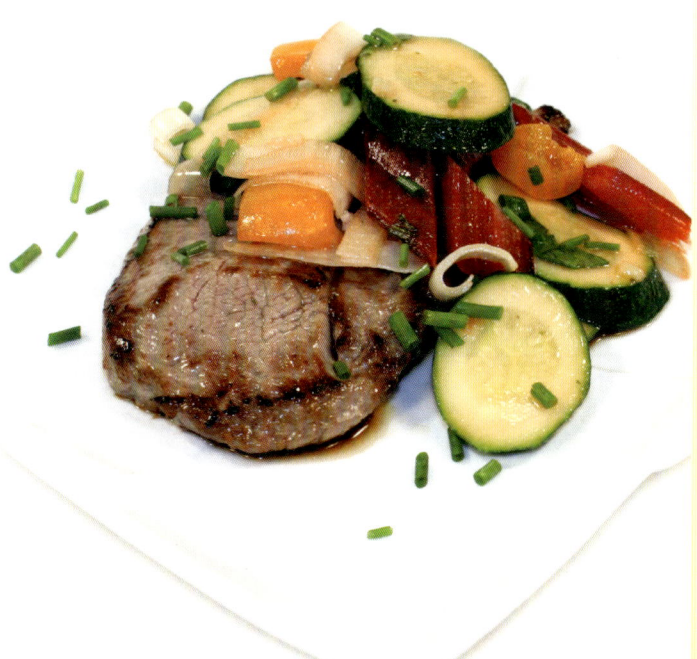

RINDFLEISCH

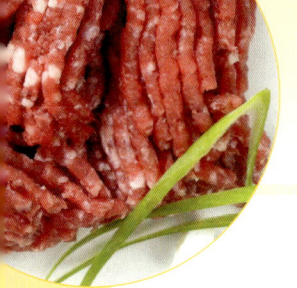

Rinderhacksteak

mit Apfelgemüse und Curry

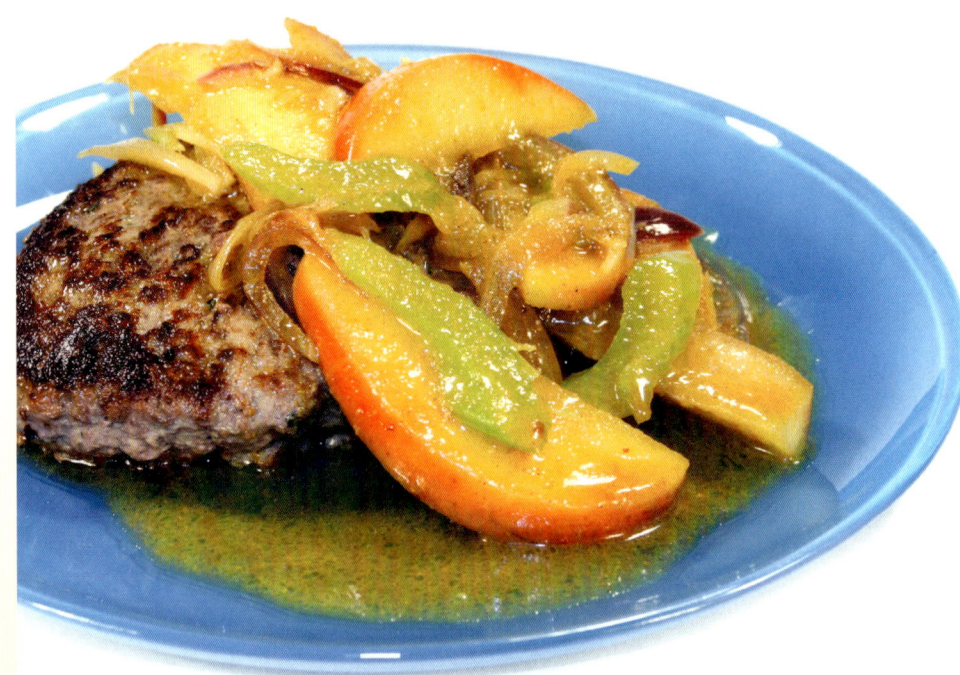

Wissenswertes: Hackfleisch

Fast jedes Fleisch lässt sich zu Hackfleisch verarbeiten. Sehr geschmackvoll und fein ist Wildhack. Derart durch den Fleischwolf Gedrehtes heißt auch Mett oder Hackepeter. Hackfleisch lässt sich höchst variantenreich zubereiten: als Hackbraten, Falscher Hase, in Aufläufen, einer Bolognaise, als Hamburger und nicht zuletzt als allseits beliebte Frikadelle.

Tatar ist Hackfleisch zum Rohverzehr, wofür reines Beefsteakfleisch verwendet wird. Damit Hacksteaks beim Braten nicht fest und trocken werden, kommt es besonders auf die weiteren Zutaten an. Neben einem Ei verbessert auch etwas Tafelwasser die Bindung des Fleisches. Die große Oberfläche von Hackfleisch macht es empfindlich und schnell verderblich. Deshalb gibt es eine Hackfleischverordnung, nach der das Fleisch nur am Verkaufstag hergestellt, unter 4°C gelagert und nicht offen an Marktständen verkauft werden darf. Tiefgekühltes Hack muss mit dem Mindesthaltbarkeitsdatum versehen sein. Einmal aufgetaut, sollte es schnell verarbeitet und auf gar keinen Fall wieder eingefroren werden.

Rezeptabwandlungen

Anstelle der Zwiebel können Sie gerne auch Porree verwenden.

Zubereitung

Beide Zwiebeln schälen, die rote Zwiebel in Streifen schneiden, die weiße fein würfeln. Den Apfel waschen, vierteln, entkernen und in gleichmäßige Spalten schneiden. Den Staudensellerie gründlich waschen und in dünne Längsstreifen schneiden. Die Petersilie waschen, ausschütteln und fein hacken. Das Rinderhack mit Ei, weißen Zwiebelwürfeln und etwas Tafelwasser gründlich vermengen. Mit Salz und Petersilie abschmecken und zu einem Hacksteak formen. Etwas Olivenöl in der Pfanne erwärmen und darin das Fleisch bei mäßiger Hitze langsam auf beiden Seiten braten.

Gleichzeitig in einem Stieltopf etwas Olivenöl erwärmen, darin die roten Zwiebeln und den Staudensellerie anschwitzen, die Apfelspalten zugeben und mit Curry abschmecken. Mit etwas Tafelwasser ablöschen und leicht salzen. Das Hacksteak auf einen Teller geben und das Currygemüse darüber anrichten.

Zutaten 1 Portion:

100 g Rinderhack
(oder Fleischsorte entspr. EP)
80 g Staudensellerie
50 g rote Zwiebeln
20 g weiße Zwiebeln
180 g Äpfel
1 Ei
2 EL Olivenöl oder Ghee
Tafelwasser
Currypulver
Petersilie
Meersalz

Kalbsleber

mit Süßkartoffelmus und Möhren-Sellerie-Gemüse

Zutaten 1 Portion:
120 g Leber (z.B. vom Kalb)
150 g Möhren
100 g Staudensellerie
80 g Süßkartoffeln
1 EL Olivenöl oder Ghee
Tafelwasser
10 g Petersilie
Salz

Zubereitung
Die Leber säubern, trocken tupfen und in fingerdicke Scheiben schneiden. Die Süßkartoffel schälen, grob würfeln und in ein wenig Salzwasser zugedeckt im Topf gar dämpfen. Die Möhren schälen und in feine Scheiben schneiden. Die Petersilie waschen, trocken schleudern und grob hacken. Den Staudensellerie waschen, putzen und in dünne Streifen schneiden.

In einer Bratpfanne etwas Olivenöl oder Ghee erwärmen und darin die Leber anbraten. In einem Gemüsetopf etwas Olivenöl erwärmen, Möhren und Staudensellerie darin glasig anschwitzen, mit etwas Tafelwasser ablöschen und gar dünsten. Die Süßkartoffeln abgießen, stampfen und gut abschmecken.

Das Kartoffelmus auf einem Teller anrichten, das Gemüse anlegen und mittig die Leberscheibe auflegen. Zuletzt mit Petersilie bestreuen.

Wissenswertes: Leber
Die Leber ist ein großes Organ, in dem zahlreiche Stoffwechsel- und Entgiftungsvorgänge des Körpers stattfinden. Zudem sondert sie die zur Fettverdauung notwendige Galle ab, die für den leicht bitteren Geschmack der Leber verantwortlich ist. Sie zählt zu den Innereien und ist eines der wertvollsten tierischen Nahrungsmittel. Sie enthält reichlich biologisch hochwertige Eiweiße, besonders viel Eisen und die Vitamine A, B1 und B2, C und D. Kulinarisch ist die Leber ein wahrer Genuss, die gern gelegentlich auf dem Speiseplan stehen darf. Die wohlschmeckendste Leber stammt von Kalb, Lamm, Reh, Kaninchen, Gans oder Ente. Zur Vorbereitung sollte die Leber sorgfältig von Blutgefäßen und Bindegewebe befreit und evtl. gehäutet werden.
Meistens wird Leber gebraten, sie kann aber auch gegrillt, frittiert oder gedünstet werden. Sie wird auch in Leberwurst, Terrinen, Pasteten, Füllungen, Leberknödeln und Leberspätzle verarbeitet. Eine besondere Spezialität ist „Foie gras", eine durch Mast erzeugte Fettleber von Gänsen und Enten.

Rezeptabwandlungen
Dieses Gericht schmeckt auch mit Steckrübenmus sehr lecker.

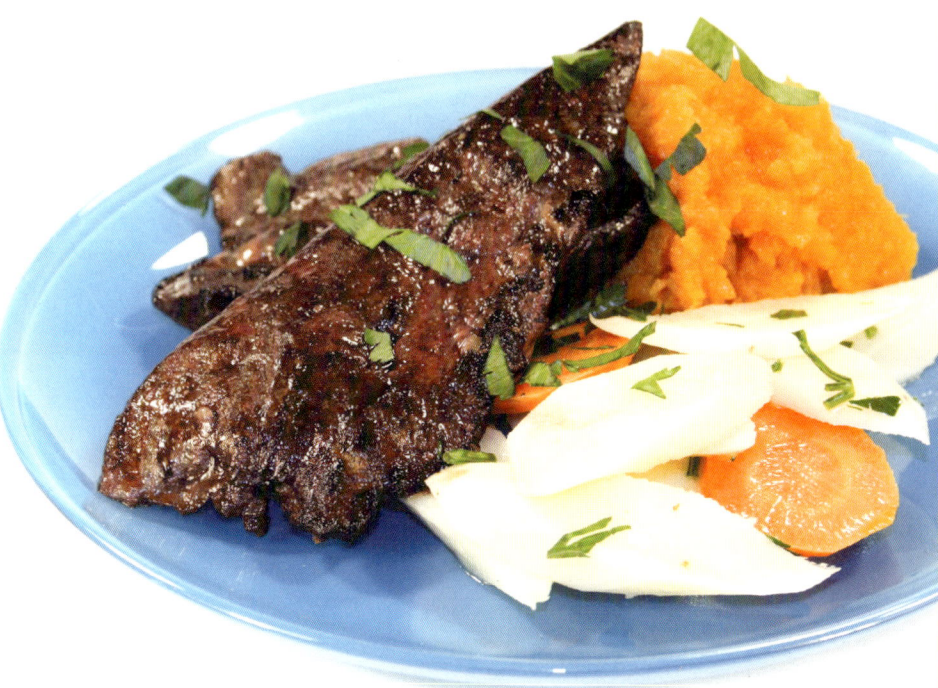

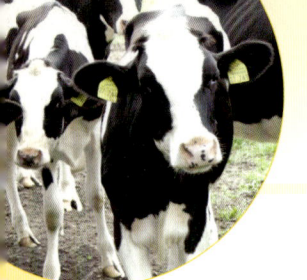

Kalbssteak
mit Sellerie-Möhren-Porree-Gemüse

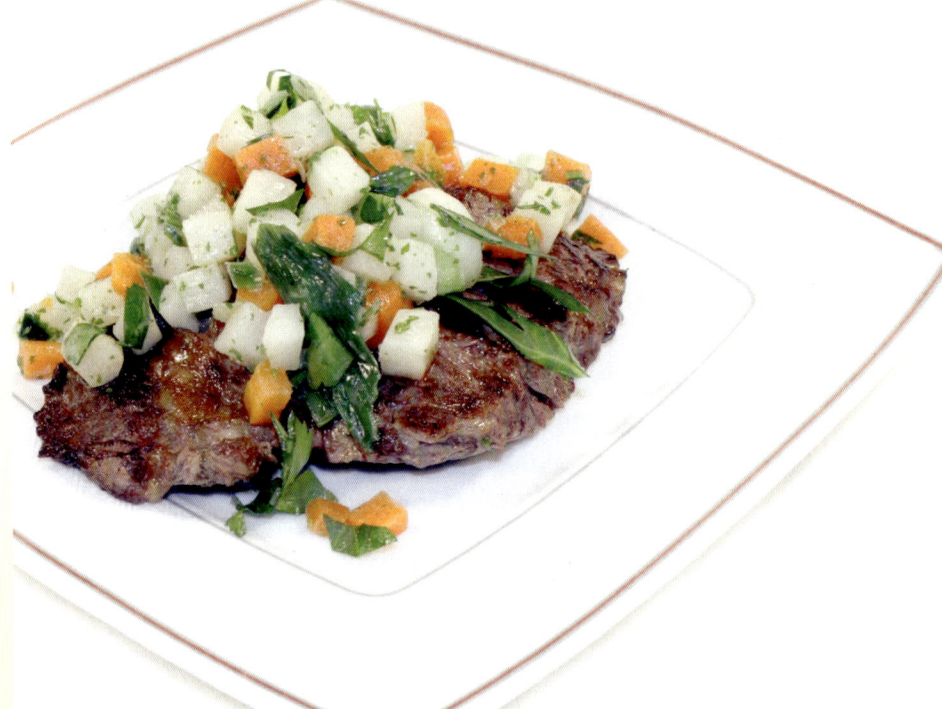

Wissenswertes: Kalbfleisch

Als Kalbfleisch wird das Fleisch von wenige Wochen bis Monate alten Rindern (Kälbern) bezeichnet. Im Allgemeinen ist es zarter und heller als Rindfleisch. Je nach Alter, Art, Aufzucht und Fütterung hat es eine hellrote, rosa oder auch weißliche Farbe. Bei Weidehaltung und reinem Grünfutter färbt sich das Fleisch rot, bei Stallmast ist es heller. Eine Spezialität, die es heute kaum noch gibt, ist das Milchkalb. Mit diesem Begriff werden Tiere bezeichnet, die ausschließlich mit Milch gefüttert wurden. Das Fleisch dieser Tiere ist sehr mager und hat eine eher weiche, fast wässrige Konsistenz. Kalbfleisch kann sowohl zum Braten als auch zum Kochen verwendet werden.

Rezeptabwandlungen

Zu Porree passen auch sehr gut Pastinaken, Topinambur oder Yamswurzel. Selbstverständlich können Sie auch Putenfleisch statt Kalbfleisch verwenden.

Zubereitung

Falls erforderlich, Fett und Sehnen vom Fleisch entfernen. Den Knollensellerie und die Möhren schälen, beides in feine Würfel schneiden. Den Porree sehr gründlich waschen und in Streifen schneiden. Die Kräuter gut abspülen, trocken schleudern und grob hacken.

In einem Gemüsetopf Olivenöl erwärmen. Darin den Knollensellerie, die Möhrenwürfel und die Porreestreifen mit etwas Tafelwasser 10 bis 12 Minuten weich dünsten. Zum Schluss nach Geschmack salzen.

In einer Pfanne das Steak mit etwas Olivenöl nach Belieben braten und erst am Ende der Bratzeit würzen.

Das Gemüse auf dem Fleisch anrichten und mit gehackten Kräutern überstreuen.

Zutaten 1 Portion:

120 g Rumpsteak (Kalb/Rind)
100 g Knollensellerie
120 g Möhren
120 g Porree
Olivenöl oder Ghee
Tafelwasser
Kräuter (entspr. EP)
Salz

Asia-Kalbssteak
mit Fenchel-Paprika-Gemüse und Glasnudeln

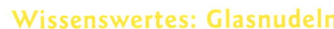

Zutaten 1 Portion:
120 g Kalbssteak
120 g Fenchelknolle
120 g gelbe Paprika
40 g Zwiebeln
50 g gekochte Glasnudeln (auf Soja-Basis)
Olivenöl
glatte Petersilie

Zubereitung
Den Fenchel waschen, putzen, vom Strunk befreien und in feine Längsspalten zerteilen. Die Zwiebel schälen, die Paprika putzen und entkernen, dann beides in Streifen schneiden. Die Petersilie abspülen, trocken tupfen und grob hacken. Die Glasnudeln kochen und kalt abschrecken. Falls erforderlich, Fett und Sehnen vom Fleisch entfernen.

In einem Gemüsetopf etwas Olivenöl erwärmen, das Gemüse zugeben und ca. 10 Minuten gar dünsten, dann mit den vorgegarten Glasnudeln vermengen und nach Geschmack salzen. Kurz vor dem Anrichten die gehackte Petersilie unterheben.

In einer Pfanne das Steak mit etwas Olivenöl nach Belieben braten und erst am Ende der Bratzeit würzen.

Das Glasnudelgemüse auf dem Fleisch anrichten.

Wissenswertes: Glasnudeln
In Japan werden Glasnudeln poetisch „Frühlingsregen" genannt. Die hauchdünnen, transparenten Stärkefäden sind aber keine echten Nudeln, denn sie bestehen nur aus der Stärke der Mungobohnen und Wasser. Darum ist ihre Konsistenz sehr viel feiner als die von echten Nudeln. Durch Kurzgaren werden die Fäden gelantinös und geschmeidig, ballen sich wie feinster Seetang in der Suppe und werden in ihrer asiatischen Heimat auch zu kalten Speisen oder als Teil großer Reistafeln serviert.

Rezeptabwandlungen
Probieren Sie dieses Gericht einmal mit Bambussprossen anstelle der Paprika aus.

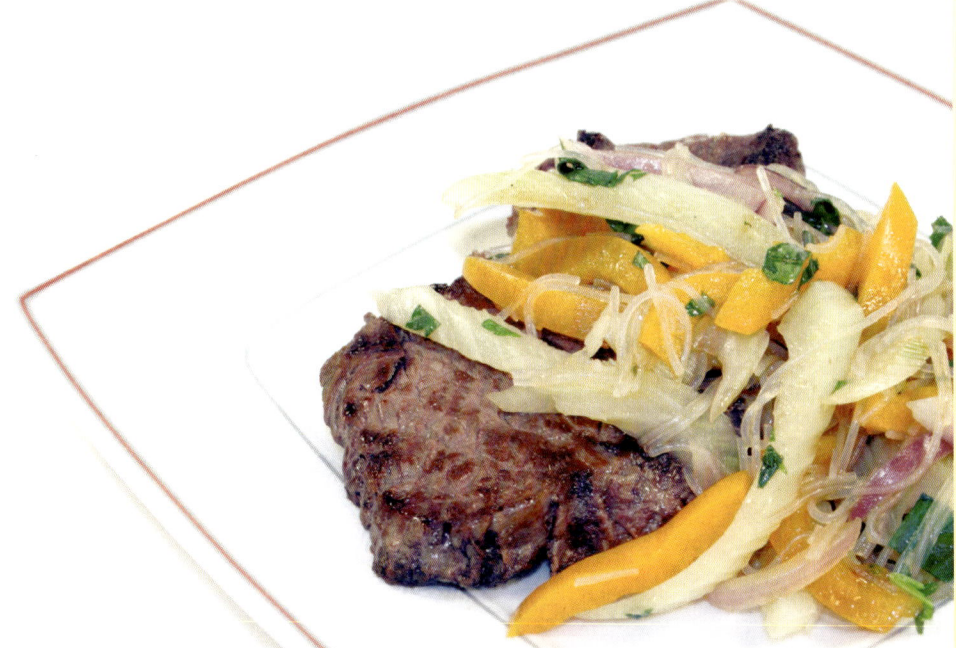

KALBFLEISCH

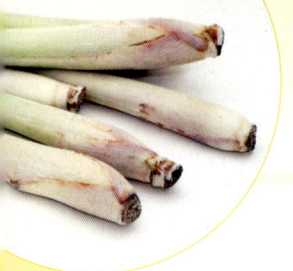

Kalbsspieß
auf Grillgemüse mit Süßkartoffeln und Salbei

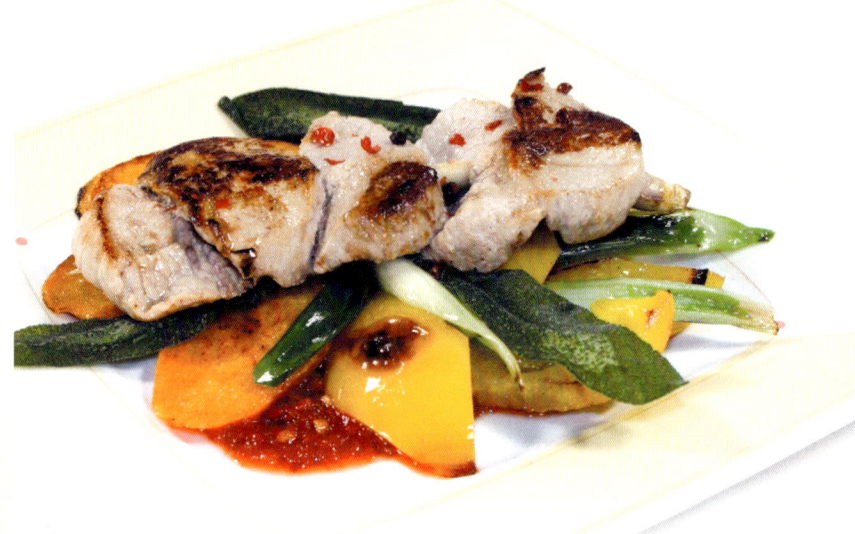

Wissenswertes: Zitronengras
Das Zitronengras, auch bekannt als Lemongras, Citronella oder Sereh, gehört zur Familie der Süßgräser. Medizinisch heißt es: Herba Andropogonis. Vor allem in der südostasiatischen Küche werden die schilfartigen Blätter frisch als Gewürz verwendet. Getrocknetes Zitronengras ist in Stücken oder auch gemahlen im Handel erhältlich, hat aber ein schwaches Aroma. In Asien werden aus den langen, frischen Blättern durstlöschende Tees hergestellt. In der Küche werden nur der saftige Stiel und die Basis der Blätter verarbeitet. Der frische zitronenartige Geschmack mit einem Hauch von Rosenduft verleiht den zubereiteten Speisen einen besonders runden, exotischen Geschmack. Zudem bietet Zitronengras aber auch einen visuellen Reiz. Als Spieß oder Garnitur verwendet gibt es dem fertigen Gericht auch optisch eine individuelle Note.

Rezeptabwandlungen
Der Kalbsspieß schmeckt auch ganz hervorragend mit einem Tomaten-Auberginen-Gemüse.

Stoffwechseltipp
Zitronengras fördert Konzentration und Denkvermögen, es wirkt anregend, erfrischend, deodorierend, desinfizierend und fiebersenkend (antipyretisch).

Zubereitung
Das Kalbfleisch waschen, trocken tupfen, Fett und Sehnen entfernen, in gleichmäßige Stücke schneiden und auf einen Zitronengrasspieß aufziehen. Die gelbe Paprika waschen, halbieren, entkernen und in Rauten schneiden. Die Frühlingszwiebeln waschen und in ca. 5 cm lange Stücke schneiden. Die Süßkartoffeln schälen und gleichmäßig stifteln. Die Salbeiblätter abspülen und trocken schütteln. Das Gemüse in einer Pfanne mit etwas Olivenöl/Ghee hellbraun anbraten. Den Fleischspieß und die ganzen Salbeiblätter in einer zweiten Pfanne von beiden Seiten anbraten und mit Salz und Pfeffer abschmecken.

Für die Sauce die zuvor klein geschnittene rote Paprika in einem Topf mit etwas Salz und Tafelwasser weich dünsten und anschließend mit dem Mixstab pürieren. Daraus auf dem Teller einen Spiegel gießen. Das Gemüse mittig auf den Saucenspiegel geben, den Fleischspieß auf dem Gemüse anrichten und mit dem Salbei garnieren.

Zutaten 1 Portion:
130 g Kalbfleisch
20 ml Ghee oder Olivenöl
Zitronengras als Spieß
Salz

Zutaten Grillgemüse
2 Frühlingszwiebeln
80 g gelbe Paprika
220 g Süsskartoffeln
3 – 5 Salbeiblätter

Zutaten Sauce
50 g Paprika (passiert)
Tafelwasser

Kalbssteak

mit Mangold, Zwiebeln und Paprikapüreesauce

Zutaten 1 Portion:
120 g Kalbsrückensteak
120 g Mangold
90 g Staudensellerie
50 g gelbe Paprika
30 g rote Zwiebeln
1 TL Olivenöl oder Ghee
Salz
Petersilie

Zutaten Sauce:
50 g rote Paprika
1 EL Gemüsebrühe
Knoblauch nach Geschmack

Zubereitung

Mangold, Staudensellerie und gelbe Paprika waschen, putzen und in gleichmäßige längliche Stücke zerteilen. Die Zwiebeln schälen und in dünne Streifen schneiden. Die Petersilie gut abspülen, trocken schleudern und grob hacken. Für die Sauce die rote Paprika putzen und fein würfeln. Von der Chilischote nach Belieben sehr feine Röllchen abschneiden.

Das Olivenöl in einer Pfanne erwärmen und das Kalbsteak darin sanft bis zu der gewünschten Garstufe braten. In einem Gemüsetopf ebenfalls etwas Olivenöl oder Ghee erwärmen, das geschnittene Gemüse zugeben und bissfest garen. Anschließend würzen und abschmecken, zuletzt die Petersilie unterheben.

Für die Sauce in einem Stieltopf die Gemüsebrühe erhitzen, darin die Paprikawürfel und die Chiliringe weich dünsten und danach mit dem Pürierstab zu einer Sauce verarbeiten. Mit der Sauce einen Spiegel auf den Teller gießen, darauf zuerst das Fleisch und dann das Gemüse anrichten.

Wissenswertes: Pürresauce
Pürresaucen lassen sich aus fast jedem weichkochenden Gemüse oder Obst herstellen. Sie sind schnell gemacht, vitaminreich und gut verdaulich. Sie passen zu Hauptgerichten und Nachspeisen gleichermaßen. Ob heiß oder kalt, süßlich, würzig oder herb, sie werten jede Speise auf. Fügt man etwas Wasser hinzu, heiß oder kalt, so erhält man entweder eine leckere Püreesuppe oder einen gehaltvollen Obst-/Gemüsedrink.

Rezeptabwandlungen
Der Mangold kann durch Spinat ersetzt werden.

Stoffwechsel-Tipp: Knoblauch
Ohne Knoblauch wären mediterrane Gerichte kaum denkbar und manche Rezepte womöglich fade. Schon das Ausstreichen einer Schüssel mit einer Zehe wirkt Wunder. Variationen in der Zubereitung beeinflussen seine Wirkung: Durch scharfes Anbraten in Öl gibt er stechende Schärfe ab, durch Kochen im Häutchen seinen alles abrundenden Geschmack. Immer aber regt er den Gallefluss und den Appetit an. Gleichzeitig tut seine Chemie Magen und Darm nur Gutes. Das wussten schon die Arbeiter beim Pyramidenbau, die sich mit Knoblauch ernährt haben sollen.

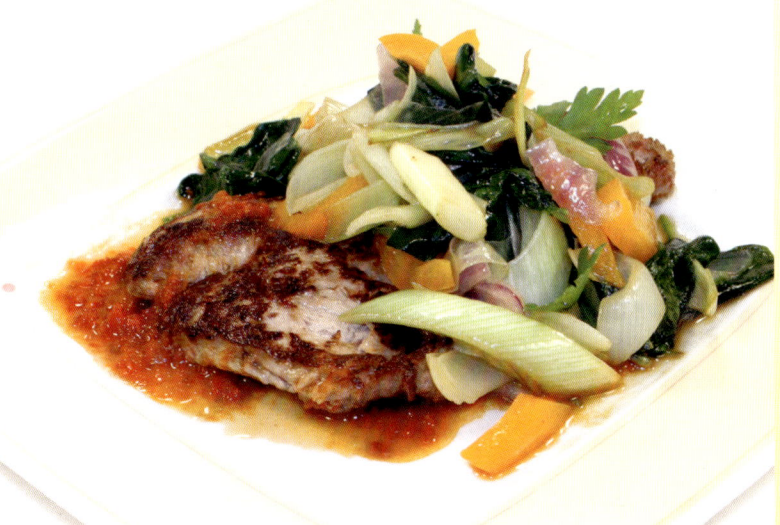

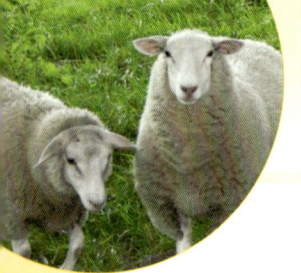

Lammrippchen
mit Staudensellerie und Apfel

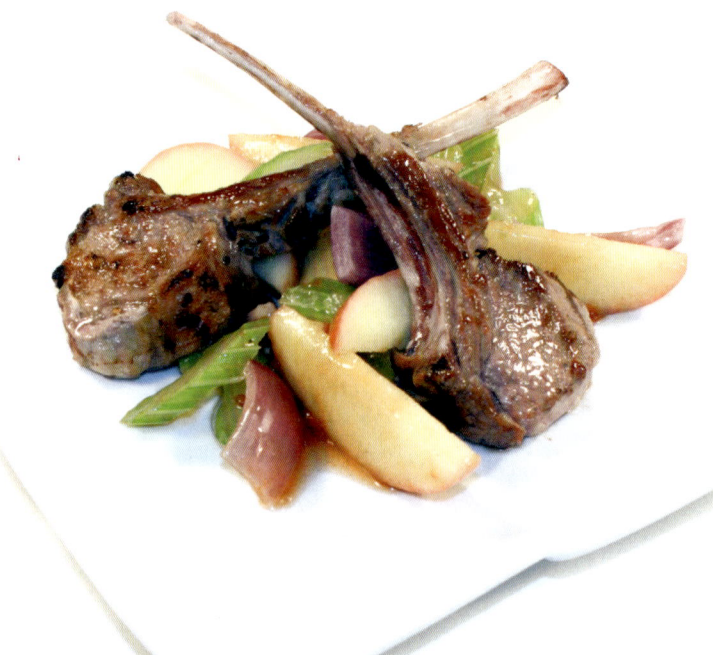

Wissenswertes: Lamm
Lammfleisch stammt von Tieren, die jünger als ein Jahr sind. Aus ernährungsphysiologischer Sicht ist Lamm ein wertvolles Lebensmittel, das viele Vitamine, Mineralstoffe und Eiweiß enthält. 100 g Lammfleisch decken den Tagesbedarf eines Erwachsenen an Vitamin B12. Zudem enthält es Natrium, Calcium, Eisen und Kalium. Je nach Alter und Fleischteil schwankt der Fettgehalt zwischen 3,4 % (Filet) und etwa 37 % (Brustfleisch).

Rezeptabwandlungen
Das Gemüse kann wunderbar mit Rind, Kalb oder Geflügel kombiniert werden.

Zubereitung
Die Lammkoteletts im Stück (auch Rack genannt, entspricht etwa drei Rippen) von Silberhaut und Fett befreien. Den Staudensellerie waschen, putzen und in Stücke schneiden. Die Zwiebeln schälen und grob stückeln. Den Apfel waschen, vierteln, das Kerngehäuse entfernen und in dünne Spalten schneiden.

Das Fleisch im Ganzen in einer Pfanne rundum anbraten und anschließend etwa 15 Minuten im vorgeheizten Ofen bei 140°C Umluft fertig garen. Danach kurz ruhen lassen. In einer zweiten Pfanne das Rapsöl erhitzen, darin Sellerie- und Zwiebelwürfel angaren. Dann die Apfelspalten zugeben, mit dem braunen Fond angießen und die gehackte Petersilie vorsichtig unterheben.

Das Lammrack aus dem Ofen nehmen, portionieren und auf dem Gemüse anrichten.

Zutaten 1 Portion:
110 g Lammkotelett (im Stück/Rack)
130 g Staudensellerie
120 g rote Zwiebeln
150 g Äpfel
1 EL Rapsöl
1 EL brauner Fond
Salz

Lammrückenfilet
gebraten auf Pilzgemüse

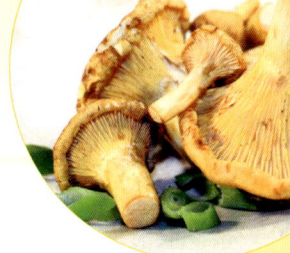

Zutaten 1 Portion:
120 g Lammrückenfilet
150 g Möhren
150 g Austernpilze
(oder z.B. Kräuterseitlinge)
2 Frühlingszwiebeln
1 Knoblauchzehe
Rapsöl
Schnittlauch
Salz

Zubereitung

Den Knoblauch pellen und fein hacken. Die Frühlingszwiebeln waschen und in Ringe schneiden. Die Möhren schälen und fein stifteln. Die Austernpilze mit Küchenkrepp trocken abreiben und grob schneiden. Den Schnittlauch waschen, trocken schleudern und in Röllchen schneiden.

Das Lammrückenfilet von Silberhaut und Fett befreien und mit dem gehackten Knoblauch bestreuen. Nun etwas Rapsöl in einer Pfanne erwärmen und das marinierte Lammrückenfilet darin rundum kurz anbraten. Anschließend langsam, bei mäßiger Hitze, etwa 10 Minuten fertig garen, dabei mehrmals wenden.

In einer Gemüsepfanne etwas Rapsöl erwärmen, zuerst die Möhrenstifte beifügen, dann Pilze und Frühlingszwiebeln zugeben und alles etwa 6 bis 8 Minuten fertig garen. Zum Schluss würzen und gut abschmecken.

Das Lammfilet in fingerdicke Scheiben schneiden, auf dem Gemüse anrichten. Als Garnitur mit Schnittlauchröllchen bestreuen.

Wissenswertes: Pfifferlinge

Sein Name kommt aus dem mitteldeutschen für „Pfefferling" und ist auf seinen leicht pfefferartigen Geschmack zurückzuführen. Der Pfifferling wächst in Laub- und Nadelwäldern, vorzugsweise unter Kiefern, in der Zeit von Juni bis Oktober. Er ist an seinen dotter- bis blassgelben, nach oben gebogenen Hüten leicht zu erkennen. Sie haben einen kräftig würzigen Geruch und festes Fleisch. Je kleiner die Pilze sind, desto intensiver ist ihr Aroma. Pfifferlinge werden nur abgerieben, die Stiele schneidet man großzügig ab. Pfifferlinge müssen pfeifen. Bei starker Hitze geben sie einen leisen Pfeifton von sich, ein Zeichen dafür, dass sich die Poren schließen – so behalten die Pilze ihren Biss. Ist die Brattemperatur zu niedrig, werden die Pilze schwammig und zäh.

Rezeptabwandlung
Statt der Austernpilze passen auch Champignons oder Pfifferlinge gut zu diesem Gericht.

Stoffwechsel-Tipp
Die Inhaltsstoffe des Pfifferlings sind die Mineralstoffe Kalium, Eisen und Magnesium sowie die Vitamine A, D und B. Pilze sind hervorragend bei Stoffwechselstörungen, besonders für Gichtkranke, geeignet.

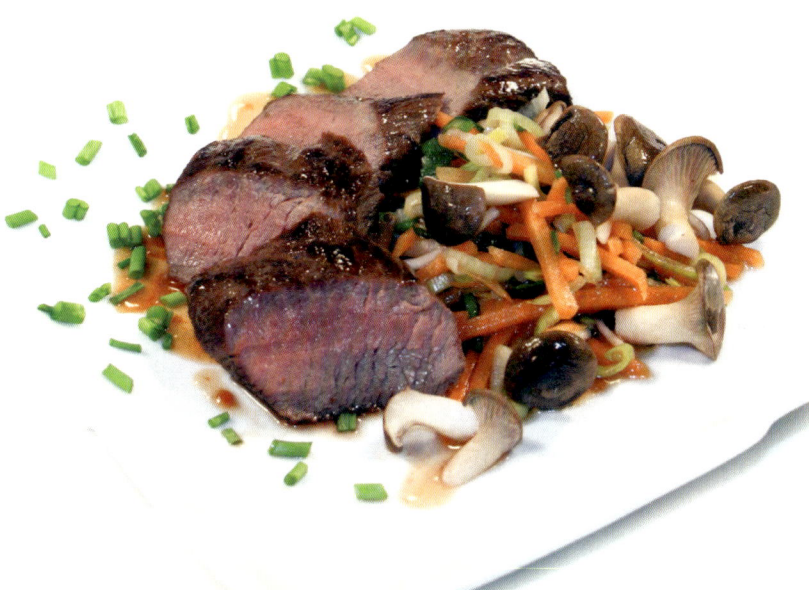

LAMMFLEISCH

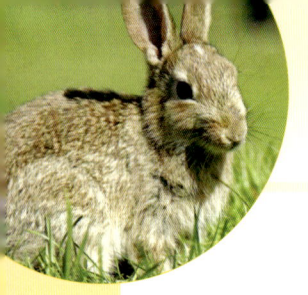

Kaninchenragout
mit Süßkartoffeln und Gemüse

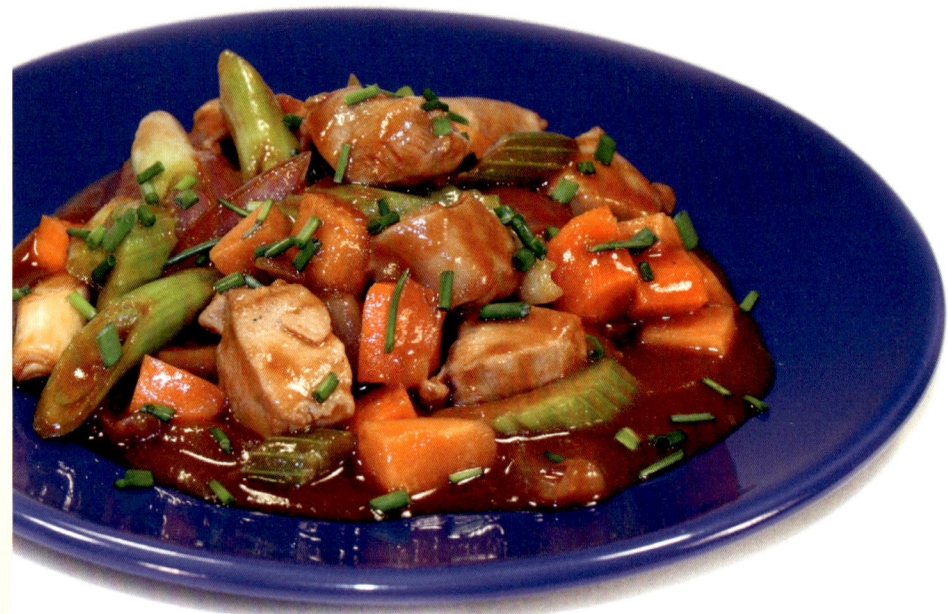

Wissenswertes: Ragout
Ragout (franz. ragoûter) bedeutet „den Gaumen reizen". Es ist ein Gericht aus geschmortem oder gedünstetem, meist klein geschnittenem Fleisch oder Fisch in einer pikant-sämigen Sauce. Zu nennen sei hier „Ragoût fin", „Zürcher Geschnetzeltes" oder das bekannte Frikassee. Auch Bœuf Stroganoff und Gulasch zählen dazu. Ragouts aus stark zerkleinerten Zutaten werden Haschee genannt. Beim weißen Ragout (Blankett) wird helles Fleisch verwendet. Allein oder mit Suppengrün gekocht, wird aus der entstandenen Brühe eine Sauce zubereitet. Diese wird mit Mehlschwitze gebunden oder mit Eigelb und Sahne legiert.

Rezeptabwandlungen
Sie können dieses Gericht auch mit Rind-, Kalb- oder Geflügelfleisch zubereiten.

Stoffwechsel-Tipp
Kaninchenfleisch ist reich an wertvollen Proteinen und vielen wichtigen Nährstoffen. Es enthält viel natürliche Linolsäure und ist im Vergleich zu Rindfleisch sehr mager, leicht und gut verdaulich. Durch den hohen Niacingehalt unterstützt Kaninchenfleisch den Glukoseabbau im Kohlenhydratstoffwechsel. Gleichzeitig ist Niacin unerlässlich für die Synthese von Proteinen im Zellkern.

Zubereitung
Das Kaninchenfleisch waschen, trocken tupfen, Silberhaut und Fett entfernen und in mundgerechte Würfel schneiden. Die Süßkartoffeln schälen und grob würfeln. Die Frühlingszwiebeln und den Staudensellerie waschen, putzen und in Streifen schneiden. Die Kräuter unter fließendem Wasser abspülen und trocken schütteln. Die Petersilie fein hacken und das Schnittlauch in Röllchen schneiden.

Etwas Rapsöl in einer Pfanne erwärmen, Staudensellerie und Süßkartoffelwürfel zugeben und kurz anbraten. Dann das Kaninchenfleisch beifügen. Mit etwas Tafelwasser angießen und bei mäßiger Hitze etwa 15 Minuten zugedeckt fertig garen. 5 Minuten vor dem Garende die Frühlingszwiebelstreifen zugeben und mitdünsten.

Zum Schluss nach Geschmack würzen, mittig auf einem Teller anrichten und mit den gehackten Kräutern überstreuen.

Zutaten 1 Portion:
120 g Kaninchenfleisch (möglichst entbeint)
200 g Süßkartoffeln
100 g Staudensellerie
2 Frühlingszwiebeln
Rapsöl
10 g Petersilie
5 g Schnittlauch
Tafelwasser
Salz

KANINCHEN

Kaninchenrücken

mit Rote-Bete-Möhren-Gemüse

Zutaten 1 Portion:
- 80 g Kaninchenfilet
- 160 g Rote-Bete (vorgegart)
- 120 g Möhren
- 1 Zwiebel oder Schalotte
- 2 Frühlingszwiebeln
- 40 ml Joghurt (entspr. EP)
- 1 TL Olivenöl oder Ghee
- 10 g Petersilie
- Salz

Zubereitung

Das Kaninchenrückenfilet waschen, trocken tupfen und von Silberhaut, Fett und Sehnen befreien. Die Schalotte schälen und in grobe Stücke schneiden. Die Möhren ebenfalls schälen und in dünne Scheiben schneiden. Die Rote-Bete abtropfen lassen und gleichmäßig würfeln. Die Frühlingszwiebeln putzen und schräg in grobe Ringe schneiden. Den Joghurt glatt rühren.

In zwei Pfannen gleichzeitig etwas Olivenöl erwärmen. In der ersten Pfanne das Kaninchenrückenfilet rundum goldbraun anbraten. Dann die Hitze reduzieren und unter mehrmaligem Wenden langsam fertig garen. In der zweiten Pfanne Möhrenscheiben, Schalottenwürfel und Frühlingszwiebelringe kurz anschwitzen, die Hitze reduzieren und die Rote-Betewürfel vorsichtig unterheben. Zuletzt mit dem Joghurt abrunden und gut abschmecken.

Das Kaninchenrückenfilet würzen, aus der Pfanne nehmen und in grobe Stücke zerteilen. Das Fleisch auf dem Joghurt-Gemüse anrichten und zum Schluss mit den gehackten Kräutern bestreuen.

Wissenswertes: Kaninchen

Das Kaninchen ist kein Hase. Ausgehend von der Wildform ist es kleiner als der Hase und hat kürzere Ohren. Kaninchen leben in Gruppen und legen Erdbauten an, während Hasen Einzelgänger sind, im freien Feld leben und Sitzmulden (Sassen) graben. Kaninchen kommen nackt und blind zur Welt und sind Nesthocker. Hasen hingegen haben, als Nestflüchter, von Geburt an Fell und offene Augen.

Rezeptabwandlungen

Statt Kaninchen können Sie jede Fleischsorte aus Ihrem Ernährungsplan verwenden. Die Rote Bete können Sie durch Kohlrabi ersetzen.

Stoffwechsel-Tipp

Kaninchenfleisch ist reich an Carnitin. Ernährungsphysiologisch wird dieser Stoff den Vitaminen zugeordnet. Das L-Carnitin regt den Stoffwechsel an und fördert die Umwandlung von Nährstoffen – insbesondere auch von Nahrungsfetten – in Energie. Gleichzeitig schützt L-Carnitin das Nervensystem vor Überbeanspruchungen und unterstützt die Entgiftung des Organismus durch die Bindung und Ausscheidung körperfremder, toxischer Substanzen.

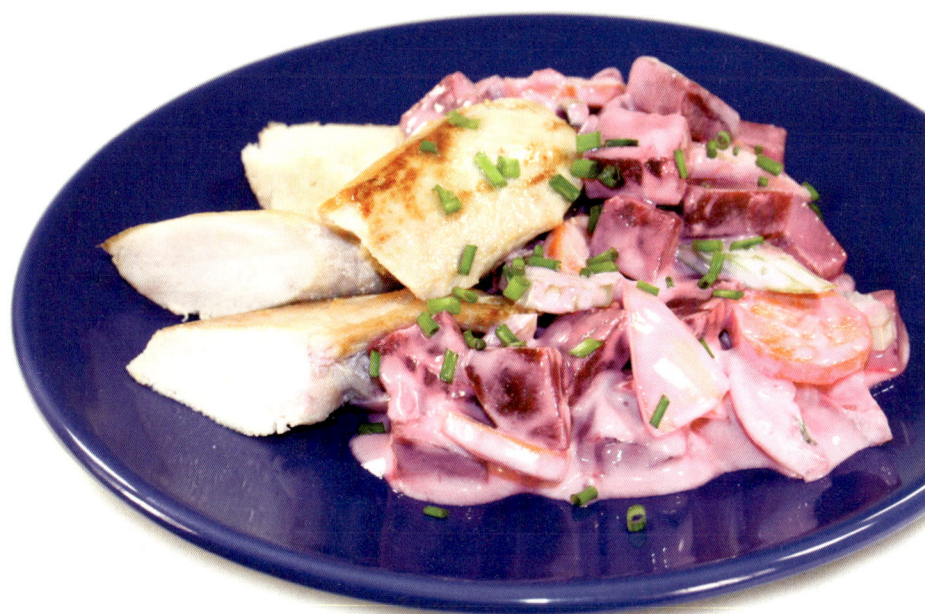

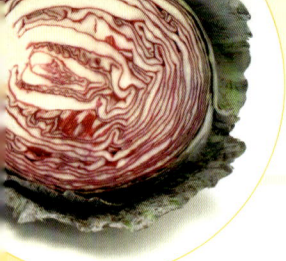

Truthahnoberkeule
gebraten mit Grapefruit-Rotkohl

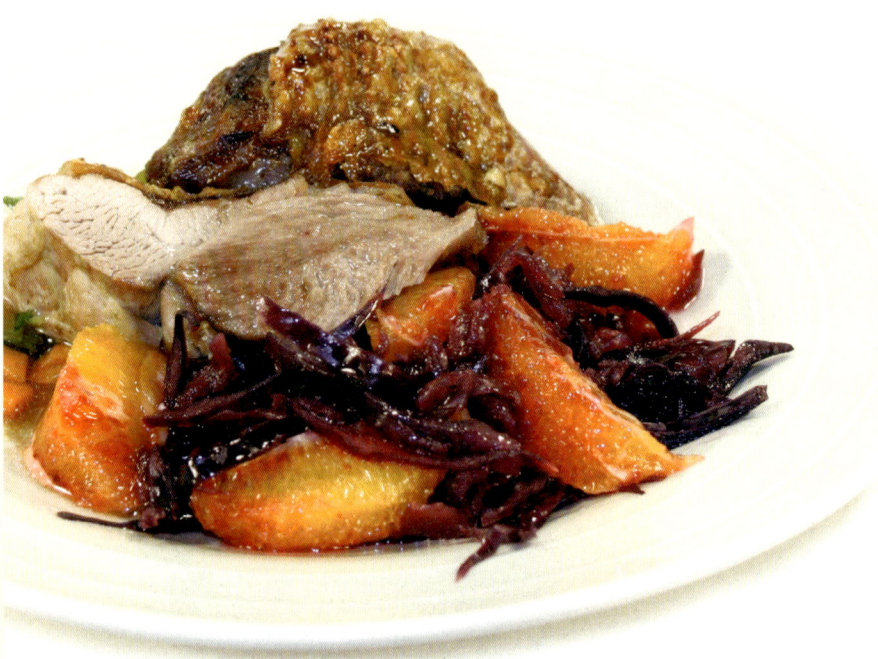

Wissenswertes: Rotkohl
Rotkohl oder auch Rotkraut ist das traditionelle Weihnachtsgemüse. Der ursprünglich aus Kleinasien stammende, fußballgroße Kohl hat glatte Blätter von rot-violetter bis blauer Farbe, die auf dem hohen Gehalt an Anthocyan beruht. Rotkohl wird gern roh als Salat oder zu Rohkostspeisen zubereitet. Meistens wird er allerdings als Gemüse geschmort oder gedünstet. Als Zutaten zum Rotkohl empfehlen sich Äpfel, Zwiebeln, Maronen oder Backpflaumen. Die attraktive Farbe des Rotkohls kann durch den Zusatz von ein wenig Essig oder Zitronensaft verstärkt werden. Die Frische erkennt man an den kräftigen, festen und matt glänzenden Blättern.

Rezeptabwandlungen
Wem Grapefruit zu sauer ist, kann eine süße Orange nehmen.

Stoffwechsel-Tipp
Im Rotkohl stecken jede Menge Kohlenhydrate, Eiweiß, Kalium, Phosphor und Eisen. Zudem liefert er das Provitamin A sowie die Vitamine B1, B2 (kurbelt den Energiestoffwechsel an) und C (gut für das Immunsystem). Die sehr feste Zellstruktur macht ihn schwer verdaulich. Magenempfindliche Menschen sollten deshalb Rotkohlspeisen mit etwas Kümmel würzen.

Zubereitung
Die Truthahnoberkeule mit Meersalz gewürzt in der Pfanne mit etwas Olivenöl, im Ofen ca. 90 Minuten fertig garen. Die Grapefruit filettieren, den Saft dabei auffangen. Den Rotkohl und die Zwiebel in feine Streifen schneiden. Beides mit Salz, dem Grapefruitsaft und Ahornsirup marinieren. Das Gemüse für die Sauce waschen, schälen und klein schneiden. Den Rotkohl mit den Zwiebeln im erwärmten Ghee anbraten und mit etwas Tafelwasser zugedeckt im Topf weich garen. Zum Schluss die Filets der Grapefruit unterheben und kurz mit erwärmen.

Für die Sauce Olivenöl im Stieltopf erwärmen, die Zwiebeln darin anschwitzen, das Gemüse zugeben und hellbraun rösten, mit etwas Tafelwasser angießen und erneut reduzieren. Alles pürieren und durch ein Sieb geben. Nun das Truthahnfleisch vom Knochen lösen, portionieren und auf dem Grapefruit-Rotkohl anrichten. Zum Schluss die Sauce darübergeben.

Zutaten 2 Portionen:
240 g Truthahnoberkeule
(ohne Knochen)
350 g Rotkohl
40 g Zwiebeln
1 Grapefruit
Olivenöl oder Ghee

Zutaten für die Sauce:
40 g Möhren
40 g Porree
40 g Staudensellerie
50 g Zwiebeln
10 g Petersilie
Meersalz
Tafelwasser
Ahornsirup

Truthahnwürfel
mit Apfelgrünkohl

Zutaten 1 Portion:
120 g Truthahnbrustwürfel
250 g Grünkohl (Glas/Konserve)
60 g Äpfel
30 g Zwiebeln
1 TL Olivenöl oder Ghee
Meersalz
Tafelwasser

Zubereitung
Den Apfel waschen, entkernen und in Spalten schneiden. Die Zwiebel schälen und in feine Würfel schneiden.

Olivenöl oder Ghee in einem Stieltopf erwärmen, die Zwiebelwürfel darin anschwitzen, den Grünkohl zugeben, mit etwas Tafelwasser angießen und kurz dünsten.

Das Truthahnfleisch vorsichtig zumengen und weitere 10 Minuten sanft garen. Kurz vor dem Garende die Apfelspalten dazugeben und alles zusammen abschmecken.

Auf dem Teller anrichten und servieren.

Wissenswertes: Grünkohl
Grünkohl ist der Wildform von Kohl am ähnlichsten. Wahrscheinlich liegt der Ursprung in Griechenland. Dort wird 400 v. Chr. erstmals ein krausblättriger Blattkohl beschrieben. Bauern, die Grünkohl anbauten, kamen dadurch oft zu Wohlstand. Er ist ein winterharter Blattkohl mit dunkelgrünen, krausen Blättern und der vitaminreichste seiner Art.

Grünkohl schmeckt erst richtig, wenn er nach dem ersten Frost geerntet wird. Tiefe Temperaturen bewirken die Umwandlung von Stärke in Zucker, das macht ihn lecker. Der Geschmack des Grünkohls ist angenehm würzig und süßlich-herb. Er wird hauptsächlich gedünstet oder auch geschmort. Eine typisch norddeutsche Spezialität ist „Kohl und Pinkel". Die längste Tradition kann Bremen nachweisen. Seit 1545 wird dort ein öffentliches Grünkohlessen zelebriert.

Stoffwechsel-Tipp
In Sachen Eiweiß und Kohlenhydrate ist Grünkohl einfach die Spitze aller Kohlarten. Außerdem ist er nach Möhren der zweitstärkste Lieferant des Provitamins A und rangiert bei Vitamin C gleich hinter Paprika. Weitere Inhaltsstoffe sind: Kalium, Calcium, Phosphor, Magnesium, Natrium und Eisen.

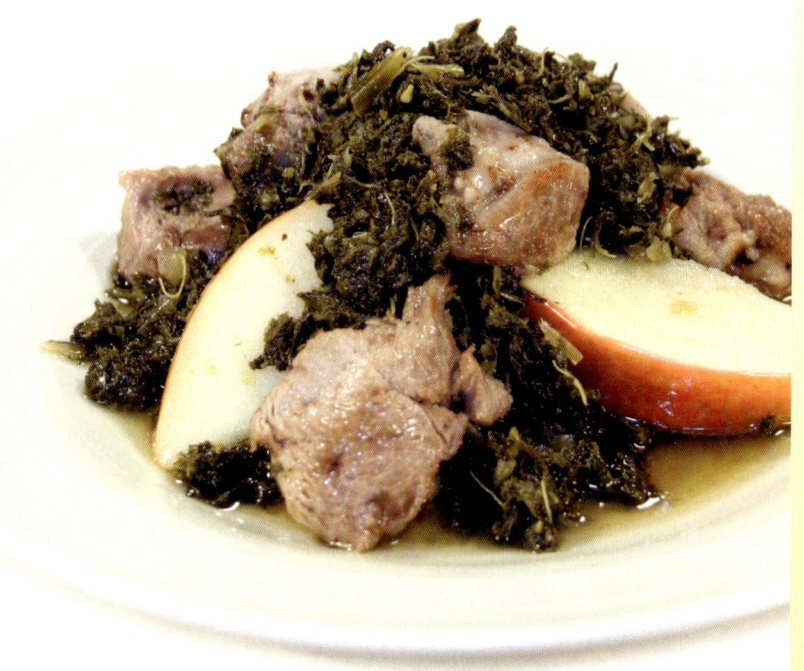

GEFLÜGELFLEISCH

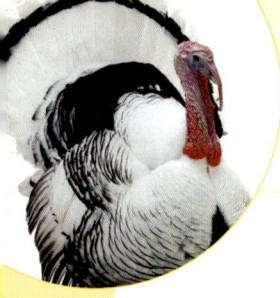

Truthahnbrust
mit Putenfleischfüllung im Kohlmantel und Kohlrabigemüse

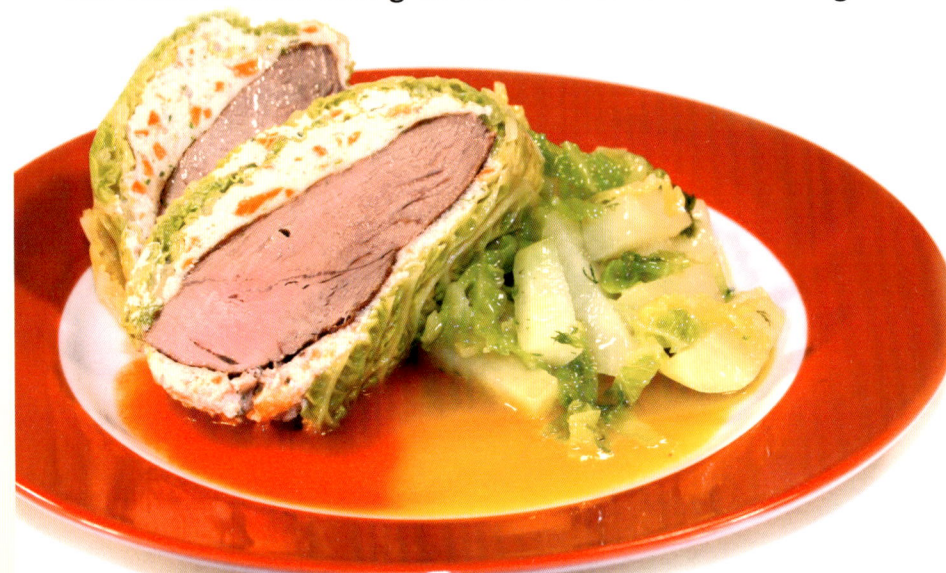

Wissenswertes: Truthahn

Das Haustruthuhn – die domestizierte Form des wilden Truthuhns (Meleagris gallopavo) – ist auch als Truthahn bekannt. Männliche Tiere werden Truthahn oder Puter, weibliche Tiere Truthenne oder Pute genannt.

Truthühner wurden bereits von den Azteken gehalten und waren sehr bedeutsam für die Fleischtierhaltung. Truthühner kamen möglicherweise schon 1497 mit Columbus nach Europa. Verbreiteter ist jedoch die Theorie, dass sie mit spanischen Seefahrern zwischen 1520 und 1540 zu uns kamen.

Rezeptabwandlungen

Statt Truthahn und Pute können auch Ente und Pute oder Pute und Huhn kombiniert werden.

Stoffwechsel-Tipp

Truthühner werden vor allem wegen ihres Fleisches gehalten, denn es ist, mit nur 5 % Fett, sehr kalorienarm. Außerdem enthält das Fleisch viel Vitamin B6 und B12 sowie die Mineralien Kalium, Magnesium, Eisen und Zink. Aufgrund seines hohen Proteingehaltes ist es auch unter Sportlern sehr beliebt.

Zubereitung

Paprikas waschen, putzen und nach Farben getrennt in Stücke schneiden. Kohlrabi schälen und gleichmäßig grob stifteln. Schalotte schälen und grob stückeln. Die Haut der Truthahnbrust entfernen und das Fleisch etwas salzen. Die Kohlblätter blanchieren, abschrecken und auf ein Küchentuch legen. Das Putenfleisch salzen, anmixen und mit der Sahne zu einer gleichmäßigen Masse verarbeiten. Die Möhren schälen, würfeln und darunter heben. Alufolie ausbreiten, darauf überlappend die Kohlblätter legen und mit der Putenmasse bestreichen. Darauf die Truthahnbrust legen und mit den Kohlblättern umhüllen. Mit der Folie fest einrollen und im vorgeheizten Ofen etwa 20 Minuten bei 120°C fertig garen. In zwei getrennten Töpfen etwas Olivenöl oder Ghee erhitzen, je zur Hälfte die Schalottenwürfel darin anschwitzen, die Paprika nach Farben getrennt zugeben, mit etwas Tafelwasser angießen, würzen und zugedeckt etwa 20 Minuten langsam garen. In einer Gemüsepfanne etwas Olivenöl oder Ghee zerlassen, darin den Kohlrabi mit etwas Tafelwasser dünsten und abschmecken. Die fertig gegarten Paprika farblich getrennt voneinander mit dem Mixstab pürieren und durch ein feines Sieb streichen. Die Truthahnbrust aus der Folie nehmen und in Scheiben schneiden. Auf dem Teller mittig einen zweifarbigen Saucenspiegel gießen. Darauf das Kohlrabigemüse geben und das Fleisch darüber anrichten.

Zutaten 2 Portionen:

1 Truthahnbrust (ca. 200 g im Stück)
40 g Putenfleisch
6 Kohlblätter (entspr. EP, z.B. Weißkohl)
60 ml Sahne
3 Kohlrabis
150 g rote Paprika
150 g gelbe Paprika
4 Schalotten
100 g Möhren
Olivenöl oder Ghee
Tafelwasser
Salz
Alufolie

Truthahnragout
mit Dörrpflaumen und Kohlgemüse

Zutaten 1 Portion:
120 g Truthahnfleisch (entbeint)
150 g Kohl (entspr. EP, z.B. Weißkohl)
120 g Äpfel
40 g Zwiebeln
4 Dörrpflaumen
50 ml Tafelwasser
1 EL Olivenöl oder Ghee
gemahlener Kümmel
Salz

Zubereitung
Das Truthahnfleisch von Fett und Sehnen befreien und in mundgerechte Stücke schneiden. Den Weißkohl gut waschen und grob zerteilen. Die Dörrpflaumen in etwas lauwarmem Wasser einweichen. Zwiebel und Apfel schälen und grob würfeln.

Das Olivenöl in einem Schmortopf erwärmen, das Truthahnfleisch beifügen und etwa 10 Minuten lang anbraten, dabei gelegentlich mit etwas Tafelwasser ablöschen.

Die Zwiebel, den Kohl, die Apfelwürfel und die Dörrpflaumen zugeben und mit etwas Tafelwasser angießen. Nach Geschmack salzen und mit Kümmel würzen. Alles zusammen sanft etwa 10 Minuten zugedeckt fertig garen.

Das Truthahnragout aus dem Topf nehmen und mittig auf einem Teller anrichten. Die verbleibende Sauce pürieren und darübergeben.

Wissenswertes: Dörrpflaume
Die Dörrpflaume ist die getrocknete Variante der frischen Frucht und hat eine Restfeuchte von etwa 20 %. Reife Früchte werden langsam bei geringer Wärmezufuhr in speziellen Dörrgeräten oder im Backofen getrocknet, bei ausreichender Sonneneinstrahlung auch im Freien. Bei einer Trocknung mit höheren Temperaturen spricht man von Backobst. Durch das Dörren verlieren die Früchte an Feuchtigkeit und ihr Zuckergehalt steigt an, was sie längere Zeit haltbar macht. Zur Erhaltung der Fruchtfarbe und Vermeidung von Fäulnis werden die Früchte häufig geschwefelt.

Rezeptabwandlungen
Die Dörrpflaumen können auch durch TK-Obst oder gedörrte Aprikosen ersetzt werden.

Stoffwechsel-Tipp
Dörrpflaumen sind echte Fitmacher. Sie enthalten die Vitamine A, B12, B2, B3, B6, C, D, E, K sowie Folsäure und viele Mineralstoffe (Calcium, Eisen, Magnesium, Phosphor, Kalium, Natrium, Kupfer und Mangan). Ebenfalls enthalten sind mehrfach ungesättigte Fettsäuren und Pantothensäure sowie Linolen- und Linolsäure.

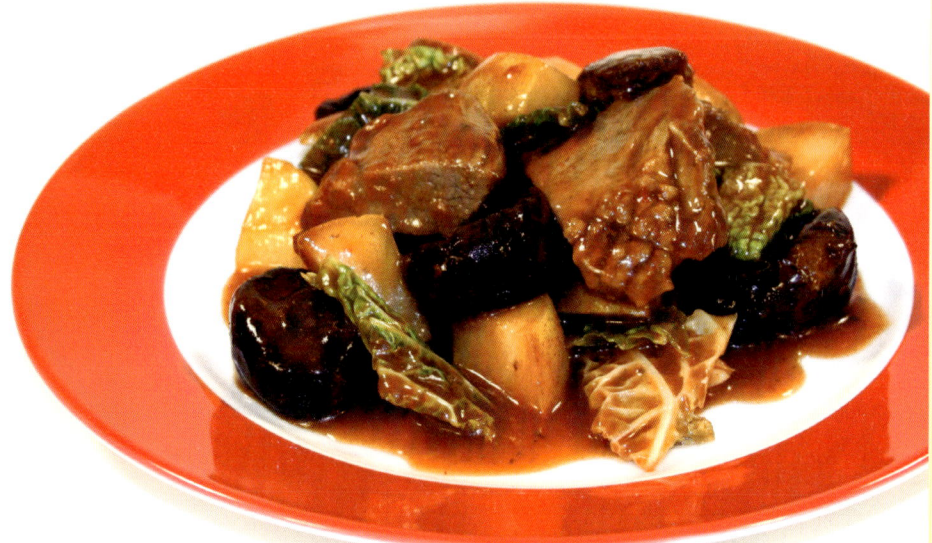

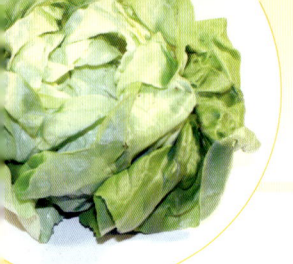

Poulardengalantine
auf Blattsalaten mit Möhren und Ziegenjoghurt

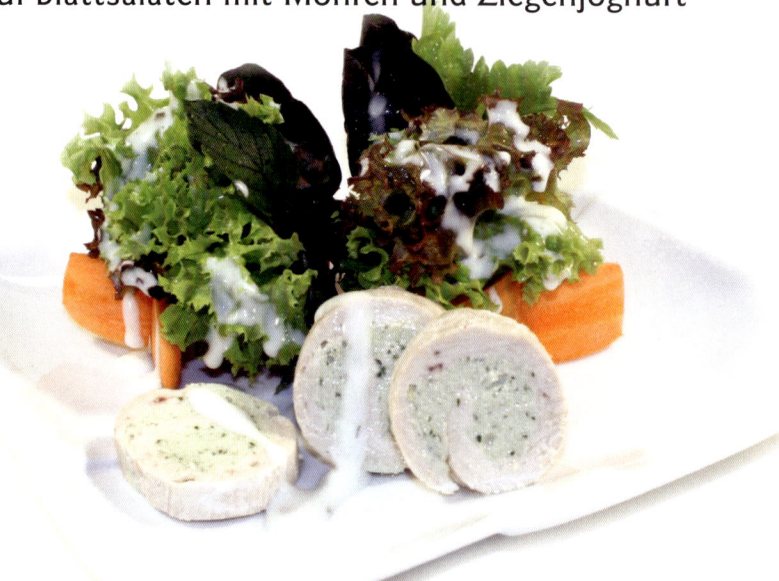

Wissenswertes: Salate
Salate sollten vor dem Zerkleinern vorsichtig gewaschen werden. Dazu den Salat in ein Lochsieb geben und mehrmals kurz in kaltes Wasser tauchen. Auf keinen Fall über einen längeren Zeitraum wässern, denn so werden wertvolle Nährstoffe ausgewaschen. Den Blattsalat beim Waschen nicht zwischen den Fingern zerquetschen. Den Salat gut abtropfen lassen oder mit einer Salatschleuder vom anhaftenden Wasser befreien. Anschließend wird der Salat gezupft oder gerissen.

Wissenswertes: Galantine
Auch als Rollpastete bezeichnet, hat die Galantine eine längere Entwicklungsgeschichte. War sie einst eine Fleischpastete, so versteht man heute darunter eine Zubereitungsart, bei der zunächst sämtliche Knochen entfernt werden. Das flach ausgebreitete Fleisch wird mit einer Farce gefüllt. Anschließend wird es gerollt und dann geschmort oder pochiert, zumeist in Brühe. Alternativ lässt sich eine Galantine z.B. auch in einer Kastenform herstellen. Als Vorspeise wird sie zumeist kalt verzehrt.

Rezeptabwandlungen
Probieren Sie dieses Gericht einmal mit Artischocke anstatt Möhre aus.

Zubereitung
Die Poulardenschnitzel zwischen den Klarsichtfolien dünn klopfen. Kräuter waschen, ausschütteln und fein hacken. Das Putenfleisch in Würfel schneiden, salzen und mit Sahne und gehackten Kräutern zu einer glatten Masse verarbeiten. Die Blattsalate waschen, trocken schleudern und grob rupfen. Möhre schälen und der Länge nach in dünne Streifen schneiden. Den Ziegenjoghurt glatt rühren, Limettensaft beifügen und mit Ahornsirup abschmecken. Ein Stück Alufolie (etwas größer als die Klarsichtfolien) ausbreiten. Darauf das Schnitzelfleisch in Klarsichtfolie legen, die obere Folie entfernen und die Putenmasse gleichmäßig aufstreichen. Mithilfe der unteren Klarsichtfolie nun eine Rolle drehen, dabei darauf achten, die Folie nicht mit einzurollen. Nun die Alufolie eng um die Rolle pressen und an den Enden fest zusammendrehen. Die Roulade im vorgeheizten Backofen bei 110°C mit etwas Wasser auf dem Backblech ca. 25 bis 35 Minuten dämpfen. Danach etwas ruhen lassen. Die Möhrenstreifen jeweils 3 cm von den Enden oben und unten zur Hälfte einschneiden und ineinander stecken. Den Salat in den Möhren-Banderolen anrichten. Die Roulade auswickeln, in gleichmäßige Scheiben schneiden, neben den Salatnestern platzieren und mit Joghurtdressing übergießen.

Zutaten 1 Portion:
70 g Poulardenschnitzel
20 g Putenfleisch
15 ml flüssige Sahne
15 g Kräuter
200 g Blattsalate (entspr. EP)
130 g Möhren
25 ml Ziegenjoghurt (entspr. EP)
Saft einer Limette
1 TL Ahornsirup
Salz
2 Stück Klarsichtfolie
1 Stück Alufolie

Poulardenbrust

gedünstet mit Shiitake und Brokkoli-Kürbis-Gemüse

Zutaten 1 Portion:
- 120 g Poulardenbrust
- 120 g Brokkoli
- 100 g Kürbis (Hokkaido)
- 60 g Shiitakepilze
- 40 g rote Zwiebeln
- 50 ml Tafelwasser
- 1 EL Rapsöl
- 10 g glatte Petersilie
- Salz

Zubereitung

Die Silberhaut und das Fett von der Poulardenbrust entfernen und das Fleisch mundgerecht würfeln. Den Kürbis schälen (Hokkaido-Kürbis kann mit Schale verwendet werden) und in dünne Spalten schneiden. Zwiebeln in grobe Blätter schneiden. Die Shiitake mit einem Küchenkrepp trocken säubern und anschließend vierteln. Den Brokkoli waschen und in kleine Röschen zerteilen. Petersilie waschen, kurz ausschütteln und grob hacken.

Etwas Rapsöl im Dünsttopf erwärmen, darin erst die Zwiebeln kurz andünsten und dann zusammen mit den Kürbisspalten etwa 4 Minuten garen. Das Geflügelfleisch beifügen und alles etwa 8 Minuten garen, dann mit Salz abschmecken. Nach der Hälfte der Garzeit (4 Minuten) die Brokkoliröschen und die Pilze zugeben und alles fertig dünsten.

Das Gemüse mit dem Fleisch aus dem Topf heben, auf einem Teller anrichten und warmstellen. Den Soßenfond und etwas weiches Kürbisgemüse mit dem Stabmixer pürieren, mit der gehackten Petersilie abrunden und über das Tellergericht geben.

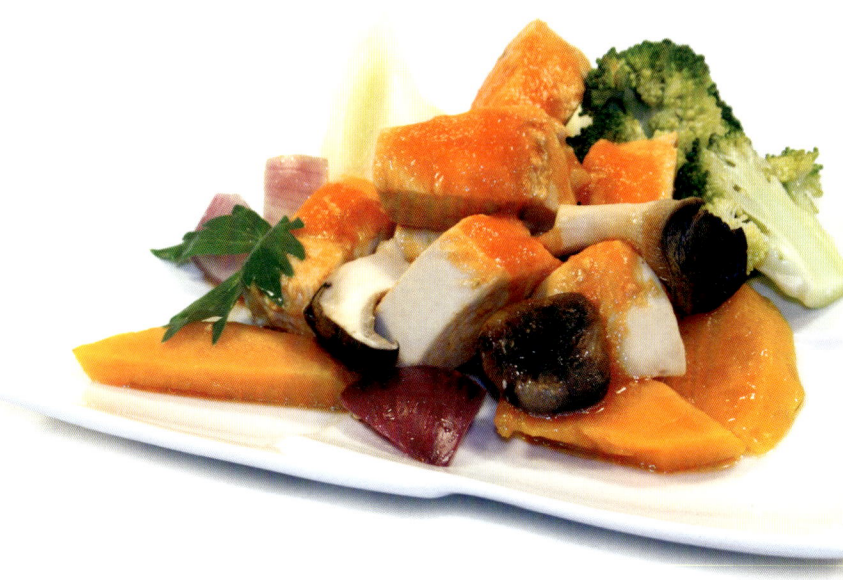

Wissenswertes: Shiitake

Der Shiitake stammt ursprünglich aus Japan, wo man ihn schon seit 2000 Jahren kennt und anbaut.

Nach dem Champignon ist der Shiitake weltweit der häufigste Pilz. Sein Hut hat einen Durchmesser 5 bis 10 cm, manchmal auch 20 cm. Er ist bräunlich grau bis rotbraun, in der Mitte oft etwas dunkler. Das Fleisch ist fest, saftig, aber nicht wässrig, weiß bis bräunlich mit einem intensiven Pilzaroma. Die Pilzzucht wird ganzjährig betrieben, die Hauptangebotszeit ist aber im Frühjahr und Herbst. Es reicht aus, den Pilz mit trockenem Küchenkrepp zu reinigen. Der Shiitake eignet sich zum Braten, Dünsten, Filetieren, Grillen und als Beilage zu Fleisch und Fisch.

Rezeptabwandlungen

Statt Shiitake eignen sich auch Rosé-Champignons sehr gut.

Stoffwechsel-Tipp

Die Traditionelle Chinesische Medizin setzt Shiitake präventiv zur Erhaltung der Gesundheit ein, zur Behandlung von mikrobiellen und viralen Infektionen sowie zur generellen Stärkung des Immunsystems und der Darmgesundheit. Neben dem hohen Eiweißanteil hat der Shiitake einen nennenswerten Gehalt der wichtigen Vitamine B12 und D2.

GEFLÜGELFLEISCH

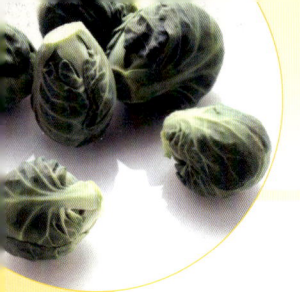

Geschnetzeltes
von der Pute mit gedünstetem Rosenkohl

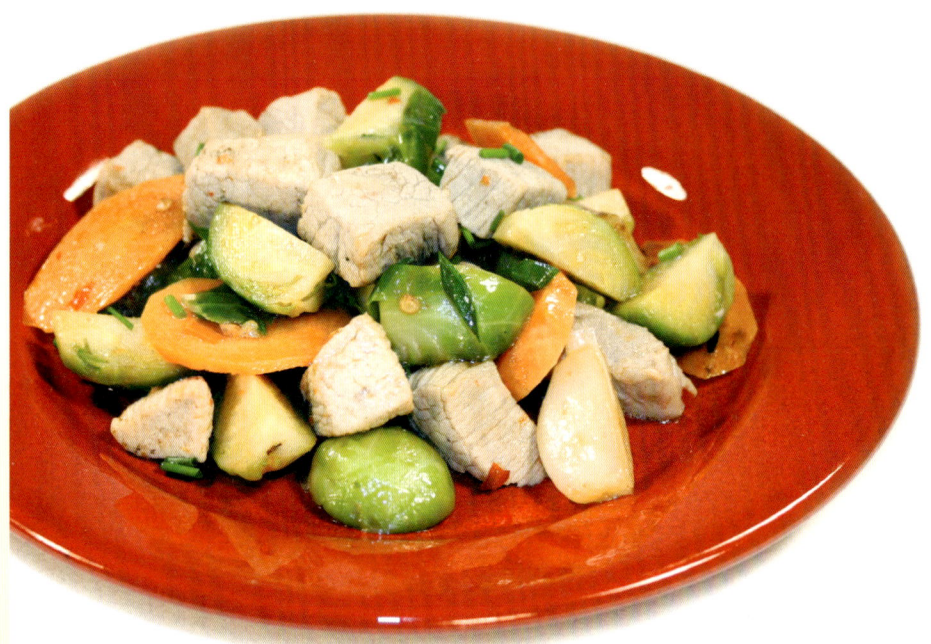

Wissenswertes: Rosenkohl
Er wird auch Brabanter, Brüsseler oder Sprossenkohl genannt und ist eine Triebknospe, die sich in den Achseln der Stängel bildet. Als Röschen geerntet, besteht er aus zahlreichen dicht übereinander liegenden Blättchen. Die Röschen können einen Durchmesser von mehr als 4 cm erreichen. Rosenkohl braucht Frost, um seinen typischen Geschmack zu entwickeln. Beim Kauf darauf achten, dass die Röschen fest geschlossen und grün sind. Knackfrischer Rosenkohl ist im Gemüsefach des Kühlschranks nur sehr wenige Tage haltbar.

Rezeptabwandlungen
Rindergeschnetzeltes passt geschmacklich auch hervorragend dazu. Statt Rosenkohl kann auch Brokkoli verwendet werden.

Stoffwechsel-Tipp
Rosenkohl enthält viel Vitamin C, Vitamine der B-Gruppe und wichtige Mineralstoffe, vor allem Phosphor, Kalium, Magnesium, Calcium und viel Eisen. Neuste Studien zeigen, das der Verzehr von Rosenkohl unsere weißen Blutkörperchen vor Zellschäden schützt, die u.U. durch krebserregende Stoffe entstehen. Dazu zählen – neben oxidativen Substanzen – auch Amine, die sich beim Braten oder Grillen bilden.

Zubereitung
Das Putenfleisch säubern, trocken tupfen und quer zur Faser in mundgerechte Streifen schneiden. Den Rosenkohl waschen, äußere Blätter entfernen und in Viertel schneiden. Die Zwiebel schälen und grob stückeln. Die Möhre schälen und in Scheiben schneiden. Den Schnittlauch waschen, trocken schütteln und in grobe Röllchen schneiden.

Etwas Olivenöl oder Ghee in der Pfanne erwärmen. Darin Zwiebel, Rosenkohl und Möhren kurz anbraten, mit wenig Tafelwasser zum Dünsten angießen und etwas salzen.
Zugedeckt etwa 8 Minuten garen. Das Putenfleisch nach ca. 4 Minuten hinzu geben und die restliche Zeit im Dünstfond garen.

Zum Schluss mittig auf einem Teller anrichten und mit Schnittlauchröllchen bestreuen.

Zutaten 1 Portion:
120 g Putenbrust
250 g Rosenkohl
20 g Zwiebeln
50 g Möhren
20 ml Olivenöl oder Ghee
50 ml Tafelwasser
10 g Schnittlauch
Salz

Putenbrustfilet
gebraten mit Pflaumen und Frühlingszwiebeln

Zutaten 1 Portion:
120 g Putenbrustfilet
150 g Frühlingszwiebeln
150 g frische Pflaumen
2 EL Joghurt (entspr. EP)
Rapsöl
Kurkuma
Salz

Zubereitung

Das Putenbrustfilet säubern, trocken tupfen und grob zerteilen. Die Frühlingszwiebel waschen, putzen und schräg in etwa 3 bis 4 cm lange Segmente zerteilen. Pflaumen abspülen, entsteinen und in Spalten schneiden.

Das Putenfleisch in einer Pfanne mit etwas Rapsöl langsam anbraten. Gleichzeitig in einem Gemüsetopf etwas Öl erwärmen, darin die Frühlingszwiebeln anschwitzen.

Dann die Pflaumenspalten zugeben. Mit Salz und Kurkuma würzen, zum Schluss mit dem Joghurt verfeinern.

Das Putenfleisch auf einen Teller geben und das Pflaumen-Frühlingszwiebel-Gemüse darüber anrichten.

Wissenswertes: Pflaumen

Die heutigen Pflaumenarten sind oft Kreuzungen und kommen in mehr als 2000 Sorten vor, die sich nur geringfügig u.a. durch Größe, Farbe, Form, Aroma und Reifezeit unterscheiden. Die Urheimat der Pflaume ist Kleinasien. Die Römer brachten sie 150 v. Chr. nach Italien, von wo sie sich in ganz Europa verbreitete. Bekannt ist die Rund- oder Eierpflaume. Sie hat eine rundliche Form und gelbes Fruchtfleisch. Die Haut ist blau bis violett, es gibt aber auch rote und gelbe Sorten. Die Zwetsche (Zwetschge) ist länglich mit spitzen Enden, meist mit tiefdunkelblauer Haut und gelbem Fruchtfleisch. Ihr festes Fleisch eignet sich außer zum Frischverzehr auch sehr gut zum Einmachen, Kochen und Backen.

Stoffwechsel-Tipp

Das Gesamtangebot der Pflaume macht´s! Außer den Vitaminen A, C und Biotin enthält diese leckere Steinfrucht sämtliche B-Vitamine. Damit ist die Pflaume eine echte Vitamin-B-Pille aus der sehr preiswerten Apotheke „Mutter Natur". Pflaumen sind der beste Stimulator für den Kohlenhydratstoffwechsel, für gute Nerven, mentale Frische, Stressfähigkeit, hohe Leistungs- und Antriebskraft, und sie regen die Nieren- und Darmtätigkeit an.

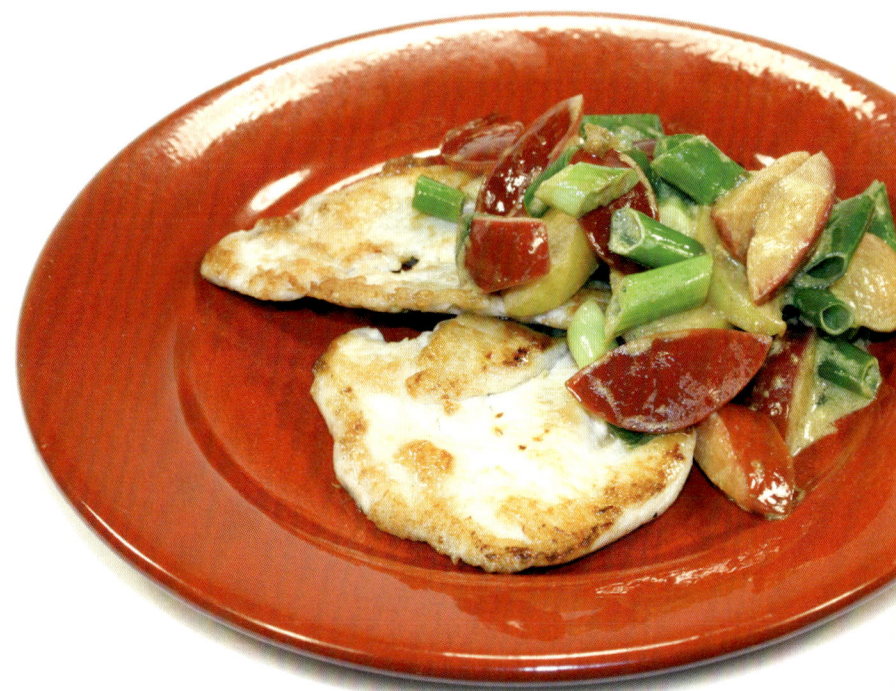

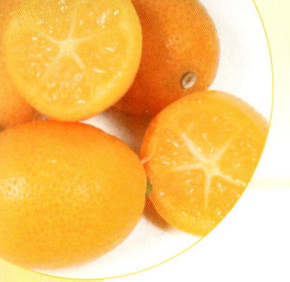

Hähnchenfilet
gebraten mit Mangold und Kumquats

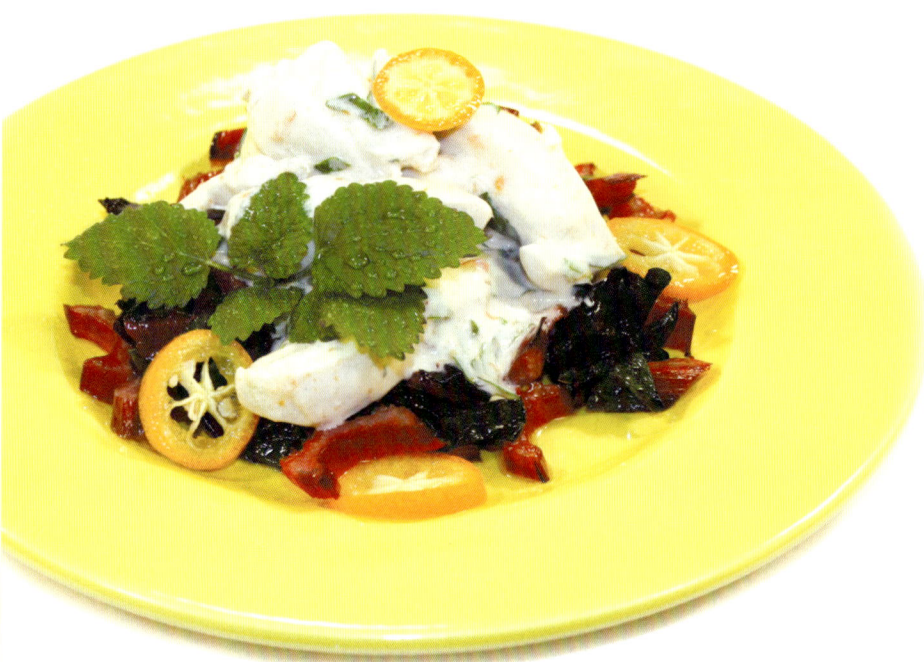

Wissenswertes: Kumquat
Die Kumquats (Bitterorange) sehen wie kleine Orangen aus, stellen aber eine eigene Gattung dar. Sie sind die kleinsten bekannten Zitrusfrüchte, weshalb sie auch als „Zwergorange" bekannt sind. Ihre Schale ist dünn und glatt, von gelber bis roter Farbe und aromatisch duftend. Die leicht bitter schmeckende Schale der Kumquats ist essbar. Zusammen ergeben die würzige Süße der Schale und der leicht säuerliche Orangengeschmack des Fruchtfleisches eine höchst interessante Geschmackskombination. Durch kurzes Rollen in der Hand wird die Schale weich, entfaltet ihren Duft und nimmt einen süßeren und weniger bitteren Geschmack an.

Rezeptabwandlungen
Statt Huhn passt hierzu auch Pute. Etwas süßer wird es mit Orangen- oder Grapefruitfilets.

Stoffwechsel-Tipp
Die in der Schale der Kumquat enthaltenen Bitterstoffe sind natürliche Schlankmacher. Sie aktivieren die Leber, Galle und Bauchspeicheldrüse, wodurch die Verdauung schneller und vollständiger abläuft.
Kumquat-Früchte sind außerdem reich an Vitamin C und enthalten viel Kalium und etwas Kupfer.

Zubereitung
Den Mangold gründlich waschen, die Stiele abschneiden und in feine Scheiben schneiden. Die Blätter grob zerteilen und beiseite stellen. Die Kumquats in Scheibchen schneiden und die Kerne entfernen. Das Hähnchenfleisch säubern, trocken tupfen und grob würfeln.

Etwas Olivenöl in einem Gemüsetopf erwärmen und die geschnittenen Mangoldstiele darin andünsten. Etwas später die Mangoldblätter zugeben und mit Salz sowie den Kumquatscheiben abschmecken.

Die Hähnchenbrustwürfel in einer Pfanne mit Olivenöl anbraten und würzen. Joghurt in den Bratenfond einrühren und eine Sauce herstellen.

Das Gemüse auf dem Teller platzieren, darüber das Hähnchenfleisch mit der Joghurtsauce anrichten und mit etwas Zitronenmelisse garnieren.

Zutaten 1 Portion:
100 g Hähnchenbrustfilet
300 g Mangold
4 Kumquats (Bitterorange)
2 EL Joghurt (entspr. EP)
2 EL Olivenöl
Tafelwasser
Zitronenmelisse
Salz

Putenbrustfilet
gedünstet mit Curry, Ananas und roten Zwiebeln

Zutaten 1 Portion:
90 g Putenbrustfilet
150 g rote Zwiebeln
200 g Ananaswürfel
3 EL Joghurt (entspr. EP)
Tafelwasser
Olivenöl
Curry
Salz

Zubereitung
Die Putenbrust säubern, trocken tupfen, in mundgerechte Stücke schneiden und mit Curry würzen. Die rote Zwiebel schälen und in Streifen schneiden. Die frische Ananas schälen, den Mittelteil entfernen und das Fruchtfleisch in Würfel schneiden.

Die Putenfleischstücke mit etwas Tafelwasser in einem Schmortopf andünsten. Parallel in einem Gemüsetopf etwas Olivenöl erwärmen und darin die Zwiebelstreifen anschwitzen, dann die Ananaswürfel zugeben und fertig garen.

Das Fleisch aus dem Topf nehmen und warm stellen. Den Bratenfond mit dem Joghurt ablöschen und mit Curry abschmecken.

Das Putenfleisch mittig auf einen Teller geben, das Gemüse darüber anrichten, an der Seite mit der Sauce nappieren und mit Melisse garnieren.

Wissenswertes: Ananas
1493 wurde sie von Christoph Kolumbus auf Guadeloupe entdeckt. Heute sind mehr als hundert Sorten bekannt, die zwischen einem und vier Kilo wiegen. Das köstlich duftende Fruchtfleisch reifer Ananas ist gelb und saftig, der Geschmack süß-säuerlich und von typischem Aroma. Die Reife einer Ananas ist am besten am Stielansatz zu erschnuppern, der frisch und süß duften muss.
Tipp: Lassen sich die Blätter der Krone leicht auszupfen, ist die Ananas reif. Sie sollte nicht unter 7°C gelagert werden.

Rezeptabwandlungen
Statt Curry kann hier Paprika (edelsüß) oder Kurkuma verwendet werden. Probieren Sie statt Ananas einmal Apfel aus.

Stoffwechsel-Tipp
Frische Ananas ist ein wahrer Genuss und unterstützt auch die gesundheitsbewusste Ernährung. Als einzige Frucht enthält Ananas das Enzym Bromelin in konzentrierter Form. Dieses Enzym wirkt im Magen eiweißspaltend und fördert somit die Verdauung. Zudem enthält die Ananas Vitamin A und B sowie Calcium und nur wenige Kalorien. Gleichzeitig trägt sie zur Straffung von Haut und Bindegewebe bei und beugt frühzeitiger Faltenbildung vor.

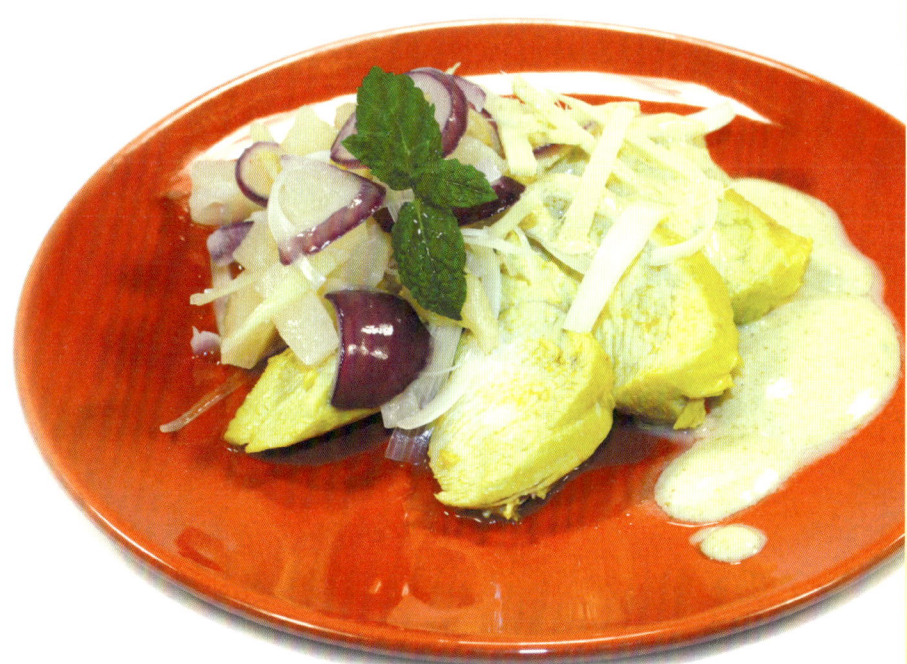

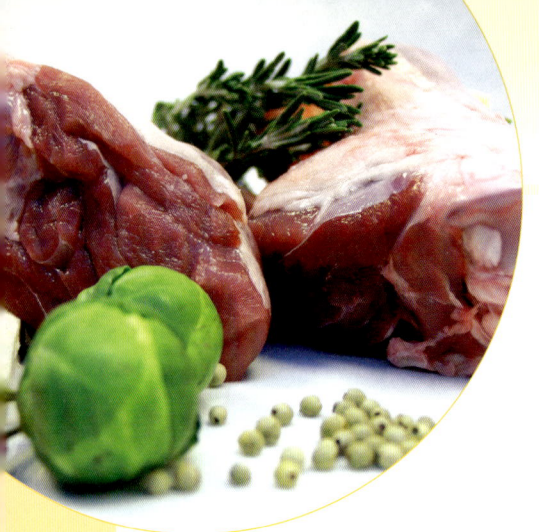

Fleischqualität

Fleisch ist nicht gleich Fleisch

Qualität hat ihren Preis
Viele von uns wollen nicht einfach nur „Fleisch" kaufen, sondern durch die eigene Kaufentscheidung z.B. die artgerechte Tierhaltung fördern, regionale Betriebe unterstützen und sicher sein, dass das Fleisch besonders streng kontrolliert wurde.

Aber wie können Sie das an der Ladentheke erkennen? **Kurz und knapp:** Ein gutes Stück Fleisch hat nicht nur einen ernährungsphysiologischen Wert, sondern auch seinen Preis. Wer die hohen Anforderungen an Hygiene, Produktqualität und Genuss erfüllt sehen will, sollte etwas mehr Zeit und Geld beim Fleischeinkauf einplanen.

Frischfleisch ist kein Kandidat für Preisdumping. Schauen Sie beim Einkauf daher lieber genau hin und versuchen Sie, mithilfe von Fachberatung möglichst viel über das Stück Fleisch zu erfahren. Sie wollen es ja essen!

Einflussfaktoren auf die Fleischqualität
Mit dem bloßen Auge ist die Qualität von Fleisch nur teilweise zu erkennen. Beim Einkauf ausschlaggebend sind Farbe, Struktur und Marmorierung. Andere Qualitätsmerkmale wie Safthaltevermögen, Zartheit, Geschmack und Inhaltsstoffe, Rückstandsarmut, Herkunft und Art der Haltung der Tiere sind am zugeschnittenen Stück nicht ohne Weiteres zu erkennen.

Die Fleischqualität hängt von verschiedenen Faktoren ab
Neben der richtigen Fütterung spielen Rasse, Alter und das Mastverfahren des Schlachttieres eine Rolle. Feine Fetteinlagerungen, die den Muskel durchziehen, beeinflussen maßgeblich die Geschmacksqualität des Fleisches.

Gut marmoriertes Fleisch ist zarter und saftiger als sehr mageres. Außerdem ist das Fett Träger von Aroma- und Geschmacksstoffen. Konsistenz, Verdaulichkeit und Bekömmlichkeit von Fleisch hängen vom Reifezustand ab. Fleisch muss vor der Zubereitung reifen, damit es beim Garen zart und saftig bleibt.

Rindfleisch hat eine dunkelrote Färbung. Lammfleisch ist von hellrot bis rot erhältlich und zeigt eine leichte Fettmarmorierung. Frisches Geflügelfleisch hat eine trockene Oberfläche, die keinerlei Druckstellen aufweisen sollte.

Frischetest für Fleisch
So erkennen Sie frisches Fleisch:

a) Frisches Fleisch riecht mild-neutral bis leicht säuerlich, aber keinesfalls süßlich.

b) Frisches Fleisch verliert nur wenig Wasser und liegt deswegen fast trocken in der Packung.

c) Frisches Fleisch ist auf Fingerdruck hin fest, lässt sich nicht stark eindrücken und hat keine schwammige Konsistenz.

d) Frisches Fleisch hat eine gesunde, auf keinen Fall gräuliche Färbung.

Fleischsorten
Fleisch ist nicht gleich Fleisch

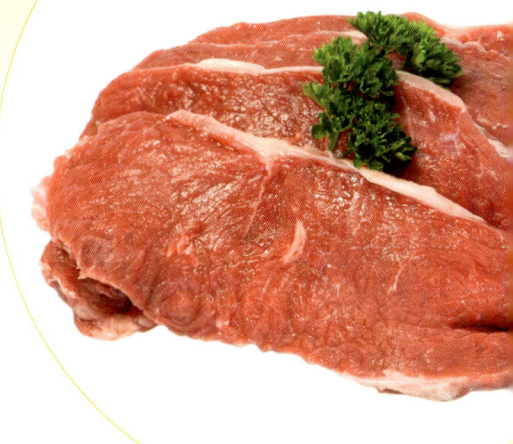

Rindfleisch
Dieses Fleisch ist ein Lebensmittel, das aufgrund seiner Vielfältigkeit bei Köchen und Feinschmeckern sehr beliebt und geschätzt ist. Rindfleisch verleiht herzhaften Eintöpfen ein kräftiges Aroma. Es eignet sich zum Grillen, Braten, Kochen und Schmoren. Die einzelnen Fleischteile sind in ihrer Zusammensetzung und den jeweils möglichen Garmethoden sehr unterschiedlich. Für ein optimales Ergebnis bei der Zubereitung ist es daher hilfreich, wenn man die Fleischteile kennt und weiß, wie sie am besten zubereitet werden.

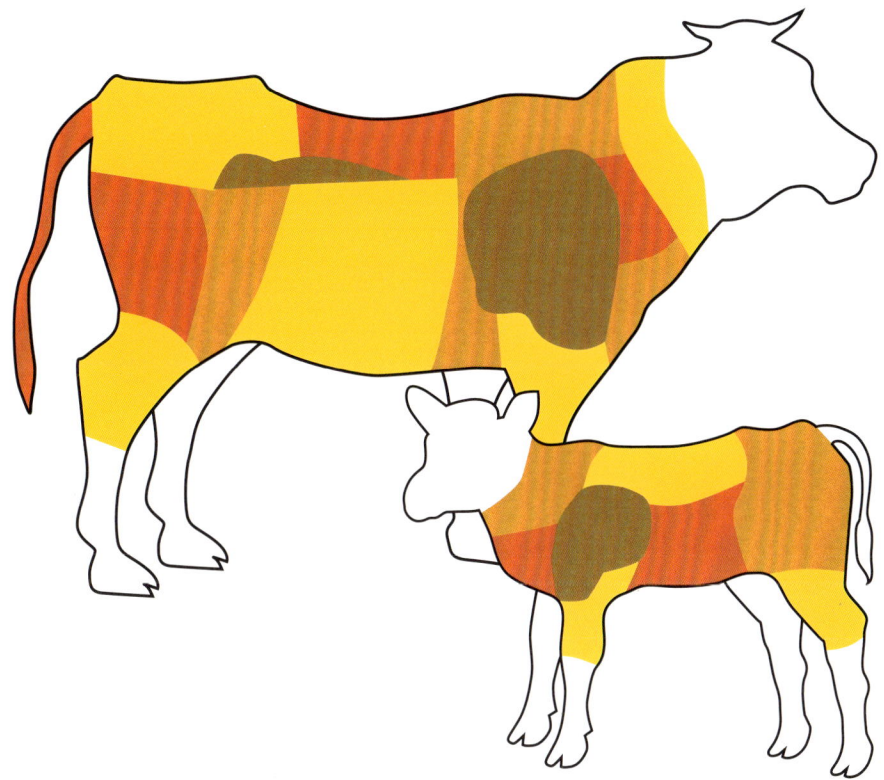

Reifen von Fleisch
Fleisch braucht „Abhangzeit" um zu reifen. Direkt nach dem Schlachten ist Fleisch trocken, zäh, geschmacklos und fast ungenießbar. Erst durch die Reifung wird es bekömmlich. In der Reifezeit quillt das Bindegewebe durch die enthaltene Milchsäure auf. Dadurch können Enzyme die Eiweißmoleküle aufspalten. Dieser Prozess macht aus Fleisch ein genießbares, aromatisches und gut verdauliches Produkt.

Rindfleisch hat eine Reifezeit von vier bis 14 Tagen. Gutes Rindfleisch erkennt man u.a. am Drucktest. Gereiftes Fleisch ist dunkler als frisches.

Kalbfleisch sollte rosa bis hellrot sein. Es braucht kaum Reifezeit um zart zu werden.

Lammfleisch sollte einige Tage reifen. In dieser Zeit wird das Fleisch sehr zart und entwickelt sein besonderes Aroma.

Geflügelfleisch reift innerhalb von 24 Stunden. Deshalb hat es auch eine begrenzte Haltbarkeit.

Kalbfleisch
Dieses Fleisch stammt von jungen Rindern, ist hellrosa gefärbt, enthält viel Eiweiß und wenig Fett. Da Muskeln und Bindegewebe bei Kälbern noch nicht vollständig ausgebildet sind, ist das Fleisch besonders zart. Es ist aus ernährungsphysiologischer Sicht ganz besonders empfehlenswert, natürlich abhängig davon, ob es zu Ihrem individuellen Warenkorb passt. Während Rindfleisch bis zu 14 Tage reifen muss, benötigt Kalbfleisch lediglich zwei bis drei Tage. Kalbfleisch wird im Allgemeinen nach seiner Farbe kategorisiert. Es wird zwischen rotem, zart rosafarbenem und sehr hellem, dem sogenannten weißen Kalbfleisch unterschieden.

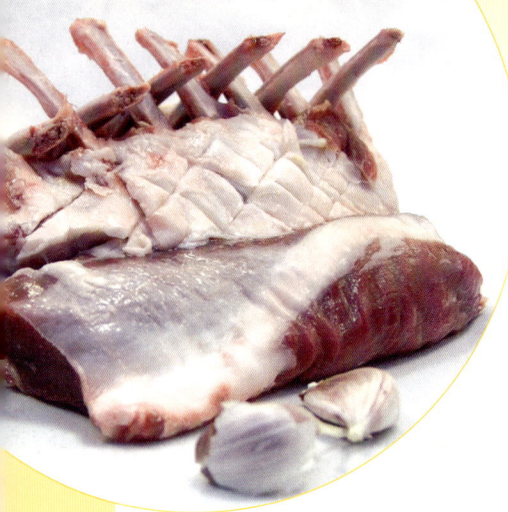

Fleischsorten
Fleisch ist nicht gleich Fleisch

Lammfleisch
Waren früher die großen Fleischteile von Hammel und Schaf gefragt, so wird heutzutage fast nur noch das Fleisch von jungen Schafen, das sogenannte Lammfleisch, angeboten. Traditionell war Lammfleisch ein Produkt, das vorwiegend zur Osterzeit angeboten wurde. Lammfleisch ist ein überaus wohlschmeckendes Fleisch und bietet ähnlich viele Zubereitungsmöglichkeiten wie Rindfleisch. Der ehemalige Saisonartikel ist durch moderne Lagermethoden (z.B. Tiefkühlung) zu einem ganzjährig angebotenen Lebensmittel geworden.

Fleischteile
Nacken – Hals- oder Kammfleisch – ist geeignet zum Schmoren (Braten o. Gulasch) und zum Kochen (Suppe, Eintopf und Ragout).

Brust – Brustspitze – ist durchwachsenes Fleisch und eignet sich zum Kochen (Suppe/ Eintopf) und zum Schmoren.

Schulter – Bug oder Blatt – ist ein zartes, saftiges Fleischstück, das sich gut für Eintöpfe, als Gulasch oder Rollbraten und zum Grillen eignet.

Lammvariationen
Milchlämmer sind nicht älter als sechs Monate. Sie haben noch kein Grünfutter zu fressen bekommen und daher ein sehr helles Fleisch. Mast-/Weidemastlämmer sind maximal ein Jahr alt. Ihr Fleisch ist nur leicht mit Fett durchwachsen und dunkelrosa.

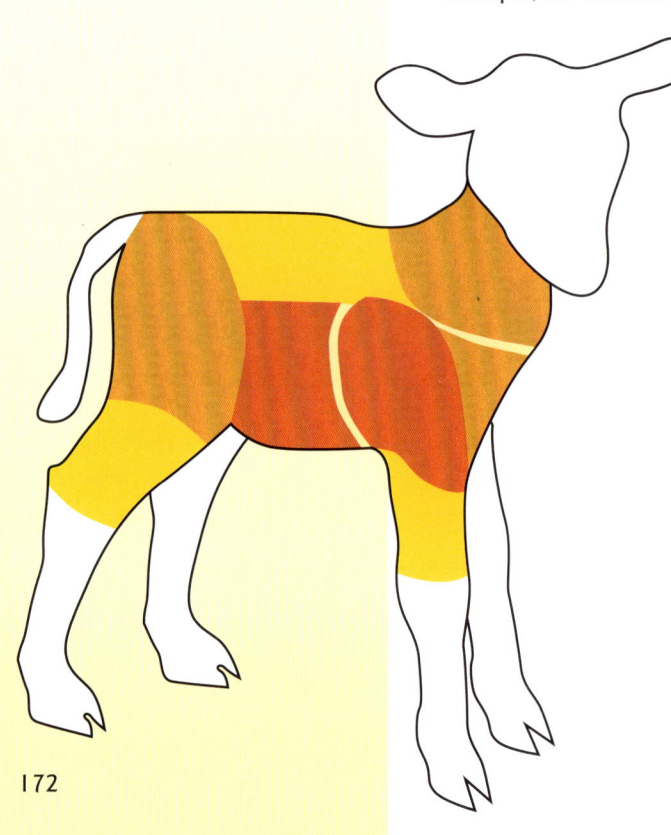

Haxen sind sehr saftig, haben einen kräftig-kernigen Geschmack und sind ideal zum Braten und Schmoren.

Stielkoteletts stammen aus dem vorderen Teil des Rückens und eignen sich zum Kurzbraten und Grillen.

Lendenkoteletts werden aus dem hinteren Rücken entnommen und sind gut zum Kurzbraten und Grillen.

Lammrücken – Lammkarree – liefert Lammkoteletts und saftige Bratenstücke zum Kurzbraten oder schmoren.

Lammrückenfilet ist bestens geeignet zum Kurzbraten, Grillen, Braten im Ofen und zum Schmoren im Ganzen.

Bauchlappen – Dünnung – sind flache, durchwachsene Fleischstücke und besonders geeignet für Ragout, Eintopf, Suppe, zum Schmoren von Rollbraten und Gulasch.

Lammkeulen – Schleger oder Gigot – sind sehr mager, zart und das beste Bratenstück vom Lamm. Sie eignen sich gut zum Grillen, aber auch zum Braten oder als Gulasch.

Fleischsorten
Fleisch ist nicht gleich Fleisch

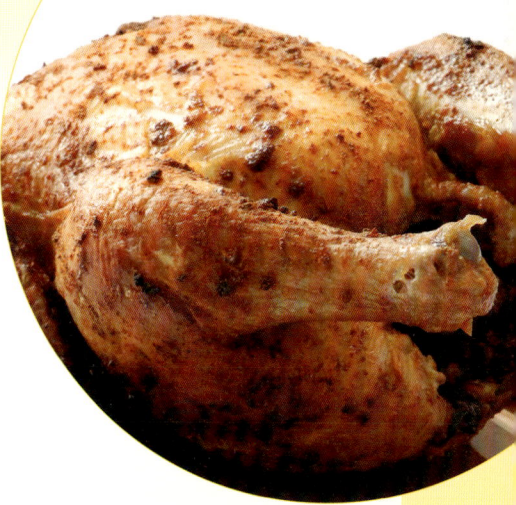

Wildfleisch
Unsere Großmütter konnten den weihnachtlichen Rehrücken noch ohne Mühe zubereiten. Heutzutage nimmt Wild fast einen exotischen Stellenwert ein. Dabei ist das Zubereiten von Wild kein großes Geheimnis. Es hängt in erster Linie von einem guten Einkauf ab. Wildfleisch ist von Natur aus tiefrot bis rotbraun in der Farbe. Das liegt daran, dass es reich an roten Blutkörperchen ist. Schwarze, kupferrote oder gar grünliche Einfärbungen sind ebenso ein Zeichen mangelnder oder verdorbener Qualität wie ein schlieriges, mattes Rot. Wild kann sehr gut tiefgefroren werden.

Im Warenkorb von gesund & aktiv sind Fasan, Hase, Hirsch, Kaninchen, Rebhuhn und Reh berücksichtigt. Damit Wildfleisch zart wird, kann es in einer Beize eingelegt werden. Am besten eignen sich dazu selbst hergestellte Beizen aus Essig, Wein, Buttermilch und Zitrone. Wild bleibt in einer klassischen Würzung unverfälscht: Pfeffer, Lorbeerblätter, Nelken, Piment, Rosmarin und Wacholderbeeren harmonieren ideal mit dem charakteristischen Geschmack des Wildfleisches. Aufgrund des hohen Vitamin- und Mineralstoffgehalts ist das sehr fettarme Fleisch ernährungsphysiologisch besonders empfehlenswert.

Wer sich Sorgen um Frische und Qualität des angebotenen Fleisches macht: Viele Jäger bieten ihre erlegten Tiere inzwischen in privaten Kleinanzeigen und im Internet an. Auch sollte man sich immer direkt beim ansässigen Forstamt nach aktuellen Empfehlungen erkundigen. Die Verfügbarkeit von frischem Wild ist allerdings durch die Schonzeiten begrenzt.

Geflügel ist seit jeher ein wichtiger Bestandteil der menschlichen Nahrung. Es ist ein Lebensmittel, das gleichermaßen schmeckt und gesund ist. Man nimmt an, dass etwa seit der Beherrschung des Feuers nicht nur die Eier der Vögel, sondern auch die Tiere selbst eine immer größere Bedeutung für die Ernährung der Menschen bekamen.

Eine einheitliche Bewertung nach Inhaltsstoffen ist bei der Vielfalt von Geflügel nicht sinnvoll. Besser ist vielmehr eine Einteilung nach der Verdaulichkeit von Geflügel in Magergeflügel (z.B. Huhn und Pute) und Fettgeflügel (z.B. Ente und Gans). Das Fett von Gänsen, Enten und Puten hat einen hohen Anteil an essenziellen, ungesättigten Fettsäuren, was aus ernährungsphysiologischer Sicht positiv zu bewerten ist. Im Warenkorb von gesund & aktiv finden Sie Ente, Gans, Huhn, Pute und Truthahn.

Geflügel richtig auftauen
Tiefgefrorenes Geflügel sollte man möglichst langsam und im Kühlschrank bei 4°C auftauen.

Hierfür das Fleisch auf ein Gitter oder Küchensieb legen und abdecken. Das Gitter verhindert, dass das Fleisch im eigenen Tausaft liegt. Das Abdecken verhindert ein Austrocknen der Haut und den Kontakt mit anderen Lebensmitteln.

Die Tauflüssigkeit wegschütten! Nach dem Auftauen Geflügelfleisch immer gründlich waschen. Zudem das Fleisch beim Zubereiten gut durchgegaren. Dafür ist eine Kerntemperatur von mind. 70 bis 80°C empfehlenswert.

Frischer Fisch ...

Viele mögen keinen Fisch, da er so viele Gräten hat und man die Pulerei scheut. Aber bei Fischaufläufen, Fischspießen oder Nuggets und Fischfrikadellen werden Fischfilets verwendet, die keine Gräten mehr enthalten. Fast alle Rezepte lassen sich mit Fischfilets zubereiten. Sehr bekömmlich und leicht ist Fisch, wenn er als Kochfisch zubereitet wird. Im Sommer kann man Fisch auch sehr gut grillen. Fisch belastet den Magen nicht und ist sehr kalorienarm. Dadurch eignet er sich in jeder Zubereitungsform besonders gut für eine ausgewogene Ernährung.

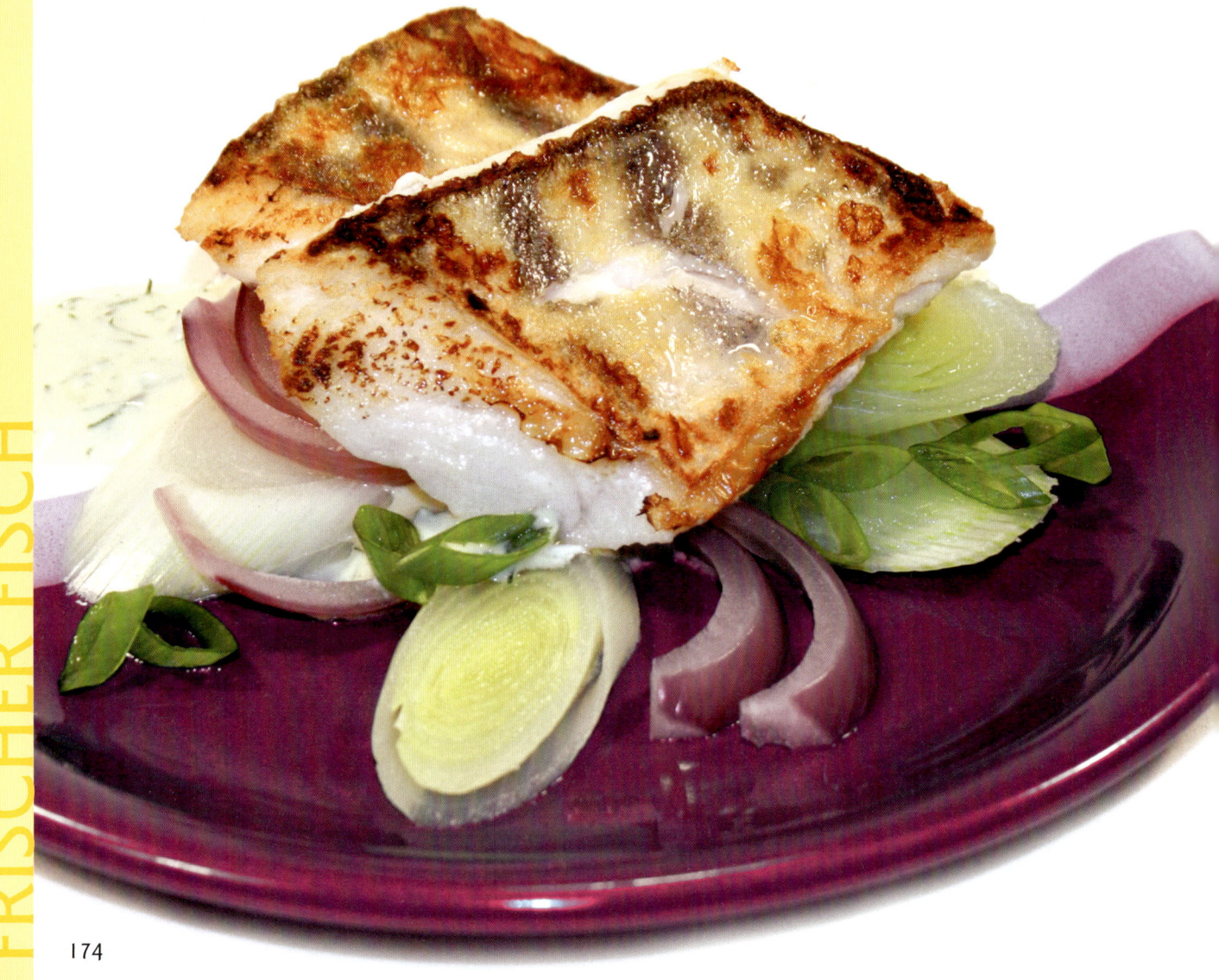

... kommt auf den Tisch

Da Fisch sehr gesund ist, sollten Sie möglichst einmal in der Woche Fisch auf den Tisch bringen. Er ist nicht nur lecker, sondern enthält Jod und Omega-3-Fettsäuren wie kein anderes Lebensmittel. Außerdem ist dieses Nahrungsmittel äußerst vielseitig, dementsprechend hat man auch abwechslungsreiche Möglichkeiten der Zubereitung.

Die meisten kennen Karpfen blau oder Forelle nach Müllerin Art. In guten Gaststätten bekommt man diese Gerichte in jedem Fall. Es gibt aber noch viele andere leckere Rezepte rund um den Fisch. Ein Rezept, das immer wieder auffällt, ist etwa Lachs in Estragonsoße mit schwarzen Nudeln.

Tipps für Einkauf, Frische und Zubereitung
Beim Kauf von Fisch sollte man immer auf die Frische achten. Man erkennt die Frische vor allem an glänzenden, nicht eingefallen Augen, am frischen Rot der Kiemen und an glänzender Schuppung. Fisch darf nicht „fischig" riechen. Für den Transport sollte man sich Fisch möglichst in Frischebeuteln mit Eiswürfeln verpacken lassen. Im Allgemeinen gibt es eine wichtige Grundregel vor der Zubereitung von Fisch. Sie kann auf fast alle frischen Fische problemlos angewendet werden: **Die 3S-Regel** – Säubern, Säuern, Salzen. Warum säuern? Das Fischeiweiß im Bindegewebe koaguliert dabei, d.h. es wird fest, verstopft durch Gerinnung und schützt somit vor unnötigen Nährstoffverlusten.

Das Säuern empfiehlt sich besonders bei weichfleischigen Fischen. Allerdings ist es immer nur dann angebracht, wenn der Geschmack nicht beeinträchtigt wird. Wie schon beim Fleisch gilt auch für den Fisch:
„Immer erst nach dem Garen salzen!"

Große Fische sollte man in jedem Fall filetieren, denn viele Menschen essen Fisch nur aufgrund der vielen Gräten äußerst ungern. Das Filetieren können Sie gegebenenfalls vom Fischhändler erledigen lassen.

Ein Fischfilet ist schnell zubereitet, sehr leicht und bekömmlich. Fisch muss aber nicht immer gebraten werden. Auch die Zubereitung im Backofen ist für viele Fischsorten geeignet – eingewickelt in ein Stück Alufolie, bestrichen mit Butter und Gewürzen oder mit Gemüse – so entsteht ein individueller Hochgenuss.

Im Sommer kann man Fisch auf die gleiche Art auch grillen. Außerdem passen zu Fischen verschiedene leckere Soßen. Gerne genommen wird beispielsweise eine Zitronen-Sahne-Soße oder eine individuelle Kräutersoße. Diese Soßen sind schnell und einfach zubereitet und schmecken mit frischen Kräutern am besten.

FRISCHER FISCH

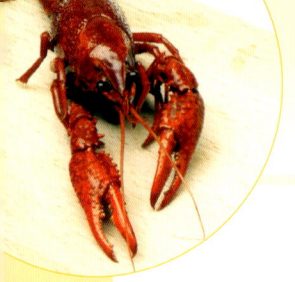

Flusskrebsfleisch
mariniert auf gebratenem Spargelsalat

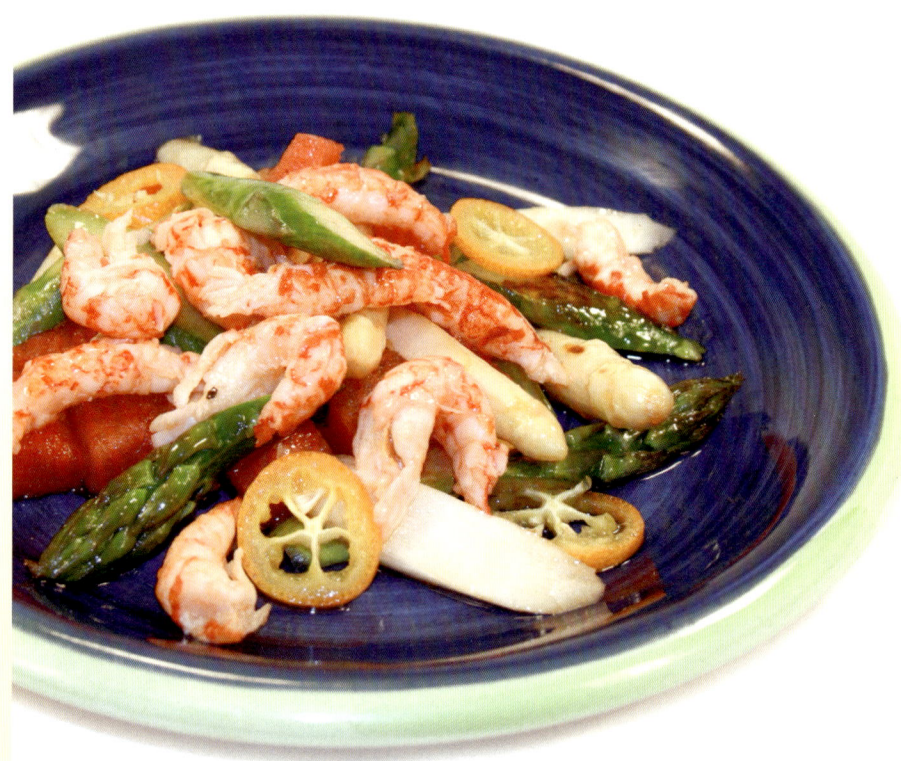

Wissenswertes: Flusskrebse

Flusskrebse sind eine beliebte Delikatesse und werden oft zu besonderen Anlässen verzehrt. Sie gehören zu den langschwänzigen Bodenkrebsen, zählen also zu den Krustentieren und sind Süßwassertiere. Ihre Körperfarbe ist meist rötlich-dunkelbraun, geht aber manchmal auch ins Bläuliche.

Weltweit gibt es etwa 300 Süßwasserkrebsarten. Davon sind 250 in Nordamerika beheimatet. Die meisten der restlichen etwa 50 Arten stammen aus Europa oder Australien. Flusskrebse werden ganz und dann meist lebend oder gekocht als Flusskrebsschwänze auf dem Markt angeboten. Flusskrebsschwänze werden größtenteils angebrochen in einer Salzlake verkauft.

Die Fangsaison für Flusskrebse beginnt im Juni und dauert bis Ende Dezember. Sie ist abhängig von der Laichzeit der weiblichen Tiere. In der Laichzeit dürfen nur männliche Tiere gehandelt werden, die ausschließlich während der vorangegangenen Saison gefangen wurden.

Rezeptabwandlungen

Anstelle von Flusskrebsen passt hierzu auch hervorragend Lachs. Die Kumquat kann auch durch Grapefruit ersetzt werden.

Zubereitung

Den weißen Spargel schälen und die Endstücke entfernen. Den grünen Spargel waschen und nur an den Schnittenden schälen. Beide Sorten schräg in etwa 2 bis 3 cm lange Stücke schneiden. Die Zitrone auspressen. Die Kumquat in dünne Scheiben schneiden und die Kerne entfernen. Die Kräuter (außer Dill) waschen, trocken schleudern und grob hacken. Das Flusskrebsfleisch mit zwei Dritteln des Zitronensaftes, der Hälfte der Kräuter und den Kumquatscheiben marinieren.

In einer Pfanne das Olivenöl erwärmen und darin den Spargel bissfest anbraten. Mit Salz, den restlichen Kräutern und dem restlichen Zitronensaft abschmecken. Das Krebsfleisch leicht abtropfen lassen, vorsichtig unter den Spargel heben und alles mittig auf einem Teller anrichten.

Zutaten 1 Portion:
120 g Flusskrebsfleisch
250 g Spargel gün und weiß
½ rote Paprika
1 Kumquat (Bitterorange)
Saft einer Zitrone
1 EL Olivenöl
15 g Dill und Kerbel
Salz

Riesengarnelen
gegrillt auf buntem Gemüse

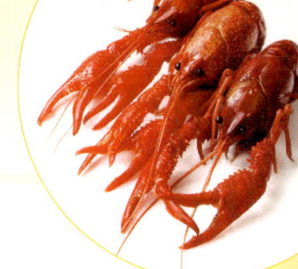

Zutaten 1 Portion:
80 g Riesengarnelen (4 Stk.)
120 g rote Paprika
100 g Zuckerschoten
120 g Fenchel
Saft einer ½ Zitrone
1 EL Rapsöl
Salz, Pfeffer
frische Kräuter

Zubereitung
Die Garnelen gründlich unter kaltem Wasser abspülen und abtropfen lassen. Anschließend die Schale auf der Rückenseite aufschneiden und den Darm herausziehen. Das Gemüse waschen und putzen. Den Fenchel in Scheiben schneiden. Bei den Zuckerschoten die Enden entfernen und die Schoten, wenn nötig, halbieren. Die Paprika schräg in Rauten schneiden. Die halbe Zitrone auspressen.

Die Garnelen ungewürzt auf den Grill legen oder in einer Pfanne von beiden Seiten anbraten. In einer Pfanne etwas Rapsöl zusammen mit Zitronensaft erhitzen, darin das Gemüse kurz anschmoren und mit Salz und Pfeffer würzen.

Die Garnelen auf dem Gemüse anrichten und nach Geschmack mit frisch gehackten Kräutern garnieren.

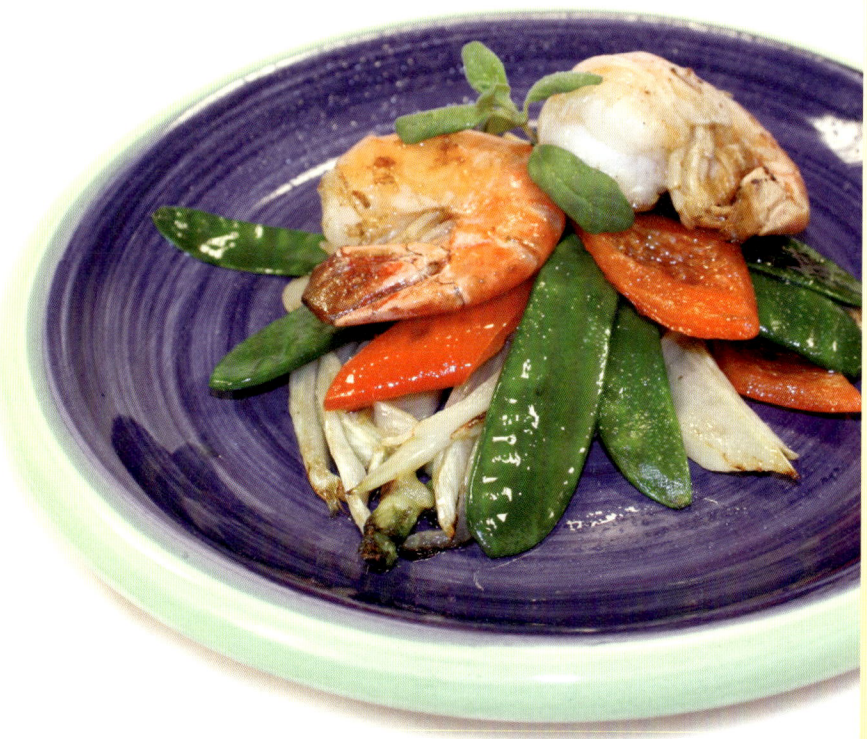

Wissenswertes: Flusskrebse
Lebende Flusskrebse werden zunächst in einem eigens dafür zubereiteten Fond aus Wasser, Salz, Möhren, Porree, Staudensellerie, Zwiebeln, Knoblauch sowie Gewürzen (Lorbeerblätter, Thymian, Zitronensaft, Kümmel) gekocht. Nach der Garzeit, für mittelgroße Flusskrebse beträgt sie etwa 6 Minuten, in Eiswasser abschrecken. So garen sie nicht nach und das Schwanzfleisch wird nicht trocken.

Flusskrebse ausbrechen
Die gekochten und abgeschreckten Flusskrebse gut abtropfen lassen. Den Schwanz mit einer leichten Drehung vom Kopf abtrennen. Den Krebsschwanz zwischen Daumen und Zeigefinger fest zusammendrücken, bis der Panzer bricht. Dann am stumpfen Ende des Schwanzes beginnend die Panzersegmente ausbrechen. Kopf, Innereien und Beine entfernen, anschließend gründlich unter fließendem, kaltem Wasser abspülen.

Tipp: Scheren von sehr großen Flusskrebsen lassen sich ausbrechen wie Hummerscheren.

Rezeptabwandlungen
Probieren Sie statt der Garnelen ein Fischfilet nach Wunsch oder Muscheln entsprechend dem Ernährungsplan aus.

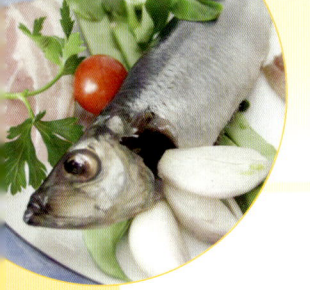

Matjessalat
mit Sojajoghurt und frischen Kräutern

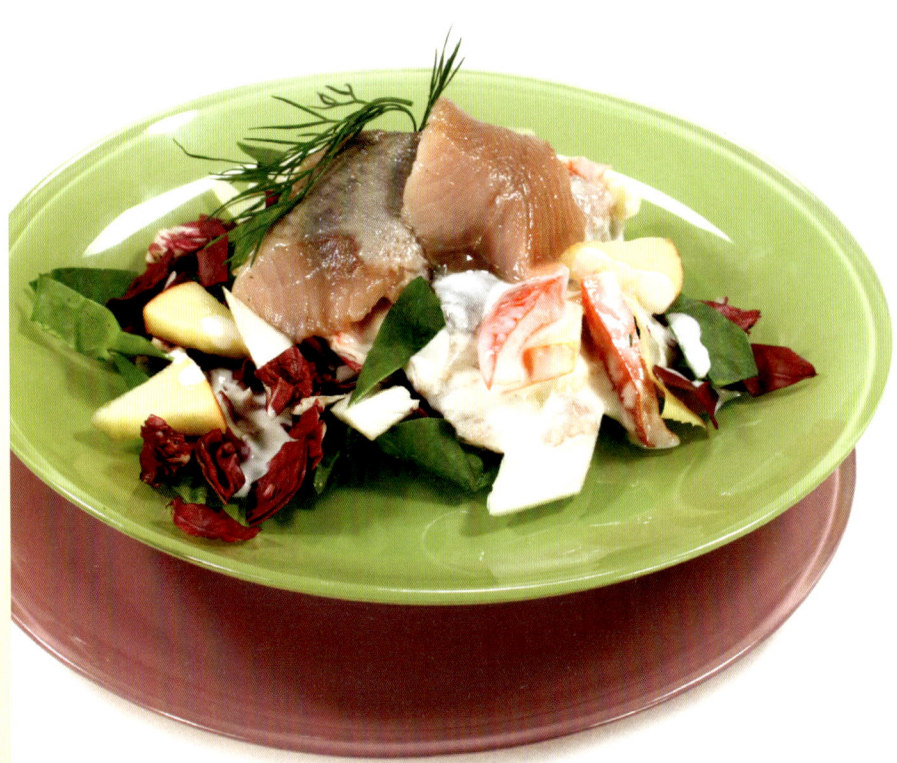

Wissenswertes: Matjes

Einer Legende nach hat der Name „Matjes" seine Wurzeln im Niederländischen (meisjes) für „Mädchen". Matjes wird nämlich auch als „jungfräulicher Hering" bezeichnet, das bedeutet, er hat noch keinen Rogen gebildet. Idealerweise ist Hering, der zu Matjes verarbeitet wird, drei bis fünf Jahre alt. Da ein Hering alle Jahre wieder „jungfräulich" wird, ist Matjes also nicht gleichzu-setzen mit Jungfisch!

Klassischerweise werden die Heringe nach dem Fang in den Monaten Mai, Juni und Juli zum Matjes veredelt, indem sie gekehlt und gesalzen bzw. in eine Salzlake eingelegt werden. Beim Kehlen werden die Kiemen und die Innereien entfernt. Lediglich die Bauchspeicheldrüse verbleibt im Fisch. Die in der Bauchspeicheldrüse enthaltenen natürlichen Enzyme lassen das frische Fischfleisch der Heringe zum unvergleichlich zarten Matjes reifen.

Stoffwechsel-Tipp

Bester Matjes hat einen Fettgehalt von 12 bis 28 Prozent und gehört damit zu den fetthaltigsten Fischen. Es sind jedoch zum einen langkettige, ungesättigte Omega-3-Fettsäuren, zum anderen einfach ungesättigte Fettsäuren, die die Blutfettwerte günstig beeinflussen.

Zubereitung

Den Salat und die Kräuter waschen (außer Dill) und trocken schleudern. Anschließend den Salat in mundgerechte Stücke zupfen und die Kräuter fein hacken. Die Paprika putzen, waschen, halbieren, entkernen und in gleichmäßige Stücke schneiden. Den Apfel waschen, entkernen und in dünne Scheibchen schneiden. Das Ei hart kochen. Die Matjesfilets abtupfen und in mundgerechte Stücke schneiden.

Apfel, Paprika und gehacktes Ei mit dem Joghurt und den Kräutern vermengen. Einen Teil der Matjesfiletstücke direkt unterheben und abschließend mit dem Blattsalat vermengen. Gegebenenfalls mit Salz würzen.

Alles auf einem Teller anrichten, mit den schieren Filetstücken belegen und mit etwas Dill garnieren.

Zutaten 1 Portion:
80 g Matjesfilet (Hering)
130 g rote Paprika
80 g Äpfel
1 Ei
20 g Sojajoghurt (entspr. EP)
10 g Kräuter, Dill
100 g Blattsalate (entspr. EP)
Salz

Jakobsmuscheln
„gebraten" mit mariniertem Spinatsalat und Feigen

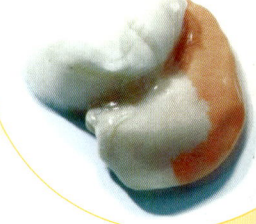

Zutaten 1 Portion:
120 g Jakobsmuscheln
200 g Spinat
30 g rote Zwiebeln
1 frische Feige (ca. 60 g)
1 EL Olivenöl
1 Zehe frischer Knoblauch
Saft einer Limette
Salz
10 g Kerbel, Schnittlauch

Zubereitung
Die Jakobsmuscheln in dünne Scheiben schneiden. Den Spinat waschen, trocken schleudern und mundgerecht zupfen. Die Zwiebel schälen und in feine Streifen schneiden. Die Kräuter waschen, abtropfen lassen und fein hacken. Den Knoblauch schälen und in feine Blätter schneiden. Die Limette halbieren und den Saft auspressen. Die Feige waschen und in gleichmäßige Spalten schneiden.

Die Jakobsmuscheln in der Pfanne mit etwas Olivenöl kurz von beiden Seiten hellbraun anbraten.

Aus dem Limettensaft, den Kräutern, dem Knoblauch, Salz und mit dem verbliebenen Olivenöl aus der Pfanne ein Dressing herstellen. Darin den Blattspinat marinieren. Den Salat mittig auf einem Teller anrichten, mit den gebratenen Muscheln und den frischen Feigen belegen.

Wissenswertes: Jakobsmuschel
Als Jakobsmuscheln oder Pilgermuscheln werden zwei nahe verwandte Muschelarten bezeichnet. Beide gehören zu den Kammmuscheln. Schottland und Irland gelten als die besten Fanggebiete. Fangsaison ist von November bis März, die Muscheln werden aber auch ganzjährig tiefgefroren angeboten. Verwendet werden nur der zylinderförmige, weiße Muskelstrang zwischen den Klappen und der orangerote Rogen (Corail). Er gilt als besondere Delikatesse. Das Fleisch hat einen nussigen, etwas süßlichen Geschmack. Jakobsmuscheln lassen sich auf viele Arten zubereiten, z.B. klassisch als überbackenes Ragout in der eigenen Schale. Roh werden sie nur in der japanischen Küche verzehrt.

Rezeptabwandlungen
Alternativ Mies- oder Venusmuscheln verwenden. Tintenfisch schmeckt ebenfalls sehr gut zu diesem Gemüse.

Stoffwechsel-Tipp
Muscheln sind gesund. Sie versorgen uns mit leicht verdaulichem Eiweiß, enthalten aber nur wenig gesättigte Fettsäuren und Kohlenhydrate. Sie sind reich an Vitamin B12 und Mineralstoffen (Eisen, Zink, Kupfer und Jod) – das sind Mineralstoffe, mit denen wir meist leicht unterversorgt sind.

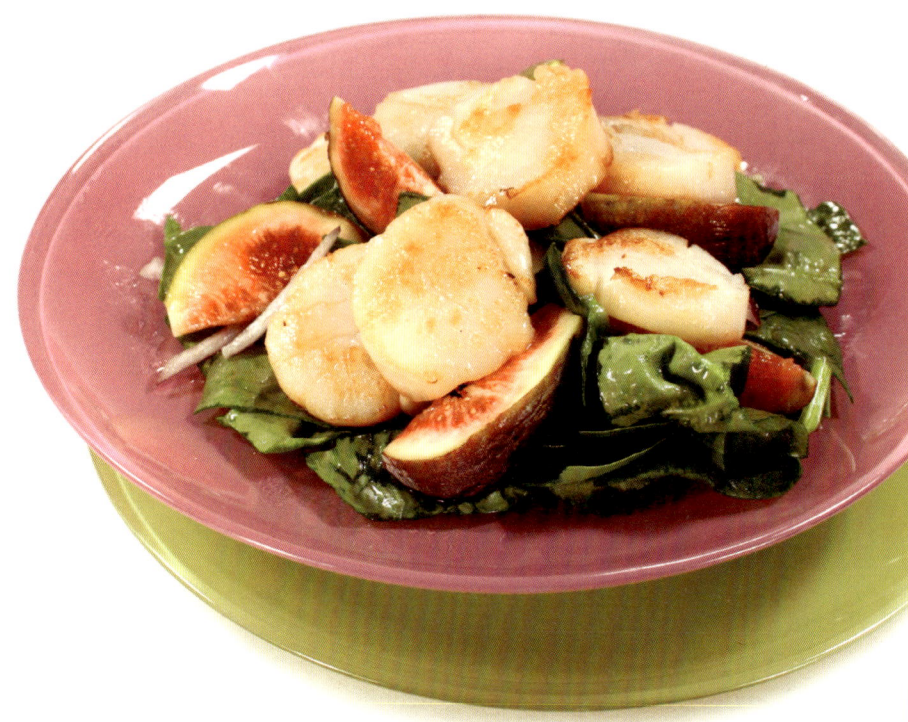

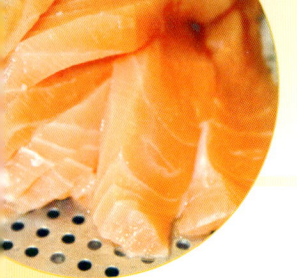

Lachssteak
gebraten auf Mangold-Fenchel-Gemüse

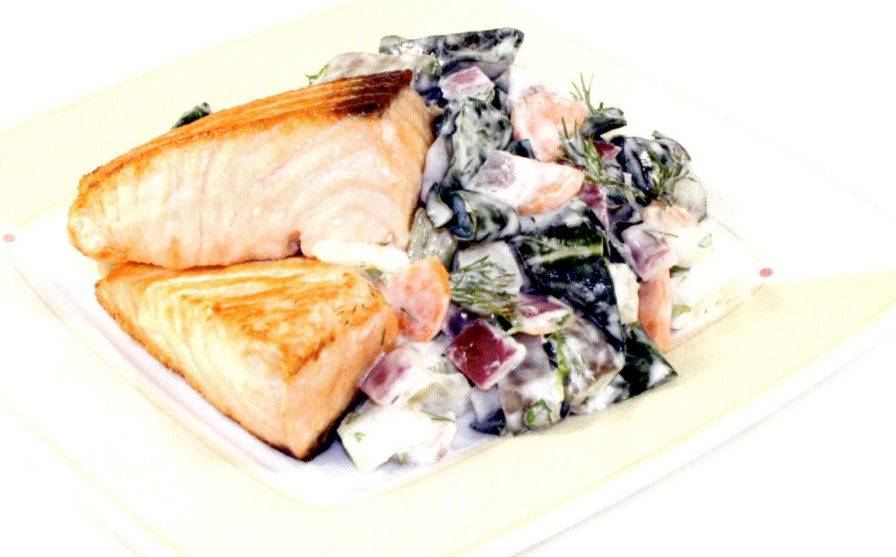

Wissenswertes: Lachs
Der Lachs stammt aus dem Nordatlantik. Durch die Industrialisierung des 19. Jahrhunderts verschwanden die Lachse allmählich aus unseren Gewässern. Heute kommt die Mehrzahl der Edelfische aus Fischfarmen. Wildlachs ist sehr selten und daher entsprechend teuer. Je kleinköpfiger ein Fisch, desto fleischreicher ist er auch. Am delikatesten, aber auch am fettreichsten, ist das helle Lachsfleisch. Geräuchert oder gebeizt ist Lachs ein besonderer Genuss. Statt ihn aber mit Zitrone zu besprenkeln, reiben manche Genießer nur die Servierplatte mit Zitronenscheiben ab.

Stoffwechsel-Tipp: Schalotte
Schalotten gelten als die feinsten, aromatischsten und mildesten aller Zwiebelsorten. Die Zwiebel zählt zu den ältesten Kulturpflanzen. Neben dem hohen Zuckergehalt von 7 bis 8 Prozent enthalten sie bis zu 90 Prozent Wasser, außerdem Eiweiß, Fett, Calcium, Schwefel, Fluor, Provitamin A und die Vitamine B1, B2, B6, E und C. Ätherische Öle, wie das Allicin, treiben uns die Tränen in die Augen. Zwiebeln wirken appetitanregend, verdauungsfördernd, harntreibend und blutzuckersenkend und gelten als pflanzliches Antibiotikum.

Zubereitung
Das Lachsfilet säubern, trocken tupfen und portionieren. Den Mangold – alternativ kann auch frischer Blattspinat verwendet werden – waschen und in Streifen schneiden. Den Fenchel waschen, vierteln, den Strunk entfernen und den Fenchel in mundgerechte Stücke zerteilen. Die Zwiebel und die Möhre schälen. Die Zwiebel grob würfeln und die Möhre in Scheiben schneiden. Den Dill grob zupfen.

In einem Gemüsetopf etwas Olivenöl erwärmen, darin die Zwiebelwürfel anschwitzen. Fenchel, Mangold und Möhrenscheiben beifügen, mit dem Tafelwasser auffüllen und zugedeckt bissfest dünsten. Zuletzt gut abschmecken und mit dem Ziegenjoghurt vermengen.

Das Lachsfilet vorsichtig in einer Pfanne mit etwas Öl von beiden Seiten goldbraun anbraten. Das Mangoldgemüse zusammen mit dem Lachssteak auf einem Teller anrichten und zuletzt mit dem Dill garnieren.

Zutaten 1 Portion:
100 g Lachsfilet
150 g Mangold
100 g Fenchel
60 g Möhren
1 rote Zwiebel
2 EL Ziegenjoghurt (entspr. EP)
50 ml Tafelwasser
Olivenöl oder Ghee
Salz
Dill

Forellenfilet
im Eimantel gebraten mit Zitronenbutter

Zutaten 1 Portion:
100 g Forellenfilet (z.B. Maräne)
1 Ei
350 g Brokkoli
2 EL gehobelte Mandeln
Tafelwasser
Olivenöl
Salz
1 Zitrone
10 g Butter oder Ghee
Petersilie als Garnitur

Zubereitung
Die Mandeln in einer Pfanne ohne Öl anrösten. Die Zitrone halbieren, eine Scheibe für die Garnitur abschneiden, dann die Hälften auspressen. Die Forellenfilets säubern, trocken tupfen und portionieren. Den Brokkoli waschen und in Röschen zerteilen.

In einem Gemüsetopf die Brokkoliröschen in etwas gesalzenem Tafelwasser bissfest dünsten. Das Ei aufschlagen und gründlich verrühren. Die Fischfilets mit Salz würzen und durch das aufgerührte Ei ziehen. In einer Pfanne etwas Olivenöl erhitzen und die Fischfilets von beiden Seiten goldbraun anbraten.

Die Butter in einer Pfanne zerlassen, dann den Zitronensaft vorsichtig unterrühren, sodass die Butter nicht gerinnt. Das Gemüse und die Fischfilets nebeneinander auf einem Teller anrichten. Die Mandeln über den Brokkoli geben, diesen mit der Zitronenbutter übergießen und mit der Zitronenscheibe und etwas Petersilie garnieren.

Wissenswertes: Forelle
Forelle und Lachs haben gemeinsame Vorfahren. Die Bachforelle ist die wohl bekannteste Forelle in Europa. Sie ist ein räuberischer Süßwasserfisch, der in Bächen und Flüssen lebt. Die Meerforelle wandert, wie der Lachs, ins Meer und kehrt zum Laichen in die Süßgewässer zurück. Die Regenbogenforelle ist mit den pazifischen Lachsen verwandt und wurde als Zuchtfisch aus Amerika eingeführt. Sie wird, wie auch Bachforelle und Bachsaibling, in großem Stil gezüchtet. Qualität und Frische sind ausschlaggebend für den Geschmack.

Rezeptabwandlungen
Statt Butter oder Olivenöl kann auch Rapsöl verwendet werden. Statt Brokkoli schmecken auch Möhren und Kohlrabi zur Zitronenbutter.

Stoffwechsel-Tipp
Ernährungsphysiologisch ist die Forelle ein wertvolles Nahrungsmittel. Ihr Fleisch ist reich an hochwertigem Eiweiß, Mineralstoffen, ungesättigten Fettsäuren und Vitaminen. Tierisches Eiweiß enthält alle essenziellen Aminosäuren, die unser Organismus braucht, aber nicht selbst bilden kann. Die Forelle hat alles, was unserem steigenden Bedürfnis nach wertvoller und zugleich leichter Kost entgegenkommt.

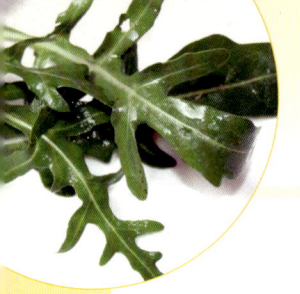

Räucherfischteller
mit frischen Salaten, Sprossen und Joghurtsauce

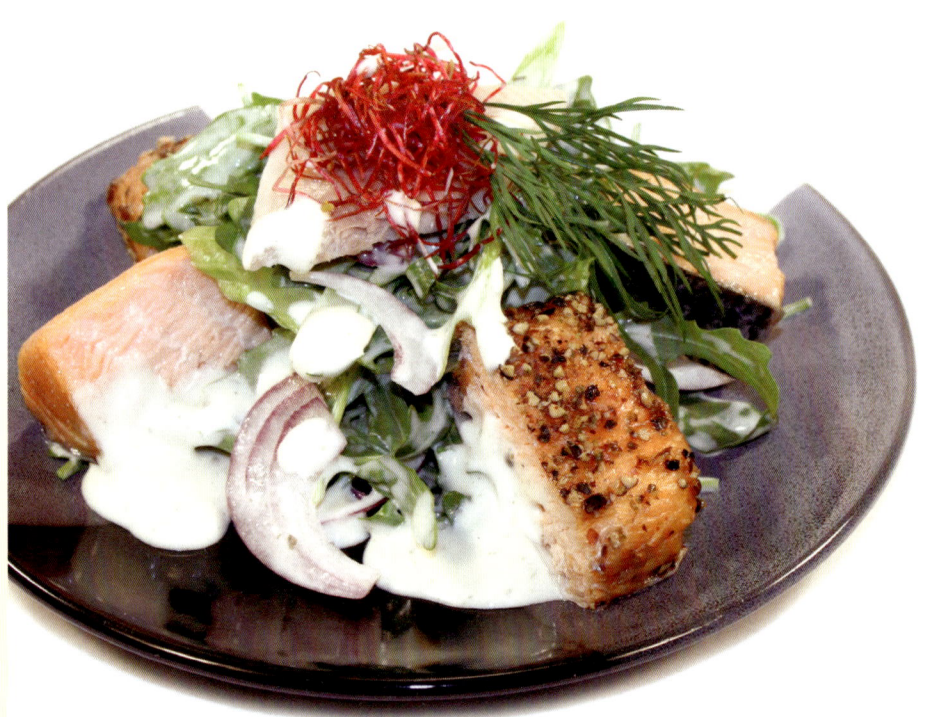

Wissenswertes: Rucola
Rucola (Rauke) ist ein Kraut, dessen Blätter an Radieschen, Rettich oder Speiserüben erinnern. Die frischen Blätter schmecken angenehm kräftig bis scharf, die älteren sind eher bitter. Rucola hat einen hohen Gehalt an Senfölen. Diese bestimmen den scharfen Geschmack, der Rettich und Kresse ähnelt. Rucola ist heute das ganze Jahr über erhältlich. Die jungen Blätter werden als Rohkost oder als Salat verzehrt. Man kann ihn aber auch als Gemüse zubereiten. Hierfür werden die Blätter gewaschen und nur kurz gekocht.

Rezeptabwandlungen
Man kann im Frühjahr auch die jungen Blätter vom Löwenzahn anstelle von Rucola verwenden.

Stoffwechsel-Tipp
Rucola (Rauke) wirkt belebend auf den menschlichen Organismus. Aus den Samen des Rucola können Sprossen gezogen werden, die sehr schnell wachsen. Sie werden ähnlich wie Kresse verwendet und sind sehr gut als Grünkraut geeignet. Rucolasprossen regen die Verdauung und den Stoffwechsel an. Vor allem der hohe Anteil an den Mineralstoffen Kalium, Calcium, Phosphor, Natrium und Eisen sowie Provitamin A und Vitamin C ist erwähnenswert.

Zubereitung
Die Rucolablätter gründlich waschen, trocken schleudern und klein zupfen. Die rote Zwiebel schälen und in feine Streifen schneiden. Die halbe Zitrone auspressen. Die Birne vierteln, entkernen, schälen und grob würfeln. Die Sprossen waschen und abtropfen lassen.

Zubereitung Dressing
Die Birnenwürfel mit dem Zitronensaft vermengen und anschließend mit einem Mixstab pürieren. Dann den Joghurt zugeben, verrühren und mit Salz abschmecken.

Die gezupften Rucolablätter mit den Zwiebelstreifen vermengen, mittig auf einem Teller anrichten, das Dressing darübergeben und den Räucherfisch darumlegen. Zum Schluss mit den Sprossen und dem Dill garnieren.

Zutaten 1 Portion:
60 g Stremellachs
60 g Forellenfilet geräuchert
(oder geräucherter Lachs)
250 g Rucola
40 g rote Zwiebeln
50 g Sprossen (entspr. EP)
Dill zum Garnieren

Zutaten Dressing:
Saft einer ½ Zitrone
1 EL Joghurt (entspr. EP)
½ Birne
Salz

Räucherforelle
auf Apfel-Fenchel-Gemüse

Zutaten 1 Portion:
120 g Räucherforelle
230 g Fenchel
90 g Äpfel
20 g rote Zwiebeln
Dill zum Garnieren

Zutaten Dressing:
1 Zitrone
1 EL Joghurt (entspr. EP)
1 TL Ahornsirup
10 g Kräuter
(Kerbel und Schnittlauch)
Salz

Zubereitung
Den Apfel ungeschält vierteln, entkernen und in Spalten schneiden. Den Fenchel vierteln, den Strunk entfernen und die Fenchelstücke in feine Streifen schneiden. Die Zitrone halbieren und auspressen. Die rote Zwiebel schälen und in feine Streifen schneiden. Kerbel und Schnittlauch waschen, ausschütteln und grob hacken.

Zubereitung Dressing
Zitronensaft und Ahornsirup gut mit dem Joghurt verrühren, alles mit Salz und den gehackten Kräutern abschmecken.

Die geschnittenen Zutaten mit dem Dressing vorsichtig vermengen und eventuell nachwürzen. Den marinierten Salat mit auf einen Teller geben, die Forellenfilets sternförmig darauf platzieren und mit etwas Dill garnieren.

Wissenswertes: Räucherfisch
Räuchern ist eines der ältesten Verfahren, Fisch, Fleisch und viele andere Lebensmittel haltbar und geschmacksintensiver zu machen. Räucherfisch erhält Farbe, Geschmack und Geruch durch Heißräucherung (Bückling, Sprotte, Makrele, Forelle, Aal, Schillerlocke und Stremellachs) oder Kalträucherung (z.B. Räucherlachs). Die Varianten des Räucherns unterscheiden sich in der Temperatur und der Dauer. Beim Heißräuchern wird der Fisch nicht allzu lange Zeit bei etwa 70°C bis 75°C in den Rauch gehängt. Beim Kalträuchern – bei maximal 45 °C – verweilen die Fische viel länger im Rauch. Durch kalten Rauch bleibt das Fischfleisch viel fester im Biss.

Rezeptabwandlung
Anstelle von Fenchel kann der Salat auch mit Staudensellerie zubreitet werden. Mit Makrele statt Forelle wird der Salat richtig deftig im Geschmack.

Stoffwechsel-Tipp
Trotz des hohen Fettgehaltes darf von Räucherfisch die gleiche Menge wie bei frischem Fisch verzehrt werden. Vorteil eines regelmäßigen Fischgenusses ist eine gute Versorgung mit sogenannten langkettigen Omega-3-Fettsäuren, die u.a. den Stoffwechsel aktivieren (siehe auch Kapitel: Fette & Öle).

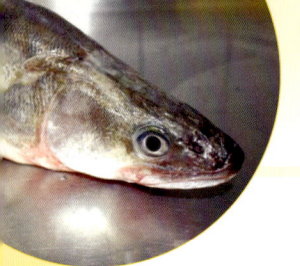

Zanderfilet
auf der Hautseite gebraten mit Porree-Zwiebel-Gemüse

Wissenswertes: Zander
Der Zander ist ein schlanker und schneeweißer, barschverwandter Raubfisch. Als grätenarmer Fisch eignet er sich für alle Zubereitungsarten. Als Beilage werden gern Brennesseln, Sauerampfer oder „Grüne Saucen" gereicht. Zanderfilets können wie Seezunge zubereitet werden, d.h. die knusprig gegrillte oder gebratene Haut wird nicht abgezogen.

Rezeptabwandlungen
Alternativ zum Zander können auch andere Barscharten als Filet verwendet werden. Statt roter Zwiebel können Sie natürlich auch weiße Zwiebel verwenden.

Stoffwechsel-Tipp: Porree
Porree (Lauch) ist das mildeste Zwiebelgemüse und schmeckt sogar etwas süßlich. Gegessen werden der weiße Schaft und manchmal auch 10 bis 15 cm vom grünen Blatt. Überwiegend wird Porree gedünstet oder gekocht. Er hat einen hohen Gehalt an Mineralstoffen, Vitaminen und ätherischen Ölen. Porree regt die Nierentätigkeit an, dient der Entschlackung, wirkt der Bildung von Nierensteinen entgegen, begünstigt die Verdauung und die Gallentätigkeit.

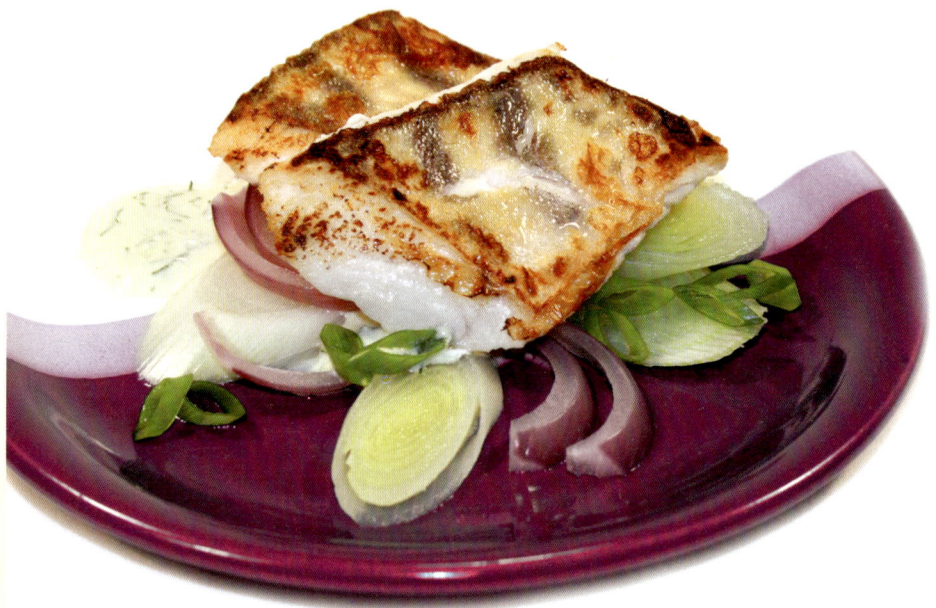

Zubereitung
Eine halbe Zitrone auspressen. Das Gemüse gründlich waschen und putzen. Den Porree, die rote Zwiebel und die Frühlingszwiebel schräg in grobe Ringe schneiden. Das Zanderfilet säubern, trocken tupfen, portionieren und mit der Hälfte des Zitronensaftes marinieren. Die Kräuter waschen, trocken schleudern und alle, bis auf den Dill, sehr fein hacken.

Zubereitung Dipp:
Den Joghurt mit Magerquark/Feta vermengen und glatt rühren. Dann alles mit dem restlichen Zitronensaft, etwas Salz und den Kräutern gut abschmecken.

Etwas Olivenöl in einem Gemüsetopf erhitzen und die Zwiebeln anschwitzen, dann den Porree zugeben und kurz bissfest dünsten. Vor Ende der Garzeit die Frühlingszwiebelringe dazugeben, mit Salz und Pfeffer abschmecken.
Zwischenzeitlich in einer Pfanne etwas Öl erhitzen und das Zanderfilet zuerst auf der Hautseite goldbraun anbraten, dann wenden. Das Porree-Zwiebel-Gemüse mittig auf einen Teller geben, darüber den Fisch anrichten und mit dem Dipp an der Seite servieren.

Zutaten 1 Portion:
100 g Zanderfilet
250 g Porree
40 g rote Zwiebeln
2 Frühlingszwiebeln
Saft einer ½ Zitrone
Olivenöl oder Ghee
Salz, Pfeffer

Zutaten Dipp:
1 TL Joghurt (entspr. EP)
1 TL Magerquark
oder 10 g Feta
Saft einer ½ Zitrone
10 g Kräuter
(Petersilie, Dill, Schnittlauch)
Salz

Fischfilet gebraten
mit Brokkoli-Paprika-Gemüse

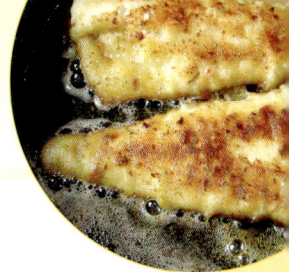

Zutaten 1 Portion:
120 g Fischfilet
140 g Brokkoli
60 g Zucchini
40 g rote Paprika
40 g gelbe Paprika
30 g rote Zwiebeln
Olivenöl oder Ghee
Tafelwasser
Salz
Basilikum als Garnitur

Zubereitung
Das Fischfilet (z.B. Forelle, Zander oder Barsch) säubern, trocken tupfen und portionieren. Den Brokkoli waschen und in kleine Röschen zerteilen. Die Paprika putzen, entkernen und schräg in gleichmäßige Rauten schneiden. Die Zucchini der Länge nach halbieren und vierteln, dann grob stückeln. Die Zwiebel schälen und in Streifen schneiden.

In einem Gemüsetopf etwas Olivenöl oder Ghee erwärmen, die Brokkoliröschen zusammen mit den Zwiebelstreifen und den Zucchinistücken einschichten, darauf die Paprikarauten verteilen. Dann mit etwas Tafelwasser angießen, würzen und bei geschlossenem Deckel bissfest garen.

Erneut etwas Olivenöl in einer Pfanne erhitzen und den portionierten Fisch vorsichtig auf beiden Seiten goldgelb anbraten. Zuletzt die Filets zusammen mit dem Gemüse auf einem Teller anrichten und mit etwas frischem Basilikum garnieren.

Wissenswertes: Fisch braten
Den Fisch erst in die Pfanne geben, wenn das Fett richtig heiß ist (so zerfällt er nicht), dann sofort Temperatur auf mittlere Hitze reduzieren, denn die Fischstruktur benötigt nur mäßige Hitze. Die Faustregel für die Zubereitungszeit: zwei bis drei Minuten pro Zentimeter Dicke (an der dicksten Stelle messen). Die Filets zuerst auf der Fleischseite, dann auf der Hautseite braten, so behalten sie die Form. Fischfilets bleiben unversehrt beim Wenden, wenn etwas Salz oder Zitronensaft im Bratfett ist. Immer nur einmal wenden.

Rezeptabwandlungen
Mit Okraschoten bekommt das Gericht eine besondere Note.

Stoffwechsel-Tipp: Brokkoli
Vom Brokkoli verzehrt man außer der Blume auch die Stiele und sogar die Blätter. Man bereitet ihn ähnlich wie Blumenkohl zu. Er findet außer als Beilage zu Fleischgerichten auch Verwendung in Salaten, Eintöpfen Aufläufen, Suppen und Soßen. Ernährungsphysiologisch ist der chlorophyllhaltige Brokkoli dem Blumenkohl überlegen. Der hohe Gehalt an Eiweiß, Kohlenhydraten, Mineralstoffen und Vitaminen sei hier noch genannt.

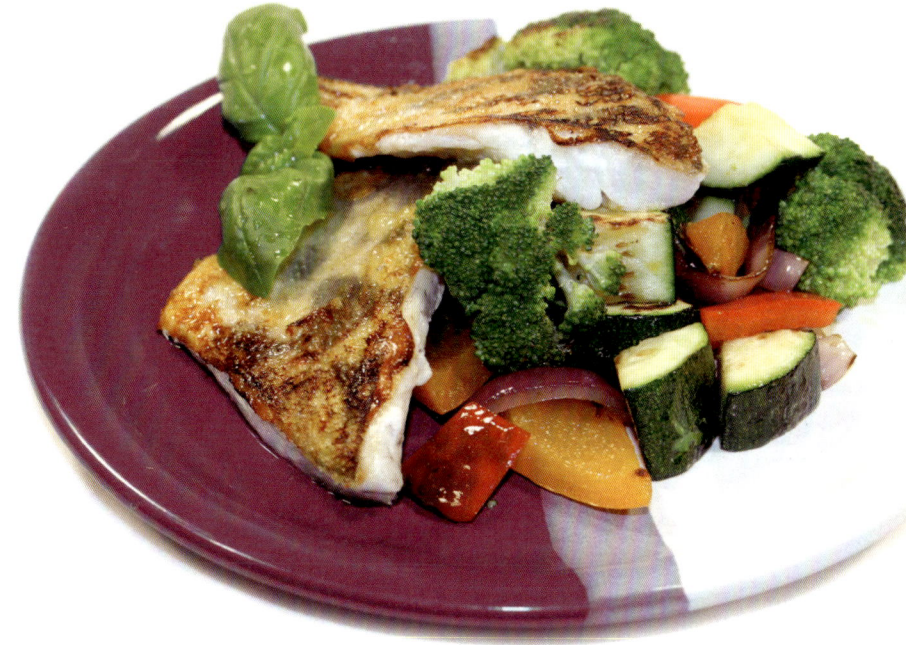

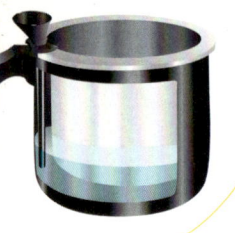

Dorsch gedünstet
auf Möhren-Lauch-Gemüse mit Kräuterschaumsauce

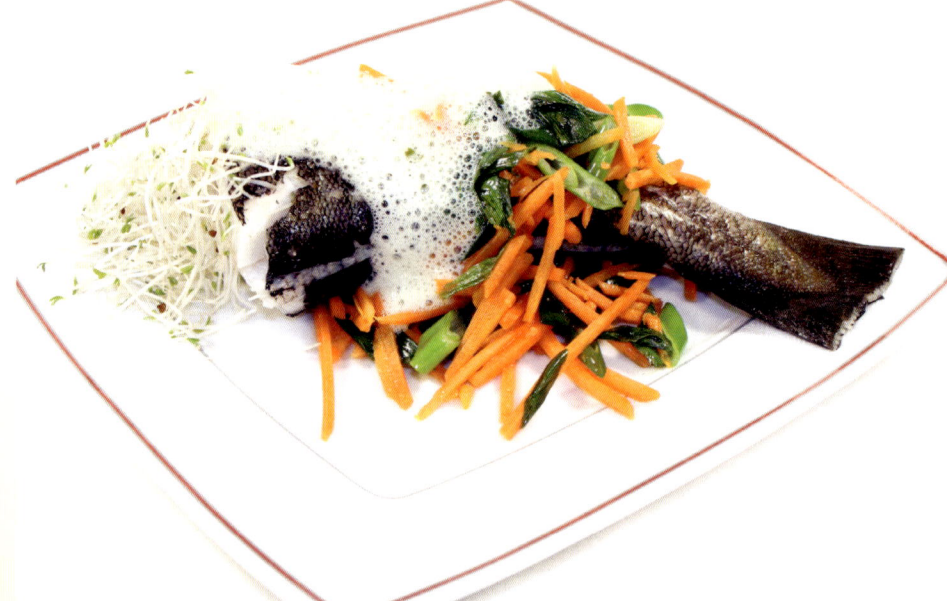

Wissenswertes: Simmern

„Simmern" kommt aus dem Englischen und bezeichnet den Garvorgang in heißem Wasser knapp unter dem Siedepunkt. Für diese Garmethode gibt es spezielle, doppelwandige Kochtöpfe, die z.B. beim Erhitzen von Milch das Überkochen oder Anbrennen verhindern. Grund: Durch das Wasserbad verteilt sich die Hitze besser, sodass es weder an der Unterseite anbrennt noch an der Oberfläche kalt bleibt. Regelmäßiges Umrühren entfällt also. Da die Gerichte zudem nicht direkt von der Wärmequelle erhitzt werden, sondern nur indirekt über das warme oder heiße Wasser, können keine Temperaturen über 100 Grad erreicht werden.

Ein Wasserbad wird in der Küche nicht nur zum Warmhalten von Speisen verwendet, sondern auch, um empfindliche Speisen zu erwärmen oder herzustellen, zum Beispiel beim Schmelzen von Schokolade oder bei der Herstellung von Desserts.

Rezeptabwandlungen

Zum Braten kann auch Olivenöl oder Ghee verwendet werden. Statt Alfalfa-Sprossen passen auch Rote-Bete-Sprossen oder Brunnenkresse zu dem Gericht.

Zubereitung

Den Fisch abspülen, säubern und trocken tupfen. Die Sprossen waschen und abtropfen lassen. Die Frühlingszwiebeln putzen und in grobe Streifen schneiden. Die Möhren schälen und stifteln. Die Kräuter (außer den Dill) waschen, trocken schleudern und sehr fein hacken.
Den Dorsch in simmerndem Salzwasser etwa 10 Minuten garen. Gleichzeitig in einem Gemüsetopf etwas Rapsöl erwärmen, darin die Möhrenstifte und Frühlingszwiebeln anschwitzen, salzen, mit etwas Tafelwasser angießen und zugedeckt etwa drei Minuten bissfest dünsten.

Zubereitung Sauce

Das Ei in einem Stieltopf zusammen mit 50 ml Tafelwasser gründlich verrühren, salzen und auf der Herdplatte unter ständigem Rühren zu einer Schaumsauce aufbereiten. Zuletzt die gehackten Kräuter vorsichtig unterheben.

Den Fisch mittig auf einem Teller anrichten, das Gemüse darübergeben, mit der Kräuterschaumsauce übergießen und zuletzt mit den Sprossen garnieren.

Zutaten 1 Portion:
150 g Dorsch im Stück
300 g Möhren
3 Frühlingszwiebeln
500 ml Wasser
Rapsöl
Salz
30 g Alfalfa-Sprossen

Zutaten Sauce:
1 Ei
50 ml Tafelwasser
5 g Dill
5 g glatte Petersilie
5 g Schnittlauch

Hinweis:
Bei der Verwendung von Dorschfilets, bitte nur die entsprechende Menge aus dem Ernährungsplan zubereiten.

Rotbarschfilet

gedünstet mit Rote-Bete-Gemüse und Pinienkernen

Zutaten 1 Portion:
120 g Rotbarschfilet
260 g Rote-Bete (vorgegart)
4 Lauchzwiebeln
5 g Pinienkerne
Tafelwasser
Rapsöl
Salz
Rote-Bete-Sprossen
(als Garnitur)

Zubereitung
Die Pinienkerne in einer Pfanne ohne Öl hellbraun anrösten. Den Rotbarsch gut abspülen, mit Küchenkrepp abtrocknen und portionieren. Die vorgegarte Rote-Bete in Streifen schneiden. Die Lauchzwiebeln putzen, waschen und schräg in grobe Stücke schneiden. Die Sprossen waschen und gut abtropfen lassen.

In einem Gemüsetopf etwas Rapsöl erhitzen und die Lauchzwiebel darin anschwitzen. Anschließend die Rote-Bete zugeben, salzen und mit etwas Tafelwasser angießen. Dann die Fischfilets auf das Gemüse im Topf geben und etwa 4 bis 5 Minuten bei geschlossenem Deckel dünsten.

Den Fisch und das Gemüse aus dem Topf nehmen. Beides nebeneinander auf einem Teller anrichten. Die gerösteten Pinienkerne darübergeben und mit Sprossen garnieren.

Wissenswertes: Lauchzwiebel
Die Lauch- oder auch Frühlingszwiebel verdankt ihren Namen der äußerlichen und geschmacklichen Verwandtschaft mit dem Lauch bzw. Porree. Der typische Geschmack entsteht durch verschiedene ätherische Öle und Aromastoffe. Lauchzwiebeln eignen sich u.a. als Rohkost, als Gemüsebeilage, für Suppen, Eintöpfe und Aufläufe. Das Laub kann wie Schnittlauch, in Röllchen geschnitten, verwendet werden.

Rezeptabwandlungen
Wahlweise können auch andere Fisch- oder Nuss-Sorten aus dem Ernährungsplan verwendet werden.

Stoffwechsel-Tipp
Lauchzwiebeln haben einen hohen Gehalt an Kalium, Calcium, Phosphor, Natrium, Eisen sowie den Vitaminen B1, B2, und C und Provitamin A. Sie haben fast keine Kalorien, dafür aber wertvolle ätherische Öle, die appetitanregend wirken und den Stoffwechsel ankurbeln. Ihre schwefelhaltigen Inhaltsstoffe wirken darüber hinaus als natürliches Antibiotikum.

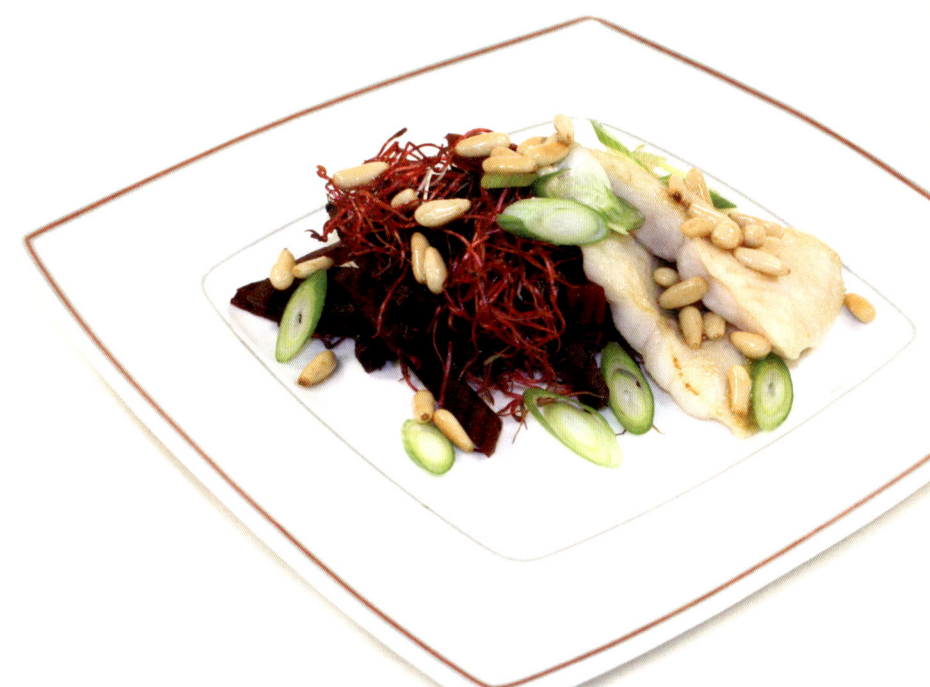

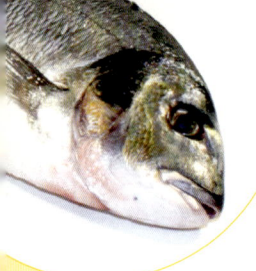

Doradenfilet
gebraten auf gemischtem Gemüse mit Dill

Wissenswertes: Dorade
Sie ist auch als Goldbrasse oder Graubarsch bekannt und ist einer der delikatesten Meeresfische. Das weiße Fleisch der Dorade ist sehr saftig, fest im Biss und besonders grätenarm. Der mediterrane Magerfisch besitzt ein feines, intensives Aroma und lässt sich vielfältig zubereiten: Dünsten, Kochen, Braten, Grillen oder Backen – alles ist erlaubt. Eine besondere Spezialität ist Dorade in Salzkruste. Ihr festes Fleisch eignet sich roh auch besonders gut für das japanische Sashimi.

Stoffwechsel-Tipp
Die Dorade zählt zu den Edelfischen. Diese enthalten sehr hochwertige Nährstoffe, die der menschliche Körper besonders gut aufnehmen und verwerten kann. Sie enthält viele lebensnotwendige Omega-3-Fettsäuren und jede Menge Jod, das für die Bildung des menschlichen Schilddrüsenhormons sehr wichtig ist. Auch die Vitamine E und D (für Bildung gesunder Zähne und Knochen) sind vorhanden.

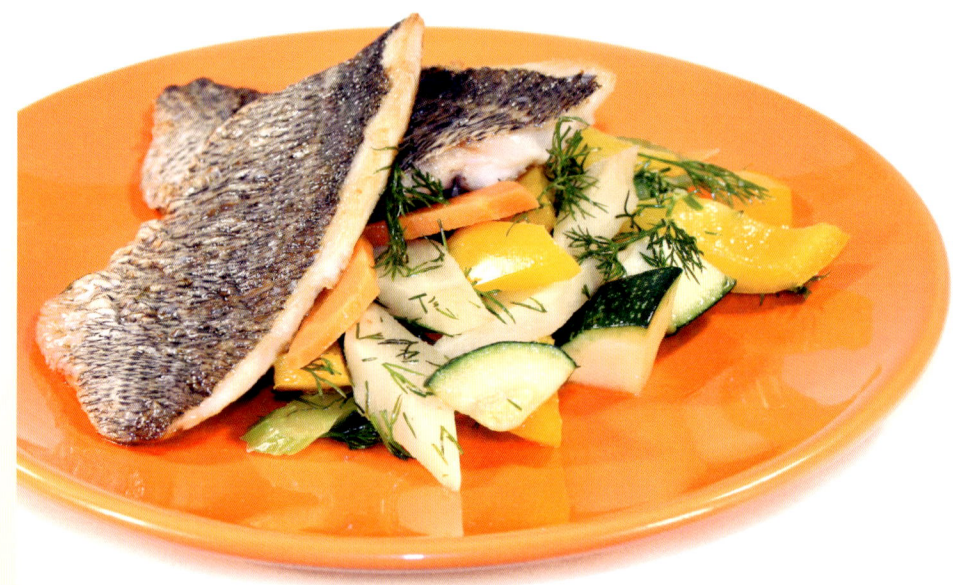

Zubereitung
Zuerst die Limette auspressen, dann die Doradenfilets abspülen, säubern, trocken tupfen und mit dem Limettensaft marinieren. Das gesamte Gemüse waschen und gründlich putzen. Die Zucchini und die geschälten Möhren in Scheiben schneiden, dann die Zucchinischeiben vierteln und größere Möhrenscheiben halbieren. Den Kohlrabi und die Paprika in mundgerechte Rauten schneiden. Den Dill waschen, trocken schleudern und grob hacken.

Die Doradenfilets in einer Pfanne mit etwas Olivenöl langsam von beiden Seiten anbraten. Parallel in einem Gemüsetopf etwas Olivenöl erhitzen, das geschnittene Gemüse zugeben, kurz anbraten und mit ein wenig Tafelwasser angießen. Anschließend etwa 5 bis 8 Minuten bei geschlossenem Deckel dünsten. Zuletzt gut abschmecken und den gehackten Dill unterheben.

Das Gemüse mittig auf einen Teller geben und die Doradenfilets darauf anrichten.

Zutaten 1 Portion:
100 g Doradenfilet
(altern. anderes Barschfilet)
100 g gelbe Paprika
100 g Zucchini
60 g Möhren
60 g Kohlrabi
Saft einer ½ Limette
Tafelwasser
Olivenöl oder Ghee
Meersalz
5 g Dill

Thunfischsteak
gebraten mit Fenchel-Grapefruit-Gemüse

Zutaten 1 Portion:
130 g Thunfischsteak
100 g Fenchel
100 g Möhren
60 g rote Zwiebeln
1 Rosé-Grapefruit
Olivenöl
5 g Kräuter (Dill, Kerbel)
Meersalz

Zubereitung

Das Thunfischsteak mit Küchenkrepp trocken tupfen. Die Zwiebel und die Möhre schälen, dann die Zwiebel in Streifen schneiden, die Möhre stifteln. Den Fenchel waschen und in grobe Streifen schneiden. Die Grapefruit schälen, die Filets sorgfältig heraustrennen und den dabei austretenden Saft auffangen. Die Kräuter waschen, trocken schleudern und hacken.

Etwas Olivenöl in einer Pfanne erwärmen, das Thunfischsteak darin langsam von beiden Seiten goldbraun anbraten und erst zum Schluss etwas salzen.

Gleichzeitig den Fenchel und die Zwiebelstreifen in einem Stieltopf in etwas Olivenöl glasig anschwitzen, mit dem Grapefruitsaft begießen und kurz dünsten. Anschließend die Grapefruitfilets auf das Gemüse geben und bis zum Siedepunkt erwärmen. Zuletzt mit den gehackten Kräutern verfeinern.

Das Fenchel-Grapefruit-Gemüse und das Thunfischsteak mittig auf einem Teller anrichten.

Wissenswertes: Grapefruit

Die Grapefruit ist eine Kreuzung aus Orange und Pampelmuse. Roséfarbene Grapefruits sind die ideale Frühstücksfrucht. Trotz des typischen Geschmacks sind Rosé-Grapefruits nicht bitter und werden deshalb auch jedem schmecken. Rosé-Grapefruits sind nicht nur zum Rohverzehr geeignet, sondern auch für viele Süßspeisen, Salate oder als interessante Zutat für herzhafte Gerichte.

Rezeptabwandlungen

Wer es süßer mag, kann auch eine Blutorange verwenden.

Stoffwechsel-Tipp

Mit einer mittelgroßen Grapefruit kann man den Tagesbedarf an Vitamin C und ca. ein Drittel des Tagesbedarfs an Vitamin A decken. Darüber hinaus sind die Vitamine B1, B2, B6, Niacin sowie Fol- und Pantothensäure enthalten. Die Mineralstoffe Calcium, Eisen, Kalium, Kupfer, Mangan, Mag-nesium, Phosphat und Zink machen den gesunden Naturcocktail perfekt. Regelmäßiger Verzehr fördert den Abbau alter roter Blutzellen und trägt allgemein zum Schutz vor Herzkrankheiten bei.

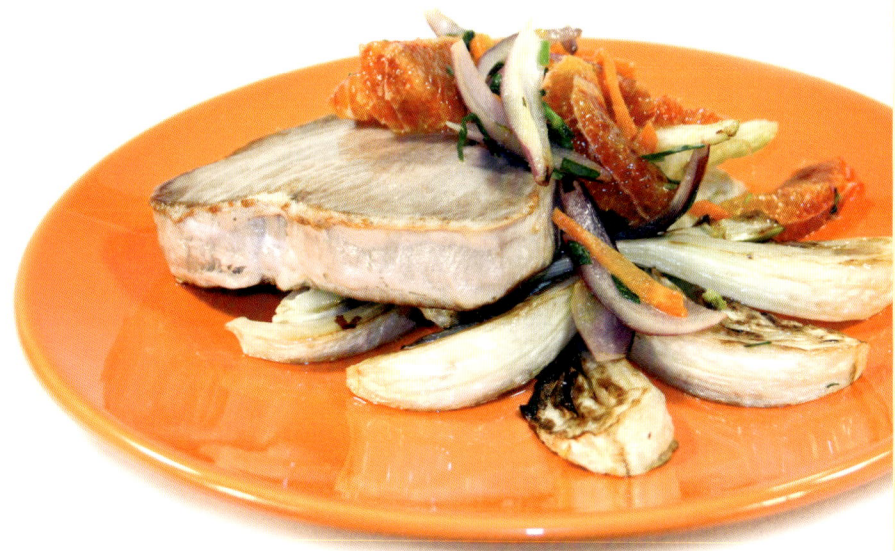

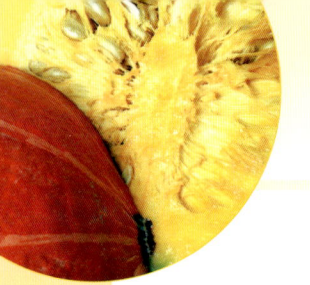

Zanderfilet
gebraten auf Kürbis-Fenchel-Gemüse

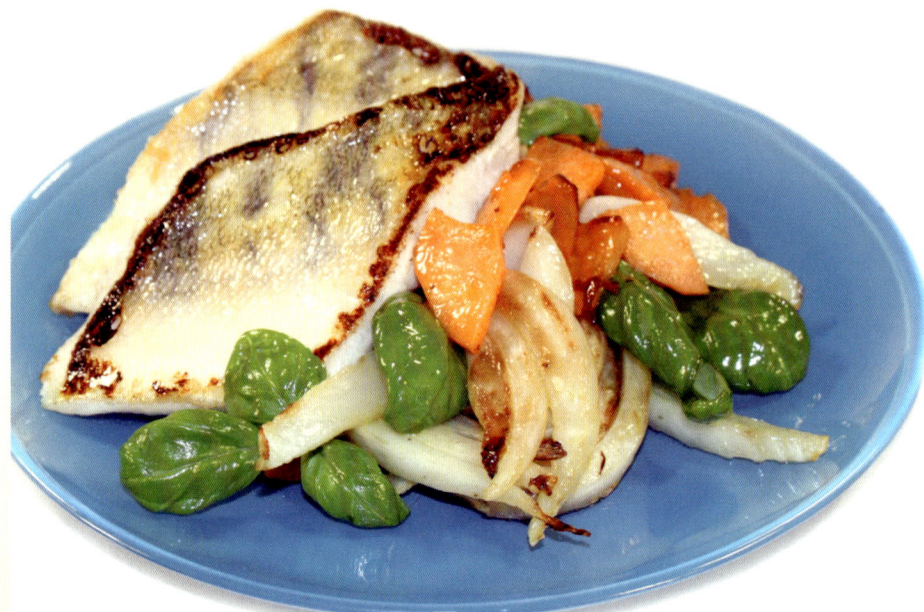

Wissenswertes: Kürbis
Ob riesig groß, zierlich klein, glatt oder warzig, länglich oder rund, gelb, orange, grün oder weiß - diese gewichtigen Früchte finden im kleinsten Garten Platz. Es existieren inzwischen mehr als 800 verschiedene Kürbissorten. Die beliebtesten Sorten sind der Gartenkürbis, der Muskatkürbis und der Hokkaido.

Rezeptabwandlungen
Wenn der Gartenkürbis in Ihrem Ernährungsplan enthalten ist, dürfen Sie auch andere Kürbissorten essen. Alternativ passen zu diesem Gericht Okraschoten oder Zucchini.

Stoffwechsel-Tipp
Der Kürbis ist reich an Wasser sowie Ballaststoffen und wirkt verdauungsfördernd. Gallenstoffe, Fettsubstanzen und Gifte werden ausgeschieden. Die Bauchspeicheldrüse wird entlastet, da sie weniger Lipasen (fettspaltende Enzyme) bereitstellen muss. Kürbissaft ist der beste Gemüsetrunk: Vitamine und Mineralien (Kupfer, Eisen, Magnesium oder Kalium) sind optimal aufeinander abgestimmt. Kürbis wirkt wasserregulierend, ausschwemmend und abspeckend. Die Kerne bestehen bis zu 45 Prozent aus sehr hochwertigen ungesättigten Fettsäuren.

Zubereitung
Das Gemüse waschen und putzen. Den Fenchel der Länge nach vierteln, vom Strunk befreien und in mundgerechte Streifen schneiden. Den Kürbis schälen (außer Hokkaido) und in mundgerechte dünne Scheiben schneiden. Den Apfel mit Schale vierteln, entkernen und dünn blättrig aufschneiden. Die Schalotte schälen, der Länge nach halbieren und in Streifen schneiden. Basilikumblätter grob zupfen. Die Zitrone auspressen. Das Zanderfilet putzen, abtupfen, portionieren und mit dem Zitronensaft marinieren.

Etwas Rapsöl im Gemüsetopf erhitzen, darin die Schalottenstreifen kurz anschwitzen. Fenchel und Kürbis zugeben, mit etwas Tafelwasser angießen und kurz (nicht zu weich) dünsten und salzen. Die Apfelspalten zugeben und kurz garen. Vor dem Anrichten die frischen Basilikumblätter unter das Gemüse mischen. Parallel in einer Bratpfanne etwas Rapsöl erwärmen. Das Zanderfilet zunächst auf der Hautseite goldbaun anbraten, wenden und die Hitze reduzieren. Den gebratenen Fisch auf dem Gemüse anrichten.

Zutaten 1 Portion:
125 g Zanderfilet
(alternativ ein anderer Barsch)
120 g Fenchel
120 g Kürbis (Hokkaido)
1 Zwiebel oder Schalotte
80 g Äpfel
Rapsöl
50 ml Tafelwasser
Saft einer Zitrone
Basilikum
Salz

Schollenroulade
gedünstet mit Lachsfüllung auf Mangold-Gemüse

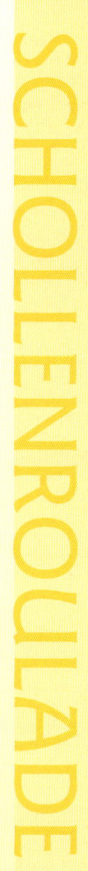

Zutaten 2 Portionen:
120 g Schollenfilet
(od. Flunder/etwa 3 Stück)
100 g Lachsfilet
30 g Basilikum
Salz
600 g Mangold
(alternativ Blattspinat)
2 Zwiebeln/Schalotten
Olivenöl oder Ghee
2 Stück Klarsichtfolie
1 Stück Alufolie

Zutaten für die Soße:
1 Eier
100 ml Tafelwasser
15 g Dill
Salz

Zubereitung Soße:
Das Ei in einem Stieltopf mit dem Tafelwasser gut verrühren, salzen und auf der Herdplatte unter ständigem Rühren zu einer Schaumsauce aufbereiten. Zum Schluss mit dem Dill vermengen.

Zubereitung
Die Schollenfilets überlappend zwischen die Klarsichtfolien legen und sanft flachklopfen. Den Lachs in dicke Streifen schneiden. Den Mangold waschen und Stiele heraustrennen. Stiele und Blätter getrennt voneinander in Streifen schneiden und beiseite stellen. Den Dill hacken, beim Basilikum ganze Blätter abzupfen. Die Schalotte schälen und in Streifen schneiden. Jetzt ein Stück Alufolie (etwas größer als die Klarsichtfolien) ausbreiten, darauf die Schollenfilets in der Folie legen, die obere Klarsichtfolie entfernen. Nun zuerst die Basilikumblättchen, dann die Lachsstreifen auf den Schollenfilets verteilen und mithilfe der unteren Klarsichtfolie einrollen. Dabei darauf achten, die Folie nicht mit einzuwickeln. Dann die Roulade mit der Alufolie fest einrollen und die Enden, wie bei einem Bonbon, zudrehen. Im vorgeheizten Backofen etwa 15 Minuten bei 120°C gar ziehen lassen. In einem Gemüsetopf etwas Olivenöl erhitzen, darin die Schalottenstreifen und die Mangoldstiele kurz anschwitzen, dann die Blätter hinzugeben und gar ziehen lassen, abschmecken. Jetzt die Sauce herstellen (siehe Zutatenspalte). Die Roulade aus den Folien nehmen und vorsichtig in Scheiben schneiden. Das Mangoldgemüse auf den Teller geben, mit der Sauce übergießen und die Rouladenstücke darauf anrichten.

Wissenswertes: Mangold
Mangold gehört zur gleichen Art wie die Rote Bete. Unterschieden wird zwischen Blatt- oder Schnittmangold (Verwendung der Blätter) und dem Stiel- oder Rippenmangold (Verwendung der Stiele). Beim Schnittmangold sind die Blätter erheblich kleiner als beim Stielmangold. Er wird entweder als Stängel oder Blattgemüse verwendet. Die Blätter werden wie Spinat verarbeitet und eignen sich als Gemüsebeilage zu Fleisch und Fisch. Stiele und Rippen kann man wie Spargel oder Schwarzwurzeln verarbeiten.

Rezeptabwandlungen
Anstelle der Schollenfilets kann auch Seezungenfilet verwendet werden.

Stoffwechsel-Tipp
Mangold ist reich an Eiweiß, den Mineralstoffen Kalium, Magnesium, Phosphor, Calcium, Eisen, Jod und den Vitaminen A, E, B1, B2 und C. Ihm wird eine heilsame Wirkung bei Darmträgheit sowie eine beruhigende Wirkung bei Nervosität und Erregbarkeit nachgesagt.

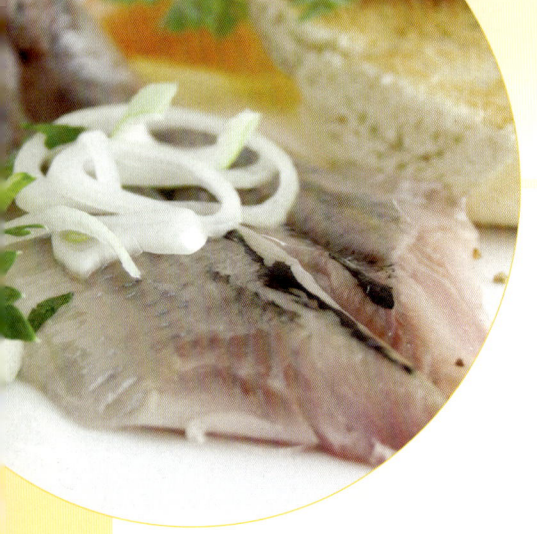

Fisch & Co.
Leckeres aus Seen, Flüssen und Meeren

Der Lebensraum Wasser hat ein reichhaltiges Angebot
Das Angebot an Meeresbewohnern ist so vielfältig wie die Menschen und ihr individueller Stoffwechsel. Für Fischfreunde gibt es noch keinen kulinarischen Ehrentitel. Gäbe es einen, müsste er „Piskavore" (lat. = Fischfresser) lauten, wenn er nicht noch fremdwörtlicher ein „Ichthyphiler" (griech. = Fischliebhaber) von etwa 20 000 Fischarten wäre.

Fisch und Meeresfrüchte sind für den Stoffwechsel sehr bekömmlich. Nur wenige Fischarten oder Meeresfrüchte sind ungenießbar oder von Natur aus teilweise (z.B. Igel- oder Kugelfisch) oder saisonal giftig (Muscheln). Wie beim Fleisch spielt neben der Qualität auch die Herkunft eine große Rolle.

Bestandserhaltende Fischerei und Aquakultur
Die Bestandserhaltung der Meere und vorbeugende Fangquoten sowie die Einrichtung von Schutzzonen sind seit Jahren sowohl in der EU als auch weltweit ein Thema. Fest steht: Es wird auch in Zukunft Fisch geben. Die Fischbestände und die Meere müssen allerdings mehr als bisher gehegt und gepflegt werden.

Weltweit hat bereits ein Umdenken begonnen. Heute weiß man, dass dem Fischfang Grenzen gesetzt werden müssen, um die Fischbestände langfristig zu erhalten. Hier gilt das sogenannte Nachhaltigkeitsprinzip, d.h. die Fischbestände müssen so groß gehalten werden, dass jede Fischart für genügend Nachwuchs sorgen kann.

Was „Aquakultur" bedeutet
Unter diesem Begriff wird die kontrollierte Aufzucht von im Wasser lebenden Organismen verstanden. Dazu gehören neben den Fischen auch Muscheln, Krebstiere und Pflanzen. Die Produktion in Aquakulturen ist in den letzten Jahren immer populärer geworden, werden durch sie doch natürliche Bestände geschützt und gleichzeitig der steigende Bedarf an Fisch und Meeresfrüchten gedeckt.

In Europa sind Aquakulturen vor allem in Norwegen, Schottland, Irland und auf den Färöer-Inseln zu finden: Dort wird vor allem atlantischer Lachs gezüchtet, der als wichtigstes europäisches Aquakulturprodukt gilt.

Zu den Fischarten, die nach dem Lachs am häufigsten in Aquakulturen aufgezogen werden, zählen neben den verschiedenen Karpfenarten auch Forelle, Wolfsbarsch und Meerbrasse. In China werden vor allem Süßwasserfische wie Silber- und Graskarpfen gezüchtet.

Fischsorten
Fische gibt es sprichwörtlich wie „Sand am Meer" und für jeden Geschmack ist etwas dabei.

Im guten Fischfachhandel hilft man Ihnen gerne in puncto Filetieren, Entschuppen und Zerteilen.

Lecker & gesund
Kulinarische Artenvielfalt aus nassen Gefilden

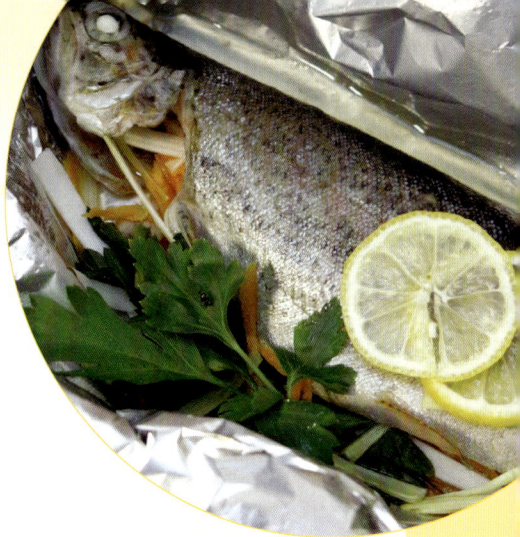

Warum Seafood so gesund ist

Fisch und Meeresfrüchte sind genussreiche Lebensmittel, die sich auf vielfältige Art zubereiten lassen. Schon wenn Sie zwei- bis dreimal in der Woche Fisch essen, wird sich Ihr Wohlbefinden nachhaltig steigern. Fisch und Meeresfrüchte dürfen auf keinem Speiseplan fehlen.

Der Gesundheitswert eines Lebensmittels hängt von seinen ernährungsphysiologischen Inhalts- oder Nährstoffen ab. Dabei liegt der Fisch ganz weit vorn: Fisch und Meeresfrüchte haben wie kaum ein anderes Nahrungsmittel eine Fülle an Mineralstoffen, Eiweiß, gesunden Fettsäuren und Vitaminen zu bieten, die für den menschlichen Organismus äußerst wichtig sind.

Fisch und Meeresfrüchte als leichte und bekömmliche Kost sind gleichzeitig eiweißreich, fettarm und auch optisch ein Genuss. Doch die „inneren Werte" stehen beim Seafood im Vordergrund: So ist das Eiweiß, dank seines hohen Gehaltes an wichtigen Aminosäuren, äußerst gesund und leicht verdaulich. Gleichzeitig kann der menschliche Körper das Eiweiß optimal zum Aufbau von Muskeln und Abwehrzellen nutzen. Aus 100 g Fischeiweiß kann der Mensch 94 g körpereigenes Eiweiß aufbauen.

Der Fettgehalt ist sehr unterschiedlich, aber immer besteht dieses Fett überwiegend aus ungesättigten Fettsäuren. Dazu zählen vor allem die mehrfach ungesättigten Omega-3-Fettsäuren. Für viele Körperfunktionen liefern Fische und Meeresfrüchte zahlreiche Vitamine (A, B, C und D) sowie die Spurenelemente Jod und Selen.

Die jeweilige Zusammensetzung dieser Nährstoffe in verschiedenen Fischen ist dabei großen regionalen Schwankungen unterworfen. Sie ist abhängig vom Fanggebiet der Tiere, doch auch der jeweilige Reifezyklus der Fische und Meeresfrüchte hat Einfluss auf die Inhalts- und Nährstoffe.

Zubereitungsarten für Fisch:

Dünsten in gutem Speiseöl und bei einer schwachen Temperatur.

Dämpfen bei niedriger Temperatur in einem Sud, der mit Lorbeerblatt, Zitrone oder etwas Brühe angereichert ist.

Kochen entzieht dem Fisch viele Nährstoffe, daher seltener anwenden.

Braten ist für jeden Fisch geeignet. Den Fisch etwa drei bis vier Minuten von jeder Seite bei mittlerer Hitze braten.

In Folie gegart wird Fisch zusammen mit Gemüse, Gewürzen und etwas Flüssigkeit besonders aromatisch. Je dünner der Fisch umso kürzer die Garzeit.

Pochieren eignet sich gut für das feste Fleisch von Seefischen. Es können ganze Fische oder Filets genommen werden.
Wichtig: Die Pochierflüssigkeit darf nie sprudelnd kochen, nur leicht simmern.

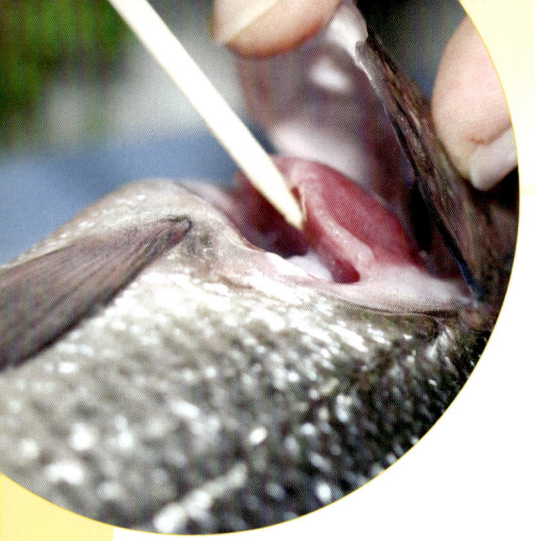

Fischarten

Fische aus Süß- und Salzwasser

Einteilung der Fische

Fische werden nach unterschiedlichen Gesichtspunkten eingeteilt. Das kann mitunter zu Verwirrung führen, da die Zoologen eine andere Einteilung haben als wir in der Küche.

So werden Fische beispielsweise nach Herkunft (Süß- und Salzwasserfische) oder Fischform (Rund- und Plattfische) unterschieden. Neben Herkunft und Form werden Fische aus küchentechnischer Sicht auch noch nach ihrem Fettgehalt in Fettfische und Magerfische sowie nach ihrer Qualität in Konsumfische und Edelfische eingeteilt.

Diese Einteilung erscheint auf den ersten Blick nicht sehr einleuchtend, gibt es doch Fische, die sowohl im Salzwasser als auch im Süßwasser überleben können. Manch einer fragt sich vielleicht, warum ein Lachs, der die meiste Zeit seines Lebens im Meer (also im Salzwasser) verbringt und nur zum Ablaichen die Flüsse hinaufschwimmt, ein Süßwasserfisch ist.

Andererseits gilt der Aal wiederum als Salzwasserfisch, obwohl er die meiste Zeit seines Lebens in Seen oder Flüssen (also im Süßwasser) verbringt und nur zur Fortpflanzung in die Küstenregionen der Meere schwimmt. Also entscheidet der Laichplatz und nicht der Lebensraum darüber, ob ein Fisch zu den Süß- oder Salzwasserfischen zählt.

Frischer Fisch

Paradoxerweise ist tiefgekühlter Fisch häufig frischer als sogenannter fangfrischer Fisch in den Auslagen des Fachhandels.

Das liegt daran, das die TK-Ware direkt nach dem Fang schockgefrostet wird, anstatt nur „auf Eis" gelegt zu werden.

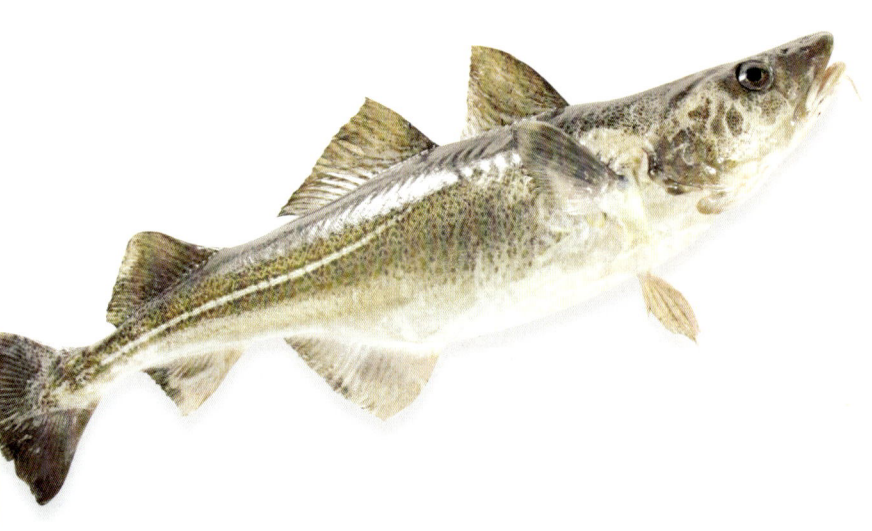

Meeresfrüchte
Fleisch ist nicht gleich Fleisch

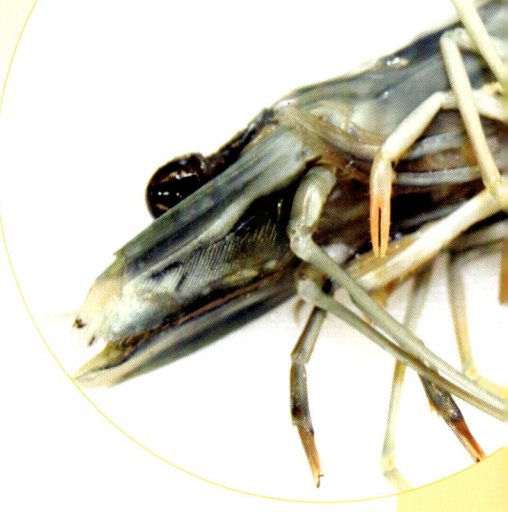

Einteilung der Meeresfrüchte
Meeresfrüchte ist ein Sammelbegriff für alle essbaren Teile aus dem Meer, die nicht zu den Wirbeltieren gehören. Man unterscheidet zwischen Schalentieren (z.B. Austern oder Tintenfische) und Krustentieren (z.B. Hummer oder Garnelen). Durch ihr auffälliges Äußeres haftet Schalen- und Krustentieren oft ein Hauch Exotik an – schließlich gelingt es vielen von ihnen, durch ihr Aussehen alle Blicke auf sich zu lenken.

Traditionell wurden diese Köstlichkeiten aus dem Salzwasser eher zur Vorspeise als zu einem Hauptgericht gereicht, unabhängig davon, ob sie zuvor **pochiert** oder paniert wurden. Fast alle Meeresfrüchte können aber auch Omeletts, Ragouts, Risottos oder andere kreative Rezeptideen bereichern.

Schalentiere
Schalentiere sind wahre Delikatessen und gehören, zusammen mit Schnecken und Tintenfischen, zu den Weichtieren. Die typischen Schalen sind am Rücken durch ein sogenanntes Schloss miteinander verbunden. Lebend transportierte Muscheln müssen immer fest verschlossen sein. Ist eine Muschel lebendig, schließt sie sich bei Berührung, eine tote bleibt offen. Jede offene ist ungenießbar und muss vor dem Kochen aussortiert werden. Beim Kochen müssen sich Schalentiere wieder öffnen. Appetit auf die Köstlichkeiten wächst in den Monaten mit „R", da ihre Saison nur von September bis März läuft. So ist von Anfang April bis Ende August der Verkauf aufgrund giftiger Stoffwechselprodukte verboten und man sollte den Verzehr vermeiden.

Krustentiere
Es sind kiemenlose Meeres-, Brack- oder Süßwasserbewohner mit mehr als 50 000 Arten. Allesamt gehören sie zu den Krebsen, wobei die Zehnfüßler unter ihnen als Delikatesse gelten. Die gepanzerten Genüsse verwirren mit widersprüchlichen Namen sowohl in maritimen Gefilden als auch beim Fischhändler oder auf Menükarten.

Die Garnelen (kleine = Shrimps, große = Prawns) bilden als Schwimmerinnen eine klare Gruppe, ebenso sieht es bei den Panzerkrebsen aus. Die Bodenkriecher werden unterteilt in Langschwänzige (Flusskrebse, Hummer, Scampi, Langusten, Bärenkrebse), Mittelkrebse (Einsiedlerkrebse, Steinkrabben) und Kurzschwanzkrebse (echte Krabben). Manche Krabbe geht dabei als Krebs, die eine oder andere Garnele als Krabbe ins Netz und in den Gartopf.

Was ist pochieren?
Pochieren bedeutet, unter dem Siedepunkt gar ziehen zu lassen. Diese Zubereitungsart wird für unterschiedliche Speisen bzw. Zutaten angewendet. So können insbesondere Eier und Fisch pochiert werden.

Diese schonende Zubereitungsart macht punktgenaues Garen von empfindlichen Lebensmitteln möglich. Wird Fisch gekocht, zerfällt dieser leicht.

Beim Pochieren wird die Flüssigkeit aufgekocht, von der Kochstelle gezogen und der Fisch eingelegt. Der Pochierfond kocht nicht mehr und das Fischfilet wird auf den Punkt gegart.

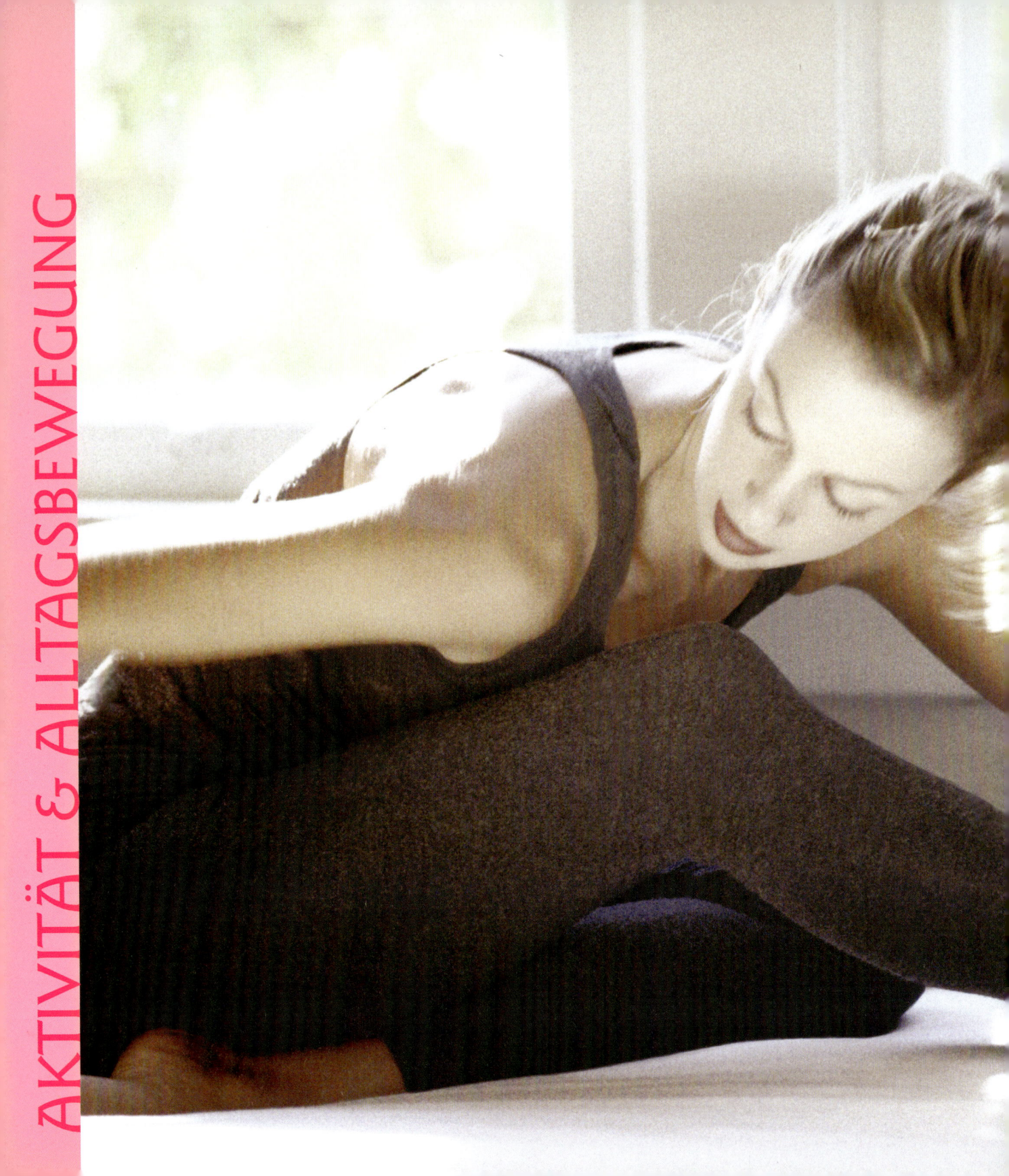

AKTIVITÄT & ALLTAGSBEWEGUNG

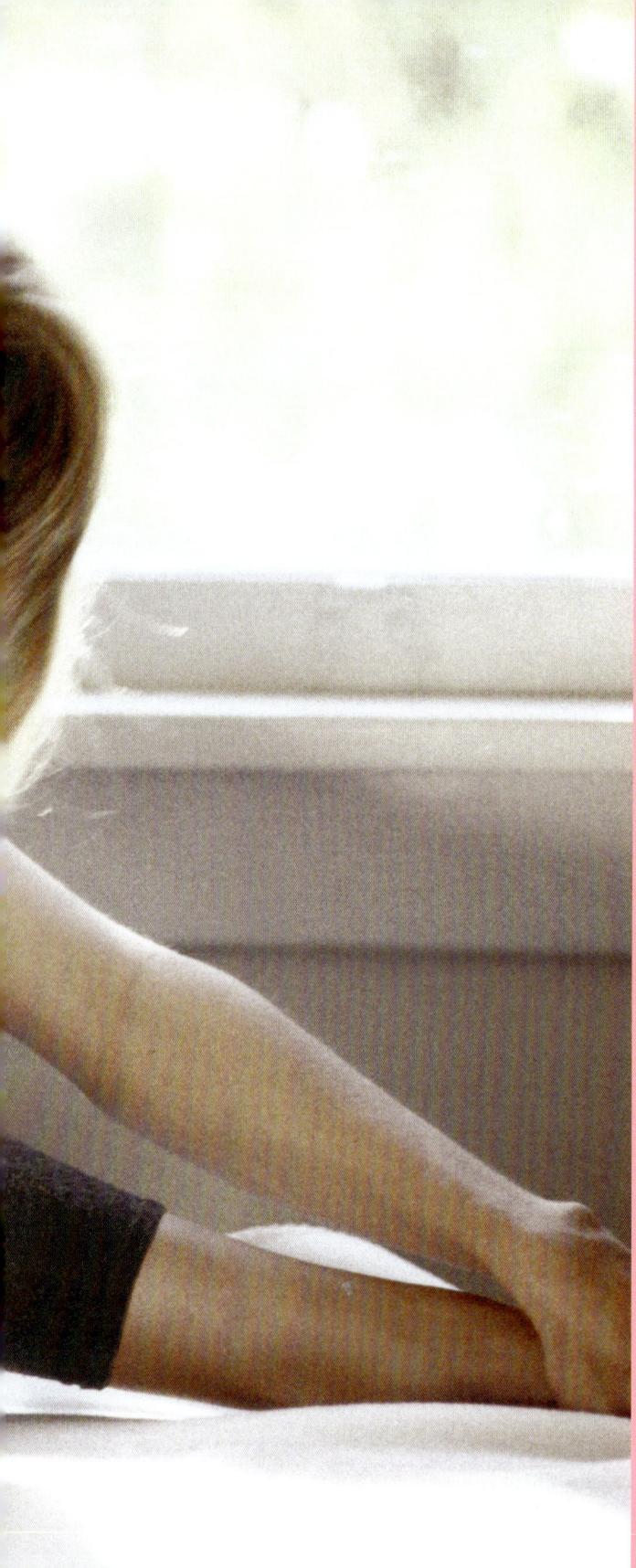

Leben ist Bewegung, und ohne Bewegung findet Leben nicht statt.

Moshe Feldenkrais

AKTIVITÄT & ALLTAGSBEWEGUNG

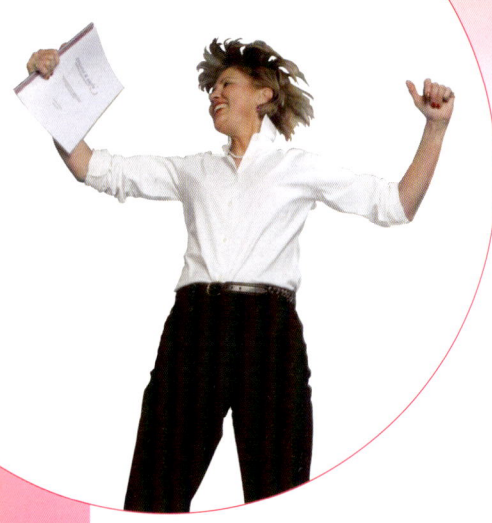

gesund & aktiv

Das große gesund & aktiv Abenteuer

Ein gesundes & aktives Leben …

… kurbelt den Stoffwechsel an, harmonisiert das Hormonsystem, gibt gute Laune, stärkt das Immunsystem, hilft dabei, Blutfettwerte zu normalisieren, reduziert Stress, steigert die Lebensenergie, sorgt für Komplimente, balanciert das Gewicht und lässt Sie strahlen.

Trotzen Sie der Erdanziehung, werden Sie leichter, werden Sie größer, strecken Sie sich und heben Sie ab!

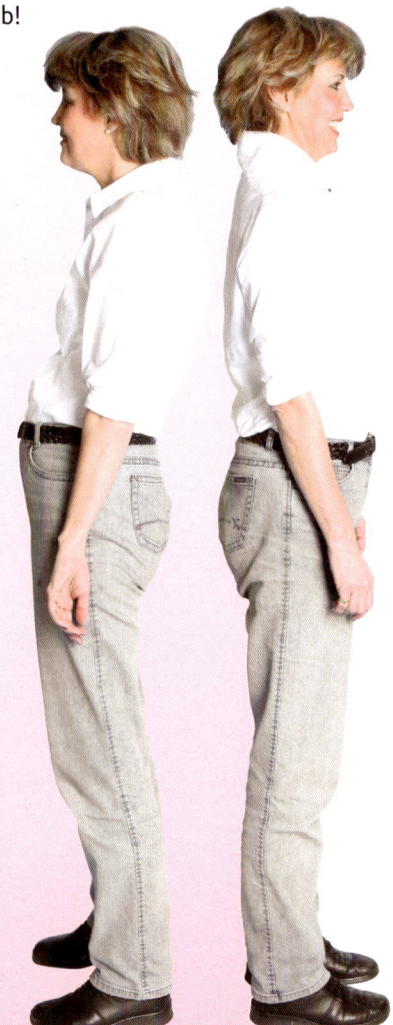

Das große Bewegungsabenteuer

Eigentlich fing das große Bewegungsabenteuer schon vor Tausenden von Jahren an. Wir jagten große und kleine Tiere (Eiweiß) oder, wenn die Ausbeute mager war, stillten wir unseren ersten Hunger mit Nüssen und Samen (Eiweiß). Die aßen wir zuerst, dazu kamen Wurzeln, Gemüse und Früchte.

Im Herbst, wenn wir süße Beeren aßen, steigerte sich unser Hungergefühl, sodass wir uns einen Vorrat an Körperspeck für den Winter zulegen konnten. Dazu BEWEGTEN wir uns. Sei es auf der Jagd, beim Sammeln oder beim rituellen Tanz, um die Götter bei Laune zu halten.

Aus diesem unsicheren Alltag haben wir uns zum Glück weiterentwickelt. Jetzt gilt es, dem Körper, der ja nun das Glück hat, optimal ernährt zu werden, auch die Bewegung zukommen zu lassen, für die er geschaffen ist. Das bedeutet, Bewegung so individuell in den Alltag einzubauen, wie es zu uns passt.

Dabei geht es vor allem darum, körperliche Aktivität als einen natürlichen Bestandteil unseres Lebens wiederzuentdecken.

Wir können Bewegung mit dem Ziel des Wohlfühlens, des Stressabbaus oder der figürlichen Veränderung in unseren Tagesablauf einbauen. Dass Sie genug Kraft dafür haben werden, merken Sie schon bald, nachdem Sie Ihre Ernährung mit gesund & aktiv optimiert haben.

Der Anker

Sehen Sie sich als die Person, die Sie sein wollen

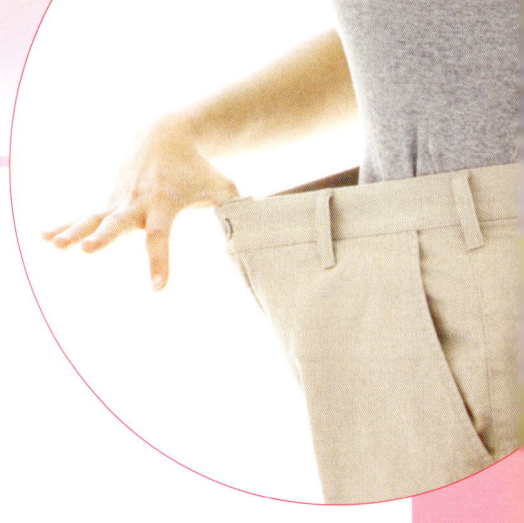

Setzen Sie sich entspannt an Ihren Lieblingsplatz und schließen Sie für einen Moment die Augen. Stellen Sie sich vor, wie Sie gesund & aktiv durch Ihr Leben gehen. Wo kommen Sie her – wohin möchten Sie gelangen? Nun stellen Sie sich im Geiste den Körper vor, den Sie haben möchten, mit dem Sie sich wohlfühlen. Schauen Sie auf alle Details: Kopf, Hals, Brust, Bauch, Arme, Beine, Po. Drehen Sie sich zu allen Seiten und nehmen Sie sich mit allen Sinnen war. Wie Sie sich wohl benehmen oder bewegen werden, wenn Sie Ihren Wunschkörper haben? Achten Sie auch auf die Umgebung, in der Sie sich gerade sehen. Das können z.B. Gerüche, Musik oder ein besonders schöner, vertrauter Ort sein. Genießen Sie IHR Bild.

Stellen Sie sich vor, wie Sie sich fühlen werden, wenn Sie beweglich und fit sind. Wenn Sie dabei auch noch ein paar Pfunde verloren haben, der Körper sich gestrafft hat, dann werden Sie sich rundum wohlfühlen. Dieses Bild aus Ihrer Vorstellung wird ab jetzt Ihr ganz **persönlicher Anker**, den Sie sich immer wieder in Erinnerung rufen können. Er hat einen vertrauten und einen aufregend neuen Teil. Ihr Anker kann Sie in Form von regelmäßigen Handlungen (Aufstehen, Treppensteigen etc.) oder als Gegenstand (Handy, Lippenstift etc.) daran erinnern, dieses gewünschte Körpergefühl immer wieder zu rekonstruieren.

All das, was Sie jetzt fühlen, nehmen Sie mit auf den Weg, denn der ist Ihr Ziel. Wege haben immer mit Bewegung zu tun, also machen wir uns doch auf die Reise in das große gesund & aktiv Abenteuer.

Nehmen Sie dabei Ihr persönliches Ankerbild mit, denn alle Ziele stecken ja schon in Ihnen. Also, auf geht's!

Wie funktioniert der Anker?

Der zentrale Bestandteil unserer Persönlichkeit sind die sogenannten Glaubenssätze, Werthaltungen und Überzeugungen. Sie sind verantwortlich für die Qualität unseres Denkens, Fühlens und die Möglichkeit zum Handeln, die wir uns selbst erlauben. Man kennt heute die Auswirkung der sich selbst erfüllenden Prophezeiung.

Es macht einen sehr großen Unterschied, was man denkt:

„Ich habe noch nie Sport gemacht, warum soll ich jetzt damit anfangen."

oder

„Ich genieße die tägliche Bewegung und werde immer fitter."

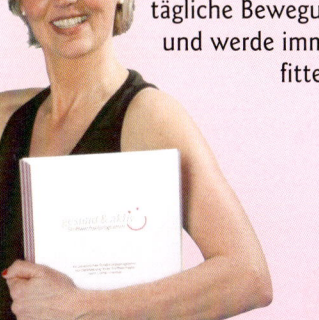

Der Körper folgt dem Geist

Für unser Gehirn gibt es keinen Unterschied zwischen dem wirklich Erlebten und einer Vorstellung. Diese wichtige Erkenntnis kann durch eine Arbeit mit inneren Bildern, wie zuvor beschrieben, umgesetzt werden. Schon der berühmte Dichter George Bernard Shaw wusste:

Die Vorstellung ist der Anfang aller Schöpfung. Du stellst dir vor, was du dir wünschst, du wünschst dir, was du dir vorstellst, und du schaffst, was du dir wünschst.

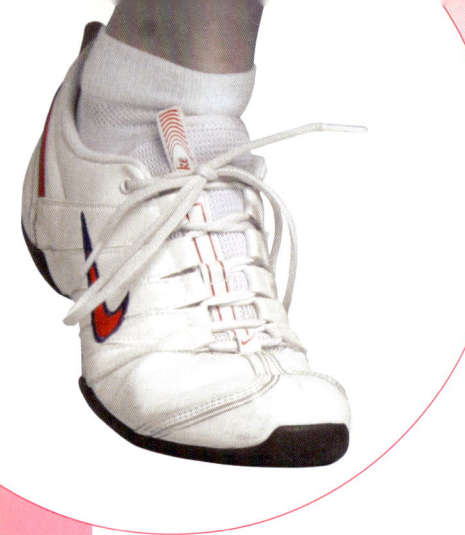

Der erste Schritt

Jeder Weg, jedes Ziel beginnt mit dem ersten Schritt

Wie könnte Ihr erster Schritt aussehen?

Überlegen Sie und dann probieren Sie es aus. Halten Sie den ersten Schritt einfach. Seien Sie neugierig, was Sie alles in Ihrem neuen Alltag entdecken werden. Kommen Sie Zeiten auf die Spur, in denen Sie aktiv werden können.

Alles, was Spaß macht, ist gut für Sie. Übungen und Sportarten sollen „alltagstauglich" und an die eigenen Möglichkeiten angepasst sein, damit sie ohne allzu großen Ehrgeiz, der ein Hindernis darstellen kann, umgesetzt werden können.

Sie wissen ja, der Weg ...

Erinnern Sie sich:

Welcher Bewegungstyp sind Sie? Was hat Ihnen vielleicht schon als Kind Spaß gemacht? War Sport schon immer Ihr Hobby oder ein „notwendiges Muss"? Wenn Ihnen Teamsport besser zusagte, ist vielleicht ein Lauftreff genau das Richtige, um in Schwung zu kommen. Waren Sie aber eher ein Einzelkämpfer, so überlegen Sie, wie Sie Ihren Alltag selbstbestimmt mit regelmäßigen Bewegungseinheiten belohnen können.

Vielleicht ist Ihnen der Gedanke angenehmer, Fitness lieber erst einmal zu Hause zu beginnen, um dann in ein bis zwei Wochen entweder an der frischen Luft oder im Sportclub weiter zu trainieren.

Hormonhaushalt

Stoffwechselhormone, Stresshormone, Schlafhormone, Sexualhormone, Kampfhormone, Glückshormone – all diese kleinen Helfer bestimmen alltäglich unser Leben.

Durch Ihre neue Ernährungsart normalisiert sich Ihr Hormonhaushalt.

Glückshormone werden am besten mit Bewegung erreicht. Jedes Mal, wenn Sie trainieren, werden Stresshormone abgebaut und Tausende von Glückshormonen produziert. JEDES MAL!

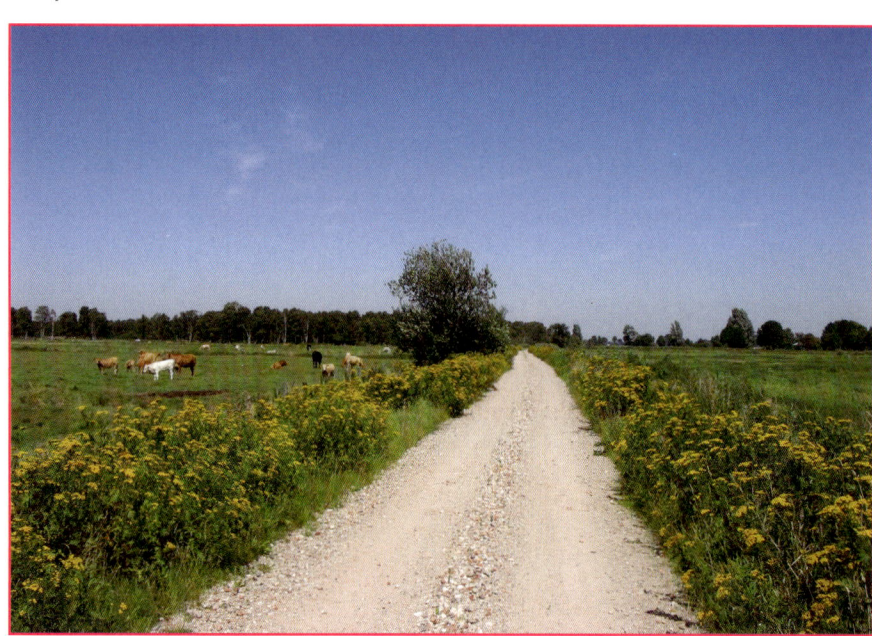

Der Geist ist willig

Jeder Weg, jedes Ziel beginnt mit dem ersten Schritt

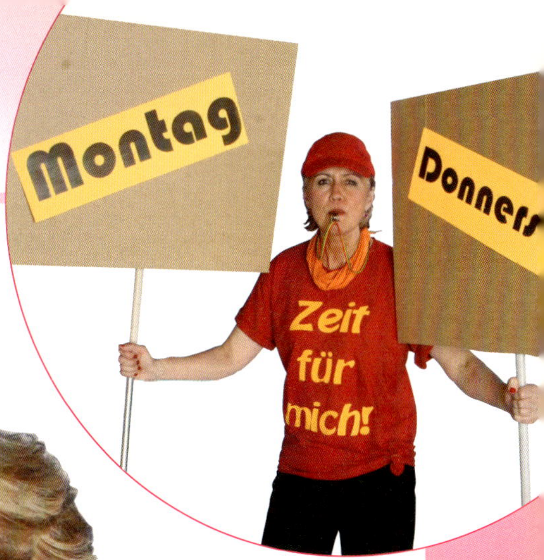

Umsetzung der Fitness

Der Geist ist willig: Wie schaffe ich es nur, die neuen Ideen und Energien in die sportliche Tat umzusetzen?

Finden Sie regelmäßige Termine für sportliche Aktivitäten, die in Ihrem Wochenplan einen festen Platz bekommen. Parallel zur Alltagsroutine, wie „Treppe statt Fahrstuhl" oder mal das Fahrrad dem Auto vorzuziehen, sollten weitere sportliche Aktivitäten stattfinden.

Steigern Sie sich langsam und stetig, denn der Weg ist das Ziel. Nicht gleich zu Anfang über die größten Hürden springen wollen – kleine regelmäßige Schritte bringen den Erfolg.

Fitness ist zu wertvoll, um sie gelegentlichen Zufällen zu überlassen. Deshalb sollte auch dieses Abenteuer mit einer gewissen Planung beginnen, denn nur so können sich die sportlichen Aktivitäten in Ihrem Alltag etablieren.

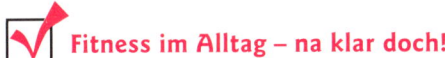

Fitness im Alltag – na klar doch!

gesund & aktiv kann für lange Zeit ein Begleiter im Leben sein. Ein Bewegungs- und Fitness-Tagebuch macht Ihre Aktivitäten sichtbar, also tragen Sie hier Ihre Wünsche und Ziele ein.

Durchforsten Sie Ihren neuen Alltag. Finden Sie die Zeiten, in denen Sie aktiv werden können. Tragen Sie diese Zeiten genau in einen Kalender ein. Sie bekommen damit die gleiche Wertigkeit wie ein Geschäftstermin oder eine Einladung.

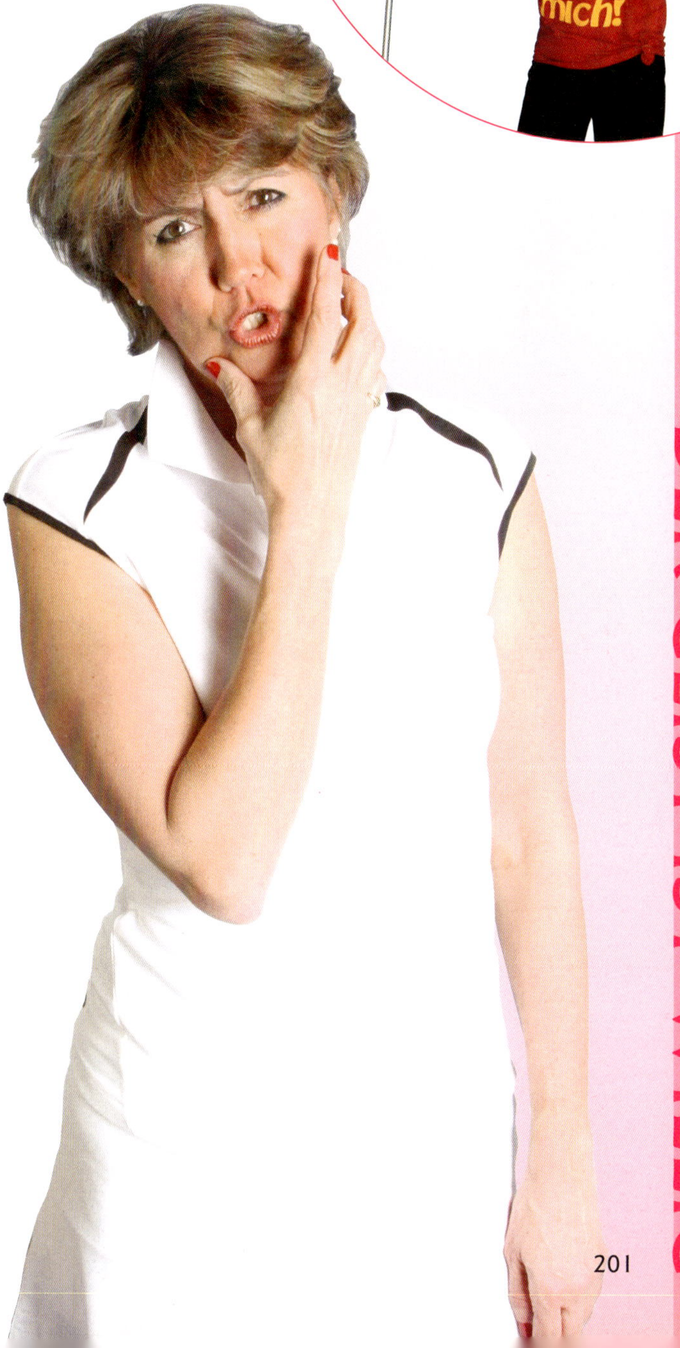

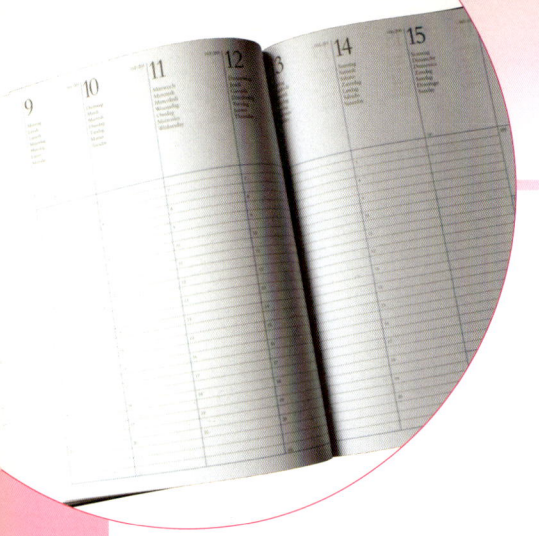

Fitnesstermine

Der persönliche Bewegungskalender

Hängen Sie sich einen übersichtlichen Kalender an die Pinnwand, oder schreiben Sie sich Ihre geplanten Fitnessaktivitäten in den Terminkalender. So bekommen diese Termine einen offiziellen Charakter.

Teilen Sie sich Ihre Termine in Morgenroutine (leichte Dehnübungen), Ausdauereinheiten, wie z.B. Walken, und später auch in regelrechte Sportarten ein. Dabei ist bequeme Regelmäßigkeit wichtiger als einmalige Überanstrengung. Wie wäre es mit einer Belohnung, wenn Sie die selbst gesteckten Termine einhalten? Der überwundene „innere Schweinehund" möchte mit Belohnungen „gefüttert" werden. So gibt es die Möglichkeit, sich in dem neuen Bewegungskalender nach getaner Fitness bunte Bonuspunkte einzukleben. Diese können zum Beispiel eingelöst werden gegen einen Wellnesstag oder einen Schnupperkurs in einer neuen Sportart. Vielleicht ist aber auch ein Wandertag mit Freunden ein lohnendes Ziel. Hier ein Beispiel für die Vergabe der Bonuspunkte:

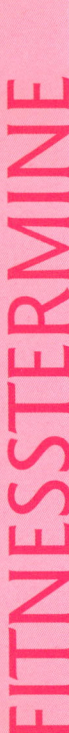

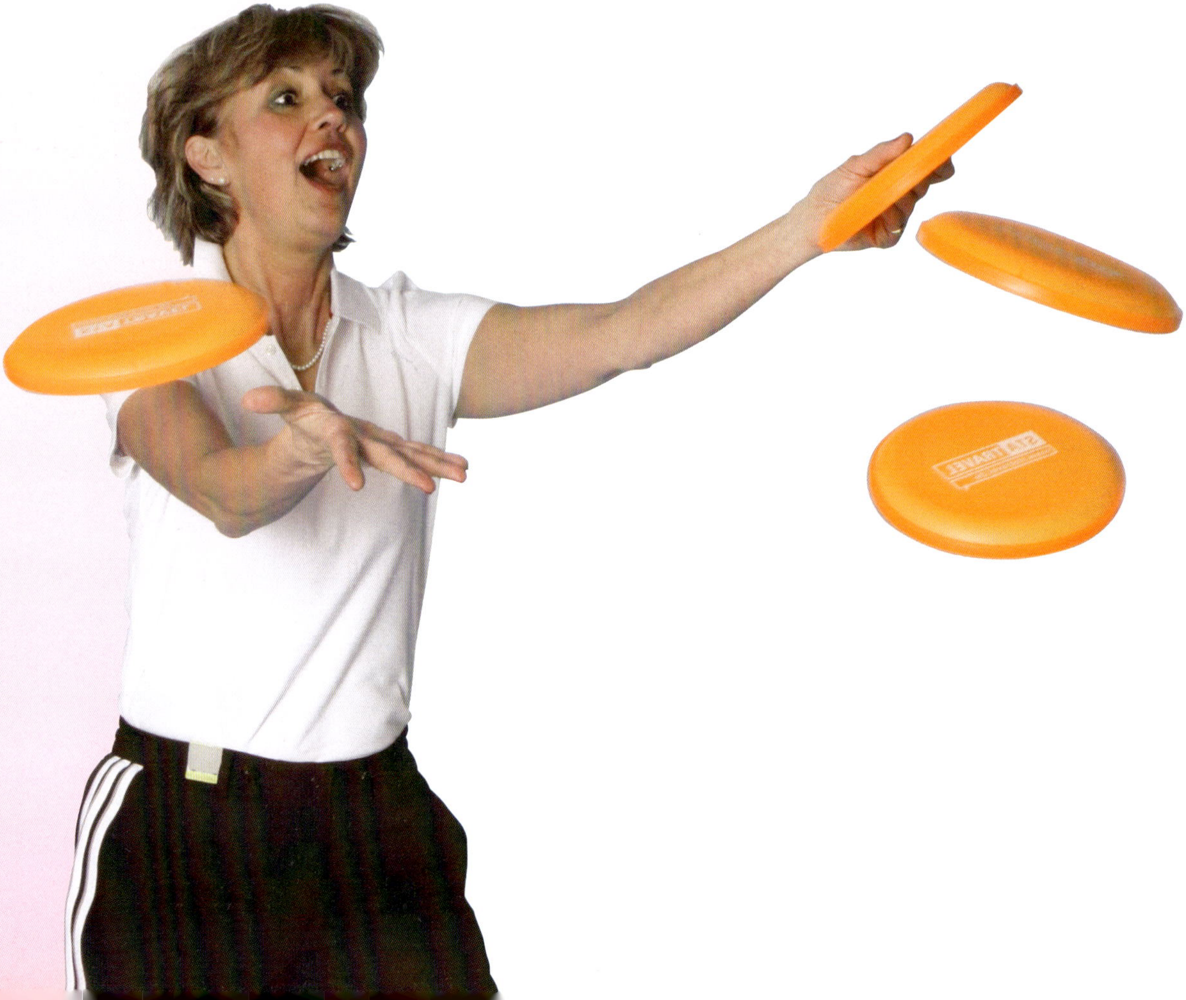

Fitnesstermine

Der persönliche Bewegungskalender

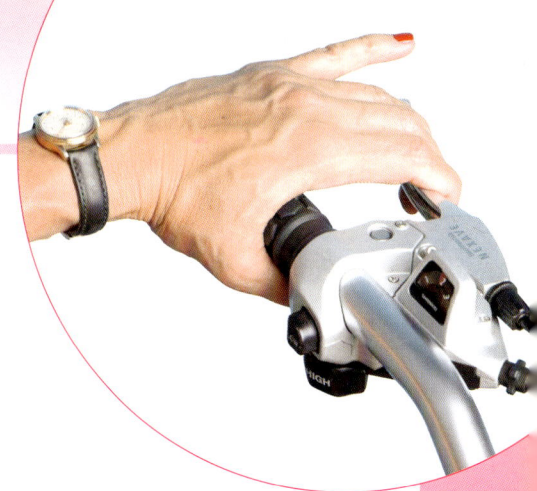

Die Morgenroutine

Die Morgenroutine dauert 10 Minuten und ist besonders effektiv – also diese Zeiten bitte täglich berücksichtigen. Kurz und bündig: Das schafft jeder! Dafür bekommt man einen **Bonuspunkt*.**

Je nachdem, wie viel Sie sich zutrauen, teilen Sie sich pro Woche z.B. zwei Ausdauereinheiten ein. Nach zwei Wochen erhöhen Sie diese auf drei Einheiten pro Woche. Nach einem weiteren Monat vielleicht vier pro Woche.

Ausdauereinheiten sollten ca. 30 Minuten lang durchgeführt werden und ergeben je drei **Bonuspunkte*** .

Alles, was jetzt noch extra hinzukommt, wie ein langer Spaziergang oder ein Schwimmbadbesuch, wird mit weiteren zwei **Bonuspunkten**** markiert.

Uhrzeit	Montag	Dienstag	Mittwoch	Donnerstag	Freitag	Samstag	Sonntag
06:50	Morgenroutine*	Morgenroutine*	Morgenroutine*	Morgenroutine*	Morgenroutine*	Morgenroutine*	Morgenroutine*
07:00							
08:00							
09:00							
10:00							
11:00							
12:00							
13:00							13-15:00 2 Std.
14:00							spazieren gehen **
15:00						15-16:30 90 Min.	
16:00						Rad fahren *********	
17:00							
18:00							
19:00	30 Min. Fitness***		30 Min. Fitness***	30 Min. Fitness***			

Aufwachtraining

Erste Bewegungen am Morgen

Die ersten 10 Minuten am Morgen

Eine muntere Morgenroutine fängt schon mit Räkeln im Bett an. Strecken Sie sich nach Herzenslust, lassen Sie die Arme kreisen, fahren Sie mit den Beinen Rad in der Luft. All diese Bewegungsreize werden im Gehirn sofort eine Hormonflut auslösen. Das Limbische System meldet der Hypophyse, dass viel ACTH für den Tag benötigt wird. ACTH ist das Aufwach- oder auch Kreativhormon. Es lässt uns nicht nur schneller aufstehen, es steuert auch Sexualität, Hunger, Wärme- und Energiehaushalt! Also, stellen Sie Ihren Wecker ruhig zehn Minuten früher, so haben Sie genügend Zeit für ein Aufwach-Kreislauftraining und das möglichst bei geöffnetem Fenster, gefolgt von Morgengymnastik oder einem Spaziergang.

Wer rastet, der rostet!

Einfaches „Durchbewegen" ist das Lebenselixier leistungsfähiger Muskeln. Jedes Dehnen, jedes Fingerschnippen erhöht den Stoffwechsel in den Muskeln und damit den körpereigenen Zellreparaturbetrieb. Ein bewegtes Leben hilft uns, fit und leistungsfähig zu bleiben: körperliche Bewegung = geistige Bewegung. Auch wenn es etwas dauert, aber mit der Zeit werden wir geschmeidiger, haben eine verbesserte Koordination, sind besser durchblutet und erhöhen gleichzeitig unsere Konzentration.

Morgenroutine
Auch für Morgenmuffel munter machbar

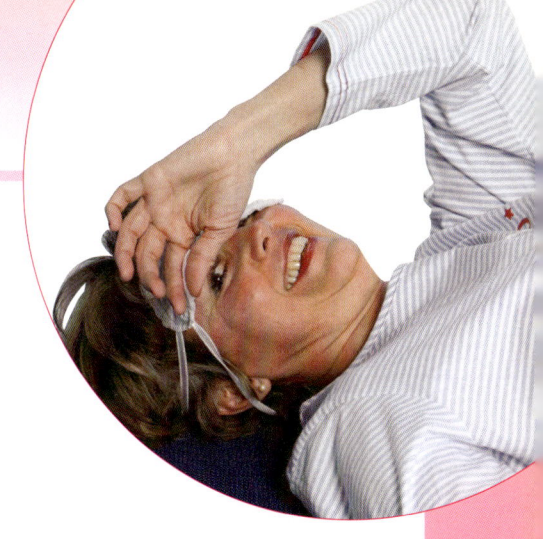

Räkeln
Legen Sie sich auf einer weichen Unterlage oder Matratze flach auf den Rücken. Die Arme liegen bequem neben dem Körper. Nun schieben Sie die gestreckten Beine von der Hüfte aus abwechselnd nach unten, dabei bleiben die Fersen am Boden. Wie weit schaffen Sie es, eine Ferse vor die andere zu schieben? Fünf oder gar zehn Zentimeter?

Sie können auch die Arme mitarbeiten lassen. Dafür legen Sie beide Arme gestreckt über dem Kopf ab. Sollte dies am Anfang schwerfallen, legen Sie eine mehrmals gefaltete Decke unter die Arme. Wenn sich das rechte Bein mit nach oben gestreckten Zehen zum Fußende rausschiebt, zieht der linke Arm gleichzeitig weit über das Kopfende hinaus und umgekehrt. Durch den Wechsel von rechts auf links entsteht eine Schlangenbewegung, und die Wirbelsäule „wacht auf".

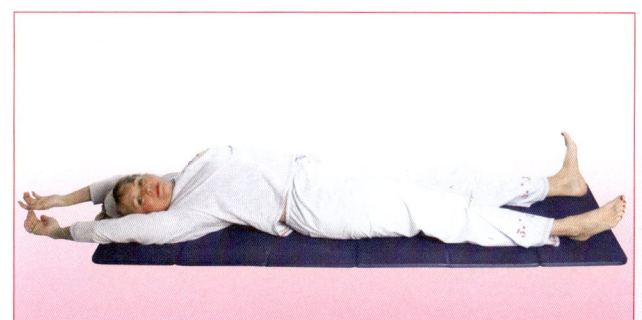

Metronom
Bleiben Sie noch auf dem Rücken liegen – stellen Sie aber beide Beine auf, eins nach dem anderen. Die Arme liegen bis zu den Ellbogen auf, die Unterarme zeigen in Richtung Decke. Beide Füße bleiben während dieser Übung an Ort und Stelle, die Knie bleiben zusammen. Versuchen Sie nun abwechselnd mit den Knien den Boden rechts, dann links zu erreichen. Der Bauch hilft dabei, die Beine wieder hochzuziehen. Bitte vermeiden Sie, ins Hohlkreuz zu gehen. Bleiben Sie in Bewegung. Auch hier ist der Weg das Ziel! Wenn Sie sich hierbei wohlfühlen, können Sie zusätzlich den Kopf immer dann nach links drehen, wenn die Knie nach rechts abgelegt werden, und umgekehrt.

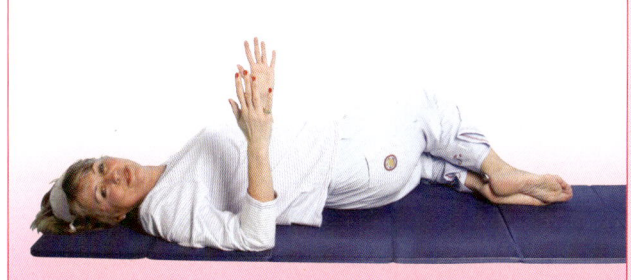

Morgenroutine
Auch für Morgenmuffel munter machbar

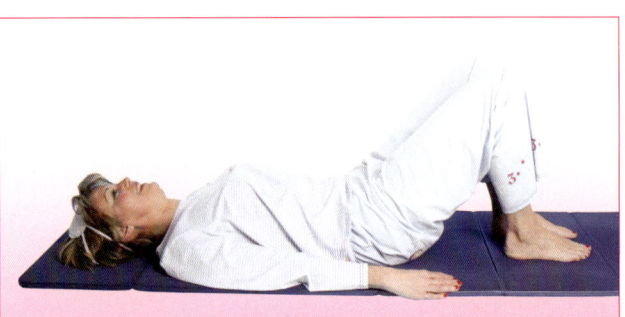

Beckenschaukel
Noch immer bleiben Sie in Rückenlage, die Beine sind aufgestellt. Jetzt stellen Sie sich vor, Ihr Becken sei ein Kompass. Der Bauchnabel ist im Norden, das Schambein ist im Süden. Jetzt versuchen Sie, den Süden in Richtung Norden zu ziehen. Dabei legt sich die Lendenwirbelsäule flach auf den Boden, der Bauch zieht sich ein, das Schambein geht nach oben. Der Bauch zieht ganz allein die Nord-Süd-Achse zusammen. Achtung: Bitte ziehen Sie dafür nicht den Po unterstützend zusammen. Lange ausatmen hilft den Bauchmuskeln dabei, den Norden in Richtung Süden zu ziehen.

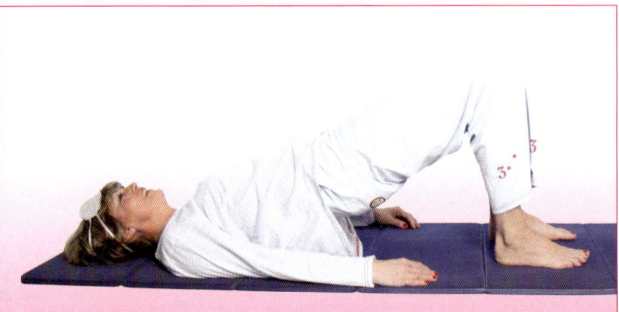

Kleine Brücke
Hierfür können Sie die vorherige Ausgangsstellung beibehalten. Lassen Sie auch die Beckenschaukel im Bewegungsbild, denn die kleine Brücke fängt genau mit der Beckenschaukel an. Am Ende der Bewegung hebt der Po nun ab – Wirbel für Wirbel, wie eine Perlenkette löst sich die Wirbelsäule von der Matte, bis Sie die „kleine Brücke" erreicht haben. Genauso vorsichtig und langsam wird sie anschließend wieder hingelegt. Reine Bauchmuskelkontrolle!

Sobald Sie die „kleine Brücke" gut halten können, bleiben Sie für einige Atemzüge in der Brücke und legen abwechselnd die Arme nach hinten. Solange die Brücke nicht einsturzgefährdet ist, dürfen auch abwechselnd die Beine gestreckt werden. Dabei sollten allerdings die Arme fest auf dem Boden neben dem Körper liegen und ihm Halt geben.

> **Die Nord-Süd-Achse – Ihr Becken wird zum Kompass!**
> Der Kartograph Mercator hat 1595 die Weltkarte so definiert, dass Norden oben und Süden unten zu zeichnen ist. Also, um Bauchmuskelaktionen in eine Bewegungsachse einzuteilen, liegen Ihr Bauchnabel im Norden und Ihr Schambein im Süden. Der rechte Beckenkamm liegt im Osten, der linke im Westen.

Morgenroutine

Kellenbogen
Vorletzte Übung in dieser Ausgangsstellung! Ziehen Sie Ihren „Süden" in Richtung „Norden". Nun heben Sie ein Bein nach dem anderen so ab, dass es aussieht, als würden Sie die Unterschenkel auf einen unsichtbaren Tisch legen.
Halten Sie diese „Tischposition" und drücken Sie nun abwechselnd erst mit der rechten Hand gegen das linke Knie und anschließend mit der linken Hand gegen das rechte Knie. Bei jedem „Druck" einmal kräftig ausatmen und den Bauch noch etwas fester einziehen.

Sollte Ihnen diese Übung leichtfallen, können Sie sich auch an das jeweilige Ohrläppchen fassen. Nun abwechselnd den rechten Ellenbogen gegen das linke Knie und anschließend den linken Ellenbogen gegen das rechte Knie drücken. Der Kopf bleibt dabei angehoben, das Kinn herangezogen. Jedes Mal, wenn Sie die Seite wechseln, bitte kräftig ausatmen und den Bauch dabei eingezogen lassen.

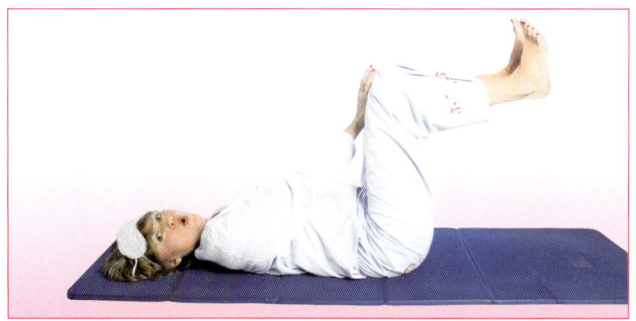

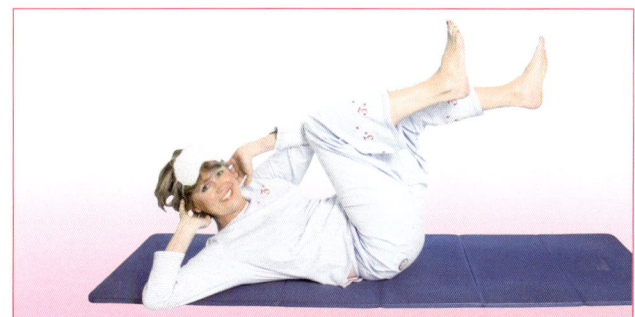

Waschbrett
Bleiben Sie in Seitenlage. Das untere Bein ist zur Stabilisierung etwas angewinkelt. Der untere Arm liegt gebeugt unter dem Kopf. Der obere Arm ist vor dem Körper aufgestützt. Das obere Bein ist in der Körperlängsachse gestreckt, der Bauch ist fest eingezogen. Nun dreht sich die Ferse des oberen Beins etwas in Richtung Decke und das dazugehörige Bein hebt und senkt sich – aber nur etwa 20 cm! Bitte zwischen den Wiederholungen nicht ablegen. Auch hierbei ist der Weg das Ziel, also den Weg bitte im Schneckentrödeltempo zurücklegen!

Gerechterweise kommen beide Seiten gleich oft dran. Sie können bei dieser Übung auch den Kopf leicht abheben oder die obere Hand an die Hosennaht des oberen Beines legen.

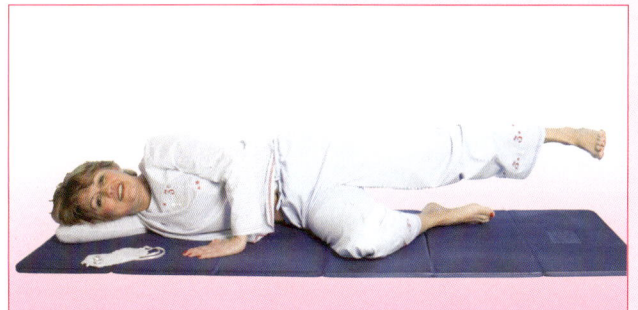

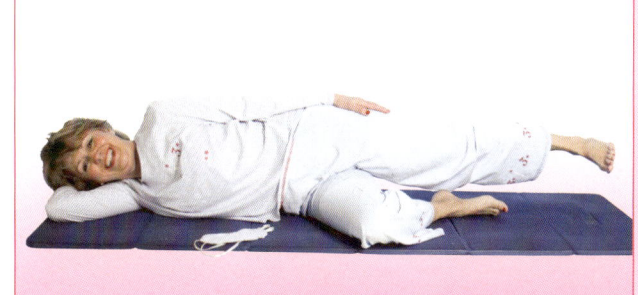

Morgenroutine
Auch für Morgenmuffel munter machbar

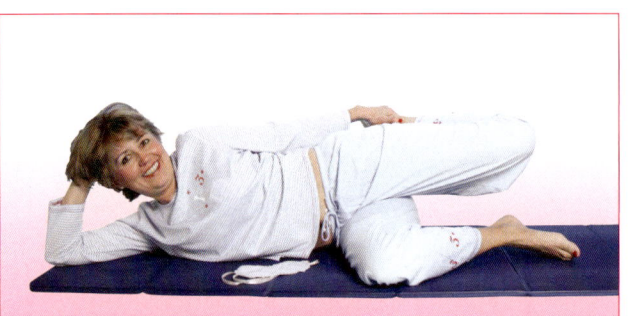

Dehnung der Oberschenkelvorderseite
Legen Sie sich nun auf Ihre rechte Seite, der untere rechte Arm stützt Ihren Kopf. Das rechte Bein ist etwas gebeugt, dies hilft der Stabilisation. Nun wird das linke Knie so gebeugt, dass Sie Ihr linkes Fußgelenk greifen und somit die linke Ferse in Richtung Po ziehen können. Diese Dehnung etwa 20 Sekunden halten. Wichtig: nur die Dehnung halten, dabei regelmäßig weiteratmen! Sollten Sie die linke Ferse nicht erreichen, versuchen Sie, sich das Hosenbein zu schnappen, auch so können Sie die Dehnung üben. Beide Seiten kommen mindestens zwei Mal dran.

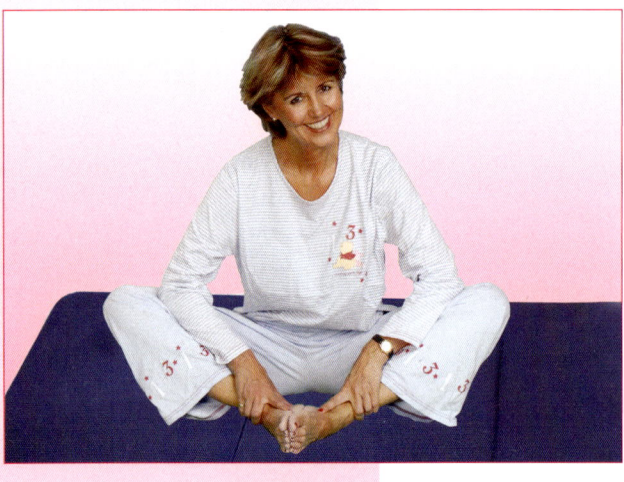

Diamantsitz
Setzen Sie sich nun hin, lassen Sie die Knie locker auseinanderfallen und legen Sie die Fußsohlen aneinander. Neigen Sie sich mit dem Oberkörper leicht nach vorne und legen Sie die Unterarme auf Ihre Unterschenkel. Dies ist eine weitere Dehnübung mit dem Ziel, dass eines Tages die Knie den Boden berühren, obwohl die Fußsohlen aneinanderliegen. Also, beim Einatmen wird Ihr Bauch rund, beim Ausatmen ziehen Sie Ihren Bauch ganz fest ein, lehnen sich etwas weiter nach vorne und drücken mit Ihren Ellenbogen die Knie etwas weiter nach unten. Während des nächsten entspannten Einatmens halten Sie Ihre Knie in dieser Dehnposition, das Gewicht Ihres Oberkörpers wird Ihnen helfen, diese Position zu halten.

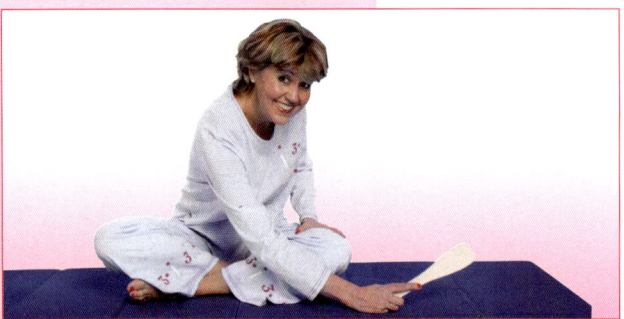

Schneidersitz mit Löffelsuche
Legen Sie nun Ihre Beine in den Schneidersitz. Nehmen Sie einen Kochlöffel oder einen anderen Gegenstand und legen Sie ihn etwas weiter weg links neben sich. Nun greift die rechte Hand danach und legt ihn rechts vom Körper ab, wo ihn dann wieder die linke Hand abholen kann. Versuchen Sie dabei den Abstand immer etwas zu vergrößern. Die Übung wird besonders wertvoll, wenn Sie bei jeder Drehung kräftig ausatmen und den Bauch dabei ganz fest eingezogen lassen.

Morgenroutine
Auch für Morgenmuffel munter machbar

Wandern auf dem Hosenboden
Aus dem Schneidersitz werden Sie jetzt mobil: Strecken Sie bitte beide Beine lang aus. Die Arme sind angewinkelt. Mit je einem kräftigen Ausatmen „wandern" Sie erst mit der rechten Pohälfte, zusammen mit dem ganzen rechten Bein, so weit nach vorne, wie es geht. Anschließend geht's mit der linken Seite (Po und Bein) nach vorne. Die Arme arbeiten gegengleich. Versuchen Sie, einen Meter zu schaffen. Wenn Sie Ihr Ziel auf diese Weise erreicht haben, probieren Sie doch, den Weg auch zurückzuwandern!

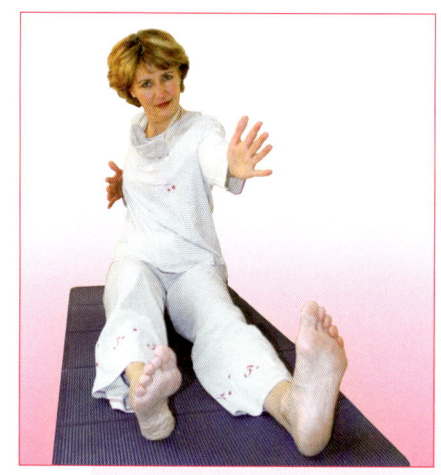

Ausfallschritt
Kommen Sie jetzt in den Stand hoch. Beide Hände liegen dabei auf den Hüften. Denken Sie sich eine Melodie aus, vielleicht einen Walzer, da ist der Takt besonders deutlich. Marschieren Sie im Stand los. Wenn der Takt gefunden ist, lassen Sie die Arme locker mitschwingen. Sobald Sie sich in diesem Rhythmus wohlfühlen, ziehen Sie die Knie immer ein bisschen höher. Bald können Sie mit der Hand das jeweils gegenüber hochkommende Knie berühren.

LOB – LOB – LOB
Wenn Sie alles geschafft haben, klopfen Sie sich auf die Schulter, und freuen Sie sich. Morgen gibt es dann mehr!

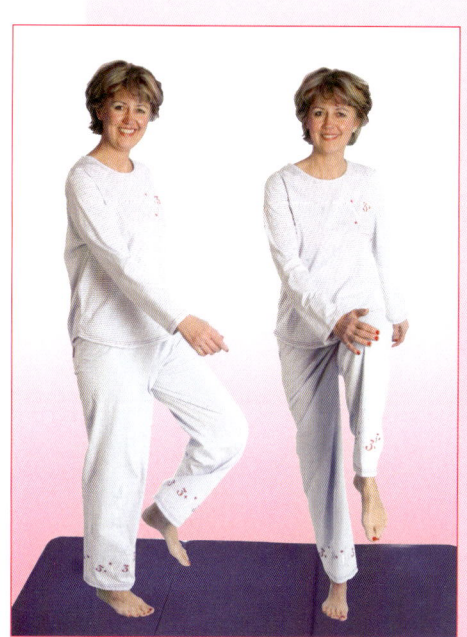

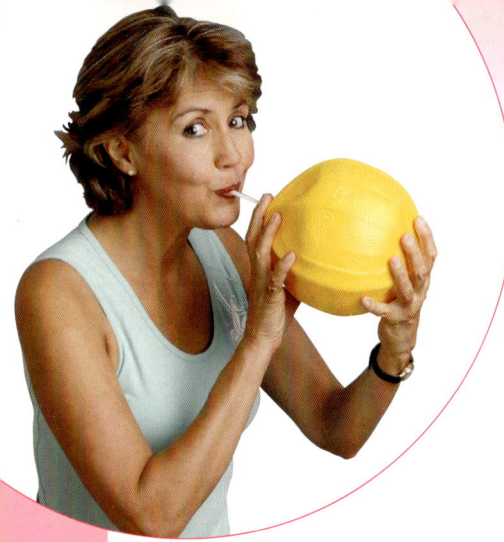

Trainingsideen
Innovative und effektive Bauchmuskelübungen

Softball – ein idealer Partner
Anschmiegsam soll er sein und in allen Lebenslagen nachgeben. Formschön und stabil, so richtig zum Anlehnen, aber trotzdem kraftvoll. Er darf Sie aus der Ruhe und Ihren Körper aber auch zum Zittern bringen. Er soll Sie zu Bewegungen animieren, von denen Sie kaum zu träumen gewagt haben. Dabei spielt die Farbe keine Rolle – Gelb, Rot, Grün oder Blau – ist egal. Hauptsache, Sie benutzen ihn!!

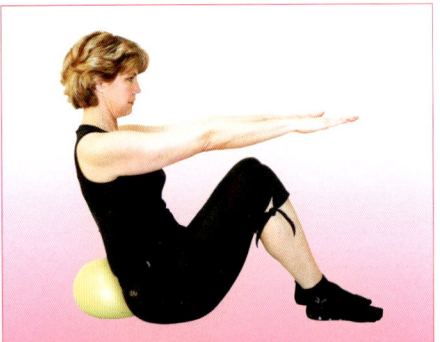

Bauchübung 1
Setzen Sie sich auf den Boden, und stellen Sie die Beine auf. Legen Sie nun den Ball so hinter Ihr Kreuzbein, dass er nicht wegrollt. Der Rücken ist gerade, die Arme sind bis in die Fingerspitzen gestreckt.

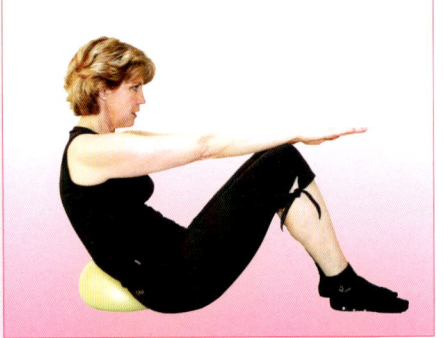

Während Sie nun langsam ausatmen, ziehen Sie Ihren Bauch ganz fest ein, sodass der gesamte untere Rücken rund und der Ball dabei eingequetscht wird. Die Arme bleiben während der gesamten Übung gestreckt.

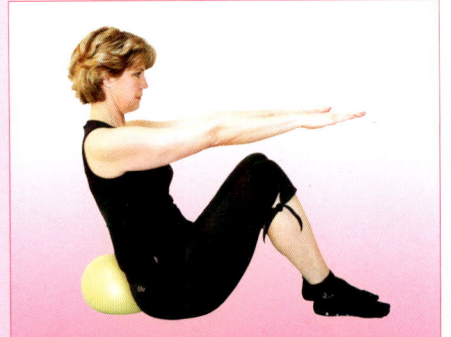

Mit dem nächsten Einatmen lassen Sie Ihren Bauch wieder locker, sodass sich die Wirbelsäule wieder strecken kann.

Trainingsideen
Innovative und effektive Bauchmuskelübungen

Bauchübung 2

Legen Sie sich nun auf den Rücken, dabei bleiben die Beine aufgestellt. Den Ball platzieren Sie unter Ihren Nacken. Als Erstes können Sie nun Ihren Kopf wiederholt weit nach rechts bzw. nach links drehen – dies lockert die Halswirbelsäule.

Wenn sich der Nacken schön locker anfühlt, kann die Übung beginnen. Dafür bitte beide Knie nach rechts ablegen, während sich der Kopf nach links dreht. Dies gilt natürlich auch für die andere Seite.

Führen Sie diese Bewegung zwar rhythmisch, aber bitte langsam aus. Immer wenn die Knie wieder vom Boden hochgezogen werden, begleiten Sie dies mit einem langen Ausatmer. Dieser darf gerne so lange andauern, bis die Knie wieder in der Körpermitte stehen. Während die Knie sich dann zur anderen Seite absenken, können Sie einatmen.

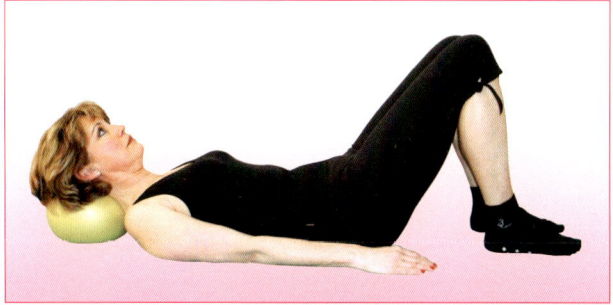

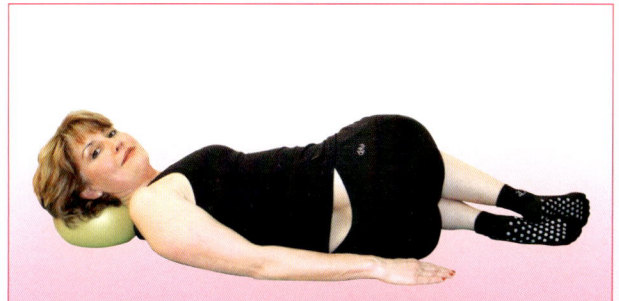

Bauchübung 3

Bleiben Sie immer noch in Rückenlage mit aufgestellten Beinen. Legen Sie nun den Ball zwischen Ihre Knie. Während Sie kräftig ausatmen und dabei Ihren Bauch ganz fest einziehen, drücken Sie den Ball mit Ihren Knien fest zusammen. Wenn dies gut klappt, können Sie sich an Ihre morgendliche Routineübung erinnern, und ...

... beim kräftigen Ausatmen den „Süden in Richtung Norden ziehen" (Schambein in Richtung Bauchnabel), das heißt, Ihr Becken aufrichten. Beim Einatmen alles wieder locker lassen. Richtig edel wird diese Übung, wenn Sie sich während des Ausatmens über „das Becken aufrichten" und bis hin zur „kleinen Brücke" gelangen. Wie eine Perlenkette löst sich dabei Wirbel für Wirbel von der Unterlage.

Das Einatmen erlaubt dann immer das Zurückkehren in die Ausgangsstellung.

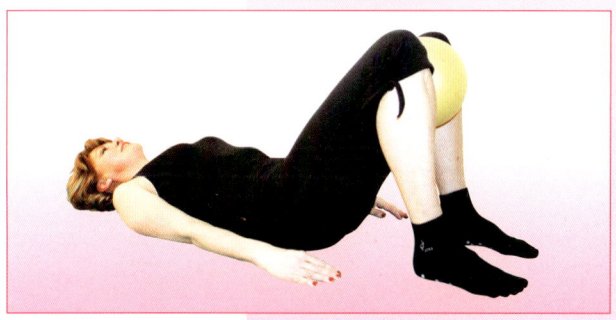

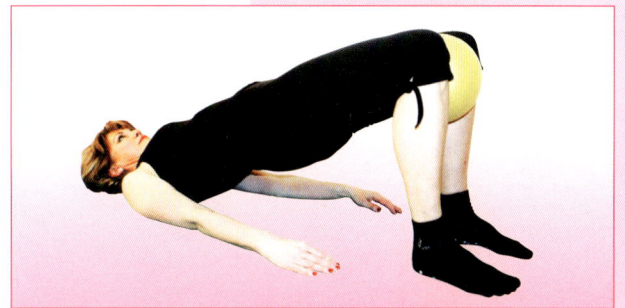

Trainingsideen
Innovative und effektive Bauchmuskelübungen

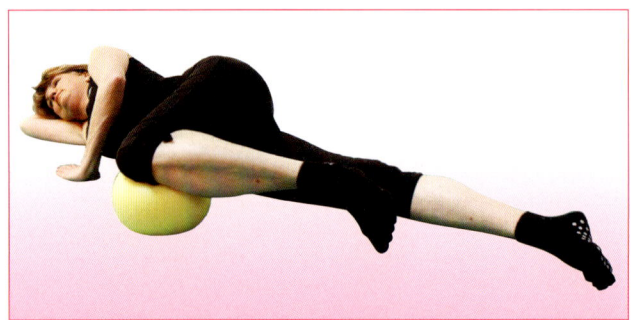

Bauchübung 4
Nun können Sie sich auf Ihre rechte Seite legen. Der rechte Arm liegt gebeugt unter Ihrem Kopf, das rechte Bein ist lang ausgestreckt. Die linke Hand ist vor Ihrem Oberkörper aufgestellt. Unter Ihrem gebeugten linken Knie liegt nun der Ball.

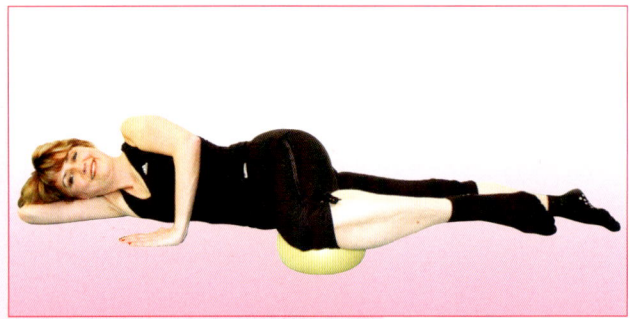

Jetzt gilt es, den Ball mit Ihrem linken Bein weit vor und zurück zu rollen. Achten Sie dabei genau auf Ihren unteren Rücken, er wird nun gut gedehnt. Beim Einatmen wird der Ball nach vorne gerollt, beim Ausatmen holen Sie ihn wieder zurück.

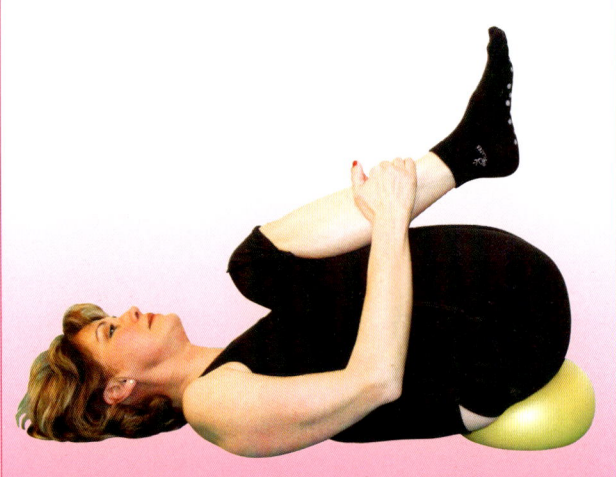

Bauchübung 5
Legen Sie sich wieder auf Ihren Rücken und stellen Sie die Beine an. Heben Sie kurz Ihren Po hoch und legen Sie den Ball unter Ihr Kreuzbein.

Ein Knie nach dem anderen können Sie jetzt in Richtung Bauch ziehen. Halten Sie anschließend beide Knie fest und ziehen Sie beide gleichzeitig langsam und rhythmisch wiederholt an Ihren Brustkorb. Spüren Sie gut in Ihre Lendenwirbelsäule hinein, die hierbei wunderbar gedehnt wird.

Trainingsideen

Bauchübung 6

Halten Sie nun nur noch ein Knie fest und strecken Sie das jeweils andere Bein in Richtung Zimmerdecke aus.

Während sich das linke Bein wieder beugt, streckt sich das rechte, usw. Der Wechsel sollte immer sehr langsam, quasi in Zeitlupe erfolgen. Versuchen Sie jedes Mal, das gestreckte Bein etwas gerader werden zu lassen und die Ferse zuerst in Richtung Decke zu schieben.

Bei dieser Übung können Sie wunderbar Ihre Koordination trainieren: Verändern Sie dafür die Armpositionen wie in den Bildern unten dargestellt, die Beine bleiben dabei ausgestreckt nach oben gerichtet. Durch den geringeren Bodenkontakt wird der Körper immer instabiler. Damit Sie nicht „vom Ball fallen", muss die Rumpfhaltemuskulatur kräftig und gut koordiniert arbeiten. Das stärkt die Muskeln und strafft die Figur! Gleichzeitig ist diese Übung ein gutes Beckenbodentraining.

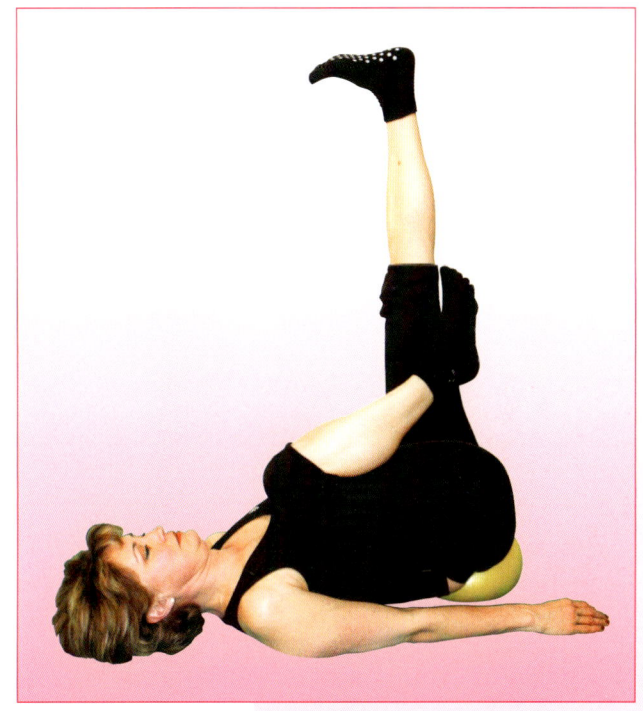

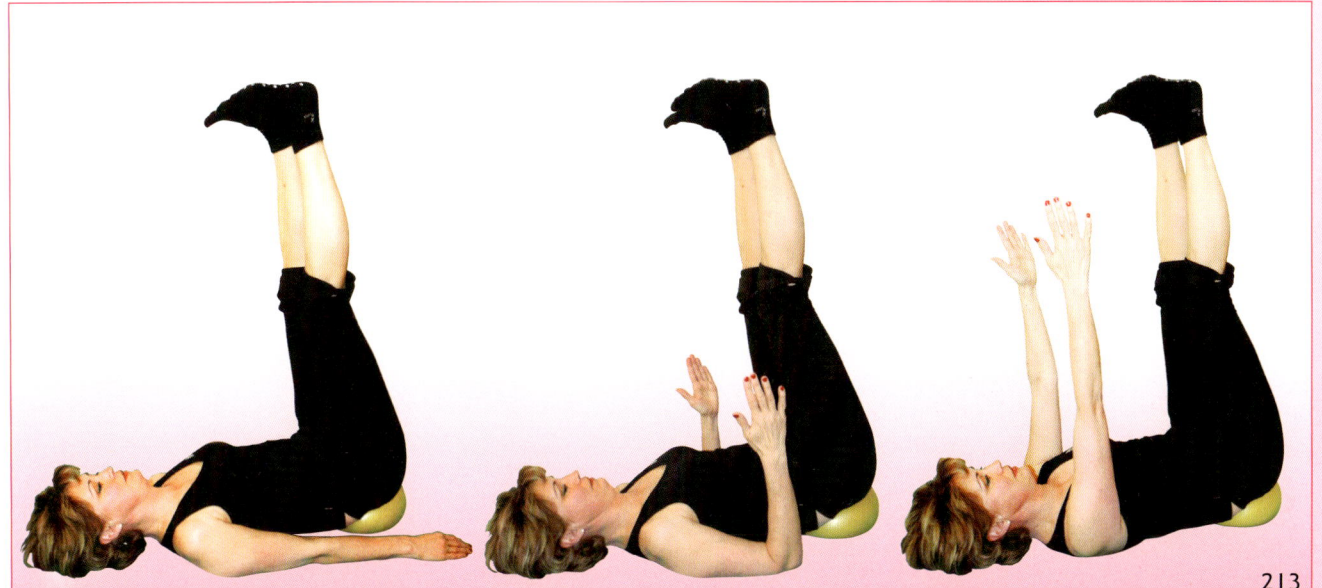

Trainingsideen
Innovative und effektive Bauchmuskelübungen

Bauchübung 7

Wenn Sie es schaffen, beide Beine und Arme gestreckt in der Luft zu halten, versuchen Sie doch, entweder die Beine oder die Arme sich ausgestreckt überkreuzen zu lassen.

Optimal wäre es, wenn Sie beides zeitgleich ausführen könnten. Dafür muss sich der Bauch besonders anstrengen!

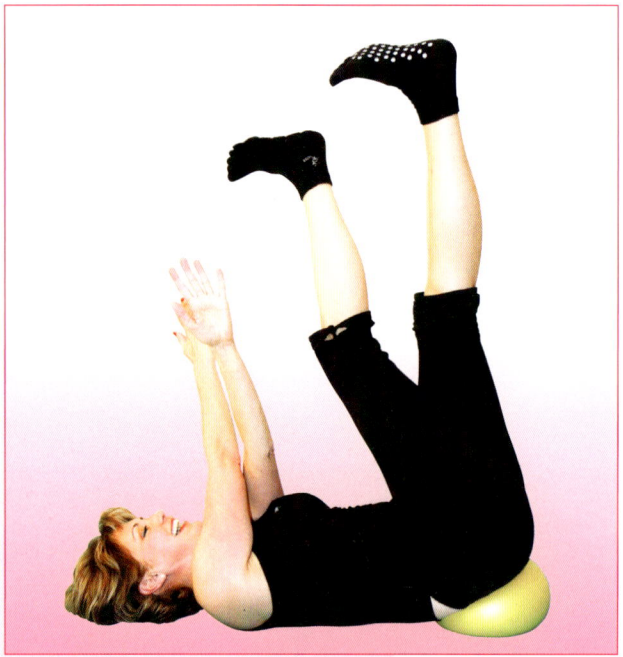

Nehmen Sie nun den Ball, stellen Sie beide Füße auf und legen Sie den Ball unter die Füße. Nun versuchen Sie, Ihre Bauchmuskeln anzuspannen und Wirbel für Wirbel die ganze Wirbelsäule vom Boden abzuheben. Genauso sorgsam kommen Sie danach wieder in die Ausgangsposition zurück.

Indem Sie, wie bei der Übung 6, die Armposition verändern, wird diese Übung immer effektiver!

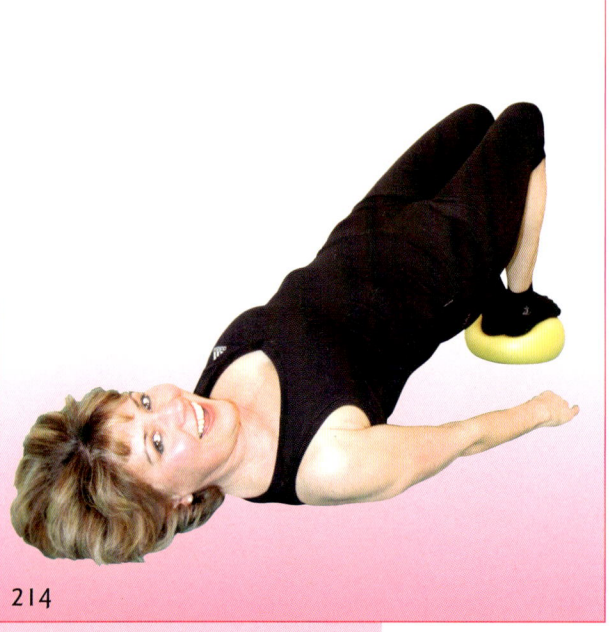

Noch ein Geheimnis über unseren Bauch: Die Muskeln teilen sich ihre Arbeit in dynamische und statische Aufgaben auf – also während die einen helfen, unseren Körper in der Senkrechten zu halten, sind die anderen dafür verantwortlich, Bewegungen auszuführen. Wichtig ist also, dass unser Bauch in zwei verschiedenen Bereichen trainiert wird. Er soll sich einziehen können und gleichzeitig fest bleiben, während wir uns bewegen. **Tipp:** bei der Kraftanstrengung ausatmen, bei der Entlastung einatmen.

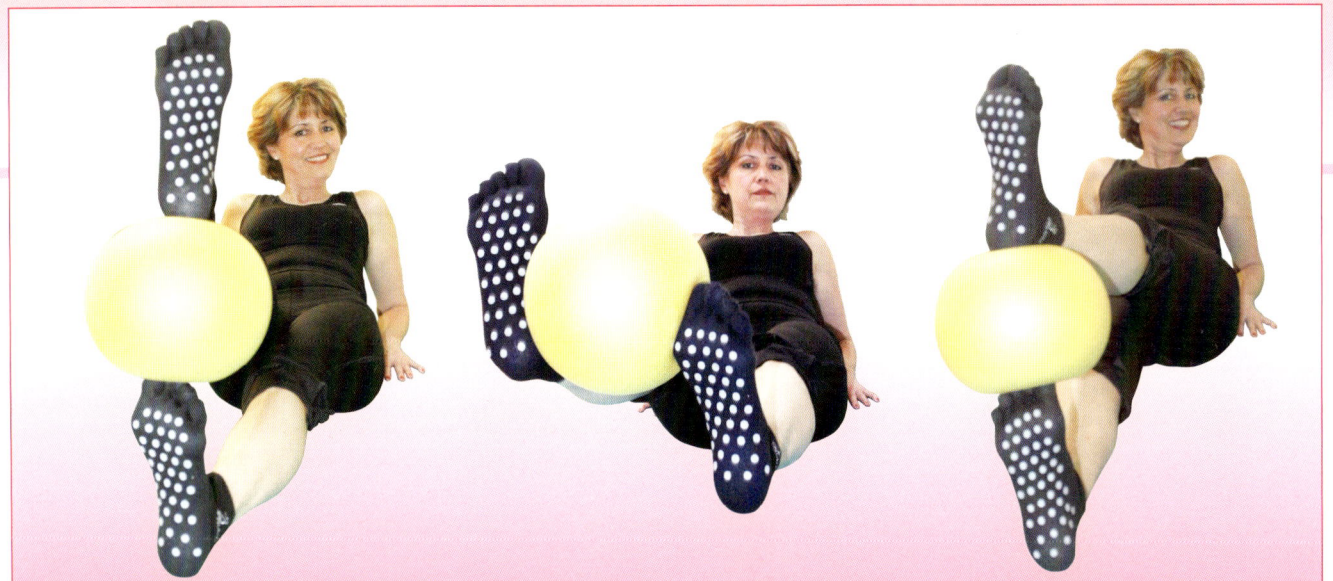

Bauchübung 8
Legen Sie sich nun wieder flach auf Ihren Rücken, die Ellenbogen sind aufgestützt. Das rechte Bein ist angehoben. Der Ball ist zwischen den linken Fußzehen und der rechten Ferse eingeklemmt. Nun versuchen Sie, dieses ganze Paket so zu wenden, dass der linke Fuß nach unten am Ball entlang wandert, während der rechte Fuß nach oben gleitet, und das alles natürlich wieder zurück. Wenn Ihnen dies gut gelingt, probieren Sie doch, beide Füße jeweils kurz über dem Boden zu halten. Wechsel der Seiten nicht vergessen!

Bauchübung 9
Nehmen Sie nun den Ball wieder zwischen die angezogenen Knie, halten Sie sich an beiden Unterschenkeln fest und rollen Sie auf Ihrem Rücken vor und zurück. Dabei sollten weder der Kopf noch die Füße in den jeweiligen Endpositionen den Boden berühren.

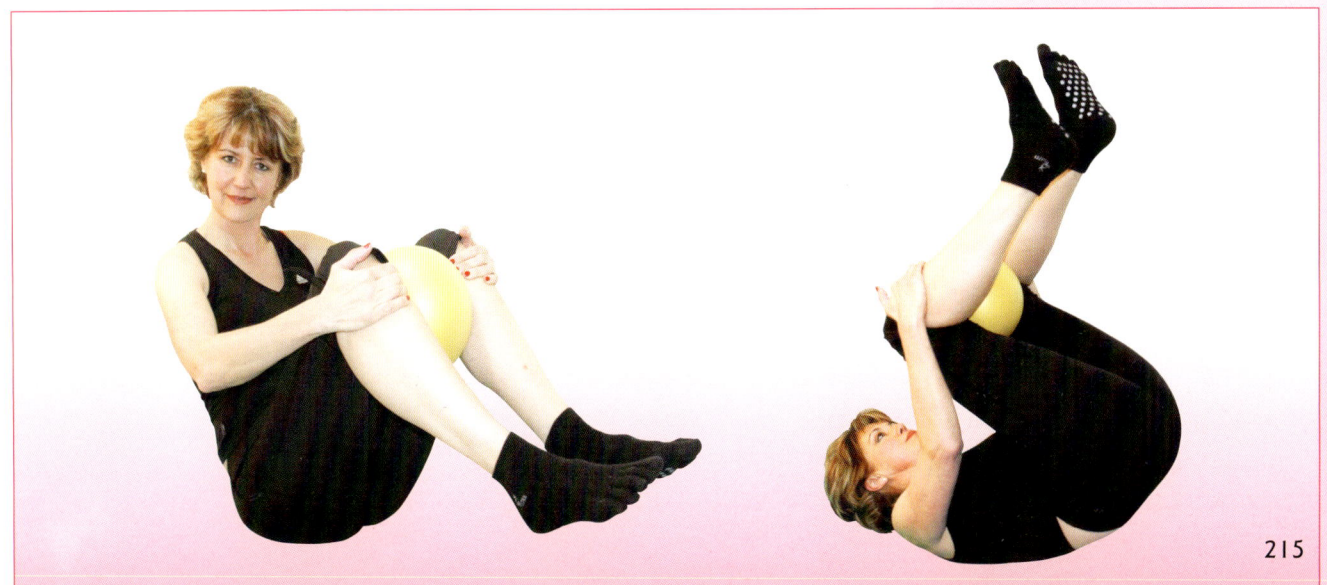

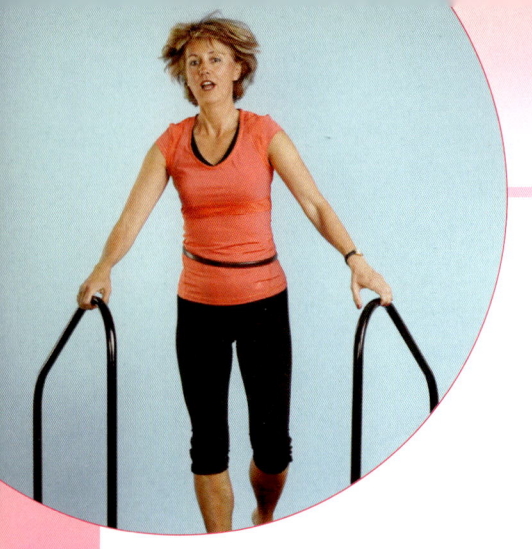

bellicon-Swing

Das hochelastische Minitrampolin

Die Erkenntnisse, die hier beschrieben werden, beziehen sich ausschließlich auf das hochelastische, durch ein Gummiseil gefederte Trampolin „bellicon-Swing". Es ist gegenüber den spiral-gefederten Trampolinen deutlich weicher.

Dynamik ist hier das Thema: Mit einer einzigen Übung können Sie die positiven Effekte des weichen Minitrampolins für Ihren Stoffwechsel nutzen:

Herz-Kreislauftraining – Aufbau und Regeneration der Bandscheibenflüssigkeit – Lymphdrainage – Aufbau von Gelenkschmiere – Muskelaufbau – Stressabbau – Blutdruck senken – Koordinationstraining – Verdauungsförderung – Verbesserung des Gleichgewichtssinnes

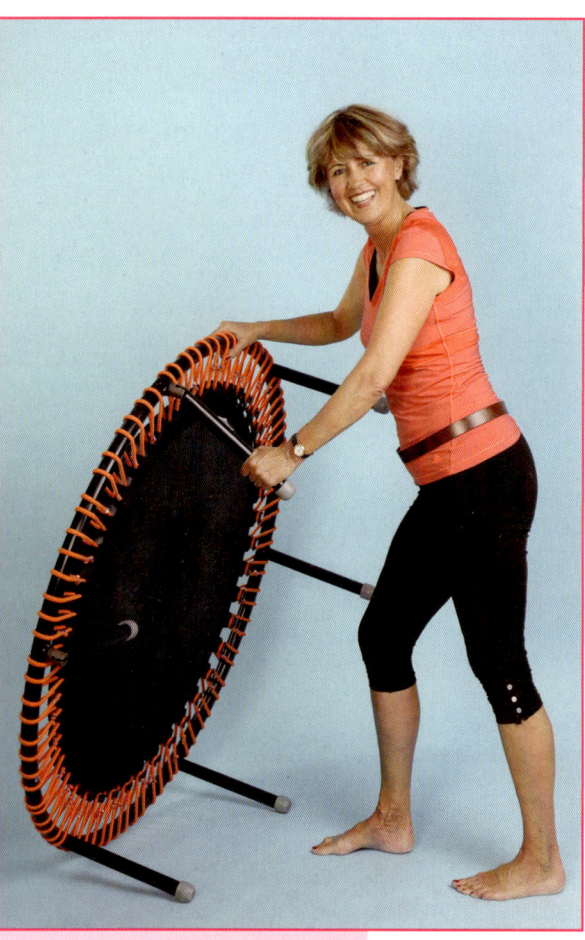

Gute Laune garantiert!

In nur fünf Minuten „Swingen" auf dem bellicon nehmen Sie so viel Sauerstoff in Ihren Körper auf wie sonst nur bei einem 3000-Meter-Lauf!

Der Ruhepuls liegt durchschnittlich bei 60 Schlägen pro Minute. Beim „Swingen" auf dem bellicon liegt die Pulsgrenze generell bei ca. 110 Schlägen pro Minute, genau in der mittleren Fettverbrennungszone! In der Ruhe liegt also die Kraft, und Sie werden erstaunt sein, wie man schon mit wenig Anstrengung eine große Wirkung erzielt.

Trampolinswinger fühlen sich von Beginn des Trainings an leichter, beschwingter, erfrischter. Sie werden unternehmungslustiger – das passt also genau in den neuen gesund & aktiv-Weg, auf dem Sie sich gerade befinden. Sie sind dabei, Fettzellen abzubauen, um mehr Platz für stoffwechselaktive Zellen, d.h. Muskeln und Organzellen zu schaffen.

Was aber passiert genau?

bellicon-Swing
Dem Kreislauf auf die Sprünge helfen

Dem Kreislauf auf die Sprünge helfen: Sie haben nur fünf Minuten Zeit? Im Nu sind die Beine Ihres Trampolins ausgeklappt. Jetzt nur noch Schuhe aus, Musik anstellen und rauf auf´s Trampolin.

Schwingen, rhythmisch auf und ab, den Druck abwechselnd von der rechten auf die linke Ferse verlagern, ohne jede Anstrengung. Die Arme schwingen locker mit. Bis Ihr Lieblingssong fertig ist, sind fünf Minuten um! Fertig!

Die Bandscheiben:
Wie oft wird bei der Eingangsuntersuchung für ein gesund & aktiv Stoffwechselprogramm festgestellt, dass man nicht mehr so groß ist, wie es noch im Pass steht! Wir schrumpfen im Laufe des Lebens, die einen mehr, die anderen weniger. Dies hängt damit zusammen, dass unsere Bandscheiben über die Jahre dünner und unelastischer werden. Bandscheiben setzen sich aus einem Faserring und einem gallertartigen Nukleus zusammen, der zunächst aus 90 % Flüssigkeit besteht. Ab dem 30. bis 35. Lebensjahr trocknet der Nukleus aus und sieht dann wie eine Rosine aus. Wenn man abends kleiner als am Morgen ist, dann liegt es genau daran, dass die Flüssigkeit tagsüber aus den Faserringen herausgepresst worden ist. In der Nacht regenerieren sich die Bandscheiben, sodass sie am Morgen wieder ihre normale Größe erreicht haben. Das kann ein bis zwei Zentimeter ausmachen.

Da im Laufe des Lebens die Bandscheiben generell unelastischer werden und dieser nächtliche Regenerationsprozess immer uneffektiver wird, sollten wir unseren Bandscheiben dabei helfen, elastisch zu bleiben. Dazu müssen wir sie rhythmisch und frei von ruckartigen Impulsbewegungen immer wieder leicht auseinanderziehen, ohne sie danach wieder zusammenzustauchen. Und wie geht das am besten? Klar, Sie wussten die Antwort bereits: mit dem hochelastischen bellicon-Swing.

Deshalb ist das Trampolinschwingen die allerbeste Form, die Bandscheiben wirksam zu „durchsaften". Weil es dabei keinerlei Stauchungen, sondern nur weiche „Schwapp-Bewegungen" gibt, können sich die Bandscheiben optimal aufladen und die am Tag verloren gegangene Elastizität zurückgewinnen.

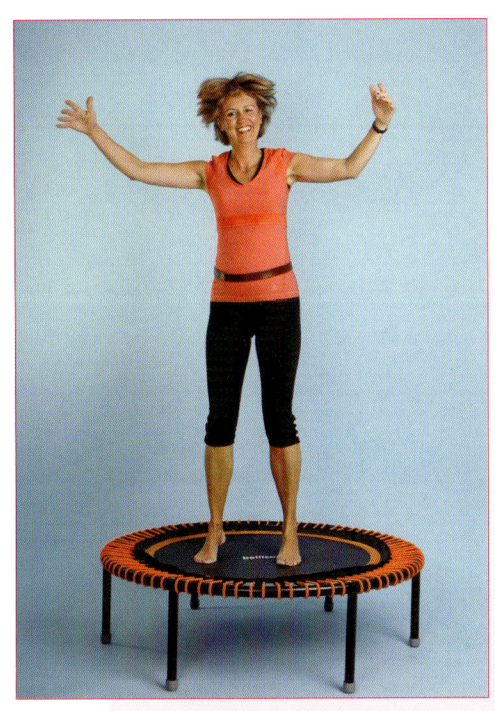
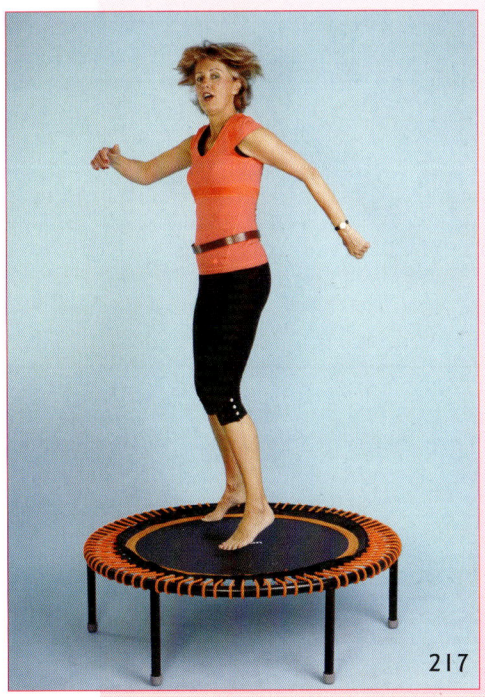

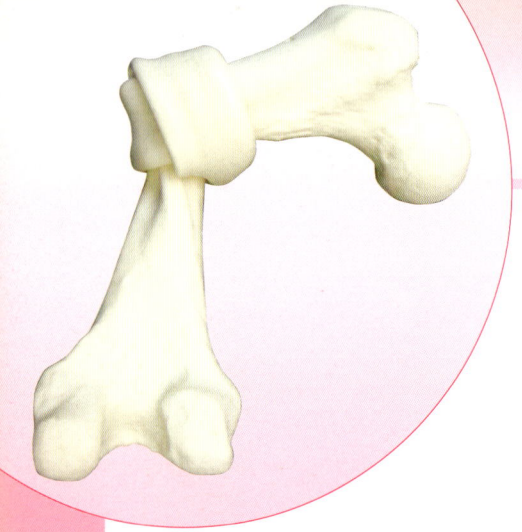

Gelenke
Dreh- und Angelpunkte des Körpers

Gelenke schmieren: Was das WD40-Spray und Schmierfett für Scharniere oder Kugellager sind, ist die Synovialflüssigkeit für unsere Knorpel und Gelenke. Damit die Gelenke bei Bewegungen nicht ungeschützt aneinander reiben, ist auf der Gelenkkugel und in der Gelenkpfanne eine Schutzschicht vorhanden – die Knorpelmatrix. Sie ist nur wenige Millimeter dick und wird durch eine hochwirksame Flüssigkeit, die sogenannte Synovialflüssigkeit, versorgt. Diese Flüssigkeit kann aber nur bei Bewegungen des Gelenkes in die Knorpelmatrix einmassiert bzw. einfiltriert werden. Sie soll die Puffer- und Gleitfähigkeit des Gelenkes sicherstellen. Gleichzeitig enthält sie alle wichtigen Nährstoffe für den Knorpel.

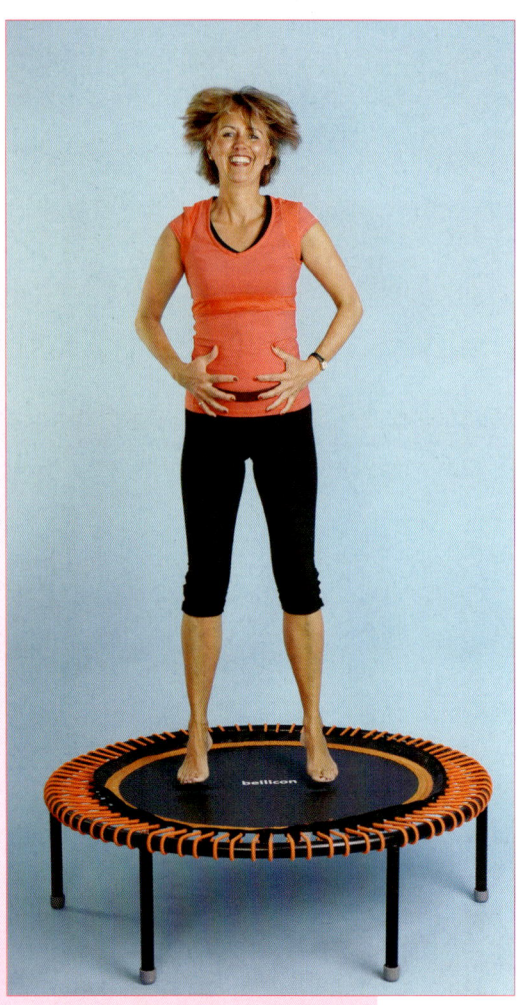

Die Aufnahme dieser Flüssigkeit durch die Knorpelmatrix ist umso effektiver, je weicher und sanfter der Einmassiervorgang erfolgt. So kann sie zum Beispiel beim normalen Gehen etwa zwei Millimeter, beim Swingen auf dem hochelastischen Trampolin sogar bis zu sechs Millimeter tief eindringen!

Die Verdauung beschleunigen

Folgende Situation: Sie sitzen auf dem stillen Örtchen, das halbe Kreuzworträtsel ist gelöst, aber es tut sich immer noch nichts. Wenn es morgens mal nicht so richtig klappen sollte, dann kann das an einer sehr langsamen Darmperistaltik (die Eigenbewegung des Darms, mit der der Speisebrei durch die neun Meter lange Darmpasssage befördert wird) liegen.

Die rhythmische Auf- und Abbewegung auf dem bellicon-Swing lässt die Ringmuskulatur des Darms sofort mit Bewegungskontraktionen beginnen. Damit wird die Darmtätigkeit optimal unterstützt. Wenn nun ausschließlich eine Darmträgheit vorliegen sollte, dann ist das Problem schnell gelöst. Andernfalls hilft, neben der regelmäßigen Bewegung, ausreichendes Trinken von stillem Wasser sowie eine abwechslungsreiche Auswahl an frischem Obst und Gemüse – immer entsprechend Ihrem Ernährungsplan aus dem gesund & aktiv Stoffwechselprogramm.

Gleichgewicht
bellicon verbessert die Koordination

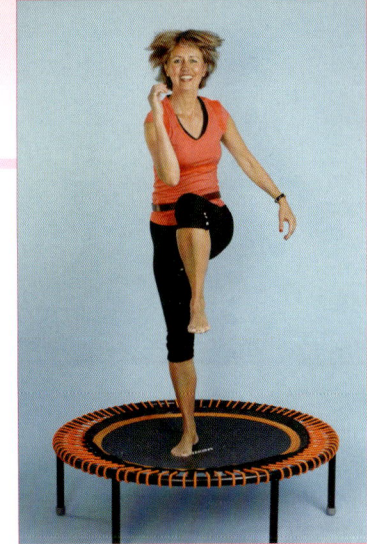

Das Gleichgewicht fördern: Das Schwingen auf dem flexiblen Untergrund der Trampolinmatte verbessert die Koordination, denn man muss ständig:

· adaptieren (Schwingungsamplitude)
· fokussieren (einen Fixpunkt suchen)
· koordinieren (rechtes Bein – linker Arm gleichzeitig)
· balancieren (um dabei im Lot zu bleiben)

Dabei wird das Gleichgewichtsorgan im Innenohr trainiert und die elektrischen Nervenverbindungen zu den Gliedmaßen werden sensibilisiert (enerviert). Glatteis, Bananenschalen am Boden, verkantete Fußsteige und was es sonst noch so an „Stolperfallen" gibt, alles verliert seine Schrecken und Gefahren.

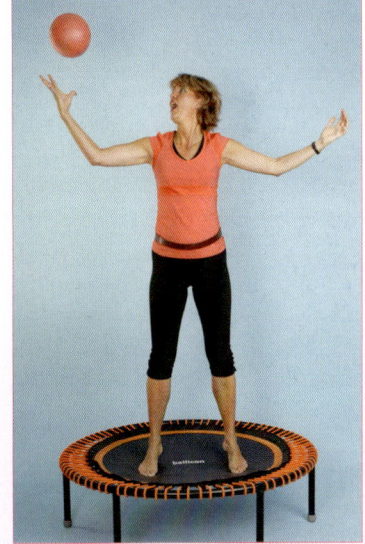

Den Stress abbauen: Es gibt kein besseres Medium zur Entspannung als das rhythmische Auf- und Niederschwingen auf dem Trampolin. Der Rhythmus gehört zum Wesen der Harmonie des menschlichen Organismus. Einatmen – Ausatmen, Wachen – Schlafen, Nahrungsaufnahme – Nahrungsausscheidung, jedem Schlag des Herzens folgt rhythmisch die Erschlaffung. Es ist wie das Gesetz der kommunizierenden Röhren. Auf jede Aktion folgt eine Reaktion – dann ist der Mensch im wahrsten Sinn des Wortes im Gleichgewicht.

Das sanfte Beschleunigen und weiche Abbremsen mit gleicher Schwingungsweite, unterstützt durch Ihre Lieblingsmusik, ist die sicherste Methode, muskuläre Verspannungen abzubauen und auch im Kopf klar zu werden. Durch die unwillkürliche An- und Entspannung der Muskeln wird die Durchblutung verbessert und damit der Sauerstoffanteil im Körper erhöht. Durch die unwillkürliche Konzentration darauf, im Gleichgewicht zu bleiben, verlieren alle belastenden Gedanken ihre Bedeutung, sind nicht mehr so wichtig. Sie werden buchstäblich leichter im Körper und entspannter im Kopf. Also schwingen und entspannen Sie!

Weil Stresshormone Sauerstoffräuber sind und damit Müdigkeit provozieren, ist die Erhöhung der Sauerstoffversorgung von elementarer Bedeutung. Der Erfrischungseffekt tritt unverzüglich ein. Sie merken es bereits nach den ersten Minuten auf dem Trampolin und können das unterstützen, indem Sie Ihre Schultern bewusst fallen lassen. Bei jedem Abschwung die Schultern loslassen. Die Wirkung ist so stark, dass Sie davon sogar einen Muskelkater bekommen können, wenn Sie es zu lange genießen.

Nach jeder längeren Trampolinarbeit sollten Sie unbedingt gründlich Ihre Wadenmuskulatur dehnen. Ideal geeignet ist dafür das „Dehnholz" (siehe kleines Foto), mit dem Sie bei gestrecktem Knie die Ferse zum Boden dehnen. Diese Position sollten Sie jeweils 30 Sekunden halten und wiederholen. Dies wird Ihnen einen beschwingten Gang mit größerer Schrittlänge ermöglichen.

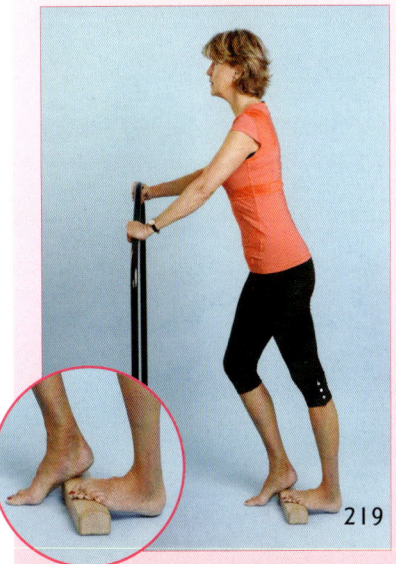

GLEICHGEWICHT

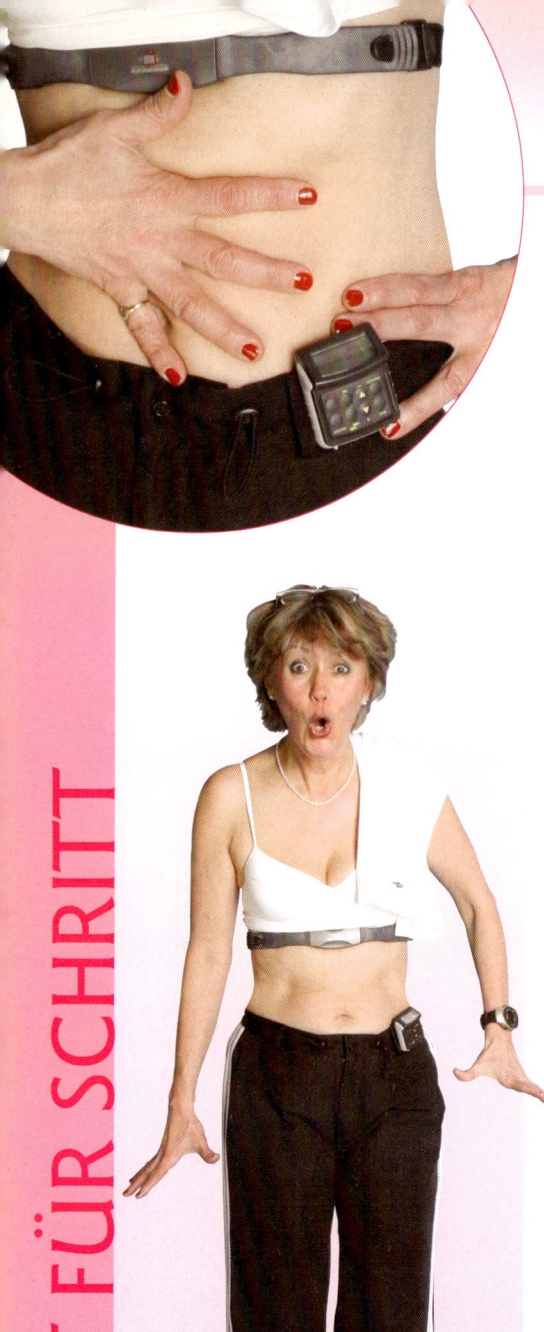

Schritt für Schritt

... so richtig fit

Fettverbrennungszone

Training kann auf den Stoffwechsel innerhalb Ihrer Muskulatur verschiedene Auswirkungen haben. Jede Muskelzelle ist durch Verbrennung in der Lage, Energie aus einem Sauerstoff- und Nährstoffgemisch herzustellen oder aber in Notzeiten Glukose zu verbrennen. Trainieren Sie daher immer in der sogenannten „Fettverbrennungszone", also mit einem moderaten Tempo. Das gewährleistet eine optimale Verstoffwechselung des Sauerstoffs im aeroben Bereich, gleichzeitig werden dabei sogenannte „Freie Radikale", hier die Sauerstoffradikale, neutralisiert. Trainieren Sie dagegen zu schnell, schalten die Muskeln auf die Glukoseverbrennung um (anaerob), also auf „Notstrom". Dies hinterlässt Milchsäure in der Muskulatur, was sich dann später als Muskelkater bemerkbar macht.

Um in der Fettverbrennungszone zu trainieren, gibt es eine simple **Faustregel:** Ziehen Sie die Anzahl Ihrer Lebensjahre von 180 ab. Die Differenz sagt Ihnen Ihre maximale Herzfrequenz. Diese sollte beim Training nicht überschritten werden. Kontrollieren können Sie das über eine Pulsuhr. Diese arbeitet z.B. über einen Kontaktgurt, der um den Brustkorb angebracht wird. Zur besseren Funktion sollte der Gurt entweder mit etwas Wasser oder Kontaktgel befeuchtet sein. Eine spezielle Armbanduhr zeigt Ihnen Ihre momentane Pulsfrequenz an.

Noch einfacher ist allerdings folgende **Richtgröße:** Während des Laufens sollten Sie jederzeit in der Lage sein, mit Ihrem Partner in lockerer Unterhaltung die neuesten Kochrezepte auszutauschen.

Schritt für Schritt so richtig fit! Wenn Sie weniger als 3000 Schritte am Tag gehen, sollten Sie dringend etwas tun und mehr Bewegung in Ihr Leben bringen. Wer bewegt sich so wenig? Beispielsweise ein viel beschäftigter, sich nur zwischen Auto, Fahrstuhl und Bürostuhl bewegender Manager – seine durchschnittliche Menge beträgt nur 3000 Schritte pro Tag! Erstrebenswert wären allerdings mindestens 5000 Schritte am Tag, ideal sind 8000 bis 10 000 Schritte pro Tag, also 70 000 Schritte pro Woche. Wie finden Sie Ihr Bewegungspensum heraus? Ganz einfach, im Fachhandel gibt es für wenig Geld ein Pedometer – einen Schrittzähler – zu kaufen. Sie befestigen den Schrittzähler morgens so am Gürtel oder Hosenbund, das er nicht stört, und lesen abends den Wert ab. Dieses kleine Gerät hat einen Erschütterungssensor und zählt verlässlich jeden Schritt beim Gehen oder auch Walken. Der große Vorteil des Schrittzählers ist, dass er sehr motiviert, häufiger zu Fuß zu laufen, denn man kann den Erfolg sofort ablesen.

Tipp: Eine Minute Gehen entspricht etwa 80 Schritten; eine Stunde Gehen ca. 5000 Schritten. Teilt man die Schrittanzahl durch zwei, hat man in etwa die zurückgelegte Strecke in Metern. Also fangen Sie an, Ihre Schritte zu zählen. Tragen Sie die nächsten sieben Tage jeden Abend die Anzahl Ihrer Schritte in eine Liste ein.

Der Renner...
... unter den Fitnesseinsteigern

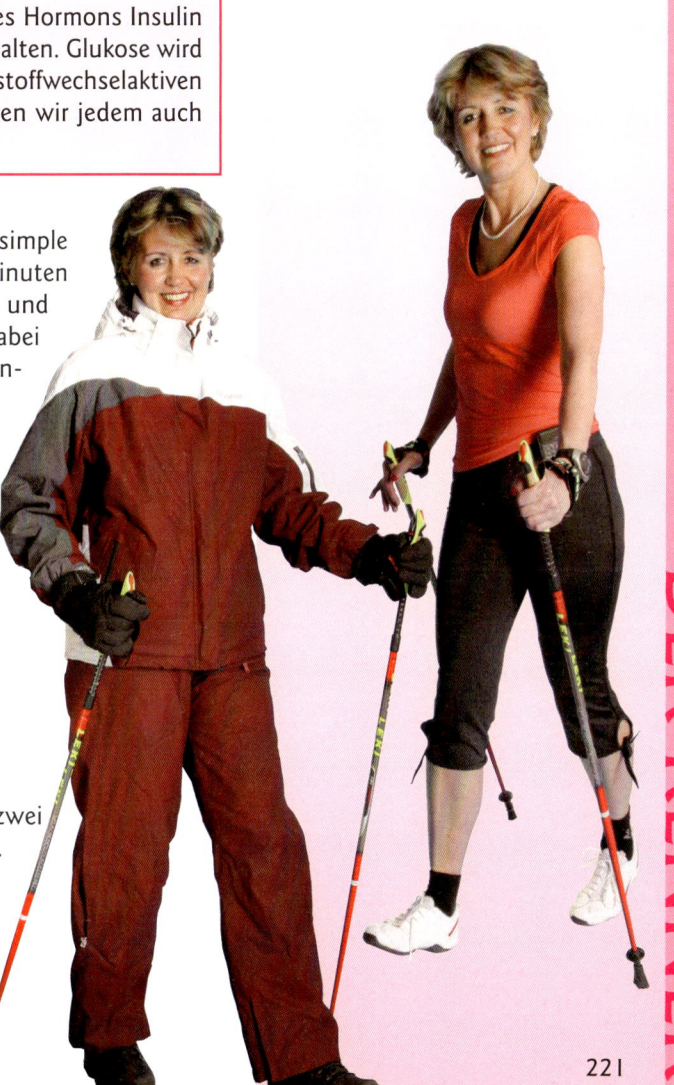

Für Fitnesseinsteiger
Für alle, die schon lange den Kreislauf nicht mehr so richtig auf Touren gebracht haben, sind zwei Walkingstöcke die beste Legitimation, sich in Sportkleidung unter die Menschheit zu begeben. Die richtigen Schuhe, zwei Stöcke – und schon können Sie mitreden! Ein Kurs vermittelt Ihnen die richtige Technik, damit Sie den positiven Ganzkörpereffekt optimal nutzen können.

Bewegung verbessert den Glukoseabbau
Regelmäßige Bewegung erhöht die Insulinempfindlichkeit des Körpers. Mit dem gesund & aktiv Stoffwechselprogramm wird die Produktion des Hormons Insulin bewusst ins Gleichgewicht gebracht und damit sehr niedrig gehalten. Glukose wird mithilfe des Insulins in die Zellen transportiert. Gelingt es den stoffwechselaktiven Zellen, die angebotene Glukose optimal zu verwerten, arbeiten wir jedem auch nur andeutungsweise auftretenden Heißhunger entgegen.

Für angehende Läufer
Wer gleich mit Laufen beginnen möchte, sollte unbedingt die simple Atemfaustregel beachten. Man sollte in der Lage sein, zehn Minuten lang zu laufen und dabei jeweils vier Schritte lang einzuatmen und dann während der nächsten vier Schritte auszuatmen, ohne dabei außer Atem zu kommen. Gelingt dies zu Beginn noch nicht, unbedingt mit einem Mix aus Gehen und Laufen beginnen. Der Muskelaufbau braucht Zeit, also haben Sie etwas Geduld.

Trainingsplan:
1. Woche: zwei Minuten laufen, anschließend zwei Minuten gehen. Gleich wieder zwei Minuten laufen und dann zwei Minuten gehen. Wenn Sie dies sechs Mal wiederholen, haben Sie in Ihrem 30-minütigen Ausdauertraining eine Menge erreicht und können in der ...

2. Woche: vielleicht drei Minuten laufen und zwei Minuten walken. Mit fünf Wiederholungen sind Sie dabei.

3. Woche: Jetzt können Sie sich an fünf Minuten laufen und zwei Minuten walken heranwagen. Dieses wiederholen Sie vier Mal.

4. Woche: sechs Minuten laufen und nur eineinhalb Minuten walken.

Zwei bis drei Laufeinheiten pro Woche genügen. Muskeln brauchen immer wieder Zeit zum Regenerieren!

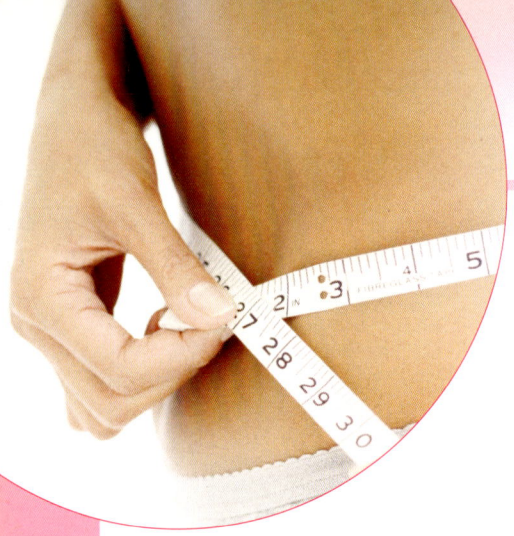

Messbare Erfolge
Einmal wöchentlich reicht vollkommen aus

Die Taille formt sich, Hosen werden zu weit. Die Garderobe verlangt nach kleineren Größen. In der Fachsprache heißt dies: Fettzellen schmelzen, stoffwechselaktive Zellen wachsen. Wo Sie mit Ihrem Körper stehen, können Sie selbst einmal wöchentlich nachmessen. Dafür einen festen Tag in der Woche auswählen, z.B. sonntags und gleich am Morgen, nach dem ersten Gang zur Toilette, auf die Waage stellen. Anschließend werden die Umfänge an sechs verschiedenen Punkten am Körper gemessen. Die Ergebnisse tragen Sie in Ihre Tabelle im Ernährungsplan ein. So bekommen Sie einen genauen Verlauf.

Größe: 1,67	1. Woche	2. Woche	3. Woche	4. Woche	5. Woche	6. Woche	7. Woche
Gewicht	84,5	80,4	80,0	79,6	79,2	77,2	76,7
Brust	104	102	102	101	100	100	97
Taille	93	92	85	85	85	85	84
Bauch	105	104	103	102	102	101	100
Po	112	112	109	109	108	107	107
Oberarm	35	35	34	34	33	33	32
Oberschenkel	66	66	66	66	65	65	64

Der Körper braucht Zeit, um sich neu zu formen
Sollte die Waage einmal für eine gewisse Zeit kaum Veränderung zeigen, kann Ihr Körper gerade in einer Wandlungsphase sein. Diese Phase braucht er, um seine Körpermassen neu zu formen. Allen voran die Muskeln. Diese sollen zunächst einmal nicht größer, sondern fester werden. Damit strafft und festigt sich das Gewebe. Wenn die Muskelmasse zunimmt, steigt mitunter auch unser Gewicht bzw. stagniert bei der wöchentlichen Messung. Der Grund: Muskeln sind schwerer als Körperfett. Dieses Phänomen kennen wir alle nur zu gut, denken Sie doch einmal an eine richtig leckere Hühnersuppe. Wo liegt das Fleisch und wo schwimmt das Fett? Richtig, das Fett ist leichter und schwimmt oben, das Muskelfleisch ist schwe-rer und liegt daher am Grund der Suppentasse. Anders ausgedrückt: Ein Kilo Körperfett hat ein größeres Volumen als neun Kilo Muskelmasse.

Die **Messpunkte** sind schnell gefunden, wenn wir das Maßband wie folgt anlegen:

Taille zwei Finger über dem Bauchnabel, **Bauch** direkt über den Hüftknochen messen, **Po** auf der Höhe vom Schambein, **Oberschenkel** im Stehen und direkt unter dem Schritt, den **Oberarm** locker herabhängend, auf der Mitte des entspannten Muskels.

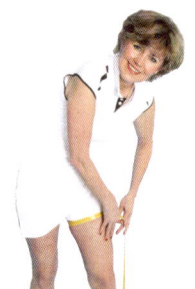 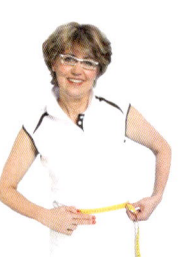 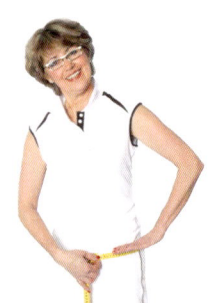 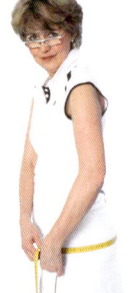

Die BIA-Messung
Regelmäßige Stoffwechselkontrolle bringt Gewissheit

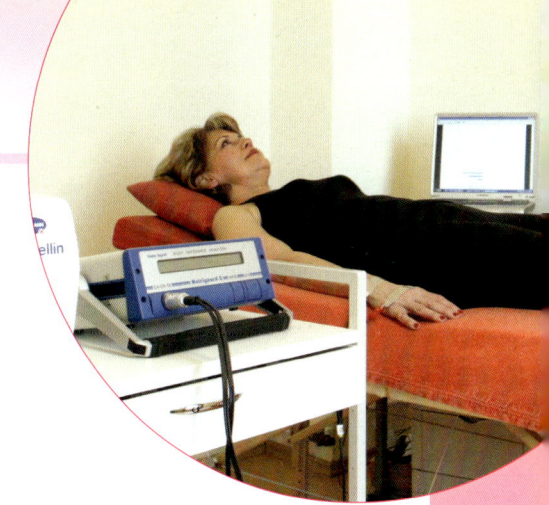

Wer ganz genau wissen möchte, was während der Wandlungsphase in seinem Körper geschieht, kann sich das über eine Bio-Impedanzmessung, kurz BIA, von seinem begleitenden Therapeuten auswerten lassen. Die Messung ermittelt genau, wie viel Fett geschmolzen ist und wie viele stoffwechselaktive Zellen, unsere Motorzellen, sich in der Zwischenzeit aufgebaut haben.

Zunahme der Motorzellen
Ein lebendiger Stoffwechsel findet in der bioaktiven Zellsubstanz (BCM), den Motorzellen, statt. Dazu zählen unsere Muskeln, Organe und das Zentrale Nervensystem. Knochen und Bindegewebe gelten als stoffwechselinaktive Zellsubstanz (ECM). Je mehr Motorzellen ein Körper hat, umso besser verbraucht er die durch die Nahrung aufgenommene Energie. Da Muskeln als aktive Körpermasse auch in Ruhe einen hohen Energieumsatz haben, schmelzen bei Zunahme der Muskulatur die Fettdepots viel leichter und schneller, sogar im Schlaf. In der Verlaufskontrolle des Stoffwechselprogramms ist es sinnvoll, die Entwicklung der bioaktiven Zellsubstanz (BCM) zu beobachten.

Fazit:
Je weniger wir uns bewegen und je kohlenhydratreicher unsere Nahrung ist, desto weniger schaffen es unsere Muskeln, Fette zu verbrennen. Diese werden dann deponiert – bevorzugt an den Hüften und am Bauch.
Regelmäßige Bewegung hilft nicht nur unserer Figur. Die Heilkraft der Bewegung reguliert unseren Blutdruck, aktiviert den Stoffwechsel, stärkt das Immunsystem und produziert jede Menge Glückshormone.

Unser Grundumsatz
Die geringste Energiemenge, die der menschliche Organismus zur Aufrechterhaltung seiner Grundfunktionen, wie Herzarbeit, Atmung, Wärmeregulation und Stoffwechsel, benötigt, wird als Grundumsatz bezeichnet. Damit ist diejenige Energie gemeint, die verbraucht wird, wenn der Mensch 24 Stunden bei normaler Raumtemperatur im Bett liegt und keinerlei körperliche Aktivität vollbringt. Der Gesamtenergieumsatz des Körpers setzt sich aus dem Grundumsatz und der individuellen Größe des Arbeits- und Freizeitumsatzes zusammen. Die sind wiederum abhängig von unserer Bewegungsfreude.

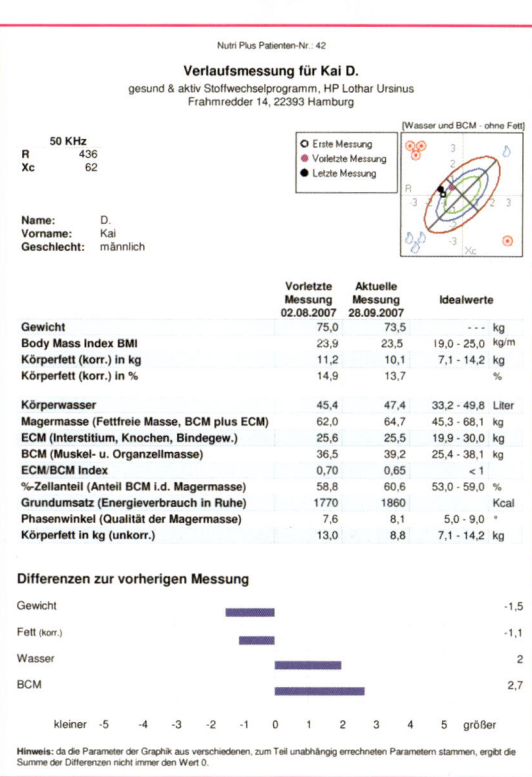

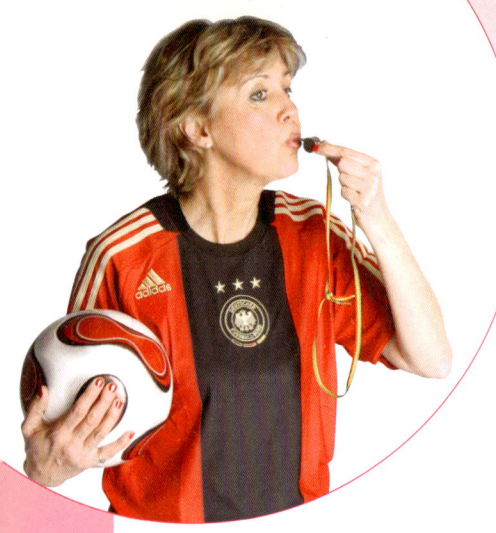

Bewegung
Wann immer – wo immer

Wandern, Rad fahren & Co.:
Ob im Urlaub oder zu Hause – Bewegungspunkte kann man überall sammeln. Wandern, Rad fahren & Co. – an der Küste, im Mittelgebirge oder hoch in den Alpen, es gelingt überall und bringt Lebensfreude in den Alltag. Los geht's.

Vielleicht liegt in der berühmten Schublade immer noch der geheime Wunsch, mal einen Tauchkurs zu machen. Holen Sie ihn raus, greifen Sie zum Telefonhörer, erkundigen Sie sich nach einem Veranstalter und tauchen Sie ab!

Bergschuhe sammeln Staub im Schuhschrank, Walkingstöcke im Angebot gesehen, oder hält der lokale Lauftreff gerade einen Schnupperkurs ab? Packen Sie Bewegung in einer Gruppe an, denn gemeinsam ist man bekanntlich stärker!

Können Sie sich noch an die berühmte Tanzstunde erinnern? Na ja, bei den meisten von uns liegt das schon eine ganze Weile zurück. Heutzutage geht man die meisten Situationen sicherlich souveräner an als in jungen Jahren. Daher ist es ja vielleicht einen Versuch wert. Was daraus wird, weiß man vorher nicht – Tanztee, Galas, Opernbälle oder die berühmt-berüchtigte Tangoszene?

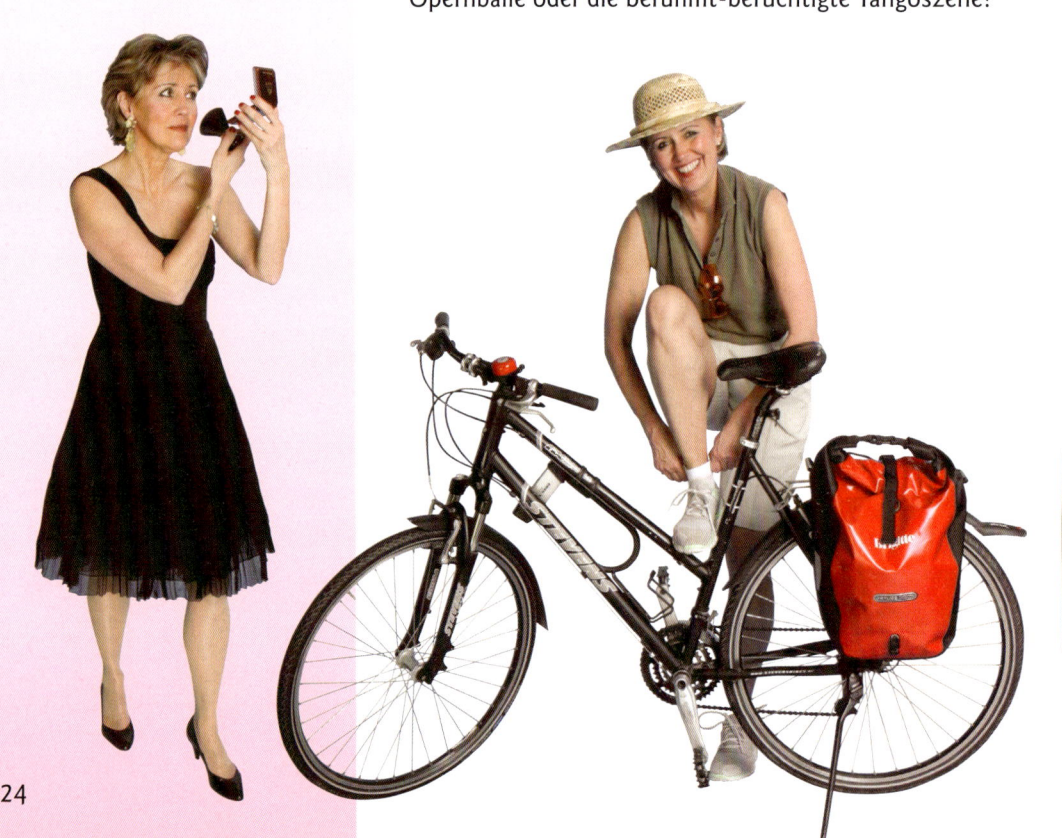
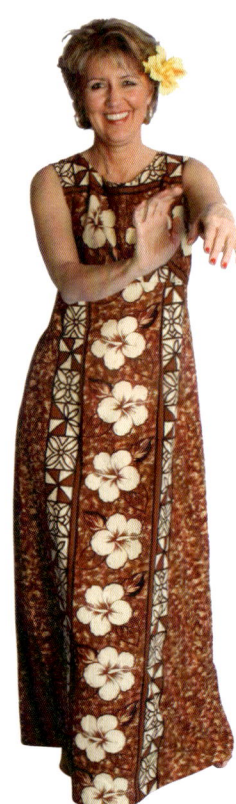

Bewegung

Wann immer – wo immer

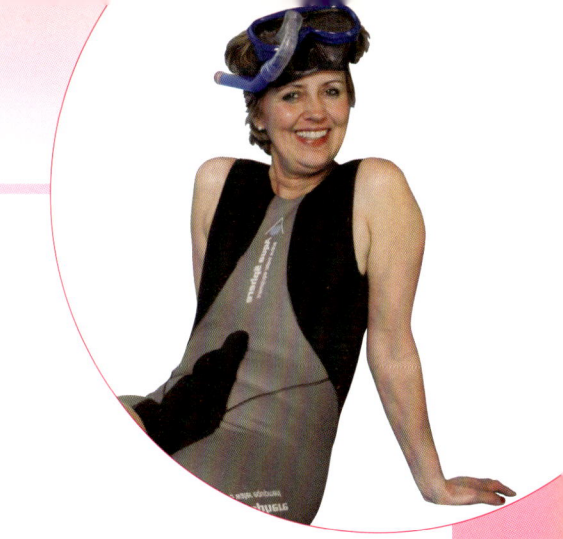

Wandern, Rad fahren & Co.:
Bodenständiger wäre es, einen der vielen in Deutschland gut ausgeschilderten Radwege zu erkunden. Fahren Sie für´s Erste mit dem Rad eine Tour hin, zurück geht es dann mit der Regionalbahn. Ein gutes gesund & aktiv Picknick nicht vergessen!

Falls Sie auf die Idee kommen, sich auf Rollen durch die Nachbarschaft zu bewegen, setzen Sie lieber einen Helm auf. Dann sind Sie bestens geschützt, falls es mal zu schnell geht.

Also, ob ebenerdig, wagemutig, unter Wasser oder auf Rädern – alles ist besser, als die anderen vom Fernseher aus anzufeuern. Die schönsten Erinnerungen sind immer die, die man selbst gesammelt hat. Viel Vergnügen dabei.

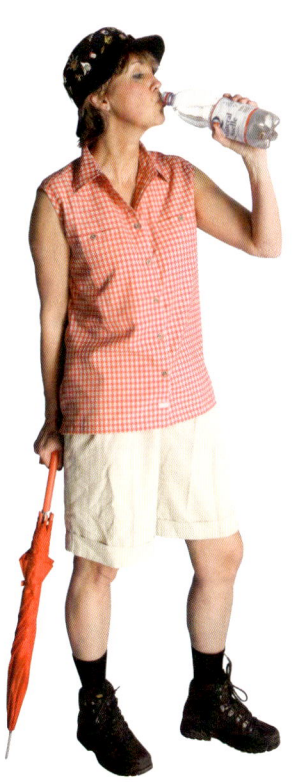
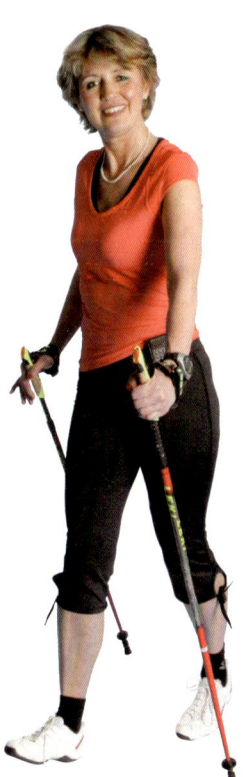
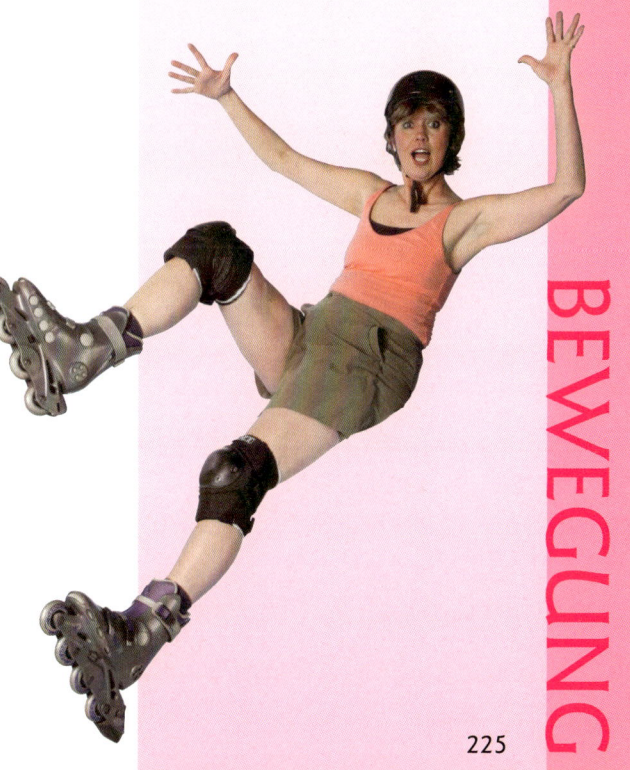

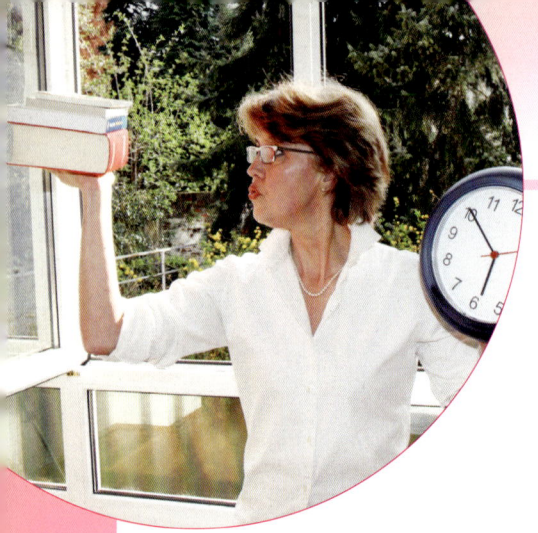

Fitness ruck-zuck

Körperliche Aktivität im Handumdrehen

Keine Zeit und trotzdem fit:
Hier kommt ein Tipp für alle, deren Terminkalender so eng bestückt ist, dass auf den ersten Blick weitere Termine für Sport jeglicher Art keinen Platz mehr finden. Genau für diese Zielgruppe haben Gert und Marlén von Kunhardt ein wundervolles Buch geschrieben, mit dem Titel **„Keine Zeit und trotzdem fit – Minutentraining für Vielbeschäftigte"**. Fantastische kleine Tipps und Tricks, wie man viele kleine Übungen in den Alltag „einbauen" kann, sodass man am Ende vielleicht doch den einen oder anderen Fixtermin für den Körper findet.

Minutenübungen im Alltag, im Beruf und unterwegs

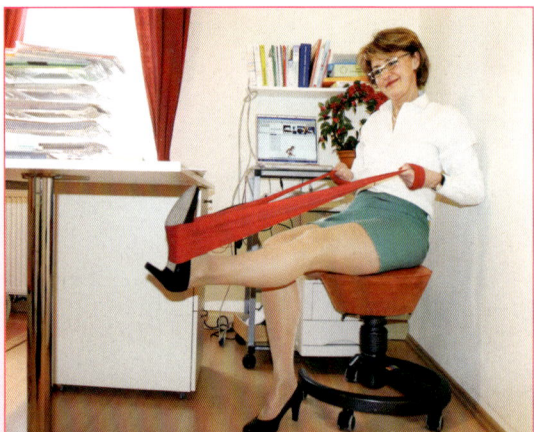

Von den dynamischen Minuten- oder Sekundenübungen profitieren besonders die „grauen Zellen". Sie helfen, Tagesereignisse besser zu bewältigen, dienen zudem der Muskelstärkung und beugen Verspannungen vor. Gerade im Büro bieten sich diese kleinen Fitmacher für zwischendurch an. Nutzen Sie jedes Telefonklingeln, um sich zu erheben und auf den Zehen zu wippen. Dabei wird der ganze Körper aktiviert. Das ist gleichzeitig eine Ganzkörper-Lymphdrainage, sozusagen das Abrufen der Müllabfuhr für die Schadstoffe und Stoffwechselreste aus dem Körper.

Kleine Übungen mit dem Thera-Band kann man ebenfalls am Arbeitsplatz durchführen. Dieses kleine, handliche Hilfsmittel passt in jede Schublade – hat aber eine große Wirkung auf Muskeln und Gelenke. Thera-Bänder gibt es in jedem Sportgeschäft. Sie benötigen ein ca. zwei Meter langes Band mittlerer Stärke, und schon kann das Minutentraining beginnen. Rhythmisches langsames Auseinanderziehen und ein genauso langsamer Rückweg lautet hier die Devise. Während Sie also langsam das Band auseinanderziehen, haben Sie genug Zeit, genau darauf zu achten, was in Ihrem Körper geschieht.

Führen Sie permanent einen Check & Double-Check durch:
Sind die Schultern entspannt, ist der Rücken gerade, ist der Bauch eingezogen? Achten Sie darauf, sich bei den Übungen nicht zu weit zurückzulehnen und regelmäßig aus- und einzuatmen.

Benutzen Sie eine Sanduhr – Sie werden merken, mit dem gleichzeitigen Bodycheck vergeht die Zeit wie im Flug. Sie fühlen sich hinterher garantiert entspannter und leistungsfähiger. Dem kreativen Einsatz Ihres Thera-Bandes ist kein Limit gesetzt. Ziehen Sie es vor oder hinter Ihrem Körper auseinander. Stellen Sie einen Fuß darauf und ziehen Sie das andere Ende in Richtung Decke. Sollten Sie zu Beginn etwas unsicher sein, ob alles richtig ist, fragen Sie Ihren Therapeuten, der kann bestimmt weiterhelfen!

Fitness ruck-zuck

Aktiv sein – ohne großen Aufwand

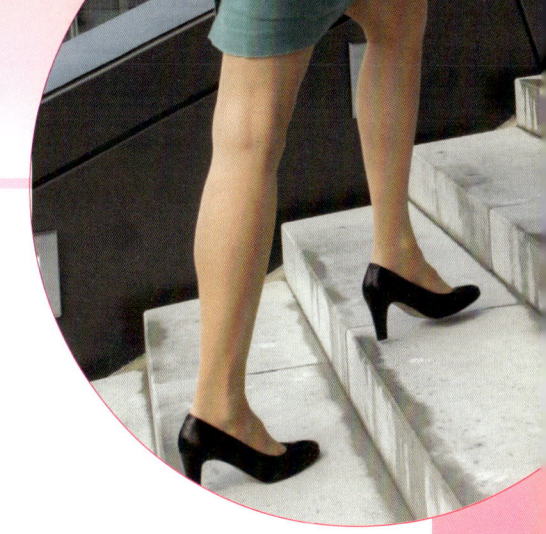

Fitness zwischendurch und unterwegs

Überdenken Sie Ihren Arbeitsplatz – Stehpulte, dynamische Bürostühle (z.B. der Swopper) oder ein Fußdehnholz helfen, die Aufmerksamkeit in Richtung aktiven Alltag zu lenken. Nutzen Sie Ihren Schreibtisch, um den Rücken zwischendurch lang zu ziehen. Oder Sie legen im Stehen beide Hände in die Taille und beugen sich genussvoll nach hinten über. Für den Rückweg aus dieser Position empfiehlt es sich, die Knie leicht zu beugen.

Wussten Sie, dass das morgendliche Duschen quantitativ mehr Muskeln aktiviert als ein ganzer Tag im Büro? Beginnen Sie bereits beim Zähneputzen mit Ihrer täglichen Fitness.

Entdecken Sie die TREPPE! Alt-Bundeskanzler Konrad Adenauer stieg mehrmals täglich die über 90 Treppenstufen in seinem Haus in Rhöndorf, spielte Boccia und beschnitt seine Rosen. Er hat die Frage von Journalisten, ob ihm eine Rolltreppe zum Überwinden dieser eben 90 Stufen nützlich wäre, mit folgenden Worten beantwortet:

„Sie sind wohl von der Opposition, dass Sie mich umbringen wollen. Sie wissen doch ganz genau, dass das tägliche Treppensteigen mich fit hält!"

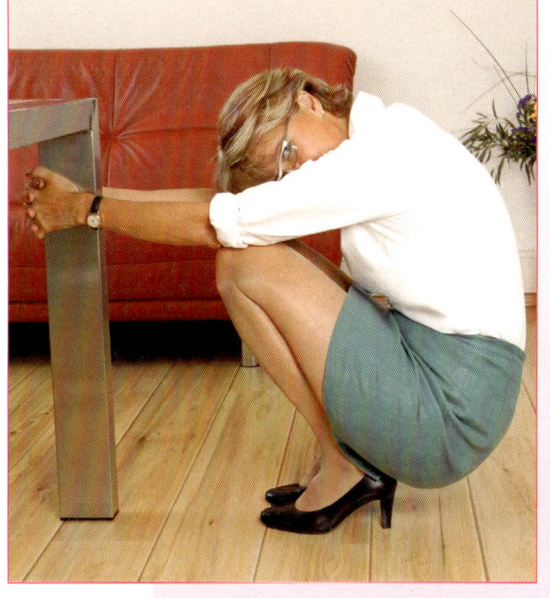

Sollte sich das Autofahren nicht vermeiden lassen, dann nutzen Sie Ihr Auto doch einfach als rollende Turnhalle. Eine längere rote Ampel gibt Ihnen genügend Zeit, das Lenkrad fünf Sekunden lang zusammenzudrücken, um es anschließend sofort wieder fünf Sekunden lang auseinanderzuziehen. Werden es die Nachbarn sehen??? Und wenn schon, dann belohnen Sie sie einfach mit einem formvollendeten Schulterkreisen, oder Sie holen mal ganz tief Luft, dabei wird der Bauch riesig. Beim langen Ausblasen durch gespitzte Lippen wird der Bauch anschließend ganz fest eingezogen.

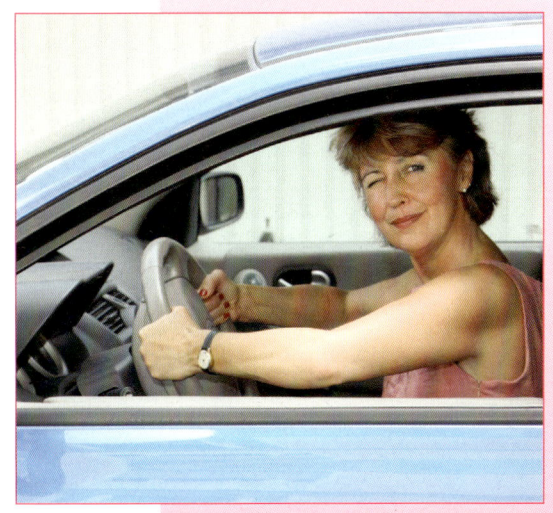

FITNESS RUCK-ZUCK

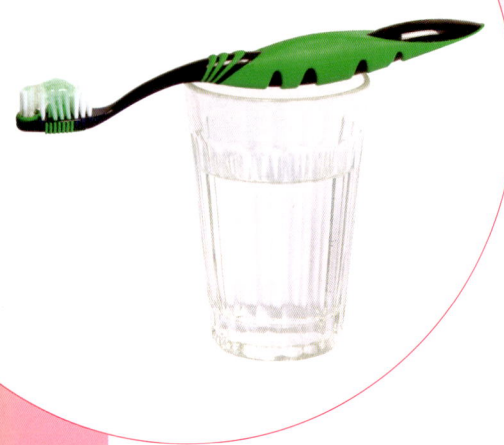

Fitness ruck-zuck

Körperliche Aktivität im Handumdrehen

So halten Sie das Gleichgewicht

Ein weiterer wichtiger Aspekt der Minutenfitness sind Balanceübungen. Diese können Sie bereits bei der Morgentoilette beginnen. Zähneputzen kann jeder von uns im Schlaf. Können Sie sich aber vorstellen, die Zahnbürste als Rechtshänder auch mal in der linken Hand zu halten? Je besser rechte und linke Gehirnhälfte zusammenarbeiten, umso besser gelingt diese „neue Geschicklichkeit"! Übung macht ja bekanntlich den Meister.

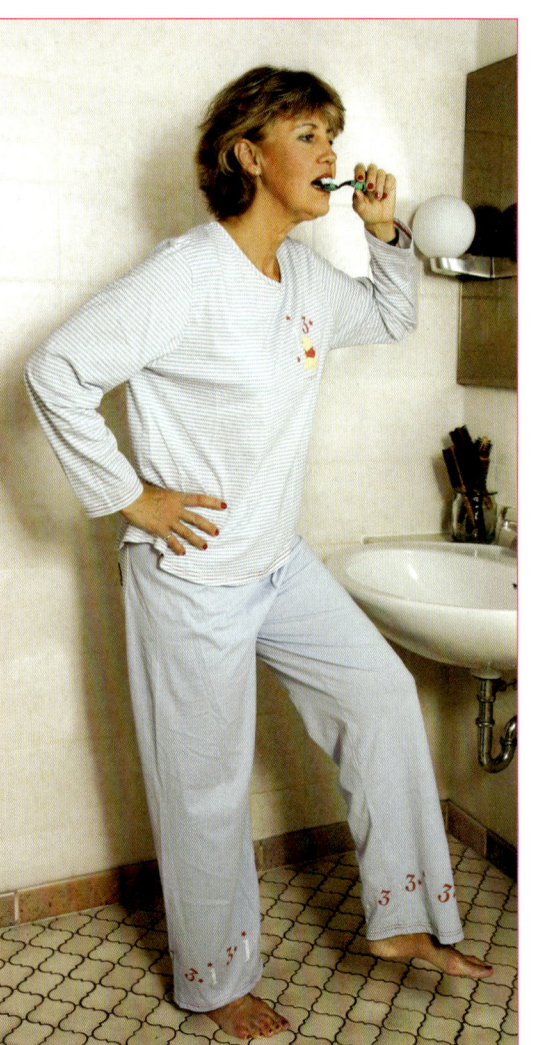

Versuchen Sie doch, das Zähneputzen mal auf einem Bein stehend zu absolvieren. Suchen Sie sich hierfür aber vorher eine Position aus, in der Sie immer einen schnellen Halt mit der freien Hand finden können, falls es zu wackelig wird. Ziehen Sie dabei Ihren Bauch etwas ein. Vielleicht erst einmal mit der geübten Hand, später gelingt es dann bestimmt auch mit „links"!

Von diesen „Ein-Bein-Übungen" profitiert der ganze Körper. Immer wieder ein paar Minuten über den Tag verteilt, werden so Koordination, Kraft und Ausdauer trainiert. Im Badezimmer, im Büro, beim Telefonieren, beim Einkaufen in der Kassenschlange oder an der Bushaltestelle. Warten wird dadurch immer kreativer!

Zum Minutentraining gehören auch die Minutenurlaube. Das sind kurze Situationen, in denen wir uns entspannen und erfreuen. Das geht am besten mit dem Einsatz unserer Sinne. Konzentriert zum Beispiel etwas Schönes hören, einen Geruch intensiv wahrnehmen, etwas fühlen oder sich bei einer Mahlzeit bewusst über den guten Geschmack freuen.

So schafft es jeder von uns, spielend leicht in Bewegung zu kommen und zu bleiben. Das Buch „Keine Zeit und trotzdem fit" hält noch viele weitere Tipps für das bewegungsaktive Minutentraining bereit. Leicht durchführbare Ideen, die sich wunderbar in den Alltag einbinden lassen.

Zu guter Letzt
Aktiv sein – ohne großen Aufwand

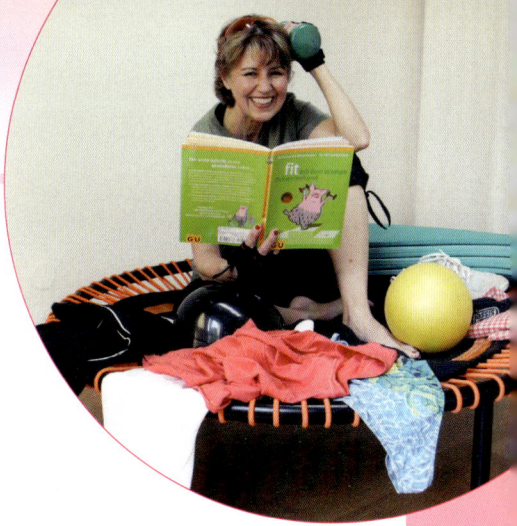

So, liebe Leser, jetzt wissen Sie schon ganz viel über Sport und Bewegung. Bestimmt sind Sie nun voller guter Ideen, haben lauter Pläne im Kopf. Vielleicht haben Sie auch schon eine Woche Training geplant, schieben aber genau diese erste Woche Training immer wieder vor sich her. Sehr menschlich, würde da der „innere Schweinehund" sagen, damit wären Sie nicht der Erste. Schnelle Hilfe gibt zum Glück das genau für dieses Phänomen geschriebene Buch **„Fit mit dem inneren Schweinehund"**. Argumente, mit denen der „innere Schweinehund" Ihnen das Leben schwer macht, werden hier auf treffende Art und Weise von den Autoren Dr. Marco von Münchhausen und Dr. Michael Spitzbart entschärft.

Fünf Phasen durchlaufen wir bei der Überwindung des „inneren Schweinehundes":

1. Phase der Absichtslosigkeit: Wenn wir uns an diesem Punkt befinden, haben wir im Grunde noch gar nicht die Absicht, unser Verhalten zu ändern. Allerdings denkt man schon hin und wieder daran, etwas in seinem Leben eventuell irgendwann zu verändern. Einem Menschen in dieser Phase ist aber noch nicht bewusst, dass diese Veränderung wirklich nötig ist, weil es ein Problem gibt, das zwingend gelöst werden muss.

2. Phase der Absichtsbildung: Jetzt wird das eigene Verhalten überprüft. Das bedeutet, wir denken erst einmal noch nach, anstatt zu handeln. Das Gewohnte wird zwar schon hinterfragt, allerdings in dieser Phase grundsätzlich noch als positiv betrachtet. Dennoch hat man vor, sein Verhalten zu ändern, und ist offen für neue Erkenntnisse, Beobachtungen und Interpretationen.

3. Phase der Vorbereitung: Nun wird konkret geplant, in naher Zukunft sein Verhalten zu ändern. Es werden entsprechende Argumente gesammelt und Vorbereitungen getroffen, die sich auf das Verhalten beziehen. Hier geht es oft ums Ausprobieren. Darum ist diese Phase auch verhältnismäßig kurz und geht fließend in die nächste über.

4. Phase der Umsetzung: Auf dieser Stufe angekommen, lebt man die Veränderung seit kurzer Zeit. Man trainiert zum Beispiel seit ein paar Wochen regelmäßig. Die Motivation zu diesem neuen Verhalten ist der innere Wunsch nach Selbstbefreiung und Veränderung. Das ist sehr wichtig, um der Macht der Gewohnheit und sozialen Versuchung erfolgreich zu widerstehen. Diese Phase ist wohl die schwierigste von allen, da nun ein besonders hohes Rückfallrisiko besteht. Darum ist hier auch die Unterstützung von außen sehr wichtig.

5. Phase der Stabilisierung: Es ist geschafft! Jetzt haben sich bereits neue Gewohnheiten im Verhalten ausgebildet. Das Risiko eines Rückfalls ist nun schon viel geringer.

Sicher haben Sie sich bei der einen oder anderen Phase wiedererkannt, oder? Diese Phasen helfen uns nicht nur beim Bewegungsabenteuer, sondern auch bei jeder anderen Aktivität oder Veränderung in unserem Leben.

Weitere Tipps und Tricks, um den „inneren Schweinehund" zu überwinden, verraten die Autoren in ihrem Buch. Lesen lohnt sich …

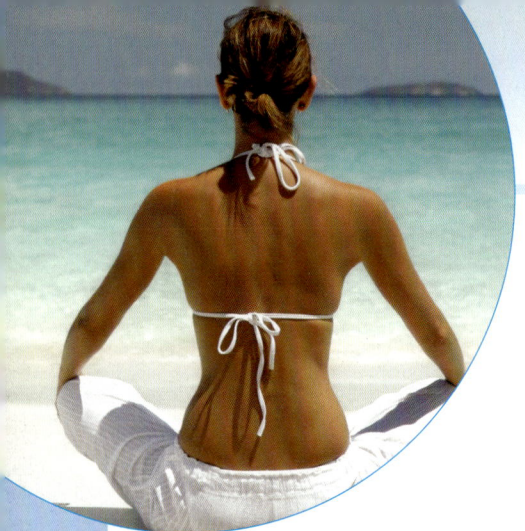

Schlusswort

Interview mit Lothar Ursinus

Wir haben in Ihrem Buch sehr viel über Ernährung und Bewegung erfahren. Sind das die wichtigsten Säulen einer gesunden Lebensführung?
Ernährung und Bewegung sind wichtige Säulen, doch es fehlt noch die Ausgeglichenheit auf psychischer Ebene – das richtige Verhältnis zwischen An- und Entspannung.

Was passiert im Stoffwechsel, wenn der Mensch unter Anspannung steht?
Unter Stress produziert der Körper sehr viel Cortison. Das führt zur Blockierung des Stoffwechsels und zur Gewichtszunahme. Eine Gewichtsreduktion bei hohem Cortisonspiegel ist kaum denkbar. Aus hormoneller Sicht ist es biochemisch nachvollziehbar, dass der Mensch bei einem hohen Cortisonspiegel Gewicht aufbaut. Denken Sie einmal an die Fettsucht und den Diabetes mellitus, der im Rahmen einer Cortisontherapie auftritt. Es gibt aber auch Menschen, die unter Stress ihr Gewicht abbauen. Sie reduzieren unbewusst ihre Nahrungszufuhr. Über diesen Weg kann Stress auch Gewicht reduzieren.

Macht die Umstellung der Ernährung nach dem gesund & aktiv Stoffwechselprogramm nicht erst einmal Stress?
Im Leben etwas zu verändern, mit alten Gewohnheiten zu brechen, ist ein Zusammenspiel von Kopf und Herz, von Einsicht und Emotion. Das Ziel vor Augen und das gute Gefühl, vielleicht wieder eine Treppe mühelos ohne Schnaufen zu begehen oder sich auf den Urlaubsfotos in Shorts leiden zu mögen, wäre ein guter Grund, etwas zu verändern. Wer das Ernährungsprogramm aus einer Pflicht heraus macht, ohne selbst motiviert zu sein, der blockiert durch den eigenen Stress das Abnehmen ganz erheblich.

Gilt das nicht auch für Sport?
Sport ist schädlich, wenn er Stress macht und zu einer Art „zweiten Arbeit" wird. Wenn er mit Leistung, Konkurrenz, Wettkampf und einer Anstrengung „bis zur Grenze" verbunden ist. Wer so Sport treibt, tut seinem Körper nichts Gutes. Besser ist es, Bewegung in den Alltag zu bringen. Ich denke dabei an alle körperlichen Tätigkeiten, wie Staubsaugen, Treppensteigen, Spaziergänge bis zum leichten Joggen. Wie der Appetit beim Essen, kommt die Freude am Sport durch die Alltagsbewegung. Wir haben festgestellt, dass viele unserer Patienten nach etwa zwei Wochen mit mehr „Leichtigkeit" anfingen, auch Spaß an der Bewegung zu finden.

Was geschieht beim Lust- oder Frustesser im Stoffwechsel?
Es gibt viele Gründe zu essen: Ärger, Stress, Langeweile, Frust, Einsamkeit, Lust und Hunger. Gesund oder normal ist es, wenn der körperliche Hunger mit Essen und der seelische Hunger mit Entspannung und mentalen Techniken befriedigt wird. Sich mit Essen zu trösten, wenn der Tag schlecht gelaufen ist, oder den Stresspegel mit einem Glas Wein oder einem kühlen Bier herunterzufahren, das alles führt schnell zu Übergewicht. Ein schöner Spaziergang in freier Natur oder entspannende Musik sind für den seelischen Hunger die besseren Nahrungsmittel.

Stressabbau
Den Kummerspeck durch den Abbau von Stress verschwinden lassen, funktioniert über eine positive Lebenshaltung. Für ein effektives Zeitmanagement ist es notwendig auch mal „Nein" zu sagen, sich abzugrenzen und sich selbst mal etwas Zeit zu gönnen.

Schlusswort
Interview mit Lothar Ursinus

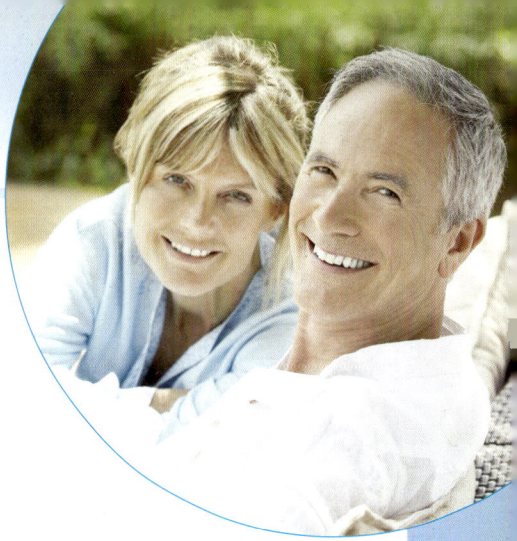

Sie haben darüber hinaus noch den entscheidenden Vorteil, dass sie kein Übergewicht verursachen. Beim Lust- oder Frustessen besteht auf körperlicher Ebene kein Hunger, die Zellen haben keinen Bedarf an Nahrungsmitteln, die Seele jedoch ein Verlangen nach Entspannung, Bestätigung, Beruhigung, Anerkennung, Zuwendung oder Trost. Essen tut in so einem Fall auch der Seele gut, es beruhigt die Nerven.
Die „Trostspender" sind meistens Kohlenhydrate: Gummibärchen, Schokolade, Kuchen, Lakritz oder ein Glas Wein. Das wäre alles kein Problem, wenn die Zufuhr tröstender Leckereien (Trostspender) kalorienfrei wäre. Da dies leider nicht der Fall ist, entsteht der sogenannte Kummerspeck.

Was kann man neben der Ernährungsumstellung gegen Kummerspeck tun?
Die individuelle Ernährung mit dem gesund & aktiv Stoffwechselprogramm und die in diesem Buch beschriebene Bewegung sind wichtige körperliche Grundlagen für ein gesundes Wohlfühlgewicht. Die wichtigste Hygiene für die mentale Ebene ist der gesunde Schlaf. Eine erholsame Nacht wirkt als gute Stressbremse. Körper und Seele kommen zur Ruhe. Der Stoffwechsel wird umgeschaltet vom Leistungsstoffwechsel auf Reparaturstoffwechsel. Für diese Umstellung sorgt das Melatonin, unser Schlafhormon. Je dunkler es wird, umso mehr Melatonin wird produziert. Alkohol, Süßigkeiten, Chips und andere Kohlenhydrate sind über den Insulinstoffwechsel direkte Gegenspieler des Melatonins. Sie verhindern damit die so wichtige nächtliche Reparatur und Regeneration des Körpers und die Erholung der Seele von den vielen, tagsüber erlebten Ereignissen. Die Energie für die nächtlichen Aktivitäten nimmt der Körper sich hauptsächlich aus den Fettreserven. So wie für den Körper abends eine eiweißreiche und kohlenhydratarme Kost sinnvoll ist, so braucht die mentale Ebene ihre Abendnahrung. Vor dem Zubettgehen nichts mehr tun, was körperlich oder geistig überfordert. Der Körper benötigt einige Zeit, um die Stresshormone abzubauen. Zur Schlafenszeit sollte eine innere Ruhe eingekehrt sein. Zur Entspannung und Unterstützung der körperlichen und seelischen Ebene gibt es verschiedene Möglichkeiten, wie autogenes Training, Yoga oder Meditation. So individuell Nahrungsmittel Einfluss auf uns haben, so wirken auch die verschiedenen Entspannungstechniken unterschiedlich.

Können Sie in der Vital- und Stoffwechselanalyse den Stresspegel erkennen?
Ja, das ist sogar sehr wichtig. Viele Übergewichtige haben durch den zu hohen Stresspegel eine hormonelle Fehlregulation und einen gestörten Stoffwechsel. So weist zum Beispiel ein niedriger Natriumspiegel darauf hin, dass dieser Mensch das Leben nicht genießen kann. Er hat vom „Salz des Lebens" zu wenig in sich gespeichert. Dabei ist gerade das Genießen eine der wichtigsten Energiequellen. Wer ständig unter Stress steht, verlernt sehr schnell, was Freude macht. Er definiert sich über Erfolg, Geld und Leistung. Wieder zu lernen, das Leben zu genießen, sich mit Freunden zu treffen, gemeinsam ins Kino oder ins Theater zu gehen oder z.B. eine Kanutour zu unternehmen sind nur einige Beispiele. Auch hier gibt es ganz individuelle Vorlieben. Wichtig ist nur, es auch zu tun.

Entspannung
Wieder einmal ein schönes Buch lesen oder einfach nichts tun, nur auftanken, den Körper und die Seele baumeln lassen. Planen Sie neben den regelmäßigen Urlauben auch eine Auszeit mit ein. Es könnte ein fester Tag im Monat oder in der Woche sein. Ein Tag ganz für Sie alleine.

ANHANG & INFOS

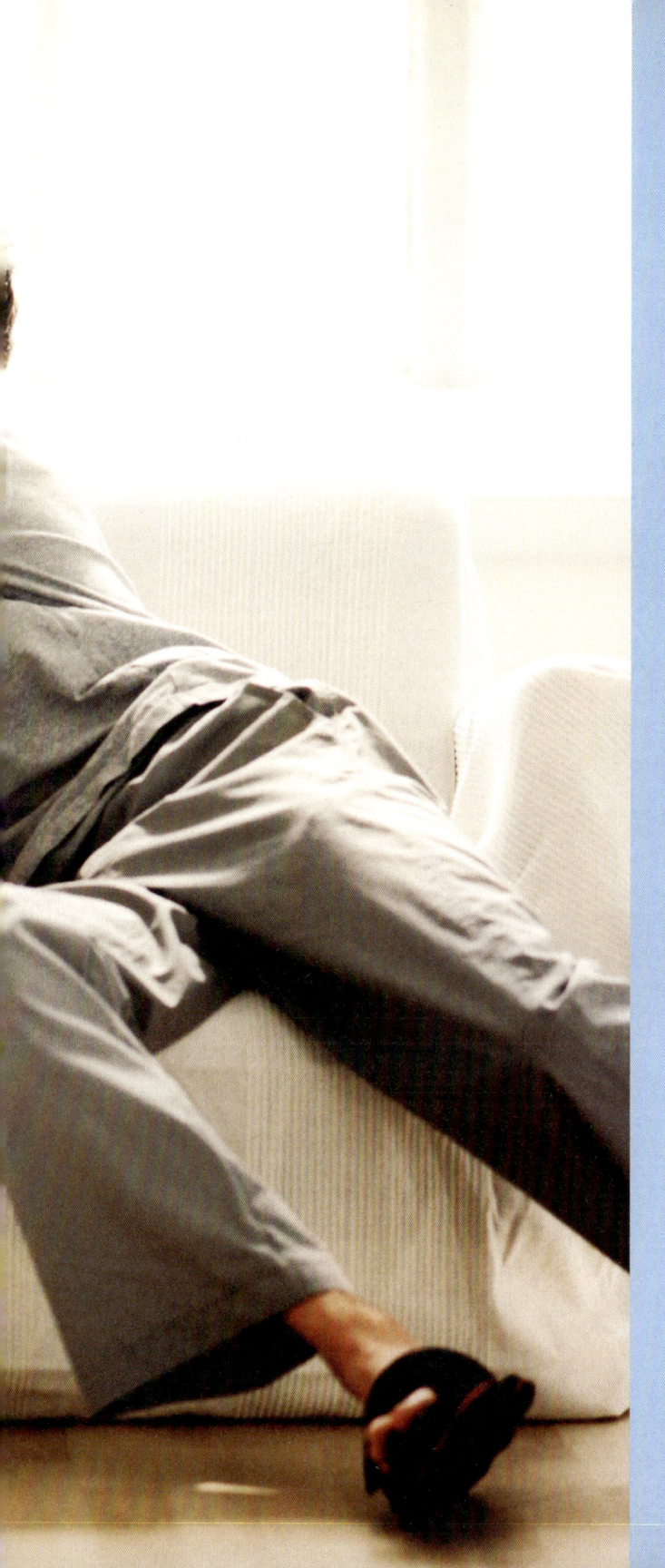

ANHANG & INFOS

gesund & aktiv
Das Therapeuten-Netzwerk

Wenn Sie Interesse an dem gesund & aktiv Stoffwechselprogramm bekommen haben, wenden Sie sich an einen ausschließlich durch uns geschulten Heilpraktiker oder Arzt.

Unsere ausgebildeten Therapeuten erstellen für Sie eine Vital- und Stoffwechselanalyse. Diese ist dann die Grundlage für Ihren individuellen Ernährungsplan. Der Stoffwechsel und das Ernährungsprogramm werden ihnen ausführlich und kompetent erläutert.

Sie finden einen von uns geschulten Therapeuten in Ihrer Nähe unter:
„www.gesund-aktiv.com" im Bereich „Therapeutenliste"

Informationen zu Vortragsveranstaltungen und Kochkursen erhalten Sie unter:
„www.gesund-aktiv.com" im Bereich „Veranstaltungen"

Sie sind Heilpraktiker oder Arzt und möchten das gesund & aktiv Stoffwechselprogramm in Ihrer Praxis aufnehmen? Hierzu bieten wir Ausbildungsprogramme an. Informationen dazu erhalten Sie unter:
„www.gesund-aktiv.com" im Bereich „Therapeuten"

Wenn Sie sich direkt mit uns in Verbindung setzen möchten, dann wenden Sie sich bitte an:

gesund & aktiv GmbH & Co KG
Frahmredder 14
22393 Hamburg

Telefon: +49 (0)40 60012281
FAX: +49 (0)40 60012290

Internet: www.gesund-aktiv.com
E-Mail: info@gesund-aktiv.com

Bezugsquellen
... und Link-Tipps

@nline – zusätzliche Informationen und Tipps:
www.radfahren.de – hier findet man Fitnesstipps, Routen und mehr
www.walken.de – Tipps zum Walken & Nordic Walken
www.nordic-walking-online.de – Kurse und mehr
www.lauftreff.de – deutschlandweite Lauftreffs
www.meinsportplatz.de – Marathon-Termine/Läuferstrecken
www.leichtathletik.de – Events und alles rund um den Ausdauersport
www.pilates-verband.de – Quelle für qualifizierte Pilates-Trainer

Bezugsquellen:
Für weitere Informationen wenden Sie sich bitte direkt an die Hersteller. Bei Kaufinteresse das Stichwort „gesund & aktiv" angeben.

Hochelastisches Trampolin:
bellicon deutschland GmbH, Tel. 02203-20222-0
gesund-aktiv@bellicon.de

Ionisiertes Wasser:
Michael Junghans (Lebensmittel-Techniker), Tel. 040-52170642
gesund-aktiv@sanum-per-aquam.de

Eine direkte Bestellmöglichkeit haben Sie unter:
„www.gesund-aktiv.com" im Bereich „Service"

Weitere Bücher/DVDs, die wir empfehlen:
Abnehmen und dabei genießen
Doris Wolf, PAL Verlag, 2005, ISBN 978-3-923-61460-8

Keine Zeit und trotzdem fit – Minutentraining für Vielbeschäftigte
Gert und Marlén von Kunhardt, Campus Verlag, ISBN 978-3-593-38381-1

fit mit dem inneren Schweinehund
Dr. Marco von Münchhausen & Dr. Michael Spitzbart, Gräfe und Unzer Verlag,
ISBN 978-3-833-80768-8

mollig fit
Uschi und Ronny Moriabadi, BLV Verlag, ISBN 978-3-405-16904-6

Ball & Band Workout (DVD)
Sissel Pilates DVD mit Verena Geweniger

Pilates Workout with the triadball (DVD)
Michael Fritzke & Tom Voogt, TRI:EX

Literaturhinweise

Batmanghelidj, Fereydoon: „Sie sind nicht krank, Sie sind durstig!"
2006, VAK Verlag

Biesalski, Hans-Konrad (Hrsg.): „Ernährungsmedizin"
3. Auflage, 2004, Thieme Verlag

Bolland, Axel: „Pro Gesundheit – Contra Gluten. Die Bedeutung der Gluten- und Vollkornintoleranz in der integralen Medizin", 2006, CO'MED Edition

D'Adamo, Peter J. / Whitney, Catherine: „4 Blutgruppen – Vier Strategien für ein gesundes Leben", 10. Auflage, 2000, Piper Verlag

D'Adamo, Peter J. / Whitney, Catherine: „Complete Blood Type Encyclopedia R4YT", 2002, Riverhead Books

Gittleman, Ann Louise: „Ernährung nach dem Stoffwechseltyp",
3. Auflage, 2005, Windpferd

Hartenbach, Walter: „Die Cholesterinlüge", 25. Auflage, 2007, Herbig Verlag

Herden, Birgit: „Nutrigenomik – Welches Essen wir am besten verdauen, bestimmen unsere Gene", Die Zeit, 09.11.2006 Nr. 46
(zeus.zei.de/text/2006/46/E-Nutrigenomics)

Hochenegg, Leonhard / Höhne, Anita: „Das große Buch des Heiltees – Gesundheit, Schönheit und Vitalität", 2007, Hugendubel Verlag

Huber, Johannes / Klentze, Michael: „Die revolutionäre Snips-Methode",
2005, Südwest-Verlag

Klaus, Susanne: „Arbeitsgruppe Energiestoffwechsel" am Deutschen Institut für Ernährungsforschung (DIfE)

Koob, Olaf: „Wenn Organe sprechen könnten", 2005, Mayer Verlag

Krauss, Ronald M. / u.w.: „Separate effects of reduced carbohydrate intake and weight loss on atherogenic dyslipidemia", Am J Clin Nutr 2006, 83:1025-31

Kuhnhardt, Gert u. Marlén von: „Keine Zeit und trotzdem fit – Minutentraining für Vielbeschäftigte", 2007, Campus Verlag

Lelley, Jan I.: „Die Heilkraft der Pilze – Wer Pilze isst lebt länger",
2008, B.O.S.S. Druck und Medien GmbH

Lutz, Wolfgang: „Leben ohne Brot – Die wissenschaftlichen Grundlagen der kohlenhydratarmen Diät", 15. Auflage, 2004, Infomed

de Mortillet, Gabriel: 1821–1898, Le Préhistorique, antiquité de l'homme (Paris 1882)

Literaturhinweise

Müller-Burzler, Henning: „Auf den Spuren der Methusalem-Ernährung – Gesund und allergiefrei", 4. Auflage 2004, Windpferd

Münchhausen, Marco von/ Spitzbart, Michael: „fit mit dem inneren Schweinehund", 2. Auflage, 2008, Gräfe und Unzer

Nesterenko, Sigi: „Trink Dich jung", 2007, Zephyr Verlag

Pape, Detlef, u.w.: „Gesund – vital – schlank", Deutscher Ärzteverlag

Pritchard, Jonathan: University of Chicago, Public Libary of Science Biology, 03/2006 (biology.plosjournal.org/periserv/?request=index-html&issn=1545- 7885)

Rauch, Erich / Mayr, Peter: „Die Kohlenhydrat-Falle", 2003, Haug-Verlag

Rützler, Hanni: „Bewusst Essen – Gesund leben", 1995, Ueberreuther-Verlag

Vanselow-Leisen, Katharina / Feist, L.: „Die Leisenkur", 6. Auflage, 2008, Turm Verlag

Wang, Sang: „Der Weg zurück in die Jugend", 2004, IonLife Verlag

Wetter, Ursula: „Gesund abnehmen nach dem Stoffwechseltyp", 2007, AT Verlag

Widhalm, Kurt / Fusseneger, Doris (Uni Innsbruck): „Die Wahrheit über den GI" (http://gin.uibk.ac.at/thema/sportundernaehrung/glykaemwidhalm3.html)

Wolcott, Wiliam L. / Fahey, Trish: „Essen, was mein Körper braucht", 3. Auflage, 2005, VAK Verlag

Worm, Nicolai: „Täglich Fleisch – Auch der Mensch braucht artgerechte Ernährung", 2001, Hallwag-Verlag

Worm, Nicolai: „Glücklich Schlank. LOGI-Methode", 5. Auflage, 2006, Systemed-Verlag

Worm, Nicolai / Mangiameli, Franca: „LOGI GUIDE" GI/GL-Tabellen, 5. Auflage, 2007, Systemed-Verlag

Websites: www.waswiressen.de und www.ugb.de; www.gesund-aktiv.com

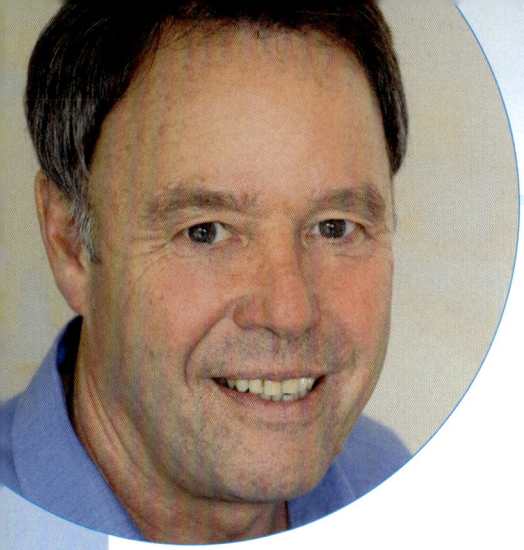

Danksagung

Von Lothar Ursinus

Danke!

Es war schon lange meine Absicht, ein Buch zu schreiben. Meine Kollegin, die Heilpraktikerin Brigitte Sanders, berichtete mir im vergangenen Jahr über die guten Erfolge, die sie mit dem gesund & aktiv Stoffwechselprogramm in ihrer Praxis gemacht hatte. Was noch fehlte, war das Buch zu diesem Thema. Mit Markus Schirner hat sie einen Verleger gefunden, der von der Idee des Ernährungsprogramms begeistert war. Das war die Geburtsstunde dieses Buches.

Mein Dank gilt Brigitte Sanders. Sie hat die Initiative für die Realisierung des Buches ergriffen und mit ihrer physiotherapeutischen Kompetenz das Konzept für das Kapitel „Bewegung" erstellt. Bei der Produktion des Bildmaterials für den Bewegungsteil war sie die Ideengeberin, Redakteurin und das Modell.

Danke auch der Diplom Oecotrophologin Carmen Golz. Sie hat mit unermüdlichem Fleiß die Fäden für das Buch in der Hand gehalten. Alles lief über ihren Tisch: die Rezeptentwicklung, die Produktion und die Korrespondenz mit dem Verlag. Im Abschnitt zum Thema „Kochen und Rezepte" hat sie ihre Erfahrungen als Ernährungswissenschaftlerin wesentlich mit eingebracht – redaktionell und auch als Beraterin.

Danke an unseren Koch, Erich Häusler. Ich hatte schon im Vorfeld einige seiner Kurse besucht und von ihm so manche Feinheiten und Tricks der Kochkunst kennengelernt. Daher war es für mich klar, dass Erich Häusler die Rezepte für unser Buch entwickeln muss. Seine Begeisterung für das Kochen ist einfach ansteckend.

Danke an Regina Gunkel, die für das Buch das Layout entwickelt und die Umsetzung bis zum Druck begleitet hat. Mit unendlicher Geduld und Ruhe hat sie all unsere Änderungs- und Korrekturwünsche erfüllt.

Danke an den Schirner Verlag. Heike Wietelmann und Maike Lübbers haben das Manuskript gründlich überarbeitet und uns redaktionell unterstützt. Markus Schirner war von dem Projekt von Anfang an überzeugt, hat uns ermutigt und motiviert, das Buch zu schreiben.

Danke an die Mitarbeiter meines Praxisteams. Sie haben verständnisvoll den Stress ertragen, der durch die Doppelbelastung aus Praxisalltag und Buchproduktion entstanden ist.

Ein ganz besonderer Dank gilt meiner lieben Ehefrau Christine, meiner größten Kritikerin und Ideengeberin. Sie hat mich immer wieder unterstützt, motiviert und ohne Unterlass die Texte gelesen und redigiert. Sie hat mich mit Liebe und Geduld gecoacht. Dank ihrer Mitarbeit ist das Buch zu dem geworden, was es heute ist: ein guter Begleiter für das gesund & aktiv Stoffwechselprogramm.

Teamspieler

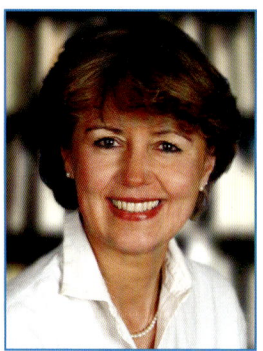

Brigitte Sanders
Heilpraktikerin und Physiotherapeutin
Kompass-Praxis für Naturheilkunde und
ganzheitliche Physiotherapie
Taunusstr. 6, 64289 Darmstadt
Tel.: 06151-711014 (Naturheilkunde)
Tel.: 06151-710805 (Physiotherapie)
Brigitte.Sanders@Kompass-Praxis.de

Carmen Golz
Dipl. Oecotrophologin
Ernährungswissenschaftliche
Beraterin für gesund & aktiv
PRÄVALANCE
Parchimer Straße 59, 22143 Hamburg
Tel. 040 - 66 90 92 34
info@praevalance.com

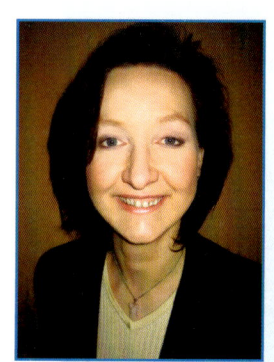

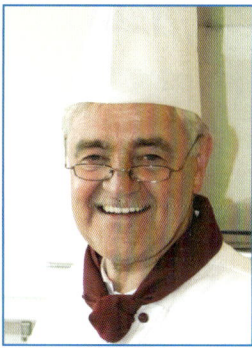

Erich Häusler
Küchenmeister, Seminarleiter und
Fachlehrer für Gastronomie
Inhaber der Kreativ-Küche Hamburg
Jenfelder Straße 74, 22045 Hamburg
Tel. 040 - 669 551 50
info@kreativ-kueche.de

Christine Ursinus
Coaching
Naturheilzentrum Alstertal
Frahmredder 14, 22393 Hamburg
Tel. 040 - 600 122 80
info@naturheilzentrum-alstertal.de

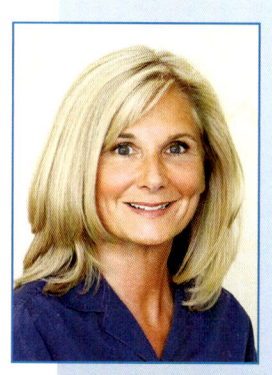

STICHWORTVERZEICHNIS

Abendessen 22, 63, 65
Adenauer, Konrad 227
Aerober Bereich 220
Allergien, Unverträglichkeiten **42-45**
- allgemein 14, 37, 47, 56, 60
- Antikörper 43
- Immunglobulin E 42
- Immunreaktion 43, 44
Anaerober Bereich 220
Anker, persönlicher 199
Arteriosklerose 17, 24, 51, 88
Ausfallschritt (Übung) 209
Ausleitung, Entgiftung 53, 62, 63, 76, 81, 91, 109, 184, 190
Autofahren 227
Ayurvedische Medizin 32
Ballaststoffe 70, 83, 94, 97, 104, 125, 127, 129, 190
Bandscheiben 216, 217
Bauchfett 51, 222
Bauchspeicheldrüse 13, 14, 18, 19, 54, 57, 61, 81, 136, 168, 190
Bauchübung 1-9 .... **210-215**
Beckenbodentraining 213
Beckenschaukel (Übung) 206
Bewegung **198- 229**
- allgemein 12, 15, 30, 31, 41, 49, 51, 198, 220, 229, 230
- Alltagsbewegung 15, 203, 204, 224-225, 230
- Anspannung 22, 41 49, 63, 219, 230
- Aufwachtraining 204
- Ausdauersport 202, 203
- Belohnung 202, 203
- Bewegungs-, Fitnesstagebuch 201, 202, 203
- Bewegungsarmut 17
- Bewegungsmuffel 15, 49
- Bewegungstyp 200
- Entspannung 22, 33, 41, 49, 63, 219, 230, 231
- Fitness allgemein 200, 203, **226-229**
- Fitnesstermine **201-203**
- Laufen, Joggen, Walken 200, 221, 230
- Morgenmuffel **205-209**
- Morgenroutine 202, 203, **204-209**
- Regeneration, allgemein 23, 26, 198, 217, 221
Bindegewebe 27, **52-53**, 57, 85, 169
- Matrix, Belastung der 52-53
- Zellzwischenraum (Matrix) .. 52-53
Bingen, Hildegard von 103
Bio-Impedanzanalyse (BIA) 56, **223**
Bitterstoffe 116, 168
Blähungen 41, 44, 45, 47, 58, 80, 121
Blutdruck 13, 14, 20, 24, 36, 43, 44, 50, 51, 54, 58, 101, 118, 127, 216, 223
Blutfette 59, 178
Blutgruppenzugehörigkeit 14, **40**

Blutzucker 18, 19, 25, 31, 37, 50, 51, 63, 78, 79, 97, 128, 180
- Langzeitzuckerwert (HbA1C) 57
- Überzuckerung 19
Brot 31, **46-47**, 64, 83, 102
Chichorium (Wegwarte) 54, 61
Chinesische Medizin 32, 125
Cholesterin, allgemein **24**, 27, 29, 54, 59, 141
- Cholesterinspiegel 20
- HDL-Cholesterin 19, 24, 50, 57, 59
- LDL-Cholesterin 19, 24
- Steroide 24
Cordain, Prof. Dr. Loren 17
D'Adamo, Dr. Peter 40
Darm 27, 43, 44, 45, 79, 81, 86, 95, 114, 117, 120, 125, 146, 164, 167, 191, 218
Dehnung (Oberschenkel-Übung) 208
Diabetes Mellitus 17, 24, 34, 39, 50, 51, 57, 59, 127, 230
- diabetischer Stoffwechsel 36, 39, 57
Diäten **48-49**
- allgemein 12, 15, 38
- Abnehmhilfen 49
- Blutgruppendiät 12, 40
- Jäger und Sammler 41
- Jojo-Effekt 48-49
- kohlenhydratreiche Diäten . 20, 223
- Steinzeitdiät 17, 40
- Verbote 49
Diagnose 12
Diamantsitz (Übung) 208
Drüsen **34-35**
- Drüsenaktivität 14, 32, 33
- Drüsenstoffwechsel 13, 29, 32, 57, 59
- Drüsensystem 34-35, 38, 39, 42, 49, 59, 67
- Drüsentätigkeit 13
Durchfall 41, 42, 44, 45, 47, 79, 118, 120
Eier, Frühstücksei **27**, 64, 83, 96, 125
Einzigartigkeit 13
Eiweiß (Proteine) **26-27**
- allgemein 17, 18, 21, 24, 29, 31, 36, 37, 40, 44, 49, 63, 64, 65, 70, 84, 86, 103, 104, 114, 119, 125, 127, 128, 129, 130, 133, 136, 137, 140, 145, 151, 156, 159, 161, 162, 164, 169, 175, 179, 191
- Aminosäuren 16, 26, 27, 29, 32, 33, 54, 86, 104, 129, 145, 193
- biologische Wertigkeit Eiweiß 26, 145, 151
- Eiweiß-Shakes 49
- Proteinmangel 26
Entgiftung, Ausleitung 53, 62, 63, 76, 81, 91, 109, 184, 190

STICHWORTVERZEICHNIS

Erholungsphasen **22-23**, 63
Ernährung, ausgewogen 17, 38, 102, 145, 172, 230
- Einfluss auf Nerven und Psyche 13
- Ernährungsgewohnheiten 62, 67, 70, 71
- Ernährungskonzepte 12, 14, 15, 32, 230
- Ernährungsplan, individuell 14-15, 31-32, 49, 56, 59, 62, 65-66, 71-72, 218
- Ernährungstypen 33
- Ernährungsumstellung 12, 21, 38, 43, **49**, 55, 56, 59, 67, 198, 230-231
- Ernährungsverhalten 14, 22, 62
- individuelle Ernährung 12, 14, 31, 32, 33, 51, 80, 200, 231
- stoffwechselorient. Ernährung 14, 27, 31, 32, **50-51**, 62, 83
- Überernährung 19
- Vegetarier 16, **29**, 41, **124-137**
- Zellernährung 14
- Zusammensetzung 13, 43
Ernährungspyramide 14
Erschöpfung, körperliche 36, 37
Evolution, allgemein **17**, 18, 40, 102
- Entwicklung 16, 40
Fast-Food 17
Fatburner 49
Fette **24-25, 138-143**
- allgemein 17, 18, 20, 34, 36, 37, 49, 51, 63, 130, 193, 230
- Abbau von Fetten 14, 20, 23, 63, 101, 216, 220, 223
- Einlagerung von Fetten 14, 19, 20, 24
- Energielieferanten 24, 138-143
Fettsäuren, allgemein 25, 29, 32, 33, 51, 102, 128, 139
Fettsäuren, gesättigte 16, 20, 25, 141, 179
Fettsäuren, ungesättigte 16, 25, 125, 139, 141, **142-143**, 163, 173, 178, 190, 193
Fettstoffwechsel/ -störungen ... 50, 54, 57, 128
Freie Radikale 24
Frühstück 22, 63, 64, 70, 82-105, 93
Fünf-Elemente-Lehre 32
Galle 21, 34, 54, 61, 79, 90, 110, 119, 121, 122, 136, 141, 151, 168, 184, 190
Gehirn 82
Gelenke 218, 226
Gemüse 31, 40, 65, 73, 74, 107, 198, 218
Gene 13, 17, **40-41**, 102
- DNA- Desoxyribonukleinsäure 41
- Genotyp 63
gesund & aktiv
Stoffwechselprogramm 31, 49, 50-51, 56-57, **62-67**, 71, 72, 80, 102, 125, 217, 218, 230
- Basistherapie 14

gesund & aktiv
- Philosophie 12, 199
- Vorbereitungsphase **62**
- Hauptphase 42, **62**, 63, 65
- Erhaltungsphase 62, **67**
- Grundregeln **63**, 67
- Ernährungsbeispiele (1+2) **64-67**
- Motivation 67
Gesundheitspyramide **30-31**, 63
Getreide 16, 17, 18, 20, 31, 41, **46-47**, 64, 83, **102-105**
- Pseudogetreide 103, **104**
- Stoffwechselblockade 31, 46, 102
Gewohnheiten 62, 67, 70, 71, 199, 229
Glaubenssätze 199
Gleichgewicht 12, 41, 70, 216, **219, 228**
Glukagon 14, 26, 33
Gluten, Glutenunverträglichkeit 13, **47**, **103**, 105
Glykämische Last (GL) 14, 22
Glykämischer Index (GI) 14
Glykogen 19
Grundumsatz 223
Häusler, Erich 70-71
Heißhunger 18, 78, 83
Herzinfarkt 20, 25, 50, 51
Herz-Kreislauf-Erkrankungen ... 17, 37, 50, 51, 118
Herz-Kreislauftraining 216
Hippokrates 12, 32, 49, 63, 86, 121
Histamin-Intoleranz **44**
Hormonproduktion 21, 35
Hormonsystem, Blockierung ... 14
- ACTH (Aufwach-/Kreativhormon) 204
- Adinopektin 51
- Adrenalin 20, 34, 51
- Cortisol 34
- Cortison 20, 24, 34, 230
- DHEA 21
- Funktion des Hormonsystems 19, 23
- Glückshormone 200, 223
- Hormone, Hormonsystem 14, 20, 21, 24, **34-36**, 57, 198, 200, 204, 231
- Hormonhaushalt 14, 36, 56
- Melatonin 231
- Schlüsselhormon 18
- Sexualhormon 21, 35
- Wirkweise des Hormonsystems 13, 34-35, 63
Hunger 204, 230
Hungergefühl 37, 51, 63, 78
Hungersnot 48, 63
Hypophyse 35, 204
Immunsystem 13, 20, 26, 29, 52, 85, 115, 118, 129, 147, 160, 164, 198, 223
Impfungen 53
Innerer Schweinehund 202, 229
Insulin **18-21**, 25, 27, 33, 51, 59, 63
- Auswirkung auf Hormonsystem 21
- Auswirkungen auf Stoffwechsel **20-21**
- Insulinproduktion 14, 37

241

STICHWORTVERZEICHNIS

- Insulinresistenz 19, 20, 50, 51, 57, 59
- Insulinspiegel 14, 18, 20, **22-23**, 83
- Nahrung nach Insulinbedarf 14
- Kleine Brücke (Übung) 206
- Klostermedizin 116
- Knellenbogen (Übung) 207
- Knorpel 218
- Körperfett 56, 198, 222, 223
- Körpergefühl 67
- Körpergewicht, allgemein 14, 21, 198, 222, 223
- Gewicht halten 14, 198
- Gewicht reduzieren 14, 21, 26, 36, 37, 56, 58, 59, 65, 230
- Gewichtsoptimierung 56
- Gewichtsprobleme 41
- Gewichtszunahme 34, 35, 36, 37, 48, 54, 230
- Kummerspeck 231
- Übergewicht 15, 17, 29, 33, 34, 37, 48, 51, 60, 65, 230
- Wohlfühlgewicht 231
- Wunschgewicht 15, 56, 62, 63, 65, 199
- Konstitution 32
- Konstitutionstypen 33
- Taillenumfang 50
- Kohlenhydrate (KH) **18-19**
- allgemein 14, 17, 20, 25, 26, 27, 31, 33-34, 36-37, 57, 63-64, 82-83, 86, 133, 136, 158, 161, 167, 231
- Fruchtzucker 20
- Glukose 33, 158, 220
- KH-reiche Kost 17, 223
- Kretschmer, Ernst 33
- Kunhardt, Gert und Marlén von 226
- Laboruntersuchung/ -analyse .. 12, 34, 38, 39
- Laborwerte 12, 14, 33, 39, 56, 58, 60
- Alkalische Phosphatase 54
- Amylase 57
- Bilirubin 54
- Cholinesterase 36, 54, 55
- Lipase 57
- rote Blutkörperchen 18, 33
- Thrombozyten 59
- Transaminasen (GOT, GPT) .. 55
- Laktase 45
- Laktose, Milchzucker 45
- Laktose-Intoleranz 45, 130
- Leaky-gut-Syndrom 43
- Lebensweise 12, 49
- Leber 19, 26, 35-36, **53-55**, 61, 78-79, 81, 91, 121-121, 168
- Leistungsmangel/ -stärke 59, 198
- Linolsäure 143, 159
- LOGI-Methode 14, 22
- Löwenzahn (Taraxacum) 55, 90
- Ludwig, Prof. Dr. David 14, 22
- Lymphe 216, 226

- Magen 78, 79, 90, 117, 121, 123, 142, 146
- Mahlzeiten 22-23, 63, 65, 66, 67
- Mahlzeitenrhythmus **22-33**, 37, 63
- Mariendistel (Cardius marianusd) 55
- Mengen, Mengenbegrenzung **64-65**
- Mengen, Gewichte 72
- Messpunkte 222
- Metabolisches Syndrom 50, 51, 52
- Metronom (Übung) 205
- Migräne 43, 44, 45, 54, 67
- Milch 13, 28, 31, 41, 45, 64, 125
- Milchzucker 45
- Schaf- und Ziegenmilch 28, 130
- Milz 54
- Mineralstoffe, allgemein 18, 32, 77, 83, 102, 116, 136, 163
- Calcium 28, 45, 134
- Eisen 34
- Magnesium 28, 45, 134
- Minutenübungen **226-228**
- Mittagessen 22, 63, 65
- Morgenmuffel 205-209
- Morgenroutine 202, 203, **204-209**
- Müdigkeit 36, 47, 219
- Münchhausen, Dr. Marco von ... 229
- Muskeln 19, 26, 38, 49, 56, 59, 82, 85, 193, 204, 216, 219, 226, 227

- Nährstoffbedarf, allgemein 19, 32
- Nahrungsmittel, allgemein 16, 23
- Auswahl 13, 22, 33, 36, 39, 66, 70, 83, 145
- Energiebedarf 48, 49, 204, 223
- essenzielle Nahrungsbestandteile 18
- Heilmittel 12, 63, 65, 78
- Nahrungsmittelrhythmus 23, **62-67**
- Rohmaterial 71
- Warenkorb 30-31, 33, 38, 41, 49, 63, 65, 66, 67, 71
- Wirkung auf den Stoffwechsel 12, 30-31, 32, 33, 42-43, 46-47, 66, 76, 92
- Zusammensetzung 13, 36
- Naturheilkunde 39, 116
- Nervensystem 35, 92
- autonomes 13, 36
- Parasympathikus 11, 36, 37
- Sympathikus 11, 36
- vegetatives 13, 27
- Niere 27, 54, 76, 81, 86, 91, 109, 111, 120, 121, 122, 167, 180, 184
- Harnsäure, Harnsäurewerte .. 19, 61
- Harnsteine 19, 110
- Nebenniere 20, 34, 36
- Nord-Süd-Achse (Übung) 206
- Nüsse 31, 37, 40, 41, 64, 125, 128, 137, 198
- Obst 31, 64, 65, 198, 218

Omega 3	16, 25, 31, 98, 139, **142**, 175, 178, 183, 188, 193
Omega 6	16, 31, 139, 142, **143**
Omega 9	142, **143**
Orthomolekulare Medizin	32
Puls, Pulsfrequenz, Ruhepuls	216, 220
- Pulsuhr	220
Regulationsmedizin	39
Säure-Basen-Haushalt	**27**, 57, 77, 83, 95, 135
- Übersäuerung	27, 34, 50
Schilddrüse	13, 21, 34, 36, 43, 54, 61, 188
- Schilddrüsenhormone	21
Schlacken	53, 77, 80, 81, 109, 184
Schlaf, Schlafen	36, 56, 63, 76, 79, 117, 200, 231
Schlaganfall	50, 51
Schnarchen	36
Schneidersitz mit Löffelsuche	208
Schrittzähler	220
Schulmedizin	39
Schwermetalle/ -belastungen	24, 29, 34, 43, 53
Sodbrennen	36
Softball – der ideale Partner	210
Spitzbart, Dr. Michael	229
Sport	49, **198-229**, 230
- Dehnen	204, 208
- Dehnholz	219, 227
- Trainingsplan	221
Spurenelemente, allgemein	32, 33, 133, 193
- Kupfer	34
- Selen	34, 120, 127, 134, 193
- Silizium	28, 45
- Zink	34, 127, 179
Stoffwechsel	32
- Aktivität	13, 19, 25, 33, 37, 41, 54, 55, 57, 61, 78, 220
- anaboler Stoffwechsel (Aufbau)	34
- Analyse des Stoffwechsels	12, 13, 29, 35, 55, 56, 58-61, 66, 80
- Drüsenstoffwechsel	13, **34-35**, 38, 57
- individueller Drüsenstoffw.	13, 23, 30, 31, 32, 65, 67, 70, 192
- kataboler Stoffwechsel (Abbau)	34
- langsamer, träger Stoffw.	13, 34, 36, 41, 59, 61
- Mahlzeiten/ -Rhythmus	**22-23**
- Mischtyp	38, 41
- Muskelstoffwechsel	59, 219, 220
- Regulation des Stoffwechsels	14, 39, 78
- schneller Stoffwechsel	13, 37
- Stoffwechsel anregen	**78-81**, 85, 91, 93, 108, 110, 113, 118, 131, 135, 146, 159, 167, 180, 182, 183, 187, 198, 204, 216
- Stoffwechsel und Ernährung	**16-17**, 18, 20, 30, 31, 32, 33, 47, 62
- Stoffwechsel, Hormonsystem	**22-23**, 63
- Stoffwechsel und Wasser	78
- Stoffwechselblockade/ -störung	31, 43, 50, 51, 90, 119, 133, 157, 231
- Stoffwechselgeschwindigkeit	13, 34, **36-38**, 41, 48
- Stoffwechselkontrolle	223
- Stoffwechseloptimierung	14, 26, 27, 39, 56, 57, 59, 62, 65, 70
- Stoffwechselprozesse/ -vorgänge	17, 29, 32, 33, 35, 36, 39, 42, 57, 63, 138
- Stoffwechselumstellung	15, 42, 62
- Stoffwechselverbrennungstyp	14, 27, 40, 63
- Wirkung der Nahrungsmittel	12, 18, 30, 32, 66, 76, 78
- Zellstoffwechsel	20, 36, 37, 40, 49, **52-53**, 131, 223
Stress	27, 34, 43, 51, 53, 57, 59, 79, 86, 117, 198, 219, 230, 231
Süßigkeiten, Verlangen nach	37
Thera-Band	226
Therapeuten, Netzwerk	15, 45, 56, 80, 234
- ausgebildete Heilpraktiker, Ärzte	56, 217
Trampolin	**216-219**
- hochelastisches Minitrampolin	216-219
Transfettsäuren	24-25
Triglyceride	19, 20, 25, 50, 57, 59
Trinken, Getränke	**76-81**
- allgemein	30, 31, 63, 218
- Durstgefühl	76, 78
- Trinkmenge	76
Übungen, Fitnessübungen	**205-215**, **226-228**
Verdauung, allgemein	13, 78, 79, 80, 89, 93, 109, 113, 116-120, 122, 123, 125, 135, 169, 173, 180, 182, 190, 216, 218
- Verdauungsenzyme	14, 44, 45
- Verdauungsprobleme	36, 80, 190, 216
- Verdauungssystem	14, 37, 47, 88
Verstopfung	41, 111, 120, 125
Vital- und Stoffwechselanalyse	13, 14, 19, 21, 24, 27-28, 33, 37, **39**, 47, 54, 55, 56, 57, **58-61**, 231
Vitamine, allgemein	18, 32, 83, 102, 116, 140
Vitalstoffe	33, 37, 49, 140
Völlegefühl	36, 80
Wandern a.d. Hosenboden (Übung)	209
Waschbrett (Übung)	207
Wassereinlagerungen	20, 56, 97
Wechseljahre	21, 28, 108, 111
Williams, Dr. Roger	32
Worm, Dr. Nicolai	14, 22
Zellen, allgemein	16, 63, 231
- Ernährung	14, 231
- Fettzellen	19, 216, 222, 223
- Körperzellen	18-20, 23-26, 32-33, **52-53**, 57, 59, 216
- Zellschutz	20
- Zellstoffwechsel	20, 37, 49, **52-53**, 216, 222, 223
- Zellversorgung	26
Ziele	199, 200, 201
- Phase 1-5, Umsetzung der Ziele	229
Zöliakie, Sprue	47, 103
Zwischenmahlzeiten, Snacks	23, 37, **63**

WISSENSINDEX – LEBENSMITTEL

Amaranth	**103**
Ananas	**169**, 134
Anis	117
Apfel	86, **88**, 90-91, 94, 134, 150, 156, 161, 163, 178, 183
Artischocke	**164**
Austernpilze	**126**, 132, 157
Backpflaumen, Dörrpflaumen	160, **163**
Bambussprossen	153
Basilikum	117
Birnen	86, **95**, 137
Bohnen	**133**
Bohnenkraut	117
Borretsch	118
Braten	74, 145
Brokkoli	92, 148, 165, 181, **185**
Brot	31, **46-47**, 64, 83, 102
Buchweizen	**103**
Butter	141
Cayennepfeffer, Chili	118
Champignons	127, **164**
Curry	118
Dämpfen	75
Dill	118
Dinkel	90, 99, 102-103, **135**
Dorade	188
Dünsten	75, 114
Eier, Frühstücksei	**27**, 64, 83, 86, 89, 96, 125
Eierstich	115
Erbsen	114, 177
Estragon	119
Feigen	95
Fenchel	**97**, 152, 177, 180, 188, 191
Fette	**24-25**, **138-143**
- Fettsäuren, allgemein	25, 29, 32-33, 51, 102, 128, 139
- Fettsäuren, gesättigte	16, 20, 25, 141, 179
- Fettsäuren, ungesättigte	16, 25, 125, 139, **141-143**, 163, 173, 178, 190, 193
- Linolsäure	143, 159
- Omega 3	16, 25, 31, 98, 139, **142**, 175, 178, 183, 188, 193
- Omega 6	16, 31, 139, 142, **143**
- Omega 9	142, **143**
Fisch	73, **174-195**
- Aquakultur	192
- Zubereitungsarten von Fisch	185, 193, 195
- Einteilung der Fische	194
- Filetieren	73
- 3S-Regel (säubern, säuern, salzen)	175
Fleisch	73, **144-173**
- auftauen von Geflügel	173
- Fleischteile	171, 172
- Frischetest	170
- Galantine	164
- Kerntemperatur von Fleisch	74
- Qualität	170
- Ragout	158
- Reifezeiten von Fleisch	171
- Steak	145, 149
Tierhaltung, artgerechte	170
Flusskrebse	176-177
Foliengaren	75
Forelle	181
Fritieren, Ausbacken	74
Fruchtaufstrich	64, **100**, 119
Frühlingszwiebeln	94, 96, 127, 146, 154, 157, 158-159, 167, 184, 186, **187**
Garmethoden	**74-75**, 195
Garen im Wok	74
Garnelen	195
Garziehen	74
Geflügel	112, 170, 173
Getreide	16, 17, 18, 20, 31, 41, **46-47**, 64, 83, **102-105**
- Pseudogetreide	103, 104
- Stoffwechselblockade	31, 46, 102
Gewürze	66, 100, **116-123**
- Richtig würzen	116
Gewürzmühle	117
Gewürznelken	119
Ghee (Butterreinfett)	140
Glasnudeln	153
Grapefruit	160, 168, **189**
Grillen	75
Grünkern	135
Grünkohl	161
Gurke	111
Hackfleisch	120, **150**
Hering	178
Hirse	102, 104
Hülsenfrüchte	65, 91, 93, 114, 117, 125, 129, 133, 137
Ingwer, Ingwerwasser	80, 119
Jakobsmuscheln	179
Kalbfleisch	**152**, 155, 171
Kamut	102, 104
Kaninchen	158-159
Kerbel	119
Kiwi	85
Knäckebrot	47, 64, 83, **99**
Knoblauch	120, 155
Knoblauch, Chinesischer	120
Kohlrabi	**134**, 148, 162, 188
Kräuter	66, 75, 100, 107, 110, **116-123**, 175
- Kräuterarten	78-79
- Kräutertees	79-81
- Kräuter, Aufbewahrung	116
- Kräuter, Haltbarkeit	79, 116
- Kräuter, Wirkung	79
Küchenpraxis, Basiskenntnisse	72
Kumquats	95, **168**, 176
Kürbis	132, 165, **190**
Kürbiskernöl	94
Lachs	108-109, **180**, 191
Lamm	**156**, 157, 170, 172

Leber	**151**	Salbei	122
Leinöl	142	Salzen	75
Liebstöckel	120	Schafmilch, Ziegenmilch	28, **130**
Linolsäure	143, 159	- Schafskäse	**87**, 101
Linsen	129	Schmoren	74
Lopino	65	Schneidebretter	73
Löwenzahn (Taraxacum)	55, **90**, 94	Schneidetechniken	73, 148
Majoran	120	Schnittlauch	120, 123
Mangold	136, 155, 168, 180, **191**	Sellerie, Staudensellerie	**97**, 112-115, 126, 132, 133, 150-152, 155-156, 158, 160
Matjes	178		
Meeresfrüchte	179	Senf	101
- Einteilung der Meeresfrüchte	195	Shiitake	115, **165**
Melone	84	Simmern	75, 186
Messer, Messer schärfen	73	Sodbrennen	36
Miesmuscheln	179	Soja	94, 96, 101, 125, 137, 178
Minze	121	- Sojanudeln	136, **137**, 153
Möhren	90, 94, 108, **112**-114, 128, 130, 132, 135, 137, 146, 148, 151-152, 157, 159-160, 162, 164, 166, 180, 186, 188-189	Spargel	**96**, 137, 176
		Speiseöle	25, **138-143**
		- Qualität von Speiseölen	138, 139
		Spinat	128-129, **136**, 179
		Sprossen	110, 125, 128, 182, 186, 187
Mörser	116, 117, 123	Steckrübe	130, **132**, 151
Niedertemperatur-Garen	74	Sternanis	117
Nüsse	31, 37, 40, 41, 64, 98-99, 125, **128**, 135, 137, 198	Süßkartoffel	130-131, **146**, 151, 154, 158
Obst	31, 64, 65, 100, 198, 218	Suppen, Eintöpfe	**106-115**
Okraschoten	149, 185	Thymian	123
Olivenöl	75, 138, 143	Tofu	65, 94, 115, 125, 126, 128, 132
Oregano	121		
Papaya	93	Topinambur	152
Paprika	**89**, 91-92, 100, 115, 126, 127, 130, 146-147, 149, 152, 154-155, 162, 177, 178, 185, 188	Trinken, Getränke	**76-81**
		- allgemein	30, 31, 63, 218
		- Durstgefühl	76, 78
		- Trinkmenge	76
Pastinaken	152	Truthahn	162
Petersilie	113, 121	Venusmuscheln	179
Petersilienwurzel	113	Walnüsse	87, **98**, 134
Pfeffer	122	Wasser	63, **76-78**, 218
Pfifferlinge	157	- gesund & aktiv Vitalwasser	77
Pflaumen	87, **167**	- Ionisiertes Wasser	77
Pilze	73, 89, **127**, 157, 164	- Leitungswasser	77
Piment	121	- Redoxpotential	77
Pinienkerne	91, **92**, 94, 187	- Wassertemperatur	78
Pochieren	193, 195	Wasserbad	75
Porree	**109**, 113, 149, 152, 160, 184	Weißkohl	112, 162, 163
		Wild, Wildfleisch	120, 121, **173**
Pürreesoßen	155	Zander	108, 184
Quinoa	104	Ziegenmilch, Schafsmilch	28, **130**
Radicchio	**91**, 96, 97	- Ziegenkäse	**86**, 95, 101, 164, 180
Rapsöl	75, 92, 139, 143	Zitronengras	123, **154**
Räucherfisch	182, **183**, 109	Zitronenmelisse	123
Reis	102, 105	Zucchini	108, 112, 126, 131, 135, 147, 149, 184, 188
Rindfleisch	170, 171		
Rosenkohl	166	Zwiebeln	94, 97, 150, 156, 160, 165, 169, 180, 184, 189
Rosmarin	122		
Rote-Bete	**110**, 159, 187		
Rotkohl	160		
Rucola	182		
Safran	108		
Salat	129, **164**		

gesund & aktiv meets healthy & active

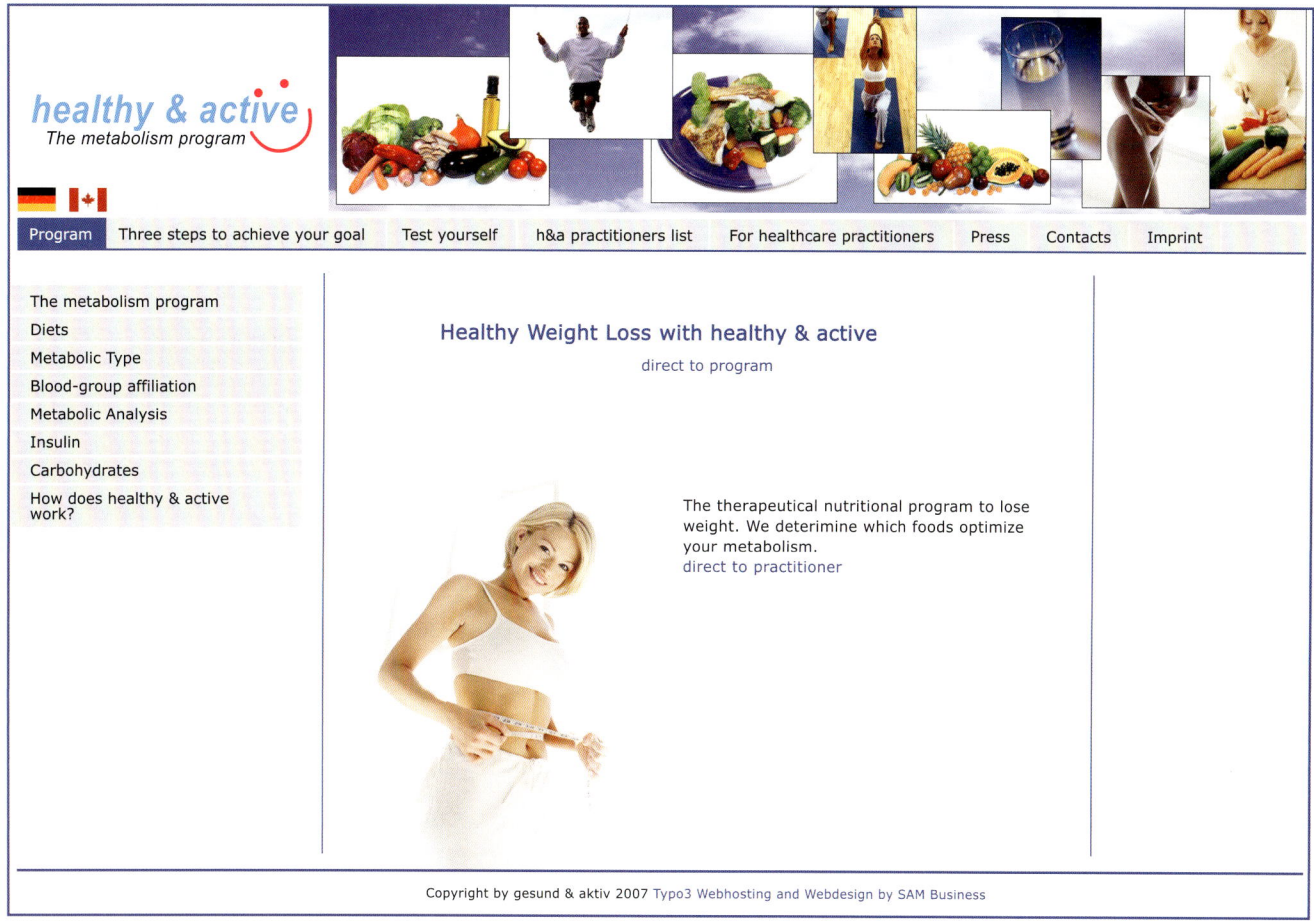

Im englischsprachigen Raum finden Sie gesund & aktiv unter healthy & active.

Weitere Bücher vom Schirner Verlag www.schirner.com

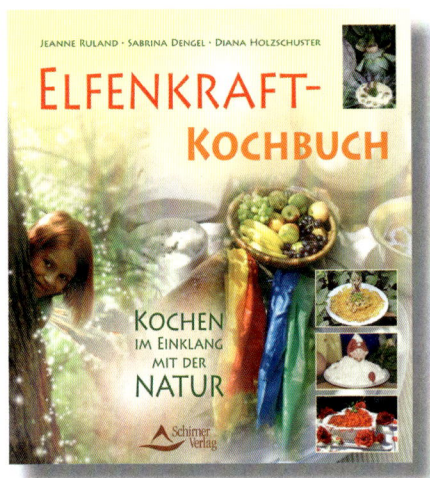

Jeanne Ruland • Sabrina Dengel • Diana Holzschuster
Elfenkraft-Kochbuch
Kochen im Einklang mit der Natur
ISBN 978-3-89767-324

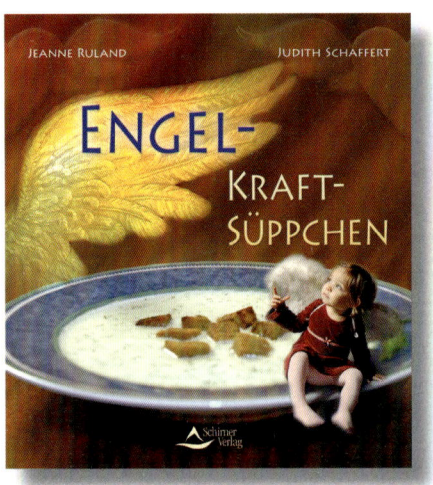

Jeanne Ruland • Judith Schaffert
Engelkraftsüppchen
(Kochbuch)
ISBN 978-3-89767-301-4

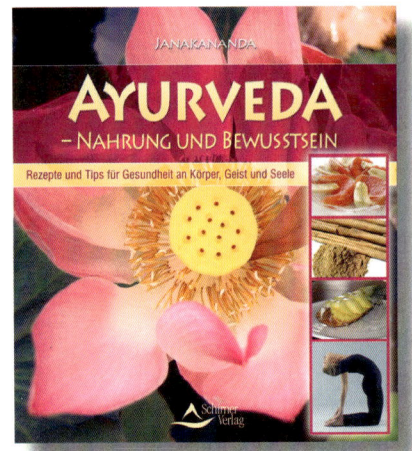

Janakananda
Ayurveda
– Nahrung und Bewusstsein
ISBN 978-3-89767-088-4

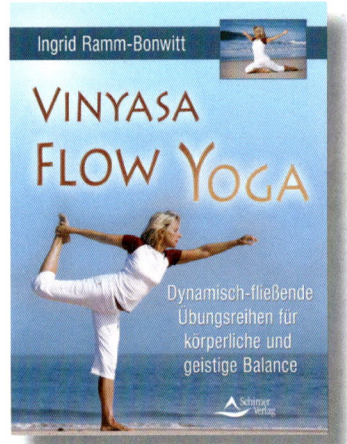

Ingrid Ramm-Bonwitt
Vinyasa-Flow-Yoga
Dynamisch-fließende Übungsreihen für körperliche und geistige Balance
ISBN 978-3-89767-365-6